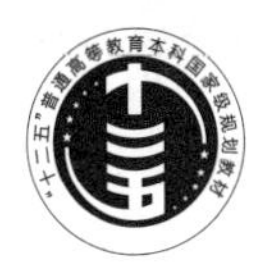

"十二五"普通高等教育本科国家级规划教材
"十三五"全国高等医学院校本科规划教材
住院医师规范化培训辅导教材

供基础、临床、护理、预防、口腔、中医、药学、医学技术类等专业用

传染病学

Infectious Diseases

（第4版）

主　编　徐小元　段钟平

副主编　于岩岩　南月敏　刘耀敏　李金成　袁　宏

编　委（按姓名汉语拼音排序）

陈　煜　首都医科大学附属北京佑安医院
邓　兰　成都医学院第一附属医院
段钟平　首都医科大学附属北京佑安医院
冯海军　哈尔滨医科大学大庆校区
韩永霞　河北工程大学医学院
李金成　邵阳学院医学院
李树臣　哈尔滨医科大学附属第二医院
林明华　福建医科大学附属传染病医院
刘耀敏　承德医学院
鲁晓擘　新疆医科大学第一附属医院
陆海英　北京大学第一医院
马　臻　内蒙古医科大学附属医院
毛小荣　兰州大学第一医院
南月敏　河北医科大学第三医院
潘　晨　福建医科大学附属传染病医院
沈银忠　复旦大学附属公共卫生临床中心
夏瑾瑜　中山大学附属第五医院
徐小元　北京大学第一医院
于岩岩　北京大学第一医院
袁　宏　兰州大学第一医院
张国民　承德医学院
张立婷　兰州大学第一医院
张跃新　新疆医科大学第一附属医院
张占卿　复旦大学附属公共卫生临床中心

北京大学医学出版社

CHUANRANBINGXUE

图书在版编目（CIP）数据

传染病学/徐小元，段钟平主编．—4版．—北京：北京大学医学出版社，2018.12（2021.8重印）

ISBN 978-7-5659-1805-6

Ⅰ．①传… Ⅱ．①徐… ②段… Ⅲ．①传染病学－医学院校－教材 Ⅳ．①R51

中国版本图书馆CIP数据核字（2018）第105366号

传染病学（第4版）

主　　编：徐小元　段钟平

出版发行：北京大学医学出版社

地　　址：（100191）北京市海淀区学院路38号　北京大学医学部院内

电　　话：发行部 010-82802230；图书邮购 010-82802495

网　　址：http://www.pumpress.com.cn

E - mail：booksale@bjmu.edu.cn

印　　刷：北京瑞达方舟印务有限公司

经　　销：新华书店

责任编辑：畅晓燕　**责任校对**：靳新强　**责任印制**：李　啸

开　　本：850 mm×1168 mm　1/16　**印张**：19.25　**字数**：566千字

版　　次：2018年12月第4版　2021年8月第2次印刷

书　　号：ISBN 978-7-5659-1805-6

定　　价：42.00元

修订说明

国务院办公厅颁布《关于深化医教协同进一步推进医学教育改革与发展的意见》、以“5+3”为主体的临床医学人才培养体系改革、教育部本科临床医学专业认证等一系列重要举措，对新时期高等医学教育人才培养提出了新的要求，也为教材建设指明了方向。

北京大学医学出版社出版的临床医学专业本科教材，从2001年开始，历经3轮修订、17年的锤炼，各轮次教材都高比例入选了教育部“十五”“十一五”“十二五”国家级规划教材。为了顺应医教协同和医学教育改革与发展的要求，北京大学医学出版社在教育部、国家卫生健康委员会和中国高等教育学会医学教育专业委员会指导下，经过前期的广泛调研、综合论证，启动了第4轮教材的修订再版。

本轮教材基于学科制课程体系，在院校申报和作者遴选、编写指导思想、临床能力培养、教材体系架构、知识内容更新、数字资源建设等方面做了优化和创新。共启动46种教材，其中包含新增的《基础医学概论》《临床医学概论》《诊断学》《医患沟通艺术》4种。《基础医学概论》和《临床医学概论》虽然主要用于非临床医学类专业学生的学习，但须依托于临床医学的优秀师资才能高质量完成，故一并纳入本轮教材中。《诊断学》与《物理诊断学》《实验诊断学》教材并存，以满足不同院校课程设置差异。第4轮教材修订的主要特点如下：

1．为更好地服务于全国高等院校的医学教育改革，对参与院校和作者的遴选精益求精。教材建设的骨干院校结合了研究型与教学型院校，并注重不同地区的院校代表性；由各学科的委员会主任委员或理事长和知名专家等担纲主编，由教学经验丰富的专家教授担任编委，为教材内容的权威性、院校普适性奠定了坚实基础。

2．以“符合人才培养需求、体现教育改革成果、教材形式新颖创新”为指导思想，以深化岗位胜任力培养为导向，坚持“三基、五性、三特定”原则，密切结合国家执业医师资格考试、全国硕士研究生入学考试大纲。

3．部分教材加入了联系临床的基础科学案例、临床实践应用案例，使教材更贴近基于案例的学习、以问题为导向的学习等启发式和研讨式教学模式，着力提升医学生的临床思维能力和解决临床实际问题的能力；适当加入知识拓展，引导学生自学。

4．为体现教育信息化对医学教育的促进作用，将纸质教材与二维码技术、网络教学平台相结合，教材与微课、案例、习题、知识拓展、图片、临床影像资料等融为一体，实现了以纸质教材为核心、配套数字教学资源的融媒体教材建设。

在本轮教材修订编写时，各院校对教材建设提出了很好的修订建议，为第4轮教材建设的顶层设计和编写理念提供了翔实可信的数据储备。第3轮教材的部分主编由于年事已高，此次不再担任主编，但他们对改版工作提出了很多宝贵的意见。前3轮教材的作者为本轮教材的日臻完善打下了坚实的基础。对他们的贡献，我们一并表示衷心的感谢。

尽管本轮教材的编委都是多年工作在教学一线的教师，但囿于现有水平，书中难免有不当之处。欢迎广大师生多提宝贵意见，反馈使用信息，以臻完善教材的内容，提高教材的质量。

“十三五”全国高等医学院校本科规划教材评审委员会

序

国务院办公厅《关于深化医教协同进一步推进医学教育改革与发展的意见》（以下简称《意见》）指出，医教协同推进医学教育改革与发展，加强医学人才培养，是提高医疗卫生服务水平的基础工程，是深化医药卫生体制改革的重要任务，是推进健康中国建设的重要保障。《意见》明确要求加快构建标准化、规范化医学人才培养体系，全面提升人才培养质量。要求夯实5年制临床医学教育的基础地位，推动基础与临床融合、临床与预防融合，提升医学生解决临床实际问题的能力，推进信息技术与医学教育融合。从国家高度就推动医学教育改革发展作出了部署、明确了方向。

高质量的医学教材是满足医学教育改革、培养优秀医学人才的核心要素，与医学教育改革相辅相成。北京大学医学出版社出版的临床医学专业本科教材，立足于岗位胜任力的培养，促进自主学习能力建设，成为临床医学专业本科教学的精品教材，为全国高等医学院校教育教学与人才培养工作发挥了重要作用。

在医教协同的大背景下，北京大学医学出版社启动了第4轮教材的修订再版工作。全国医学院校一大批活跃在教学一线的专家教授，以无私奉献的敬业精神和严谨治学的科学态度，积极参与到本轮教材的修订和建设工作当中。相信在全国高等医学院校的大力支持下，有广大专家教授的热情奉献，新一轮教材的出版将为我国高等医学院校人才培养质量的提高和医学教育改革的发展发挥积极的推动作用。

前　言

《传染病学》（第 4 版）是“十三五”全国高等医学院校本科规划教材，主要读者对象为基础医学、临床医学及预防医学等专业的本科医学生，并可作为住院医师第一阶段、第二阶段培训和执业医师资格考试的参考用书。

本书以本科传染病学教学大纲和执业医师资格考试大纲为指导，在第 3 版教材的基础上，结合目前国内外传染病的流行趋势，增加了黄热病、埃博拉出血热、中东呼吸综合征、人粒细胞无形体病、猩红热、梅毒、锥虫病及管圆线虫病等内容，丰富和扩充了教材的传染病谱，同时对乙型和丙型病毒性肝炎、艾滋病等部分内容进行了较大修改。

教材与时俱进，定期更新，反映了最新的教学理念、教学内容及传染病学领域医学进展的最新成果。教材内容与人才培养目标一致，紧密结合执业医师资格考试大纲和研究生入学考试的要求，严格把握内容的深浅度，突出“三基”（即基础知识、基本知识和基本技能），体现“五性”（即思想性、科学性、先进性、启发性和实用性），强调理论和实践的紧密结合。

本书由北京大学、首都医科大学等全国多所医学院校专家编写，力求做到撰写的内容新颖实用。由于编写人员水平有限，不妥之处，恳请斧正。

徐小元　段钟平

2018 年 8 月

二维码资源索引

目　录

第1章 总论

第一节 概述

一、感染性疾病与传染病的定义

感染性疾病（infectious diseases）是病原体感染人体引起的疾病，简称感染病。感染病包括传染病（communicable diseases）和非传染性感染性疾病。传染病是指病原体感染人体后引起的、具有传染性的、在一定条件下可在人群中造成流行的疾病。能引起传染病的病原体包括细菌、病毒、立克次体、衣原体、支原体、真菌、螺旋体、朊毒体和寄生虫。

二、研究传染病的意义

古代有“三人行，未十步，忽死两人横截路”的句子来形容传染病引发的灾难，鼠疫、霍乱、血吸虫病等的流行曾导致民不聊生；近年发生的艾滋病、传染性非典型肺炎、传染性高致病性禽流感等新发传染病，引起了社会的不安；国外的埃博拉疫情、寨卡病毒感染等也实时牵动了全世界人民的目光。

在病魔面前人类曾是显得那样无助，随着人类对传染病的认识，在国家对传染病“预防为主，防治结合”的卫生方针指引下，形成了中国的传染病管理体系。在传染病疫情中，一些传染病的发病率、病死率已经较前明显下降，国家传染病科技重大专项课题的实施，将进一步凸显我国传染病防治的实力，并造福全人类。

迄今为止，全世界消灭的传染病只有天花，近年仍有难治性结核病的存在、流行性感冒的暴发，同时不断有新发的传染病出现，所以对传染病的防治工作仍需继续努力。

第二节 感染与免疫

一、感染的概念

感染（infection）是指病原体侵入人体后，病原体与人体之间相互作用的过程。原发感染（primary infection）或首发感染是指人体被某种病原体初次感染。重复感染（re-infection）是指人体被某种病原体感染后，再次被同种病原体感染。混合感染（co-infection）是指人体同时被两种或两种以上的病原体感染。重叠感染（super infection）是指人体被某种病原体感染的基础上，再被其他病原体感染；其中发生于原发感染后的其他病原体的感染称为继发性感染（secondary infection）。机会性感染（opportunistic infection）指一些致病力较弱的病原体，在人体免疫力正常时不使人致病，但当人体免疫功能降低时，它们侵入人体导致疾病；或正常菌群在机体免疫力低下时，寄居部位改变或菌群失调等特定条件下引起的感染。

二、感染过程的表现

病原体侵入机体后便开始了感染的过程，这个过程的发展取决于机体的免疫功能、病原体的致病力，同时也与外界环境因素有关。

（一）清除病原体（elimination of pathogen）

病原体侵入人体后，与人体非特异性免疫屏障抗争，非特异性免疫屏障包括人体皮肤、黏膜的阻挡，胃液、溶菌酶的清除及单核-巨噬细胞吞噬等；也可通过人体特异性免疫屏障中的体液免疫和细胞免疫物质而被清除。此过程可不引起任何病理生理反应。

（二）病原携带状态（carrier state）

病原体侵入人体后，病原体未被人体清除，同时病原体也未引起明显的组织损伤和生化异常，病原体在人体中与人体的免疫功能呈平衡状态，无明显临床症状而携带病原体。根据携带病原体种类的不同，携带者分为带病毒者、带菌者与带虫者；根据发生时间的不同，可分为潜伏期携带者、恢复期携带者；根据携带时间（多数为 3 个月）长短，又可分为急性携带者和慢性携带者，对乙型肝炎病毒感染而言，超过 6 个月为慢性携带者。一些病原体感染后可有病原携带状态，如伤寒、痢疾等，但麻疹的病原携带状态罕见。

（三）潜伏感染（latent infection）

病原体侵入人体后，机体的免疫功能可将病原体局限到某些组织或部位，但又不能够将病原体完全清除，病原体长期潜伏在这些组织或部位中。一旦机体免疫功能低下，潜伏病原体可再次活跃引起显性感染，如单纯疱疹病毒、水痘-带状疱疹病毒和结核分枝杆菌等。潜伏感染的患者，其病原体一般不被排出体外，不具有传染性，这是与病原携带状态的不同之处。

（四）隐性感染（covert infection）或亚临床感染（sub-clinical infection）

病原体侵入人体后，诱导人体发生了特异性免疫应答，而未引起或仅有轻微的组织损伤，无任何临床症状、体征及生化改变，只有通过抗体检查才能发现曾经发生过感染。隐性感染是大多数传染病最常见的感染形式，感染的病例数远远超过显性感染的病例数，如甲型肝炎、乙型脑炎等疾病。大多数隐性感染者可将病原体完全清除，并获得程度不等的特异性免疫能力，但少部分感染者未能将病原体完全清除而成为病原体携带者，如伤寒沙门菌、乙型肝炎病毒感染后，人可携带相应的病原体。

（五）显性感染（overt infection）

病原体进入机体后，诱导人体发生免疫应答，并通过病原体本身的致病性和机体的免疫反应，导致组织损伤，出现临床症状、体征和生化改变。一般来说，感染发生后，显性感染病例占少数，仅有少数感染性疾病，显性感染病例占多数，如麻疹病毒感染后多数感染者出现麻疹的表现。显性感染的患者病后多可痊愈，病原体被清除，并获得特异性免疫。不同的病原体感染后出现的特异性免疫能力的强弱和持续时间的长短不同，如流行性斑疹伤寒患者，病后不易再患，而细菌性痢疾易再次发病。少部分患者，其病原体未能完全清除而成为感染后病原体携带者。部分患者亦可成为慢性感染者，如慢性细菌性痢疾、慢性乙型肝炎等。

三、感染过程中病原体的作用

病原体感染引起人致病的能力称为致病性，致病性的强弱取决于病原体的种类、数量、毒力和变异性。

（一）病原体的侵入途径

病原体侵入人体导致疾病，需要一定的侵入途径。有些病原体可经完整皮肤侵入人体，如血吸虫；有些病原体需经呼吸道进入人体，如流感病毒、麻疹病毒；有些病原体需经消化道进入人体，如甲型肝炎病毒、霍乱弧菌；有些病原体需经血液进入人体，如乙型肝炎病毒、人类免疫缺陷病毒等。同时，有些病原体可有多种侵入途径，结合其侵入途径的不同，致病性也有差异，如葡萄球菌的局部皮肤感染与葡萄球菌入血可导致菌血症。

（二）病原体的数量

同一种病原体的致病性与其数量呈正比关系，病原体数量越多，致病性越强。

（三）病原体的毒力

病原体的毒力强度与致病性呈正比关系。毒力包括侵袭力和毒素。

侵袭力主要与黏附和侵袭有关。病原体表面的菌毛和其他黏附因子与病原体的黏附和定植有关，启动病原体的侵袭过程，病原体表面的荚膜能协助抵抗吞噬细胞的吞噬和消化。病原体产生的酶，如透明质酸酶等，可协助病原体的扩散。有些病原体进入机体后，仅能在局部停留并繁殖，如白喉杆菌、百日咳鲍特菌（也称百日咳杆菌），很少有侵袭力。伤寒沙门菌等则有很强的扩散能力，经口感染进入肠道后，定植于肠道单核-巨噬细胞系统，导致局部病变，破坏机体的组织防御结构，并侵入血流，常可引起菌血症和败血症。

毒素包括外毒素和内毒素。外毒素是在病原体内合成后分泌到病原体外的，与靶器官的受体结合进入细胞内起作用，如白喉毒素和破伤风毒素。内毒素主要存在于革兰氏阴性细菌的细胞壁中，当细菌死亡、菌体裂解后，细胞壁中的脂多糖游离出来，激活单核-巨噬细胞释放细胞因子而起作用。立克次体、螺旋体、衣原体、支原体等也有脂多糖。

（四）病原体的变异性

病原体可因遗传、药物和外界环境的变化而发生变异。变异的结果可使病原体的毒力发生变化，可发生毒力增强或毒力减弱，如毒力增强，则增加致病性。变异还可使得病原体逃避机体的特异性免疫反应，造成严重或持续的感染，如流感病毒、丙型肝炎病毒和人类免疫缺陷病毒等。

四、感染过程中免疫应答的作用

病原体侵入机体后，将诱发人体产生免疫应答，能否将病原体清除及感染的结局均与机体的免疫力有密切的关系。人体的免疫功能包括非特异性免疫和特异性免疫。

（一）非特异性免疫

非特异性免疫是人体对入侵的各种病原体以及其他异物的一种清除反应，不是针对某种特殊病原体或其成分。这种防御能力是由遗传获得，属于先天免疫力，是在人的进化过程中逐渐形成的，是抵御病原体的第一道防线。非特异性免疫包括以下几方面：

1. 天然屏障 包括外部屏障，如完整的皮肤、黏膜、胃酸、正常菌群、皮脂腺分泌的不饱和脂肪酸以及汗腺分泌的乳酸等；也包括内部屏障，如血脑屏障、胎盘屏障等，年龄及营养状况等影响人的天然屏障的完整性。

2. 体液因子 包括补体、溶菌酶以及各种细胞因子，可直接或通过免疫调节作用而清除病原体，如干扰素、肿瘤坏死因子、白细胞介素等。

3. 免疫细胞 如单核-巨噬细胞、粒细胞、自然杀伤细胞（natural killer cell，NK 细胞）等，可吞噬、杀伤病原体。

（二）特异性免疫

特异性免疫指某种病原体引起感染时，机体经过对其抗原特异性识别后产生的免疫，这种免疫通常只对该种特定病原体的抗原起作用。特异性免疫包括T淋巴细胞介导的细胞免疫和B淋巴细胞介导的体液免疫。

1. 细胞免疫 当已致敏的T淋巴细胞再次遇到相同的抗原时，可释放各种细胞因子，杀伤病原体及其所寄生的细胞。细胞免疫对清除寄生于细胞内的病原体有重要作用，如某些病毒、细菌、立克次体和真菌。T细胞还可通过调节体液免疫发挥免疫调节作用。

2. 体液免疫 当B细胞受抗原刺激后，转化为浆细胞，并产生能与该抗原相结合的抗体，即免疫球蛋白，促进细胞吞噬功能、清除病原体。抗体主要作用于细胞外的病原体。抗体分为5类，即IgM、IgA、IgD、IgE和IgG。IgM出现早，持续时间较短，故可作为近期感染的标志；IgA为呼吸道和消化道黏膜的局部抗体；IgE主要由于原虫和蠕虫感染后产生；IgG出现得较晚，持续时间长，可作为既往感染的标志，由于分子量小，可通过胎盘，为胎儿获得被动免疫的主要来源。个别IgG不具有保护机体的作用，如乙型肝炎病毒的核心抗体和丙型肝炎病毒抗体等。

第三节 传染病的发病机制

一、传染病的发生与发展

传染病的发生与发展具有一定的过程。

（一）病原体入侵

病原体引起传染病的第一步需要入侵人体，而每种病原体侵入人体需要适当的入侵门户，常见的包括呼吸道、消化道、皮肤等。例如，流感病毒、结核分枝杆菌可经过呼吸道进入人体，引起相应的病理生理反应导致疾病；甲型肝炎病毒、戊型肝炎病毒经口进入消化道，导致相应疾病；钩端螺旋体、血吸虫可直接经皮肤进入人体引起疾病。

（二）病原体定植

病原体成功入侵人体后进一步完成定植，定植的部位根据病原体的不同和机体的免疫状态不同而异。如结核分枝杆菌入侵人体后，常局限于肺部引起结核的原发综合征或肺结核，也可在机体免疫能力低下的状态下，经血液、淋巴扩散或直接扩散导致其他器官组织结核。

（三）病原体排出

病原体排出是传染病能在人与人之间传播的主要原因。显性感染者、隐性感染者和病原携带者均有机会将病原体排出体外感染他人。例如，甲型肝炎病毒、志贺杆菌可经粪便排出，结核分枝杆菌、流感病毒可经呼吸道飞沫排出，乙型脑炎病毒需经蚊虫叮咬而传播。每种病原体排出的持续时间有所差异，导致了不同传染病有不同的传染期，此为确定临床隔离期的依据。

二、组织损伤的发生机制

在人体与病原体的相互斗争中，可引起人体组织损伤的机制主要包括以下三方面。

（一）病原体的直接损伤

病原体侵入人体后可直接引起组织损伤，如溶组织阿米巴滋养体，能直接破坏肠黏膜；猪囊尾蚴侵犯脑组织引起占位、颅内压增高以及脑功能的改变；汉坦病毒可直接侵犯并损害血管内皮细胞，引起广泛的渗出和出血。

（二）病原体的毒素作用

许多病原体可分泌毒力很强的外毒素，可侵犯并损害特定的靶器官。例如，破伤风梭菌产生的破伤风神经毒素，引起患者全身肌肉痉挛；化脓性链球菌可分泌致热性外毒素，引起发热、猩红热样皮疹及中毒性休克；革兰氏阴性杆菌裂解后释放出的内毒素可引起发热、休克以及弥散性血管内凝血等病理生理反应，是感染危及生命的重要原因之一。

（三）机体的免疫反应

可诱发损伤的机体的免疫状态包括免疫功能受损、免疫功能活化和异常的变态反应。部分病原体感染人体后导致了自身免疫防御功能下降，增加疾病的易感性，如麻疹病毒感染后的细胞免疫受损和人类免疫缺陷病毒感染后 T 细胞相关的细胞免疫和体液免疫的异常。病原体感染人体后诱发活化的细胞免疫和体液免疫，在将病原体清除的同时，可导致一定的组织损伤，如乙型肝炎病毒感染导致免疫相关肝细胞损伤。有些病原体感染人体后可诱发异常活跃的免疫活动，导致引起明显组织损伤的变态反应，如汉坦病毒诱发的Ⅲ型变态反应和结核分枝杆菌诱发的Ⅳ型变态反应。

第四节 传染病的流行过程及影响因素

传染病的流行过程就是传染病在人群中发生、发展、转归的过程。传染病在人群中的发生、发展必须具备传染源、传播途径和易感人群三个基本条件。传染病的流行过程还会受到自然因素和社会因素的影响。

一、传染病流行的三个基本条件

（一）传染源

传染源（source of infection）是指病原体已在体内生存、繁殖，并能将病原体排出体外的人和动物。

1. 显性感染者 显性感染者临床症状相对明显，特别是在急性期，可经咳嗽、呕吐、排便等多种方式将病原体排出体外，成为重要的传染源。但在疾病的潜伏期和恢复期也可排出病原体，即有一定的传染性。该类传染源的症状明显，可以早发现而尽早做出预防，但疾病的潜伏期、恢复期及慢性感染者仍是很重要的传染源。

2. 隐性感染者 隐性感染者缺少相应的临床症状而成为许多传染病的主要传染源，如流行性脑脊髓膜炎患者等。

3. 病原体携带者 携带者自身无临床症状，但长期携带并排出病原体，成为许多传染病的主要传染源，如伤寒沙门菌携带者、乙型肝炎病毒携带者。

4. 受感染的动物 某些可在动物之间流行的传染病可传播给人，引起严重疾病，如经鼠传播的鼠疫、经犬传播的狂犬病及经牛、羊等传播的布鲁菌病等。也有一些病原体感染动物后不能导致动物发病，但可将病原体传播给人导致人类疾病，如经猪传播的流行性乙型脑炎、经鼠传播的肾综合征出血热和钩端螺旋体病等。

（二）传播途径

病原体经传染源排出，经过一定的途径进入其他易感者的体内，这种途径称为传播途径（route of transmission）。每种传染病有其各自的传播途径，或为单一途径，或为多种途径。传染病的传播途径有以下几种。

1. 呼吸道传播 易感者吸入含有病原体的飞沫或气溶胶，导致疾病，如流行性感冒、结核病、麻疹、猩红热等疾病。

2. 消化道传播 易感者进食被病原体污染的食物、水或食具污染而引起的感染，导致如甲型肝炎、细菌性痢疾、伤寒、霍乱等疾病。水源被污染常可引起疾病的暴发或流行。

3. 接触传播 易感者通过接触带有病原体的水源、土壤、皮毛等导致感染，如接触含有尾蚴的疫水后感染日本血吸虫病，接触被炭疽杆菌污染的土壤后出现炭疽，接触被布鲁菌沾染的动物皮毛后感染布鲁菌病等情况。

4. 血液、体液、血制品等传播 易感者通过输注血制品、器官移植、性交等方式接触携带者或患者时被感染，导致如乙型肝炎、丙型肝炎和艾滋病等疾病。

5. 虫媒传播 被病原体感染的吸血节肢动物如蚊、白蛉、虱、蚤、蜱、螨等，在叮咬易感者后将病原体传播给人，导致如流行性乙型脑炎、疟疾、黑热病、流行性斑疹伤寒、恙虫病等疾病。

6. 母婴传播 携带者或患者在妊娠期间可以通过胎盘将病原体感染胎儿，也可在分娩过程中通过产道时以及出生后与母亲密切接触中使新生儿受到感染，导致如乙型肝炎和艾滋病等疾病。

（三）人群易感性（susceptibility of the crowd）

对某种传染病缺乏特异性免疫力的人称为易感者。易感者在人群中所占的比例决定着该人群对该疾病的易感性，易感性与传染病的流行呈正相关。目前针对不同病原体的疫苗接种可显著提高人群特异性免疫力，减少易感性，传染病的流行也在很大程度上被控制。

二、影响流行过程的两个因素

（一）自然因素

自然因素在传染病流行过程中，对传染病的发生和发展有重要的影响。自然因素包括地理、气象、生态等条件。病原体的生存和繁殖受到自然环境的影响和控制，从而形成了许多传染病地域性分布的特点，如血吸虫病在南方流行，黑热病主要以北方流行为主。人类的易感性也会随着季节和环境而改变，如冬季易出现呼吸道传染病，夏季消化道传染病更为普遍。自然环境也影响了疾病的传播途径，如血吸虫传播离不开生长在温暖、水源充沛地区的钉螺，流行性乙型脑炎的流行需依赖于夏季的蚊虫。

（二）社会因素

社会因素对传染病流行过程也起着重要作用。社会经济的进步、人群生活条件的改善、卫生意识的提高、不健康生活习惯的改变、合理的健康宣教以及传染病研究和控制方面的投入，将有助于控制传染病的流行。应对自然灾害水平的提高，也将有助于预测和控制传染病的发生和流行。

第五节 传染病的特征

一、基本特征

传染病与其他疾病主要的不同之处在于其具有以下四大基本特征。

（一）病原体（pathogen）

所有的传染病都是由病原体感染引起的，每种传染病都有其特异性的病原体。

（二）传染性（infectivity）

传染性是传染病不同于其他感染性疾病的主要特征，也是传染病患者需要尽早被隔离的原因。每种传染病的传染方式、时间及强度不同，根据疾病的传染性来确定感染者的隔离时间。

（三）流行病学特征（epidemiologic feature）

在自然因素和社会因素的影响下，传染病的发生、发展和表现有以下特征。

1. 流行性 传染病的流行程度依据发生的病例数而定。当某种传染病在人群中发病率处于常年水平，称为散发；若发病率显著高于常年水平，称为流行；若传染病流行范围超过国界或洲界时，称为大流行；若短时期内在某一地区或单位流行，称为暴发。

2. 季节性 部分传染病的发生与季节有明确的相关性，如流行性乙型脑炎在北方地区只发生于每年夏秋季的 7、8、9 三个月内，消化道传染病多发生于夏秋季，呼吸道传染病多发生于冬春季等。

3. 地方性 部分传染病好发于某些特定地区，如日本血吸虫病只发生于有钉螺的地方，恶性疟主要流行于热带及亚热带地区。

（四）感染后免疫（postinfection immunity）

病原体进入人体发生显性感染或隐性感染后，人体都会产生一定程度的特异性免疫力，临床可检测到特异性抗体，大部分的抗体都有保护作用，因而获得特定病原体的免疫力。各种不同的传染病，其感染后免疫持续时间有差异。麻疹、流行性乙型脑炎、甲型肝炎等，患病后几乎可获得终身免疫，但流行性感冒、细菌性痢疾和一些寄生虫感染后免疫力持续时间短，人体仍可反复被感染而发病。

二、临床特征

（一）病程发展的阶段性

各种急性传染病的发生、发展和结局一般经过以下 4 个阶段。

1. 潜伏期（incubation period） 从病原体侵入人体开始，至受感染者开始出现临床症状这一段时间称为潜伏期。不同的传染病，潜伏期不同。同一种传染病，由于病原体数量、侵入部位、侵袭力和毒力等的不同，以及机体的免疫反应强弱不等，形成的潜伏期也有差别，因此每种传染病的潜伏期都是一个范围，即从最短到最长的时间。例如丙型肝炎的潜伏期为 15～180 天，多为 40 天左右；麻疹为 6～18 天，多为 8～12 天。潜伏期是决定检疫期及密切接触者医学观察期的依据，对密切接触者应观察到该病的最长潜伏期为止。

2. 前驱期（prodromal period） 从有临床症状到症状明显这一阶段为前驱期。这段时间的临床表现不特异，可表现为发热、头痛、疲乏、食欲下降、肌肉酸痛等。持续时间多为 1～3 天。起病急骤者，可无前驱期。本期患者已有传染性。

3. 症状明显期（period of apparent manifestation） 经过前驱期后大部分患者可进入症状明显期，该期间传染病特有的症状和体征充分表现出来，有些表现具有诊断价值，例如发疹性疾病的皮疹，细菌性痢疾患者的腹痛、腹泻、脓血便，流行性乙型脑炎患者的头痛、喷射性呕吐、意识障碍、脑膜刺激征阳性、脑脊液的非化脓性炎性改变，肝炎患者的肝大、黄疸等。

4. 恢复期（convalescent period） 人体与病原体相互作用过程中，机体的免疫反应逐渐增强，病原体被清除或被局限到某些组织或部位，症状、体征逐渐消失的过程为恢复期。在此期，患者的体温恢复到正常，食欲和体力逐渐恢复，受损伤的组织和紊乱的功能逐渐恢复，血中的抗体效价逐渐上升。部分传染病因病原尚未完全明确，可能仍有一定的传染性。部分患者在恢复期可诱发一些变态反应性疾病，例如猩红热后出现急性肾小球肾炎和风湿病等。

（二）复发与再燃

复发（relapse）是指当患者进入恢复期后，体温正常一段时间，由于体内潜伏的病原体再度活跃而出现原有的症状和体征。再燃（recrudescence）是指当传染病进入恢复期，临床症状、体征均有减轻，体温呈下降的过程中，残存在血液或组织中的病原体再度活跃，体温再次升高，初发病的症状、体征再度出现。

（三）临床类型

相同的传染病在不同环境和个体的表现有所不同，相应的转归和预后也有一定差异，所以临床上常结合临床表现进行分类。

1. 按病程分型 常可分为急性、亚急性和慢性。不同传染病按病程分型所依据的时间有所差异，如慢性肝炎指半年以上病程的肝炎患者，慢性细菌性痢疾指 2 个月以上病程的患者。

2. 按病情轻重分型 常可分为轻型、典型（普通型或中型）、重型及暴发性。轻型者有些可自愈，随病情逐渐加重，病死率依次增高。

（四）临床表现

1. 发热 发热是传染病最常见的表现，不同的病原体引起的发热，其热程和热型亦不相同。

（1）发热的过程可分为以下 3 个阶段。

1）体温上升期：指病程中体温上升的时期，机体产热增多，散热减少，可伴有畏寒、寒战。

2）极期：体温上升到一定高度后持续数日至数周。

3）体温下降期：指病程中体温下降的时期，机体散热增多，产热减少。若体温快速下降，可出现大汗。

（2）某些传染病的体温变化有鉴别意义，常见的热型有以下几种。

1）稽留热：体温达 39℃以上且 24 h 体温相差不超过 1℃，可见于伤寒、斑疹伤寒的极期。

2）弛张热：24 h 体温相差超过 1℃，但最低温度降至正常水平，可见于伤寒的缓解期、败血症。

3）间歇热：24 h 内体温波动于高热和正常之间，如疟疾、败血症。

4）波状热：体温逐渐上升到 39℃或以上，高热持续数日后逐渐自行降至正常，但数日后再次出现高热，重复多次，呈波浪样，可持续数月之久，如布鲁菌病。

5）回归热：高热持续数日后骤然降至正常，但数日后再次急剧上升出现高热，高热与无热期交替，如回归热等。

6）不规则热：患者的体温曲线呈无规律性，如流行性感冒、败血症等。

2. 皮疹 皮疹是传染病常见的表现之一，伴有发疹的传染病称为发疹性传染病。皮疹包括外疹和内疹（黏膜疹）。不同发疹性传染病，其皮疹的形态、出现的时间、出现的部位不同，因而有一定的鉴别意义。例如，水痘多发生在发热同一天出疹，猩红热为第 2 日，天花为第 3 日，麻疹为第 4 日，斑疹伤寒为第 5 日，伤寒为第 6 日。又如，水痘多在躯干部；天花多在面部和四肢；麻疹始于耳后、面部、颈部及上胸部，向下扩及全躯干，而后向四肢扩散。常见的皮疹类型如下所述。

（1）斑疹：为红色充血性皮疹，与皮肤表面相平。可见于猩红热、伤寒等。

（2）丘疹：呈红色并略高于皮肤的皮疹，可见于麻疹、传染性单核细胞增多症等。

（3）玫瑰疹：胸腹部出现的一种淡红色的圆形斑疹，直径 2～3 mm，常见于伤寒和副伤寒。

（4）斑丘疹：斑疹与丘疹同时存在，见于猩红热、风疹、药物疹等。

（5）出血疹：大小不等、形态不一，压之不褪色。直径＜2 mm，称为瘀点；直径 3～5 mm，称为紫癜；直径＞5 mm，称为瘀斑。出血疹可见于肾综合征出血热和流行性脑脊髓膜炎等。

（6）疱疹或脓疱疹：初起时为水疱，以后可变为脓疱，见于水痘、带状疱疹和单纯疱疹等。

（7）荨麻疹：为大小不等、高出皮肤表面、有痒感的皮疹，可连接成片，可见于急性血吸虫病等。

（8）黏膜疹：可为充血性和出血性，可呈斑疹或丘疹或斑丘疹。麻疹患者口腔颊黏膜出现的充血红斑中央有直径 1 mm 的白色小点的麻疹斑，即麻疹黏膜斑（也称 Koplik 斑），属于黏膜疹。

3. 菌血症与脓毒症　细菌或其他病原体可存在于血液中并可扩散至全身各个器官，血培养检查可获病原体。多数情况下菌血症在疾病早期，持续时间不长，但有些疾病如布鲁菌病和流行性脑脊髓膜炎的某些患者，可呈慢性菌血症表现。各种病原体产生的毒素及其他代谢产物等不断进入血流，可引起全身炎症反应综合征，即脓毒症。严重者可引起脓毒症休克及多器官功能衰竭而危及生命。

4. 单核-巨噬细胞系统反应　在病原体及其代谢产物的作用下，机体的单核-巨噬细胞系统可发生充血、增生等反应，临床表现为肝、脾、淋巴结增大。

第六节　传染病的诊断

传染病的早期诊断，不但有利于患者的及时治疗，而且有利于早期隔离，以防止疾病的传播。传染病的诊断从以下几个方面进行综合分析。

一、流行病学资料

传染病的诊断中，流行病学资料具有重要的作用。其中，患者的年龄、性别、职业、居住状况、饮食习惯、预防接种史等情况与患者的易感性相关，近期可疑病例接触史、旅行史、发病季节、发病地区等可进一步提供病原学相关信息，早期掌握流行病学资料是诊断传染病非常重要的一步。

二、临床资料

临床资料的有效收集需要详细的病史采集及体格检查。详细了解患者起病的情况、方式、发展速度、持续时间、伴随症状等方面，仔细完善生命体征、精神状态、皮肤、淋巴结、肝脾等检查对疾病的早期诊断非常重要，特别是具有诊断意义的症状及体征，如发热当天出现皮疹的水痘、发热伴有醉酒貌的肾综合征出血热、发热伴有无欲貌的伤寒、恐水症状明显的狂犬病。

三、实验室检查

实验室的一般常规检查为传染病提供初步诊断依据，病原学检查有助于传染病确诊，影像学及病理学检查可进一步评估疾病的类型及严重程度。传染病的正确诊断离不开实验室检查。

（一）一般检查

1. 血常规　外周血白细胞计数和分类有助于判断传染病病原体的类型以及感染的程度。

白细胞总数明显升高者多见于细菌感染引起的传染病，如流行性脑脊髓膜炎等；白细胞总数正常或减少多见于病毒感染引起的传染病，如麻疹等；血红蛋白降低可见于疟疾和黑热病；嗜酸性粒细胞增加见于多种寄生虫病急性期；嗜酸性粒细胞减少见于伤寒。

2. 尿常规 尿蛋白明显增多者，见于肾综合征出血热等；尿胆红素的检测有助于肝炎时黄疸的鉴别诊断。

3. 粪便常规 粪便的性状和镜检有助于细菌性痢疾、霍乱、感染性腹泻和寄生虫疾病的诊断。

4. 血生化检查 有助于评估肝、肾等脏器的功能变化，协助肝炎、肾病等的诊断。

（二）病原学检查

1. 直接检查 有些病原体用肉眼检查即可发现。例如，蛔虫、绦虫节片等可随粪便排出，肉眼检查大便即可确认；夜间检查患儿肛门，可看见蛲虫虫体。

2. 直接镜检 多数病原体可通过显微镜检查发现。例如，血液涂片找疟原虫，骨髓涂片找利什曼原虫，粪便涂片找虫卵，脑脊液墨汁涂片找新型隐球菌，痰涂片找抗酸杆菌等。

3. 病原体的培养和分离 对于各种细菌，可用各种不同的培养基培养获得，应在使用抗菌药物前，留取血、尿、便及其他体液及分泌物，并进行细菌培养。对于病毒及立克次体等，须用组织培养和动物接种，协助病原体的分离。

4. 病原体核酸的检查 分子生物学技术的广泛应用，如基因扩增及限制性片段长度多态性分析等，使得病原体检测更敏感、快速和准确。病原体特异性 DNA 和 RNA 序列的检测有病原学诊断价值。

（三）免疫学检查

1. 检测特异性抗原 病原特异性抗原检查可通过酶联免疫吸附试验（enzyme-linked immunosorbent assay，ELISA）或流式细胞术（flow cytometry，FCM）来检测，抗原检查比抗体检测更有早期病原学诊断意义。

2. 检测特异性抗体 可通过补体结合试验、沉淀试验、凝集试验、中和试验、放射免疫测定、ELISA 蛋白印迹等方法检测抗体。检测的抗体包括 IgM 和 IgG。前者出现较早，持续时间亦较短，如抗甲型肝炎病毒（HAV）IgM，可用于疾病的早期诊断；后者出现较晚，但持续时间较长，在感染期间 IgG 抗体滴度有明显上升者（恢复期比初期有 4 倍上升），也可用于诊断。

3. 皮内试验 用特异性抗原做皮内注射，皮内试验阳性提示感染过这种病原体，如结核分枝杆菌的结核菌素试验（PPD 试验）。一些寄生虫的皮内试验有助于协助相应寄生虫病的诊断。

4. T 细胞亚群的检测 有助于判定患者的免疫功能状况和艾滋病的诊断及分期、分级。

（四）其他检查

1. 影像学检查 X 线检查可应用于筛查肺部占位、腹部穿孔或梗阻、骨质破坏等。B 超对胸腔积液、腹腔器官病变、淋巴结增大等检查有优势。计算机断层显像（computed tomography，CT）和磁共振成像（magnetic resonance imaging，MRI）可应用于头颅、骨骼、肌肉、胸腹等多个部位的病变评估。

2. 内镜检查 支气管镜、胃镜、小肠镜及纤维结肠镜的检查目前技术已相当成熟，可应用于呼吸道、消化道等多种疾病的检查。

3. 病理学检查 通过局部病变组织的活检行病理学检查可进一步完善病原学、免疫学等多种检测，从而评估病原学、病变性质及严重程度。

第七节 传染病的治疗

治疗传染病需坚持综合治疗的原则。治疗的目的不仅要积极促进患者康复，还要尽量减少疾病进一步的传播。

一、一般治疗

1. 隔离、消毒与护理 明确传染病后结合疾病的传染方式，尽早完善隔离措施，同时做好相应的消毒工作，切断传染病的传播途径。危重患者加强护理，定时翻身、拍背、吸痰，避免跌伤、误吸、坠床等情况。

2. 支持疗法 疾病中患者能量消耗大，常伴有食欲不佳，需保证患者的能量摄入，及水、电解质和酸碱平衡。肠内营养支持不能满足时，可加用静脉营养支持。重症患者必要时可给予新鲜血浆、丙种球蛋白、人血白蛋白等支持治疗。

二、病原治疗

病原治疗也称特异性治疗，是指对病原体有杀灭或抑制作用的治疗，包括抗细菌、抗病毒、抗真菌和抗寄生虫治疗等。

1. 抗细菌治疗 抗细菌药物种类繁多，临床滥用问题严重，近年耐药菌明显增多，需注意合理应用抗菌药物，结合药敏结果调整抗菌药物使用方案。常用的抗菌药物有天然青霉素类、半合成青霉素、喹诺酮类、头孢菌素类、大环内酯类、氨基糖苷类等。

2. 抗病毒治疗 抗病毒药物发展较慢，疗效方面尚不理想，慢性病毒感染性疾病治疗中也存在耐药问题。常见的抗病毒药物有奥司他韦、阿昔洛韦、恩替卡韦、干扰素、利巴韦林等。值得提出的是，近年出现的有直接抗病毒作用的小分子抗丙型肝炎病毒药物使丙型肝炎有治愈的可能。

3. 抗真菌治疗 抗真菌药物包括氟康唑、伊曲康唑、两性霉素 B、氟胞嘧啶等。

4. 抗寄生虫治疗 抗寄生虫药物有抗疟疾的氯喹、伯氨喹，用于丝虫病的枸橼酸乙胺嗪，治疗阿米巴痢疾的甲硝唑，抗各种吸虫病的吡喹酮及广泛用于寄生虫病的阿苯达唑等。

5. 抗毒素治疗 对由细菌毒素引起的疾病应给予抗毒素治疗，如白喉抗毒素、破伤风抗毒素。

三、对症治疗

针对患者各种临床症状采取相应的治疗措施，以减轻痛苦、减少机体消耗、降低损伤程度，如颅内高压时脱水疗法、高热时物理降温疗法、休克时循环支持疗法、呼吸困难者氧疗支持疗法、昏迷者低温脑保护疗法、重症炎症反应时糖皮质激素疗法等。

四、康复治疗

某些传染病，如各种脑炎、脊髓灰质炎等，可能留有后遗症，需长期进行针灸、理疗等协助功能的恢复。

五、心理治疗

传染病具有传染性等特点，同时部分患者经治疗后可迁延不愈或遗留部分后遗症，可影响患者正常生活，诱发各种心理疾病。在对机体治疗的过程中，需加强心理疏导，必要时需进一步行专业心理治疗。

六、中医治疗

中医的辨证论有调节各器官的功能、增强免疫力的作用，同时部分中草药能抗菌、改善微循环等，中医的针灸也在对症治疗及康复治疗中有一定作用。

第八节 传染病的预防

一、管理传染源

1. 传染病的上报制度 对其有明确的规定，严格遵守上报制度有利于传染病的早期发现和控制。根据《中华人民共和国传染病防治法》，将法定传染病分为下述三类。

（1）甲类：鼠疫和霍乱。

（2）乙类：新型冠状病毒肺炎、传染性非典型肺炎、艾滋病、病毒性肝炎、脊髓灰质炎、人感染高致病性禽流感、麻疹、流行性出血热、狂犬病、流行性乙型脑炎、登革热、炭疽、细菌性和阿米巴性痢疾、肺结核、伤寒和副伤寒、流行性脑脊髓膜炎、百日咳、白喉、新生儿破伤风、猩红热、布鲁菌病、淋病、梅毒、钩端螺旋体病、血吸虫病、疟疾。

（3）丙类：流行性感冒、流行性腮腺炎、风疹、急性出血性结膜炎、麻风病、流行性和地方性斑疹伤寒、黑热病、棘球蚴病、丝虫病，除霍乱、细菌性和阿米巴性痢疾、伤寒和副伤寒以外的感染性腹泻。

2. 报告时限 甲类传染病为强制管理的传染病，城镇应在 2 h 内上报，农村不超过 6 h；乙类传染病为严格管理的传染病，城镇 6 h 内、农村 12 h 上报。丙类传染病为监测管理的传染病，应当在 24 h 内上报。但乙类传染病中的新型冠状病毒肺炎、传染性非典型肺炎、炭疽中的肺炭疽和人感染高致病性禽流感，须直接采取甲类传染病的预防、控制措施。

3. 管理 应有针对不同传染源的管理措施。

（1）确诊及疑似患者：需尽早发现、早隔离、早上报、早治疗，待度过传染期或病原体转阴后解除隔离。

（2）密切接触者：尽早完善传染病相关筛查工作，并结合情况进行必要的隔离和观察，可给予适当药物预防或预防接种。

（3）病原携带者：早期上报，结合病情评估治疗的必要性，加强医学卫生宣教，避免从事易使传染病扩散的工作，并定期到医疗卫生单位随诊病原学情况。

4. 对于感染的动物，给予隔离治疗或捕杀。

二、切断传播途径

1. 隔离 早期隔离是防止传染病扩散的有效医疗措施，结合传染病的传播途径，对传染源进行相应的呼吸道、消化道、血液-体液、接触、虫媒隔离等措施，同时也可对易感人群进行保护性隔离。

2. 消毒 消毒是切断传播途径的重要措施。消毒是用物理或化学方法消灭停留在周围环境中及传播媒介物上的病原体，以切断传播途径，阻止和控制传染病的发生。

三、保护易感人群

1. 提高非特异性免疫力　通过改善生活环境、均衡饮食营养、适当体育锻炼，可提高机体的非特异性免疫力。

2. 提高特异性免疫力　提高特异性免疫力是预防传染病的关键。提高特异性免疫力的方式可通过主动免疫和被动免疫来实现。前者是有计划地进行预防接种，使机体产生对抗病原体的特异性免疫力。后者通过注射抗毒素、丙种球蛋白或特异性免疫球蛋白等产生特异性被动免疫，但被动免疫持续时间短。新生儿经过胎盘从母亲体内获得的免疫力属于被动免疫，所以持续时间短。

3. 个体防护　加强卫生宣教工作，预防传染病需从自身做起。

（于岩岩　梁荣月）

第2章 朊毒体病

朊毒体病（prion diseases）是由朊毒体蛋白（prion protein，PrP）引起的人类及动物慢性中枢神经系统退行性疾病，包括克-雅病（Creutzfeldt-Jakob disease，CJD）、新变异型克-雅病（new variant Creutzfeldt-Jakob disease，nvCJD）、库鲁病（Kuru disease）、杰茨曼-斯脱司勒-史茵克综合征（Gerstmann-Straussler-Scheinker syndrome，GSS）和致死性家族性失眠症（fatal familial insomnia，FFI）。该类疾病具有的共同神经病理变化是脑组织呈海绵状改变，故亦称为传染性海绵状脑病（transmissible spongiform encephalopathy，TSE）。朊毒体病潜伏期长，病程短，病死率近100%。常见的动物TSE有疯牛病、羊瘙痒病。

一、病原学

美国学者Prusiner首先提出朊毒体是TSE的病原体，并对PrP的生物学特性及其与TSE的关系进行了大量的研究，因此于1997年获诺贝尔生理学或医学奖。

朊毒体蛋白分子量为33 000～35 000，由253个氨基酸组成。朊毒体蛋白有两种异构体，分别为PrPc和PrPsc。PrPc存在于正常脑组织，一般分布于细胞表面，功能尚不明确，对蛋白酶敏感，不致病；PrPsc分子量为27 000～30 000，一般分布于细胞内，对蛋白酶有抗性，是可致病的蛋白质。正常脑组织中只有PrPc，而患病脑组织中既有PrPc，又有PrPsc。朊毒体有不同的株型，可导致不同的疾病。

朊毒体的增殖呈指数增长。PrPsc首先与PrPc结合形成PrPsc-PrPc复合体，随后转变成2个分子的PrPsc。下一周期2个分子PrPsc分别与PrPc结合，转变成为4个分子的PrPsc，并依次复制出更多的PrPsc。

人类编码朊毒体蛋白的基因（*PRNP*）位于第20号染色体的短臂上。*PRNP*基因变异与家族易感性朊毒体病之间存在密切关联，各种变异可以在不同的个人或家族产生不同的临床表型。人朊毒体蛋白基因的突变常发生在第32、48、56、72位密码子处，多为重复片段的插入或点突变，突变的结果使PrPc转变成PrPsc，这与遗传性朊毒体病有关。因而朊毒体不仅有传染性，而且有遗传性。

由于朊毒体是一种不含核酸的有感染性的蛋白质，因此能使核酸失活的物理方法（如煮沸、辐射、紫外线等）和化学方法（如甲醛、核酸酶、锌离子等）均对其无影响。朊毒体对氨基酸修饰剂、蛋白质变性剂（如尿酸、胍胺、苯酚、蛋白酶K等）不具抗性。在生物学特征上，朊毒体能导致类似慢病毒感染而不表现出免疫原性，故不产生特异性抗体，不诱导干扰素的产生，也不受干扰素的作用。

二、流行病学

（一）流行概况

克-雅病在世界各大洲均有报道，发病率约为1/1 000 000，我国也有报道，但疫情尚不清楚。近年流行病学和动物实验证实疯牛病和克-雅病有密切关系。通过食用受疯牛病朊毒体蛋白污染的食物而感染，称为新变异型克-雅病。库鲁病是 1957 年发现的在巴布亚新几内亚土著人中流行的疾病，与食用已故亲人的内脏和脑组织的宗教习俗有关。杰茨曼-斯脱司勒-史茵克综合征是一种极少见的人类朊毒体病，具有家族性，属常染色体显性遗传病。致死性家族性失眠症和遗传性人类朊毒体病极罕见，呈世界性分布。

（二）传染源

感染朊毒体的动物和人均可成为传染源。

（三）传播途径

1. 消化道传播　通过食用含朊毒体或受朊毒体污染的食物而感染，如疯牛肉和动物内脏等。原始部落因食人尸体的内脏和脑组织发生感染。健康牛食用含有朊毒体的病畜内脏饲料可感染疯牛病。

2. 医源性传播　包括外科与牙科手术后感染、器官移植手术后感染、尸解手术中感染，以及应用含有朊毒体的血液与血制品、生物制品等。

3. 其他途径传播　经破损皮肤或黏膜感染，罕见母婴垂直传播。

（四）易感人群

人群普遍易感。感染朊毒体后，尚未发现保护性免疫产生。新变异型克-雅病多发生于 18～40 岁，10％～15％的克-雅病具有家族性常染色体型遗传缺陷。

三、发病机制与病理学表现

（一）发病机制

致病型朊毒体（PrPsc）不易被蛋白酶 K 消化降解，PrPsc 具有神经毒性，在运输到神经系统前，PrPsc 主要储存在淋巴组织生发中心的滤泡树突状细胞。研究表明，补体在发病的早期起作用，C3 或 C1q 缺乏可导致小鼠脾中 PrPsc 储量下降，对海绵状脑病有部分或者完全的保护作用。

PrPsc 经一定的传播途径侵入机体并进入脑组织，其后沉积于不同的神经元溶酶体内，导致被感染的脑细胞受损、坏死，释放出的朊毒体又侵犯其他脑细胞，使病变不断发展；病变的神经细胞死亡后，脑组织中留下大量小孔，呈海绵状，并出现相应的临床症状，故称为海绵状脑病。PrPsc 或 PrPsc 的一些片段能够导致神经细胞损伤，如神经细胞凋亡，是导致神经细胞死亡出现退行性变的主要原因之一。实验研究证实，在发生神经病理改变之前，PrPsc 已蓄积于神经细胞内，而且只有 PrPsc 蓄积的区域发生神经病变。在 PrPsc 蓄积量较高的区域，相应的空泡形成数量亦较多。由此认为，PrPc 转化为 PrPsc 是朊毒体病发生的基本条件，PrPsc 蓄积是朊毒体病的始动环节。研究报道，10％～15％的克-雅病有遗传性（常染色体显性遗传），与第 20 号染色体上的某种基因发生变异有关，带有这种变异基因的儿童患克-雅病的可能性为 50％。

（二）病理学表现

朊毒体病的病变部位主要在中枢神经系统，累及大脑皮质、小脑、间脑、丘脑、基底节和脑干等部位，主要神经病理变化特点包括弥漫性神经细胞丢失（皮质Ⅲ～Ⅴ层尤为显著）、反应性胶质细胞增生、淀粉样斑块形成、神经细胞空泡形成和异常朊毒体蛋白聚集。病变区域无淋巴细胞和炎症细胞浸润。

四、临床表现

朊毒体病是一类人畜共患的慢性、亚急性中枢神经系统退行性疾病。其临床特点为潜伏期长，可达数年或数十年。临床主要表现为中枢神经系统异常。病情进展迅速，可很快导致死亡。

（一）克-雅病（CJD）

克-雅病是最常见的人类朊毒体病，潜伏期为15个月至10年，患者年龄多为50～75岁，男女均可患病。典型临床表现为进展迅速的痴呆、肌阵挛、皮质盲、小脑共济失调及锥体系和锥体外系症状和体征。克-雅病患者的平均存活时间为6个月，其病程可分为下述3个阶段。

1. 前驱期 主要为细微的性格改变和非特异性主诉，如头昏、失眠、偏执行为、糊涂、注意力不集中、记忆困难、食欲和体重下降、抑郁，少数患者视觉或听觉异常。睡眠障碍也比较普遍，主要表现为睡眠过度，也可以表现为失眠。

2. 进展期 主要为进行性的神经系统病情恶化，以小脑、锥体系和锥体外系的症状和体征为主。90%的患者可在病程中出现肌阵挛，也可表现为肢体强直和震颤、感觉异常、共济失调、眼球震颤、语言障碍等，并迅速进展为明显的精神衰退、进行性肌萎缩、半瘫、运动性失语，随后发生惊厥和昏迷。

3. 终末期 表现为尿失禁和去皮质状态，患者最终多死于肺炎或自主神经衰竭。

（二）新变异型克-雅病（nvCJD）

nvCJD与牛海绵状脑病有关，发病率目前尚无确切的统计结果。与CJD不同的是，nvCJD发病年龄较轻，平均年龄为29岁，疾病进展缓慢，平均病程为14个月，比CJD病程长。通常表现为感觉障碍（包括感觉迟钝，甚至半侧肢体感觉减退）和精神症状（抑郁症最为常见），一旦出现神经系统症状，则病情进展迅速。

（三）库鲁病

库鲁病是最早被详细研究的人类朊毒体病，曾是仅见于巴布亚新几内亚东部Fore土著部落居民中的一种局部流行病。自从废除食用已故亲人脏器的习俗后，已无新发病例。库鲁病潜伏期为4～30年，起病隐匿，其主要症状为震颤、共济失调、不自主运动，病程晚期出现进行性加重的痴呆。与克-雅病相反，库鲁病先出现震颤及共济失调，后有痴呆。患者多在起病3个月至2年内死亡。病程一般为3～9个月，通常可分为下述3个阶段。

1. 最初阶段 本病最早的症状是躯干震颤、步态蹒跚和共济失调引起的姿势不稳。在他人未发现患者有任何异常之前，患者先察觉自己患病，可有头痛、关节痛和肢体痛等前驱症状。患者主观感觉站立和步态不稳，往往还自觉发声，手和眼的运动有异常，说话含糊不清，并逐渐加重。眼运动失调，但无真正的眼球震颤。病初常常呈现内斜视，并持续存在。运动失调先发生于下肢，而后逐渐累及上肢。站立时为维持平衡，脚趾用力抓住地面。病初即不能以一只脚站立几秒钟，这是诊断本病很有用的线索。

2. 中期阶段 发病数周之后出现行走困难，并伴有肢体颤抖，没有他人的帮助已不能行走。震颤和运动失调加重。肢体僵化进展，伴有广泛性的阵挛或不时发生休克样的肌肉不自主运动，偶尔出现手足徐动症和舞蹈病样运动。尤在患者因姿势不稳而过度惊恐时好发，甚至在突然受噪声或强光刺激时也会发作。通常有踝阵挛，膝阵挛也常见。时常情绪不稳，并可导致病理性的笑发作，微笑和笑声缓慢地停止，这一症状有时甚至见于疾病的第一阶段。思维明显迟钝，但尚无严重的痴呆。

3. 晚期阶段 丧失记忆，痴呆，死前伴随大笑。患者从自己不能坐起开始，发展为运动失调、震颤、语音障碍更加严重，逐渐失去行动能力。有腱反射亢进，出现抓握反射，部分患者呈现锥体外系症状和运动障碍。最后两便失禁，并因吞咽困难导致饥渴。患者出现衰弱、营养不良和延髓受累的症状、聋哑、丧失反应性，多因发生褥疮和坠积性肺炎而死亡。

（四）杰茨曼-斯脱司勒-史茵克综合征（GSS）

本病是1936年在澳大利亚一个家庭中发现的，是由人朊毒体蛋白基因突变所致的一种罕见的常染色体显性遗传朊毒体病。发病年龄一般在40～50岁，存活时间相差较大，从2个月到12年不等，平均约5年。临床表现以小脑病变为主，如共济失调、步履蹒跚、行走障碍等。可伴有辨距和构音障碍、肢体和眼球震颤等，极少出现痴呆，且仅在晚期出现，肌阵挛少见。由于吞咽障碍，常死于吸入性肺炎所致的继发感染。

（五）致死性家族性失眠症（FFI）

本病是1986年新发现的一种家族性常染色体显性遗传性朊毒体病，非常罕见，多在中晚年起病，病程约1年余。临床表现为难治性失眠、进行性脑神经功能紊乱和运动障碍。多数伴内分泌异常，包括肾上腺皮质激素分泌下降、糖皮质激素分泌增多，生长激素、褪黑素和催乳素分泌失去正常昼夜变化规律，但痴呆少见。

五、实验室及辅助检查

（一）组织病理学检查

病变脑组织可见海绵状空泡、淀粉样斑块、神经细胞丢失伴胶质细胞增生、极少白细胞浸润等炎症反应。

（二）免疫学检查

常用免疫组织化学、酶联免疫吸附试验、免疫印迹等方法检测组织中的PrPsc。取材包括脑、脊髓、扁桃体、脾、淋巴结、视网膜及胸腺等多种组织。利用免疫印迹方法，检测脑脊液中14-3-3蛋白质，可能具有较高的诊断价值。

（三）动物接种试验

将可疑组织匀浆口服或脑内接种于动物（常用鼠、羊等），观察被接种动物的发病情况。发病后取其脑组织活检，观察是否具有朊毒体病的特征性病理改变。此法敏感性受种属间屏障限制，且需时较久。

（四）物理检查

脑电图检查可有特征性的周期性尖锐复合波（periodic sharp wave complexes，PSWC），有辅助诊断价值。此外，CT及MRI的脑影像学检查也具有一定的诊断价值。

（五）分子生物学技术

蛋白印迹技术已被用于检测PrPsc。用荧光标记的特异探针可检测脑脊液中的微量PrPsc。另外，从患者外周血白细胞提取DNA，进行PCR扩增及序列测定，可发现家族遗传性朊毒体病的朊毒体蛋白基因特征性突变。

六、诊断与鉴别诊断

（一）诊断

朊毒体病的确诊需依赖于脑组织的病理检查，故生前诊断较为困难，绝大部分病例是死后通过病理检查而确诊。

诊断依据包括流行病学资料、临床表现和实验室检查三个方面。

1. 流行病学资料 进食过可疑患有疯牛病动物来源的食品，或接受过可能感染朊毒体的移植器官或可能被朊毒体污染的电极植入手术，或使用过垂体来源的激素，或有朊毒体病家族史。这些资料对朊毒体病的诊断均有较大的帮助。

2. 临床表现 朊毒体病大多数表现为渐进性的痴呆、共济失调及肌阵挛等，但不同的朊毒体病又有各自的一些特点。例如，散发性克-雅病发病年龄较大，先有痴呆，后有共济失调；新变异型克-雅病发病年龄较轻；杰茨曼-斯脱司勒-史茵克综合征一般仅有共济失调等小脑受损表现，痴呆少见；库鲁病震颤显著，先有共济失调，后出现痴呆；致死性家族性失眠症以进行性加重的顽固失眠为特征。

3. 实验室检查 脑组织的海绵样病理改变及免疫学检测 PrPsc 阳性对确诊朊毒体病有重要意义。脑脊液中特征性脑蛋白 14-3-3 及特征性脑电图改变具有辅助诊断价值。朊毒体蛋白基因的 PCR 扩增和序列分析有助于家族性朊毒体病的诊断。

（二）鉴别诊断

本病应注意与其他渐进性的神经系统疾病相鉴别，如阿尔茨海默病、多发性硬化等，鉴别的关键是脑组织是否存在海绵状改变和朊毒体蛋白。

七、预后

预后极差，到目前为止，死亡率为 100%。

八、治疗

目前尚无特效的治疗方法。主要措施为支持治疗，改善生活质量，至今尚无有效的病原治疗。抗病毒剂阿糖胞苷、阿糖腺苷、干扰素和金刚烷胺等已被试用，但疗效甚微。有报道刚果红、二甲亚砜、吩噻嗪、氯丙嗪、抗朊毒体抗体及寡肽可能对延缓病情有一定的作用，但效果和适应证有待进一步研究。具有三环结构和中间一个芳香族侧链的吖啶和吩噻嗪及其一些衍生物如米帕林（阿的平）、氯丙嗪可延长小鼠的存活时间，但在出现临床症状后应用疗效不佳。另外，在动物实验中降胆固醇药物辛伐他汀可以延缓朊毒体病的进展，提高小鼠的生存率。目前针对朊毒体病的新药研发方向主要集中在发病机制的相关环节，例如 PrPc 向 PrPsc 的转化过程、PrPsc 向神经系统的运输过程等。

九、预防

鉴于该病目前尚无有效治疗，预防尤为重要。预防重点是严格处理朊毒体病患者的脑组织和脑脊髓，以及与患者组织、体液接触过的手术器械、敷料及其废弃物。要采取严格的消毒措施。手术器械消毒可高压 132℃ 60 min，或 10%次氯酸钠溶液浸泡 60 min 共 3 次，或 1 mol/L 氢氧化钠溶液浸泡 30 min 共 3 次。敷料和尸检病理组织以焚烧处理为宜。取血注射器和针头宜用一次性制品，用后应进行严格销毁焚烧处理。

（一）控制和消灭传染源

消灭已知的感染牲畜，对患者进行适当的隔离。

（二）切断传播途径

严把海关进出口，严禁从疯牛病疫区进口动物源性饲料、生物制品和与牛相关的制品；查内源，加强对疯牛病的监测，预防医源性感染；禁止食用污染的食物，对神经外科的操作及器械消毒要严格规范，对角膜及硬脑膜的移植要排除供者患病的可能；对有家族性朊毒体病（CJD，GSS，FFI）的家属更应防止接触该病。

（三）保护易感人群

人群普遍易感，目前尚无特效的保护方法，疫苗研究进展十分缓慢。

（毛小荣）

第3章 病毒感染性疾病

第一节 病毒性肝炎

病毒性肝炎（viral hepatitis）是由多种肝炎病毒引起的以肝损害为主的一组全身性传染病。根据病原学类型，目前已确定的病毒性肝炎包括甲型肝炎（hepatitis A）、乙型肝炎（hepatitis B）、丙型肝炎（hepatitis C）、丁型肝炎（hepatitis D）和戊型肝炎（hepatitis E）。甲、戊型肝炎以急性肝炎为主要临床类型，主要经粪-口途径传播；乙、丙、丁型肝炎可表现为急性和慢性肝炎两种临床类型，主要经血液、体液传播。各型病毒性肝炎的主要临床表现相似，多为乏力、食欲减退、厌油腻、恶心、腹胀及肝区不适等，部分病例出现黄疸，乙型肝炎、丙型肝炎亦常见无症状感染者。部分慢性肝炎可进展为肝硬化。

一、病原学

（一）甲型肝炎病毒（*hepatitis A virus*，HAV）

1973 年，Feinstone 等应用免疫电镜技术在急性肝炎患者的粪便中观察到 HAV 颗粒，1981 年将其归类为小核糖核酸（ribonucleic acid，RNA）病毒科肠道病毒属 72 型，1987 年获得 HAV 全长基因序列，1993 年国际病毒命名委员会将其归为微小 RNA 病毒科嗜肝 RNA 病毒属。HAV 是由 32 个壳粒组成的直径 27～32 nm 的 20 面体对称球形颗粒，电镜下可见实心和空心两种颗粒：实心颗粒为完整 HAV，有传染性；空心颗粒为不含 HAV RNA 的未成熟颗粒，有抗原性，无传染性。HAV 基因组为单股正链 RNA，全长 7478 个核苷酸，根据核苷酸序列的同源性，可分为 7 个基因型，其中Ⅰ、Ⅱ、Ⅲ、Ⅶ型来源于人类，Ⅳ、Ⅴ、Ⅵ型来自于猿猴。至今我国分离出的 HAV 均为Ⅰ型。感染人的 HAV 抗原性相似，仅有 1 个血清型，1 个抗原-抗体系统，感染早期（多于起病 12 周内）产生 IgM 型抗体，恢复期产生 IgG 型抗体并可长期存在。

1979 年 Provost 等在狨猴原代肝细胞中培养 HAV 获得成功，体外培养采用亚历山大肝癌细胞、二倍体成纤维细胞和猴肾细胞等。

HAV 对外界抵抗力较强，耐酸碱，室温下可存活 1 周，在干粪中 25℃可存活 30 天，在贝壳类动物、污水、淡水、海水、泥土中能存活数月。80℃ 5 min 或 100℃ 1 min 可完全灭活，在－80℃甘油内可长期保存。对常用消毒剂和紫外线敏感，3％甲醛溶液（25℃）5 min、10～15 ppm 余氯溶液 30 min、紫外线（1.1 W，距离 0.9 cm）1 min 均可将其灭活。对有机溶剂有一定耐受性，在 20％乙醚中 4℃放置 24 h 仍存活。

（二）乙型肝炎病毒（*hepatitis B virus*，HBV）

1963 年，Blumberg 等在一位澳大利亚土著人的血清中发现一种与血友病患者血清发生反应的抗原，称为“澳大利亚抗原”（Australia antigen，简称“澳抗”），1967 年 Blumberg 与 Krugman 证实此抗原与肝炎有关，称之为“肝炎相关抗原（hepatitis associated antigen，

HAA)”。1970 年 Dane 等在电镜下发现 HBV 完整颗粒，即 Dane 颗粒。1972 年世界卫生组织（World Health Organization，WHO）将 HAA 命名为乙型肝炎表面抗原（hepatitis B surface antigen，HBsAg）。1979 年获得了 HBV 全基因序列，继之，HBV 病毒颗粒各种有抗原性的蛋白质被发现。HBV 属嗜肝 DNA 病毒科正嗜肝 DNA 病毒属，同属肝炎病毒包括 HBV、土拨鼠（美洲旱獭）肝炎病毒、地松鼠（美洲黄鼠）肝炎病毒及鸭乙型肝炎病毒，只有 HBV 感染人类，其余三种病毒仅感染动物。

1. 形态及生物学特性　电镜下观察，HBV 感染者血清中可见三种形态的颗粒：①大球形颗粒，即 Dane 颗粒，为完整 HBV 颗粒，直径 42 nm，由包膜与核心组成。包膜厚 7 nm，内含 HBsAg、糖蛋白与细胞脂质；核心直径 27 nm，内含环状双股 DNA、DNA 聚合酶（DNA polymerase，DNAP）及核心抗原，是病毒复制的主体。②小球形颗粒，直径 22 nm。③管形颗粒，长 100～700 nm，直径 22 nm。后两种颗粒为含 HBsAg 的病毒包膜，无感染性。血清中小球形颗粒最多，Dane 颗粒最少。

2. HBV 基因　HBV 基因组为部分双链环状 DNA，分为长的负（L）链和短的正（S）链。L 链由 3200 个核苷酸组成，长约 3.2 kb，3′端有 11 个碱基组成的重复序列。S 链呈半环状，长度为 L 链的 50%～80%，3′端具有与 L 链相同的 11 个碱基重复序列，该区是 DNA 成环和病毒复制的关键区。L 链有 4 个开放读码框（open reading frame，ORF），分别称为 S、C、P 和 X 区。S 区又分为 pre-S1、pre-S2 及 S 基因，分别编码包膜上的 pre-S1、pre-S2 蛋白及 HBsAg，三者合称大分子蛋白；pre-S2 蛋白与 HBsAg 合称中分子蛋白；HBsAg 称为主蛋白或小分子蛋白。大、中、小分子蛋白的分子量分别为 39、33 和 24。C 区（含 pre-C 和 C 基因）编码 HBcAg 及 HBeAg。P 区是最长的读码框，编码 DNAP、RNA 酶 H 等多种功能蛋白，参与 HBV 复制。X 区编码 X 蛋白（HBxAg），由 145～154 个氨基酸组成，能激活多种调控基因，促进 HBV 复制，可能与肝癌的发生有关。此外，在 HBV 基因组中有启动子与增强子，在调节 HBV 基因表达中起重要作用。HBV 基因组易突变（包括 S 基因、pre-C 及 C 基因、P 区基因）（图 3-1-1）。

HBsAg 有多个抗原决定簇，包括属特异性的“a”抗原决定簇及两对亚型抗原决定簇 d/y 和 r/w。根据这些抗原决定簇的不同组合，可分为 10 个亚型，主要亚型为 adw、adr、ayw 和 ayr。我国长江以北 adr 为优势亚型，长江以南 adw 和 adr 并存，亚型检测有助于流行病学调查。根据 HBV 全基因序列差异≥8%或 S 区基因序列差异≥4%，可分为 A～I 九个基因型，

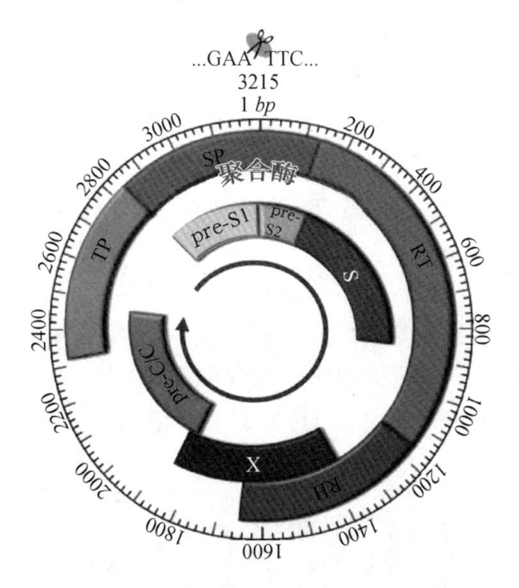

图 3-1-1　HBV 基因组结构及编码蛋白

西欧、北欧、北美、中非地区多为A型，地中海盆地、中东、印度地区多为D型，非洲地区多为E型，美国原住居民、波利尼西亚多为F型，而亚太地区多为B、C型。

3. 抗原-抗体系统

（1）HBsAg和抗HBs：HBsAg是HBV感染后出现最早的血清学标志，感染后1～12周出现，急性感染者持续存在5周至5个月。HBsAg消失后数周，血中出现具有保护作用的抗HBs，可保持多年。少数病例HBsAg消失后始终不产生抗HBs。自HBsAg消失至抗HBs出现之前，称“窗口期”。慢性乙型肝炎和无症状携带者血中HBsAg可持续存在多年，甚至终生。

（2）HBeAg和抗HBe：HBeAg是病毒复制的重要指标，急性感染时HBeAg出现时间略晚于HBsAg。HBeAg与HBV DNA有良好的相关性，其存在表示病毒复制活跃且有较强的传染性。抗HBe在HBeAg转阴后出现，称为血清学转换，多提示HBV复制和传染性减弱，20%～50%由于HBV基因pre-C区启动子变异导致HBeAg不能形成，但仍能检测到HBV DNA。

（3）HBcAg和抗HBc：HBcAg存在于HBV颗粒的核心及感染的肝细胞核内，血液中不易检出，但其具有较强的免疫原性，可刺激机体产生抗体。HBsAg阳性后2～4周出现抗HBc IgM，为HBV急性感染及慢性感染病情活动的标志；抗HBc IgG出现较迟，见于急性感染恢复期和慢性感染期。

（4）HBV DNA：是病毒复制和具有传染性的直接标志，位于HBV核心部分，几乎与HBeAg同时出现于血液中，其载量可反映HBV复制的活跃程度、传染性强弱和抗病毒疗效。

4. 抵抗力 HBV对外界抵抗力强，对热、低温、干燥、紫外线等均能耐受。在37℃可存活7天，56℃可存活6 h，在血清中30～32℃可保存6个月，－20℃可保存15年。煮沸10 min、65℃ 10 h或高压蒸汽消毒可灭活，环氧乙烷、戊二醛、过氧乙酸和聚维酮碘（碘伏）对HBV有较好的灭活作用。

（三）丙型肝炎病毒（*hepatitis C virus*，HCV）

1989年美国Choo等应用分子克隆技术从受感染的黑猩猩血液标本中获得输血后非甲非乙型肝炎病毒的克隆，同年9月在东京国际会议上正式命名为HCV。1991年国际病毒命名委员会将HCV归入黄病毒科的丙型肝炎病毒属。HCV病毒颗粒呈球形，直径60 nm，核心部分直径33 nm，为含9400个核苷酸的单股正链RNA基因组，外包被核壳蛋白、囊膜和棘突。

HCV基因组含有一个ORF，编码十余种结构和非结构（non-structured，NS）蛋白，其中结构区包括3个区域即C区（核衣壳）、E1和E2区（被膜），而非结构区有4个区域（NS2～NS5）。NS3蛋白是一种多功能蛋白，氨基端具有蛋白酶活性，羧基端具有螺旋酶/三磷酸核苷酶活性；NS5B蛋白是RNA依赖的RNA聚合酶，均为HCV复制所必需，是抗病毒治疗的重要靶位（图3-1-2）。NS3/4A、NS5A和NS5B是目前直接抗病毒药物（direct-acting antiviral agent，DAA）的主要靶位。国际上根据核苷酸序列同源程度，依据西蒙兹（Simmonds）命名系统将HCV分为6个基因型（1～6）及多个亚型（如1a、2b、3c等），基因型分布具有明显的地域性，基因1型HCV呈全球性分布，约占所有HCV感染的70%。

猩猩、猕猴对HCV均易感，是较好的动物模型。接种HCV后13～32周可产生抗HCV。体外细胞培养HCV非常困难，尚未获得满意的效果。HCV经1∶1000甲醛或37℃ 6 h、60℃ 10 h、100℃ 5 min，可使其传染性消失。HCV对有机溶剂敏感，10%三氯甲烷（氯仿）可杀灭HCV。

（四）丁型肝炎病毒（*hepatitis D virus*，HDV）

1977年意大利学者Rizzetto用免疫荧光法在慢性乙型肝炎患者的肝细胞核内发现了一种新的病毒抗原，称为δ因子。1983年它被正式命名为HDV。HDV是一种缺陷性病毒，直径

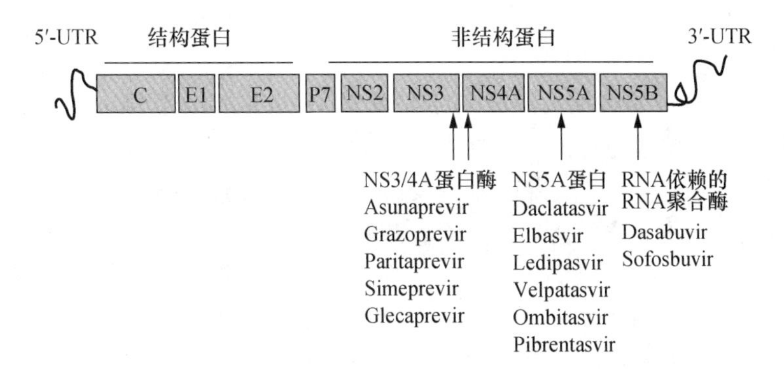

图 3-1-2　HCV 基因组结构、编码蛋白及 DAA 作用靶点

35～37 nm，核心含单股负链共价闭合的环状 RNA 和 HDV 抗原（HDAg），其外包以 HBsAg，必须有 HBV 或其他嗜肝 DNA 病毒的辅助才能复制增殖，因此多与 HBV 同时或重叠感染，并可导致 HBV 感染者的病情加重。

HDV 只有 1 个血清型，其标志物 HDAg、抗 HDV、抗 HDV IgM 和 HDV RNA 可在 HDV 感染者肝细胞、血液及体液中检出。急性感染后，HDAg 血症持续 5～25 天（平均 15 天），抗 HDV 于起病后 14～60 天出现，慢性感染可长期存在，但不是保护性抗体。黑猩猩、旱獭和鸭可作为 HDV 动物模型。HDV 对各种消毒剂如甲醛溶液、脂溶剂三氯甲烷敏感，但耐干热，煮沸 20 min 抗原性丢失不多。

（五）戊型肝炎病毒（*hepatitis E virus*，HEV）

1983 年 Balayan 等用免疫电镜技术从感染者的粪便中检出消化道传播的非甲非乙型肝炎病毒颗粒。1989 年 Reyes 等应用分子克隆技术获得该病毒的基因克隆，并正式命名为 HEV。HEV 为无包膜球形颗粒，直径 32～34 nm，为单股正链 RNA，全长 7.2～7.6 kb，由 3 个 ORF 组成。ORF1 主要编码和 HEV 复制相关的非结构蛋白；ORF2 编码病毒的衣壳蛋白，为主要的结构基因编码区；ORF3 编码产物为磷蛋白，与细胞的支架及 HEV 特异性免疫活性有关。HEV 有 7 个基因型，1 个血清型。狨猴、食蟹猴、恒河猴、非洲绿猴、短尾猴和黑猩猩等易感。HEV 在镁或锰离子存在下可保存其完整性，在碱性环境下较稳定，100℃ 5 min 可灭活，对常用消毒剂敏感。

二、流行病学

（一）甲型肝炎

1. 传染源　为急性期患者和隐性感染者。自发病前 2 周至发病后 2～4 周内的粪便具有传染性，以发病前 5 天至发病后 1 周最强。急性黄疸型肝炎患者在黄疸前期传染性最强。

2. 传播途径　主要经粪-口途径传播，粪便中排出的病毒通过污染的手、水和食物等经口感染，可导致流行或暴发流行；日常生活接触亦可传播而引起散发性发病。

3. 易感人群　未感染者及未接种甲型肝炎疫苗者均易感。幼儿、儿童、青少年感染居多，以隐性感染为主，感染后可获得持久免疫力。

4. 流行特征　主要流行于发展中国家，以秋冬季和早春发病率高，多为散发。1988 年上海居民因食用未煮熟的被 HAV 污染的毛蚶引起甲型肝炎大流行，造成 30 万人感染和 31 人死亡。1993—2001 年“全国乙类传染病疫情动态情况简介”数据显示，中国平均每年 24 万人罹患甲型肝炎，发病率高达 21.4/100 000。2007 年我国将甲型肝炎疫苗纳入国家免疫规划，甲型肝炎发病率逐年下降，年发病率＜10/100 000。

（二）乙型肝炎

1. 传染源 主要为急、慢性乙型肝炎患者和HBV携带者。急性患者自发病前2～3个月即有传染性，并持续于整个急性期。慢性患者和HBV携带者均具有传染性。

2. 传播途径 HBV存在于患者的血液及各种体液（汗液、唾液、乳汁、阴道分泌物等）中。主要传播途径为：①血液传播。通过输血及血制品、使用污染的注射器或针刺、拔牙、手术、血液透析、器官移植等，污染血进入人体造成感染；修足、文身、扎耳洞、医务人员工作中意外暴露、共用剃须刀和牙刷等亦可传播。②母婴传播。妊娠期主要通过胎盘轻微剥离而传染，分娩时婴儿通过破损的皮肤、黏膜接触母血、羊水或阴道分泌物而传染，分娩后通过哺乳及密切接触而传染。③日常生活密切接触传播。例如，共用牙刷、剃刀，易感者的皮肤、黏膜微小破损并接触带有HBV的微量血液及体液等。④性接触传播。精液、阴道分泌物中含有HBV，无防护的性接触可以传播HBV。

HBV不经呼吸道和消化道传播，因此，日常学习、工作或生活接触，如在同一个办公室工作、握手、拥抱、同住一个宿舍、同一餐厅用餐和共用厕所等无血液暴露的接触，一般不会传染HBV。流行病学和实验研究亦未发现HBV能经吸血昆虫（蚊、臭虫等）传播。

3. 易感人群 抗HBs阴性人群对HBV普遍易感。婴幼儿免疫功能不健全，是HBV感染的危险时期，感染后大部分慢性化。HBsAg阳性母亲的新生儿、HBsAg阳性者的家庭成员、反复输血及血制品者、血液透析者、多个性伴侣者、静脉药瘾者及经常接触乙型肝炎患者的医务人员等是HBV感染的高危人群。

4. 流行特征 HBV感染呈世界性流行，不同地区流行强度差异很大。据世界卫生组织报道，全球约有20亿人曾感染过HBV，其中3.5亿人为慢性HBV感染者。2006年全国乙型肝炎流行病学调查结果表明，我国1～59岁一般人群中HBsAg携带率为7.18%。2014年中国疾病预防控制中心（Centers for Disease Control and Prevention，CDC）对全国1～29岁人群血清流行病学调查结果显示，1～4岁、5～14岁和15～29岁人群HBsAg检出率分别为0.32%、0.94%和4.38%。全国慢性HBV感染者约有9300万人，其中慢性乙型肝炎患者约有2000万例。HBV感染多呈散发性，常见家庭聚集现象，男性高于女性，婴幼儿感染多见。

（三）丙型肝炎

1. 传染源 为急、慢性丙型肝炎患者。

2. 传播途径 ①血液传播：主要通过输血及血制品、经破损的皮肤和黏膜传播，如使用非一次性注射器和针头、未经严格消毒的牙科器械、内镜、侵袭性操作和针刺等，共用牙刷、剃须刀、文身及穿耳洞等也是潜在的传播方式。②性传播：HCV感染者性伴侣或同性恋者感染风险较高，伴有其他性传播疾病者，特别是感染HIV者，感染HCV的危险性更高。③母婴传播：HCV RNA阳性母亲的新生儿感染率为4%～7%，抗HCV阳性母亲感染新生儿的危险率为2%，合并HIV感染者传播的危险率为20%。④其他：少数HCV感染者感染途径不明。接吻、拥抱、打喷嚏、咳嗽、共餐、共用餐具和水杯、无皮肤破损及其他无血液暴露的接触一般不传播HCV。

3. 易感人群 人群普遍易感。高危人群为反复大量输注血液或血制品者、接受可疑HCV感染者器官的移植患者、静脉药瘾者、血友病患者、血液透析者及HIV感染者等。

4. 流行特征 据世界卫生组织统计，HCV全球流行率为2.8%，约有1.85亿HCV感染者，每年新发丙型肝炎病例约3.5万例，不同国家、地区流行率存在较大差异。2006年中国病毒性肝炎血清流行病学调查显示，1～59岁人群抗HCV流行率为0.43%，加上高危人群和高发地区HCV感染者，全国慢性HCV感染者约1000万人。抗HCV阳性率随年龄增长而逐渐上升，男女间无明显差异，我国常见HCV为1b和2a基因型，以1b型为主。

（四）丁型肝炎

1. 传染源　为丁型肝炎患者和 HDV 携带者。

2. 传播途径　与乙型肝炎相似。主要通过输血或血制品传播。母婴传播仅见于 HBeAg 阳性和抗 HDV 阳性母亲所生的婴儿。

3. 易感人群　HBsAg 阳性的急、慢性肝炎或无症状携带者。

4. 流行特征　世界各地均有发现，通常与乙型肝炎地方性流行一致。

（五）戊型肝炎

1. 传染源　为戊型肝炎患者及隐性感染者。以潜伏末期和发病初期的传染性最高。

2. 传播途径　与甲型肝炎相似，主要通过粪-口途径传播，也可经日常生活接触传播，后者是散发性发病的主要传播途径。

3. 易感人群　普遍易感，感染后具有一定的免疫力。

4. 流行特征　呈世界性分布，主要流行于亚洲、非洲和中美洲发展中国家，我国主要流行于新疆地区，多发生于雨季或洪水泛滥之后，水源或食物被污染可引起暴发流行。1986—1988 年新疆发生戊型肝炎大流行，发病人数达 12 万人。隐性感染多见，显性感染主要为青壮年，儿童和老年人发病相对较少，男性多于女性，原有慢性 HBV 感染者或晚期孕妇感染 HEV 后病死率高。

各型肝炎之间无交叉免疫，可重叠感染、先后感染。

三、发病机制与病理学表现

（一）发病机制

1. 甲型肝炎　经口感染 HAV 后，发病前有短暂的病毒血症阶段。发病早期，HAV 在肝细胞中大量复制，直接作用及与 $CD8^+$ 细胞毒性 T 细胞杀伤作用共同造成肝细胞损伤。发病后期，由于宿主免疫反应、免疫复合物形成致肝细胞损伤。

2. 乙型肝炎　乙型肝炎的发病与宿主的异常免疫应答有关，尤其是细胞免疫应答，既可清除病毒，亦可导致肝细胞损伤。HBV 侵入人体，未被单核-巨噬细胞系统清除的病毒到达肝及肝外组织，HBV 包膜与肝细胞膜融合，侵入肝细胞，HBV DNA 进入肝细胞核形成共价闭合环状 DNA（covalently closed circular DNA，cccDNA），以 cccDNA 为模板在肝细胞内复制，启动和激活机体特异性细胞毒性 T 淋巴细胞（cytotoxic T lymphocyte，CTL），一方面介导 HBV 感染的肝细胞溶解，另一方面 CTL 产生的细胞因子引起非特异性肝损伤。根据 HBV 感染自然史，慢性 HBV 感染可分为免疫耐受期、免疫清除期、非活动或低（非）复制期和再活动期。当机体处于免疫耐受状态，如新生儿 HBV 感染，由于患儿免疫系统尚未成熟，约 95% 不发生免疫应答而成为慢性 HBV 携带者。青少年和成年时期机体免疫力正常，感染 HBV 后多无免疫耐受期，直接进入免疫清除期，表现为急性肝炎，90%～95%成人 HBV 感染可彻底清除病毒，5%～10%发展为 HBeAg 阳性慢性乙型肝炎。在宿主免疫反应、病毒直接作用及基因变异、内毒素及免疫反应通路相关炎症因子如肿瘤坏死因子、白细胞介素-1、白细胞介素-6 等的共同作用下，可导致肝细胞大块或亚大块坏死而发生肝衰竭。

3. 丙型肝炎　HCV 感染后引起免疫学应答，CTL 通过其表面的 T 淋巴细胞受体识别靶细胞的主要组织相容性抗原复合物Ⅰ类分子和病毒多肽复合物，杀伤病毒感染的靶细胞，引起肝损伤。体液免疫在保护和清除 HCV 中作用甚微。HCV 可破坏固有免疫应答，其复制能力超过了 $CD8^+$ T 淋巴细胞的清除能力，易发展为慢性感染。HCV 感染后慢性化率为 55%～85%，慢性化机制尚不十分清楚，可能为宿主免疫、遗传易感性和病毒共同作用的结果。早期的固有免疫应答是机体抗病毒的第一道防线，后期 HCV 特异性 T 淋巴细胞免疫应答在决定感染结局方面有重要作用。

4. 丁型肝炎 发病机制尚未完全阐明，HDV直接损伤肝细胞和宿主免疫应答为可能的致病机制。

5. 戊型肝炎 发病机制尚不完全清楚，可能与甲型肝炎相似。HEV感染机体后的免疫反应主要由HEV ORF2和ORF3蛋白诱发，体液免疫和细胞免疫均参与致病过程。

（二）病理学表现

1. 肝组织病理学基本特征 各型肝炎基本病理变化相同，为弥漫性肝细胞变性、坏死，伴有不同程度的炎症细胞浸润、间质增生和肝细胞再生。

（1）肝细胞变性：①气球样变。见于病变早期，表现为肝细胞肿胀，胞核浓缩，胞质颜色变浅、透亮，如气球状。②嗜酸性变。多发生在气球样变基础上，肝细胞体积缩小，胞质皱缩，胞质嗜酸性染色增强。③嗜酸性小体。由嗜酸性变发展而来，肝细胞缩小，胞核固缩甚至消失，形成深伊红色的圆形小体。

（2）肝细胞坏死：包括单细胞坏死、点状坏死、灶状坏死、界面性肝炎、汇管区之间/小叶中央静脉之间或汇管区与小叶中央静脉之间桥接坏死、多个小叶融合坏死。

2. 各临床型肝炎的病理特点

（1）急性病毒性肝炎：肝细胞弥漫性变性、嗜酸性变或形成嗜酸性小体，可有点、灶状坏死，肝细胞再生和汇管区轻度炎症细胞浸润。急性黄疸型肝炎有明显的肝细胞内胆汁淤积。甲型和戊型肝炎汇管区有较多浆细胞浸润。丙型肝炎肝窦内可见单个核细胞串珠样浸润；汇管区可见淋巴细胞聚集性浸润，甚至淋巴滤泡样结构形成；可见小胆管损伤，甚至小胆管结构破坏；小叶内肝细胞脂肪变性较轻或无，一般无界面炎（旧称碎屑样坏死），无肝纤维化。

（2）慢性病毒性肝炎：小叶内除有不同程度肝细胞变性和坏死外，汇管区及其周围炎症常较明显，常伴不同程度的纤维化。

3. 肝衰竭

（1）急性肝衰竭：肝组织一次性坏死，呈大块（坏死面积超过肝实质2/3）、亚大块（占肝实质1/2～2/3）坏死或桥接坏死，伴存活肝细胞严重变性，肝窦网状支架塌陷或部分塌陷。

（2）亚急性肝衰竭：肝组织呈新旧不等的亚大块坏死或桥接坏死；较陈旧的坏死区网状纤维塌陷，或有胶原纤维沉积；残留肝细胞有程度不等的再生，并可见细、小胆管增生和胆汁淤积。

（3）慢加急性（亚急性）肝衰竭：在慢性肝病病理损害的基础上，发生新的程度不等的肝细胞坏死性病变。

（4）慢性肝衰竭：主要为弥漫性肝纤维化以及再生结节形成，可伴有分布不均的肝细胞坏死。

4. 淤胆型肝炎 主要为毛细胆管胆汁淤积及显著肝纤维化，肝细胞重度破坏而炎症反应轻微。

5. 肝硬化

（1）活动性肝硬化：肝硬化伴明显炎症，包括纤维间隔内炎症、假小叶周围碎屑样坏死及再生结节内炎症性病变。

（2）静止性肝硬化：假小叶周围边界清楚，间隔内炎症细胞少，结节内炎症轻。

四、临床表现

潜伏期：甲型肝炎15～45日（平均30日），乙型肝炎28～180日（平均70日），丙型肝炎 15～150 日（平均 60 日），丁型肝炎同乙型肝炎，戊型肝炎 10～75 日（平均 40 日）。

（一）急性肝炎

1. 急性黄疸型肝炎

（1）黄疸前期：甲、戊型肝炎起病较急，有畏寒、发热；乙、丙、丁型肝炎多缓慢起病，常无发热，但急性免疫复合物（血清病样）表现如皮疹、关节痛等较甲、戊型肝炎多见。常见症状为乏力及消化道症状，如食欲缺乏、厌油、恶心、呕吐、腹泻或便秘，或有尿色加深。急性甲、戊型肝炎消化道症状较乙、丙型为重。丙型肝炎较乙型起病更隐匿，症状更轻。少数病例以发热、头痛、上呼吸道症状为主要表现。本期一般持续 1 周左右。

（2）黄疸期：发热消退，消化道症状加重，尿色逐渐加深，皮肤、巩膜出现黄疸，于 1～2 周内达高峰。可有大便颜色变浅、皮肤瘙痒等梗阻性黄疸表现。肝轻度增大，有触痛及叩击痛。部分病例有轻度脾大。此期持续 2～6 周。

（3）恢复期：黄疸逐渐消失，症状减轻以至消失，增大的肝、脾恢复正常。此期持续 2 周至 4 个月，平均 1 个月。

2. 急性无黄疸型肝炎　较常见，占急性肝炎病例的 90%以上。症状较轻，有乏力、食欲减退、恶心、腹胀及肝区疼痛等。少数患者有短暂发热、恶心、腹泻等症状。多数患者存在肝大、轻触痛和叩击痛，脾大少见。由于症状较轻且无特异性，一般不易被诊断。病程约为 3 个月。

（二）慢性肝炎

肝炎病毒感染超过 6 个月或原有乙型、丙型或丁型肝炎病史，本次又因同一病原再次出现肝炎症状、体征及肝功能异常者可诊断为慢性肝炎。发病日期不明或虽无肝炎病史，但肝组织学检查符合慢性肝炎改变，或根据症状、体征、实验室检查及影像学检查综合分析亦可诊断。甲型肝炎一般为自限性疾病，多无慢性化和病毒携带状态。

根据临床症状、体征及辅助检查结果，慢性肝炎也可以进一步分为轻、中、重三度。

（1）轻度：临床症状轻微或缺如，肝功能指标仅 1 或 2 项轻度异常。

（2）中度：症状、体征、实验室检查居于轻度和重度之间。

（3）重度：有明显和持续的肝炎症状，如乏力、食欲缺乏、腹胀、尿黄、便溏，伴有肝病面容、肝掌、蜘蛛痣、脾大而排除其他原因，且无门静脉高压症者。实验室检查可见，血清谷丙转氨酶（alanine transaminase，ALT）和（或）谷草转氨酶（aspartate transaminase，AST）反复或持续升高，白蛋白降低或白蛋白/球蛋白（albumin/globulin，A/G）比值异常，蛋白电泳 γ 球蛋白明显升高。除前述条件外，凡白蛋白≤32 g/L、胆红素大于 5 倍正常值上限（upper limit of normal，ULN）、凝血酶原活性（prothrombin activity，PTA）为 40%～60%、胆碱酯酶≤4500 U/L，上述 4 项中有 1 项即可诊断为慢性重度肝炎（表 3-1-1）。

表 3-1-1　慢性肝炎肝损伤程度

检测项目	轻度	中度	重度
ALT 和（或）AST（IU/L）	≤3×ULN	>3×ULN	>3×ULN
胆红素（μmol/L）	≤2×ULN	>2×ULN～5×ULN	>5×ULN
白蛋白（A，g/L）	≥35	<35～>32	≤32
A/G	≥1.4	<1.4～>1.0	≤1.0
电泳 γ 球蛋白（γEP，%）	≤21	>21～<26	≥26
凝血酶原活性（PTA，%）	>70	70～60	<60～>40
胆碱酯酶（CHE，U/L）	>5400	≤5400～>4500	≤4500

（三）肝衰竭

1. 急性肝衰竭 急性起病，2周内出现Ⅱ级及以上肝性脑病（按Ⅳ级分类法划分）并有以下表现者：①极度乏力，明显厌食、腹胀、恶心、呕吐等严重消化道症状；②黄疸进行性加深；③出血倾向明显，PTA≤40%或国际标准化比值（international normalized ratio，INR）≥1.5，且排除其他原因；④肝进行性缩小。

2. 亚急性肝衰竭 起病较急，2～26周出现以下表现者：①极度乏力，有明显的消化道症状；②黄疸迅速加深，血清总胆红素（total bilirubin，TBil）＞10×ULN或每日上升≥17.1 μmol/L；③伴或不伴有肝性脑病；④出血倾向明显，PTA≤40%（或INR≥1.5），且排除其他原因者。

3. 慢加急性肝衰竭 在慢性肝病的基础上，短期内发生急性或亚急性肝功能失代偿的临床症候群，表现为：①极度乏力，明显消化道症状；②黄疸迅速加深，血清TBil＞10×ULN或每日上升≥17.1 μmol/L；③出血倾向明显，PTA≤40%（或INR≥1.5），且排除其他原因；④腹水；⑤伴或不伴有肝性脑病。

4. 慢性肝衰竭 在肝硬化基础上，肝功能进行性减退和失代偿，表现为：①血清TBil明显升高；②白蛋白明显降低；③出血倾向明显，PTA≤40%（或INR≥1.5）；④有腹水或门静脉高压等表现；⑤肝性脑病。

根据临床表现及疾病进展，亚急性和慢性肝衰竭分为早、中、晚三期。

（1）早期：①极度乏力，并有明显厌食、呕吐和腹胀等严重消化道症状；②黄疸进行性加深（血清TBil≥171 μmol/L或每日上升≥17.1 μmol/L）；③出血倾向，30%＜PTA≤40%（或1.5＜INR≤1.9）；④未出现肝性脑病或其他并发症。

（2）中期：在肝衰竭早期表现的基础上，病情进一步发展，出现以下两项之一：①Ⅱ级以下肝性脑病和（或）明显腹水、感染；②出血倾向明显（出血点或瘀斑），20%＜PTA≤30%（或1.9＜INR≤2.6）。

（3）晚期：在肝衰竭中期表现的基础上，病情进一步加重，有严重出血倾向（如注射部位瘀斑等），PTA≤20%（或INR＞2.6），并出现以下四种表现之一：肝肾综合征、上消化道大出血、严重感染、Ⅱ级以上肝性脑病。

（四）淤胆型肝炎

较长期（3周以上）的肝内胆汁淤积，黄疸具有三分离特征，即黄疸重，消化道症状轻、ALT上升幅度低、凝血酶原时间延长或PTA下降不明显。临床有全身皮肤瘙痒及大便颜色变浅或灰白、肝大等表现。

（五）肝炎肝硬化

肝硬化是慢性肝炎进展的结果，其肝储备能力多采用Child-Pugh分级判断（表3-1-2）。根据临床肝功能及门脉高压表现分为代偿期和失代偿期。

1. 代偿期肝硬化 可有轻度乏力、食欲减退、腹胀及门静脉高压表现（如脾功能亢进、血小板减少、食管-胃底静脉曲张），但尚无明显的肝功能失代偿表现（如出血、腹水和肝性脑病等），PTA＞60%，一般属Child-Pugh A级。

2. 失代偿期肝硬化 多有明显的肝功能失代偿表现，如食管-胃底静脉曲张破裂出血、肝性脑病、腹水、肝肾综合征、感染等严重并发症，PTA＜60%。一般属Child-Pugh B～C级。根据肝炎症活动情况分为活动性肝硬化和静止性肝硬化。

（1）活动性肝硬化：有慢性肝炎活动的表现，血清ALT及胆红素升高，黄疸，白蛋白水平明显下降。肝质地变硬、脾进行性增大并伴有门静脉高压。

表 3-1-2　Child-Pugh 分级

临床生化指标	1 分	2 分	3 分
肝性脑病（级）	无	Ⅰ～Ⅱ	Ⅲ～Ⅳ
腹水	无	轻度	中、重度
TBil（μmol/L）	＜34	34～51	＞51
白蛋白（g/L）	＞35	28～35	＜28
凝血酶原时间延长（s）	＜4	4～6	＞6

注：A 级，5～6 分；B 级，7～9 分；C 级≥10 分

（2）静止性肝硬化：无肝炎症活动表现，无明显黄疸，ALT 基本正常，血清白蛋白水平低，PTA 可异常；症状轻或无特异性；可有肝硬化的体征。

3. 肝储备能力判断

五、并发症

急性肝炎并发症较少。部分慢性肝炎进展至肝硬化或肝衰竭，可出现以下并发症。

1. 肝性脑病　常见诱因有上消化道出血、高蛋白饮食、感染、大量排钾利尿、放腹水、应用镇静剂等。主要表现为以代谢紊乱为基础的神经精神异常，如行为异常、意识障碍，甚至昏迷。

2. 上消化道出血　由于门静脉高压致食管下段及胃底静脉曲张、胃黏膜广泛糜烂和溃疡及凝血因子、血小板减少等所致，表现为呕血和（或）黑便，急性消化道大出血（数小时内失血量超过 1000 ml 或循环血量的 20%），可出现休克的症状和体征，易诱发肝性脑病，严重者危及生命。

3. 肝肾综合征（hepatorenal syndrome，HRS）　这是严重肝病的终末期表现。特点为自发性少尿或无尿、低尿钠、氮质血症、稀释性低钠血症。临床上分为两型：Ⅰ型表现为急性进展性肾衰竭，或肌酐清除率减少到 20 ml/min 以下，多在Ⅱ型 HRS 基础上发生严重感染、胃肠道出血、大量穿刺放液及严重淤胆等情况下引发，预后差；Ⅱ型常发生于肝功能相对较好的肝硬化患者，表现为对利尿剂抵抗性顽固腹水，肾衰竭进展缓慢，可数月保持稳定状态，可在上述诱因作用下转为Ⅰ型 HRS。

4. 腹水　是肝硬化最常见的并发症，水、钠潴留是早期腹水产生的主要原因，门静脉高压、低白蛋白血症是后期腹水的主要原因。

5. 感染　自发性细菌性腹膜炎是肝硬化常见的并发症之一，可有腹痛、呕吐、腹泻、肠梗阻等腹膜炎表现，伴发热、寒战、心动过速和（或）呼吸急促等全身炎症表现，也有患者无临床症状。外周血和腹水中性粒细胞计数升高。此外，亦可见肺部、胆道、尿道及软组织感染。

6. 原发性肝癌　HBV 感染是导致肝癌发生的主要原因，HCV 感染居第二位。原发性肝癌多在大结节性或大、小结节混合性肝硬化的基础上发生，起病隐匿，早期缺乏典型症状，中晚期常有肝区疼痛、食欲减退、乏力、消瘦、黄疸和肝区肿物等表现。多经甲胎蛋白（α-fetoprotein，AFP）筛查和影像学检查发现。

六、实验室及辅助检查

（一）血常规

急、慢性肝炎患者血常规无明显变化。肝衰竭患者白细胞可升高，红细胞及血红蛋白降低。肝硬化伴脾功能亢进患者，血小板、白细胞、红细胞减少。

（二）尿常规

尿胆红素和尿胆原的检测是早期发现肝炎简易而有效的方法，肝细胞性黄疸时两者均为阳性，梗阻性黄疸以尿胆红素为主。

（三）血清生化学

1. ALT 和 AST 是反映肝细胞损伤的敏感指标，其中 ALT 对肝病诊断的特异性高。80% AST 存在于肝细胞线粒体，仅 20%存在于胞质，血清 AST 升高提示线粒体损伤，病情持久且较严重。急性肝炎 ALT 明显升高，AST/ALT 常小于 1，黄疸出现后 ALT 开始下降。慢性肝炎和肝硬化时 ALT 轻至中度升高或反复异常，AST/ALT 常大于 1。如出现肝衰竭，患者可表现为 ALT 快速下降、胆红素持续升高的“胆酶分离”现象，提示肝细胞大量坏死。

2. 胆红素 通常血清胆红素水平与肝细胞坏死程度有关，肝细胞性黄疸为直接胆红素和间接胆红素均升高，淤胆型肝炎以直接胆红素升高为主。肝衰竭患者血清胆红素常呈进行性增高，达 10×ULN 以上，每天上升≥1×ULN，出现胆酶分离现象。

3. 凝血酶原时间（prothrombin time，PT）及凝血酶原活性（PTA） PT 反映肝凝血因子合成功能，正常值为 11～15 s，延长 3 s 以上有意义。急性肝炎及轻型慢性肝炎 PT 正常，严重肝细胞坏死及肝硬化患者 PT 明显延长。PTA 是 PT 测定值的常用表示方法，正常值为 80%～120%，对判断疾病进展及预后有较大价值。PTA 降至 40%以下为肝衰竭的重要诊断指标之一，<20%者提示预后不良。此外，亦可采用凝血酶原国际标准化比值（INR），≥1.5 为肝衰竭。

4. 胆碱酯酶 可反映肝合成功能，其降低水平与病情严重程度相关。慢性病毒性肝炎或肝硬化代偿期可正常，肝硬化失代偿期或肝衰竭则明显下降。

5. 总蛋白、白蛋白与 A/G 重度慢性肝炎、肝硬化和肝衰竭患者的血清白蛋白降低，慢性肝炎及活动性肝硬化患者球蛋白升高，并可致总蛋白降低或 A/G 比值倒置。

6. 血氨 严重肝受损时清除氨的能力减低或丧失，导致血氨升高，常见于肝衰竭、肝硬化失代偿期。

7. 总胆固醇 是反映肝合成和储备功能的灵敏指标，60%～80%由肝合成。重症肝炎、肝硬化失代偿期及肝衰竭患者血浆胆固醇明显降低。

8. 血糖 肝衰竭患者可出现空腹血糖降低和餐后血糖升高，尤以血糖降低多见，发生率约为 40%。

（四）AFP

AFP 升高可提示大量肝细胞坏死后的肝细胞再生，慢性肝炎活动期 AFP 可轻至中度升高。AFP 显著升高往往提示肝细胞癌。应注意 AFP 升高的幅度、持续时间、动态变化及其与 ALT、AST 的关系，并结合患者的临床表现和影像学检查结果进行综合分析。

（五）肝炎病毒标志物检测

1. 甲型肝炎 抗 HAV IgM 在感染早期出现，抗 HAV IgG 在恢复期长期存在。

2. 乙型肝炎 HBV 血清学标志包括 HBsAg、抗 HBs、HBeAg、抗 HBe、抗 HBc 和抗 HBc IgM，目前常采用酶联免疫吸附试验（ELISA）、放射免疫分析（radioimmunoassay，RIA）、微粒子酶免疫分析（microparticle enzyme immunoassay，MEIA）或化学发光免疫分析（chemiluminescence immunoassay，CLIA）等方法检测。HBV DNA 是病毒复制和具有传染性的直接标志。HBV 感染血清学标志及临床意义见表 3-1-3。

3. 丙型肝炎 HCV RNA 阳性为 HCV 感染和复制标志，抗 HCV 于急、慢性 HCV 感染及恢复期均为阳性，为非保护性抗体。

表 3-1-3　HBV 感染血清学标志及临床意义

HBsAg	抗 HBs	HBeAg	抗 HBe	抗 HBc	意义
+	−	+	−	+	急性肝炎、慢性肝炎或 HBV 携带者，HBV 复制活跃，传染性强
+	−	−	+/−	+	急性肝炎恢复期、慢性肝炎非活动或低复制期或 pre-C 区变异，传染性弱
−	−	−	−	+	既往感染或急性肝炎恢复窗口期
−	−	−	+	+	急性肝炎恢复期，少数有传染性
−	+	−	+/−	+	HBV 既往感染
−	+	−	−	−	乙型肝炎疫苗免疫后

4. 丁型肝炎　抗 HDV IgM 阳性为急性 HDV 感染或慢性感染活动期，抗 HDV IgG 提示 HDV 慢性感染。HDV RNA 是诊断 HDV 感染的直接依据。

5. 戊型肝炎　抗 HEV IgM 阳性是急性 HEV 感染的标志，抗 HEV IgG 在急性期滴度较高，恢复期则明显降低，持续时间长短不一，一般于发病后 6～12 个月转阴，亦可持续数年。

（六）肝组织病理学检查

肝组织病理学检查可准确判断肝组织炎症活动度和纤维化程度，指导治疗和判断预后，免疫组织化学及分子免疫学检测如原位杂交、原位 PCR 等可进一步确定病原学及肝炎病毒复制情况。肝组织病理学炎症分级和纤维化分期推荐采用国际公认的 Metavir 评分系统（表 3-1-4 和表 3-1-5）。

表 3-1-4　Metavir 评分系统：肝组织炎症活动度的评分

界面炎	小叶内炎症坏死	组织学活动度（histologic activity，A）*
0（无）	0（无或轻度）	0（无）
	1（中度）	1（轻度）
	2（重度）	2（中度）
1（轻度）	0，1	1
	2	2
2（中度）	0，1	2
	2	3（重度）
3（重度）	0，1，2	3

* 组织学活动度（A）根据界面炎和小叶内炎症坏死程度综合确定

表 3-1-5　Metavir 评分系统：肝纤维化评分

病变	纤维化分期（fibrosis，F）
0	无纤维化
1	汇管区纤维性扩大，但无纤维间隔形成
2	汇管区纤维性扩大，少数纤维间隔形成
3	多数纤维间隔形成，但无硬化结节
4	肝硬化

（七）影像学检查

急性肝炎超声可见肝大等非特异性表现。

慢性肝炎超声检查结果可协助判断病变程度。①轻度：肝、脾无明显异常改变。②中度：肝实质回声增粗，肝和（或）脾轻度增大，肝内管道走行多清晰，门静脉和脾静脉内径无增宽。③重度：肝实质回声明显增粗，分布不均匀，肝表面欠光滑，边缘变钝；肝内管道走行欠清晰，或轻度狭窄、扭曲；门静脉和脾静脉内径增宽；脾大，胆囊有时可见“双边征”。

肝硬化时腹部超声、CT 和 MRI 显示肝被膜不光滑，呈波浪状，肝各叶比例失调，肝裂增宽和胆囊窝扩大，肝右叶缩小，左叶代偿性增大，脾大、腹水、门静脉侧支循环形成等门静脉高压征象。近年来超声造影、CT 灌注成像、MRI 功能成像及肝弹性测定等现代医学影像技术和成像方法在肝纤维化和早期肝硬化的诊断中发挥了重要作用。

（八）肝纤维化无创性诊断

1. APRI 评分 AST 和血小板（PLT）比率指数（aspartate aminotransferase-to-platelet ratio index，APRI）可用于肝硬化的评估。成人 APRI 评分＞2 分，预示患者已经发生肝硬化。APRI 计算公式为［（AST/ULN）×100/PLT（10^9/L）］。

2. FIB-4 指数 基于 ALT、AST、PLT 和患者年龄的 FIB-4 指数可用于慢性乙型肝炎患者肝纤维化的诊断和分期。FIB-4＝(年龄×AST)÷[PLT(10^9/L)×ALT 的平方根]。

3. 瞬时弹性成像（transient elastography，TE） TE 作为一种较为成熟的无创检查，其优点为操作简便、可重复性好，能够比较准确地识别出轻度肝纤维化和进展性肝纤维化或早期肝硬化；但其测定成功率受肥胖、肋间隙大小以及操作者的经验等因素影响，其测定值受肝组织炎症坏死、胆汁淤积及脂肪变性等多种因素影响。

七、诊断及鉴别诊断

（一）诊断

根据流行病学资料、临床表现及实验室检查确定诊断。

1. 急性肝炎

（1）急性无黄疸型肝炎

1）流行病学：如与病毒性肝炎患者密切接触史、注射史、不洁饮食史（如生食贝壳类食物和毛蚶）等。

2）临床表现：近期内无明显诱因出现乏力、食欲减退、恶心等，肝大并有压痛和叩击痛，部分有轻度脾大。

3）实验室检查：血清 ALT 升高。甲型肝炎抗 HAV IgM 阳性。急性乙型肝炎 HBsAg 和 HBV DNA 阳性，但应该鉴别慢性感染急性发作或并发其他急性肝炎（丁型肝炎、戊型肝炎、药物性肝炎等）的情况，肝活检组织学检查有助于鉴别；另外，如急性期 HBsAg 阳性，恢复期 HBsAg 转阴、抗 HBs 转阳也可诊断为急性乙型肝炎。急性丙型肝炎 HCV RNA 和抗 HCV 阳性；急性丁型肝炎 HBsAg 阳性，同时 HDAg 和（或）抗 HDV IgM 和（或）HDV RNA 阳性；急性戊型肝炎为抗 HEV IgM 阳性或伴有抗 HEV IgG 阳性。

（2）急性黄疸型肝炎：凡符合急性无黄疸型肝炎的诊断条件，血清胆红素＞17.1 μmol/L 或尿胆红素阳性，并排除其他原因引起的黄疸，可诊断为急性黄疸型肝炎。

2. 慢性肝炎 病程超过 6 个月。①病原学诊断：慢性乙型肝炎 HBsAg 及 HBV DNA 阳性，慢性丙型肝炎抗 HCV 和 HCV RNA 阳性，慢性丁型肝炎抗 HDV 和（或）HDAg 和（或）HDV RNA 和（或）抗 HDV IgM 阳性。②临床诊断：依据临床表现、实验室及影像学检查结果而定。

中华医学会肝病学分会和感染病学分会于2015年12月修订了《慢性乙型肝炎防治指南》，将慢性HBV感染分为：

（1）慢性HBV携带者：血清HBsAg、HBeAg和HBV DNA阳性，但1年内连续随访3次以上，每次间隔3个月，血清ALT和AST均在正常范围，HBV DNA高水平，肝组织学检查无病变或病变轻微。

（2）HBeAg阳性慢性乙型肝炎：血清HBsAg、HBeAg和HBV DNA阳性，ALT持续或反复升高，或肝组织学检查有肝炎病变。

（3）HBeAg阴性慢性乙型肝炎：血清HBsAg、HBeAg持续阴性，HBV DNA阳性，ALT持续或反复异常，或肝组织学检查有肝炎病变。

（4）非活动性慢性HBsAg携带者：血清HBsAg阳性、HBeAg阴性、抗HBe阳性或阴性。HBV DNA低于检测下限或＜200 IU/ml，1年内连续随访3次以上，每次至少间隔3个月，ALT和AST均在正常范围。肝组织学检查显示：组织学活动指数（histological activity index，HAI）评分＜4或其他半定量计分系统判定病变轻微。

（5）隐匿性慢性乙型肝炎：血清HBsAg阴性，但血清和（或）肝组织中HBV DNA阳性，并有慢性乙型肝炎的临床表现。除HBV DNA阳性外，患者可有血清抗HBs、抗HBe和（或）抗HBc阳性，但约20％隐匿性慢性乙型肝炎患者的血清学标志均为阴性。诊断主要通过HBV DNA检测，尤其对抗HBc持续阳性者。

（6）乙型肝炎肝硬化：临床诊断的必备条件为①肝组织学或临床提示存在肝硬化的证据，②病因学明确的HBV感染证据。通过病史或相应的检查予以明确，或排除其他常见引起肝硬化的病因如HCV感染、乙醇（酒精）和药物等。

3. 肝衰竭　病原学诊断与急性肝炎相同。临床诊断主要依据病史、临床表现、实验室及辅助检查。①急性肝衰竭：起病早期（≤2周）出现进行性乏力及严重消化道症状，黄疸进行性加深、出血倾向及肝缩小伴Ⅱ度以上肝性脑病。②亚急性肝衰竭：起病2～26周出现上述表现伴或不伴肝性脑病。③慢加急性肝衰竭：在慢性肝炎或肝硬化基础上出现急性或亚急性肝衰竭临床表现。④在肝硬化基础上，肝功能进行性减退和失代偿为慢性肝衰竭。

4. 淤胆型肝炎　主要依据肝内胆汁淤积的临床表现、实验室及影像学检查，并除外其他原因引起的肝内外梗阻性黄疸。

5. 肝炎肝硬化　多有慢性肝炎病史，有肝功能受损、门静脉高压的临床表现，以及实验室和影像学检查证据。

（二）鉴别诊断

1. 其他原因引起的肝炎

（1）其他非嗜肝病毒性肝炎：如巨细胞病毒感染、传染性单核细胞增多症等。应根据原发病的临床特点和病原学、血清学检查结果进行鉴别。

（2）感染中毒性肝炎：细菌、立克次体、钩端螺旋体感染都可引起肝大、黄疸及肝功能异常。它们都有原发病的临床表现，可资鉴别。

（3）酒精性肝病：有长期大量饮酒史；多伴有酒精性周围神经病性损害；血清γ-谷氨酰转肽酶明显升高，AST/ALT升高；酒精戒断反应明显，戒酒后肝功能好转；肝炎病毒标志物阴性。

（4）药物或毒物性肝损伤：有接触药物（氯丙嗪）、毒物（毒蘑菇、鱼胆等）史。中毒性肝损伤程度常与药物剂量有关。机体对药物的特异质反应所引起的肝损伤多同时伴有发热、皮疹、关节痛、嗜酸性粒细胞增多等变态反应表现。

（5）自身免疫性肝炎：多见于女性，常伴有肝外系统表现。实验室检查红细胞沉降率加快，血清球蛋白明显升高，自身抗体阳性，肝炎病毒学检查常为阴性。肝组织学检查门管区有典型的淋巴细胞、浆细胞性界面炎。糖皮质激素和免疫抑制剂治疗有效。

（6）脂肪肝及妊娠期急性脂肪肝：脂肪肝大多继发于肝炎后或身体肥胖者，血清三酰甘油升高，腹部超声有较特异性的表现。妊娠急性脂肪肝多发生于妊娠晚期，突发恶心、呕吐及腹痛，出现肝衰竭表现，伴有尿素氮、肌酐升高，超声示脂肪肝及腹水。

（7）Wilson 病：为常染色体隐性遗传性铜代谢障碍性疾病，多发生于儿童及青少年，男性多于女性，可伴有锥体外系运动障碍。血清铜蓝蛋白明显下降，24 h 尿铜显著高于正常，裂隙灯检查角膜 Kayser-Fleischer 环（K-F 环）是该病的重要体征，肝病理学检查可见肝细胞脂肪变性、肝细胞内铜沉积。

2. 其他原因引起的黄疸

（1）溶血性黄疸：可由 ABO 血型不合、药物中毒、进食蚕豆、感染或红细胞内在缺陷如缺乏 6-磷酸葡萄糖脱氢酶、血红蛋白病或遗传性球形红细胞增多症等原因诱发。急性血管内溶血可有寒战、高热、肌肉酸痛、头痛、恶心、呕吐、休克等异性蛋白反应和血红蛋白尿，尿呈酱油色。一般有贫血、网织红细胞升高、血清间接胆红素升高、粪及尿中尿胆原升高。

（2）肝外梗阻性黄疸：黄疸色深绿，肝大，肝外胆管扩张，胆囊增大常见，肝功能改变轻。有原发病的症状和体征。常通过 X 线、超声、腹腔镜、胰胆管逆行造影或 CT 检查确诊。

八、预后

1. 急性肝炎 多数患者临床症状在 3 个月内康复，但肝组织学恢复稍晚。甲型肝炎预后良好，病死率约为 0.01%；急性乙型肝炎 60%～90%可完全康复，10%～40%转为慢性或病毒携带状态；急性丙型肝炎 55%～85%转为慢性；急性丁型肝炎重叠 HBV 感染时约 70%转为慢性；急性戊型肝炎病死率为 1%～5%，妊娠晚期合并戊型肝炎病死率为 10%～40%。

2. 慢性肝炎 轻度慢性肝炎患者一般预后良好；重度慢性肝炎患者预后较差，约 80%在 5 年内发展成肝硬化，少部分可转为原发性肝癌，病死率高达 45%。中度慢性肝炎患者预后居于轻度和重度之间。慢性 HBV 感染者 15%～25%最终死于肝衰竭、肝硬化或肝细胞癌。

3. 肝衰竭 预后不良，病死率为 50%～85%，年龄较小、治疗及时、无并发症者病死率较低。急性肝衰竭存活者远期预后较好，多不发展为慢性肝炎和肝硬化；亚急性肝衰竭存活者多数转为慢性肝炎或肝炎肝硬化；慢性肝衰竭病死率最高，可达 80%以上，存活者病情可多次反复。

4. 淤胆型肝炎 急性者预后较好，一般都能康复。慢性者预后较差，容易发展成胆汁性肝硬化，或者发生肝细胞液化性和凝固性坏死而演变为亚急性或慢性肝衰竭，导致严重的后果。

5. 肝炎肝硬化 静止性肝硬化病情相对稳定，可长时间维持生命。活动性肝硬化预后不良。

九、治疗

治疗原则以休息、适当营养为主，辅以保肝药物，根据不同病原及临床类型制订具体治疗方案。

（一）急性肝炎

急性肝炎一般为自限性，多可完全康复，以一般治疗和对症支持治疗为主。急性期应进行隔离，卧床休息，症状明显改善后再逐渐增加活动量。清淡饮食，保证摄入足够的热量和维生素，进食量过少者可静脉补充葡萄糖和维生素 C。根据患者病情酌情给予甘草酸苷类、多烯磷脂酰胆碱等保肝降酶药物治疗。

急性丙型肝炎早期抗病毒治疗可显著降低慢性化比例，因此，如检测到 HCV RNA 阳性，无论 ALT 是否升高，均可给予抗病毒治疗。

（二）慢性肝炎

根据患者病情采取以抗病毒治疗为主的综合治疗方案，包括合理的休息和营养，抗病毒、免疫调节、抗炎保肝、抗纤维化和对症支持治疗。

1. 乙型肝炎　治疗目标是最大限度地长期抑制 HBV 复制，减轻肝细胞炎性坏死及肝纤维化，延缓和减少肝衰竭、肝硬化失代偿、肝细胞癌及其他并发症的发生，从而改善生活质量和延长生存时间。在治疗过程中，对于部分适合的患者应尽可能追求慢性乙型肝炎的临床治愈，即停止治疗后持续的病毒学应答、HBsAg 消失，并伴有 ALT 恢复正常和肝组织病变改善。抗病毒治疗是关键，只要有适应证且条件允许，就应进行规范的抗病毒治疗。

（1）抗病毒治疗适应证：患者需同时满足下列 2 个条件。①HBV DNA 水平：HBeAg 阳性者，HBV DNA≥20 000 IU/ml（相当于 10^5 copies/ml）；HBeAg 阴性者，HBV DNA≥2000 IU/ml（相当于 10^4 copies/ml）。②ALT 持续升高≥2×ULN，如应用干扰素，ALT≤10×ULN；总胆红素＜2×ULN。

对于 HBV DNA 持续阳性，达不到上述治疗标准，但有以下情形之一者，可考虑抗病毒治疗：①肝组织学显示炎症活动度≥2，或纤维化分期≥2；②ALT 持续处于 1×ULN 至 2×ULN 之间，特别是年龄＞30 岁者，建议行肝组织活检或无创性检查，若明显肝组织炎症或纤维化则给予抗病毒治疗；③ALT 持续正常（每 3 个月检查一次），年龄＞30 岁，伴有肝硬化或肝细胞癌家族史，建议行肝组织活检或无创性检查，若明显肝组织炎症或纤维化则给予抗病毒治疗；④乙型肝炎肝硬化患者，无论 ALT 和 HBeAg 情况，均建议积极抗病毒治疗。

（2）抗病毒治疗药物：包括 IFN-α 和核苷（酸）类似物两大类。

1）IFN-α：有广谱抗病毒及免疫调节作用。目前，IFN-α 的剂型有普通 IFN-α 和 peg-IFN-α（2a、2b）。

①适应证：慢性乙型肝炎、肝炎肝硬化早期（剂量需酌减）。

②绝对禁忌证：妊娠、有精神病史（如严重抑郁症）、未能控制的癫痫、失代偿期肝硬化、未戒掉的酗酒或吸毒者、未经控制的自身免疫性疾病，伴有严重感染、视网膜疾病、心力衰竭和慢性阻塞性肺疾病等基础疾病。

③相对禁忌证：甲状腺疾病、既往抑郁症病史、未控制的糖尿病或高血压病。治疗前中性粒细胞计数＜1.5×10^9/L 和血小板计数＜90×10^9/L。

④疗程和剂量：普通 IFN-α 为 5 MU，每周 3 次或隔日 1 次，皮下注射，疗程为 1 年或更长；如治疗 6 个月仍无应答，可改用或联合其他抗病毒药物。peg-IFN-α-2a 180 μg 或 peg-IFN-α-2b 1.0～1.5 μg/kg，每周 1 次，皮下注射，疗程 1 年。

⑤不良反应：主要包括流感样症候群、一过性骨髓抑制、精神异常、自身免疫性疾病（甲状腺功能紊乱、糖尿病、银屑病、类风湿关节炎和系统性红斑狼疮样综合征）和少见的肾损害（间质性肾炎、肾病综合征和急性肾衰竭）、心血管并发症（心律失常、缺血性心脏病和心肌病等）、视网膜病变、听力下降和间质性肺炎等。治疗过程中应严密监测。发生少见的不良反应时，应停止 IFN 的治疗。

⑥IFN 治疗的监测和随访

a. 治疗前检查指标：ALT、AST、胆红素、白蛋白、血糖及肾功能；血常规、尿常规、甲状腺功能；病毒学标志 HBsAg、HBeAg、抗 HBe 和 HBV DNA；排除自身免疫性疾病；进行尿人绒毛膜促性腺激素检测以排除妊娠；对于中年以上患者，应做心电图检查和测量血压。

b. 治疗过程监测

- 血常规：第 1 个月，每 1～2 周检测 1 次，之后每月 1 次，直至治疗结束。

- 血清生化学指标：每月检查1次，连续3次后每3个月1次。
- 病毒学标志：每3个月检测1次HBsAg、HBeAg、抗HBe和HBV DNA。
- 其他：甲状腺功能、血糖和尿常规等每3个月检测1次。治疗前存在甲状腺功能异常或已患糖尿病者，应先用药物控制甲状腺功能异常或糖尿病，再开始IFN治疗，同时应每月检查甲状腺功能和血糖水平。定期评估精神状态，对出现明显抑郁症和有自杀倾向的患者，应立即停药并密切监护。

2）核苷（酸）类似物：包括核苷类似物（恩替卡韦）和核苷酸类似物（替诺福韦和富马酸丙酚替诺福韦片），可用于各型慢性乙型肝炎及肝硬化、肝衰竭、原发性肝癌患者的治疗。

①用药与剂量：恩替卡韦、替诺福韦和富马酸丙酚替诺福韦片的每日剂量分别为0.5 mg、300 mg和25 mg。对初治患者优先推荐选用恩替卡韦、替诺福韦和富马酸丙酚替诺福韦片。正在应用非首选药物治疗的患者，建议换用强效低耐药性药物，以进一步降低耐药风险。

②HBeAg阳性慢性乙型肝炎建议疗程：至少4年，在达到HBV DNA低于检测下限、ALT恢复正常、HBeAg血清学转换后，再巩固治疗至少3年（每隔6个月复查1次），仍保持不变者，可考虑停药，但延长疗程可减少复发。

③HBeAg阴性慢性乙型肝炎建议疗程：达到HBsAg消失且HBV DNA检测不到，再巩固治疗1年半，经过至少3次复查，每次间隔6个月，仍保持不变时，可考虑停药。

④肝硬化：初治患者优先推荐选用恩替卡韦或替诺福韦。IFN-α有导致肝衰竭等并发症的可能，禁用于失代偿期肝硬化患者，对于代偿期肝硬化患者也应慎用。

（3）免疫调节治疗：目前尚缺乏乙型肝炎特异性免疫治疗方法。胸腺素α_1可增强非特异性免疫功能，用法为每次1.6 mg、每周2次皮下注射，疗程6个月。

（4）抗炎、保肝及抗纤维化治疗：肝组织炎症坏死及其所致的纤维化是疾病进展的主要病理学基础，如能有效地抑制肝组织学炎症，有可能减少肝细胞破坏和延缓肝纤维化进展。常用保肝药物有：①甘草酸苷类：如甘草酸二铵、复方甘草酸苷、异甘草酸镁等，具有减轻肝非特异性炎症、保护肝细胞的作用。②还原型谷胱甘肽：抑制或减少自由基的产生，保护肝细胞免受损害。③多烯磷脂酰胆碱：增加细胞膜的流动性，对肝细胞的再生和重构具有非常重要的作用。④腺苷甲硫氨酸：恢复胞质膜动力学特征和胞质膜的流动性，对于肝细胞摄入和分泌胆盐起着重要作用。⑤抗纤维化：扶正化瘀胶囊、复方鳖甲软肝片、安络化纤丸及益气活血中药等。

2. 丙型肝炎 HCV RNA阳性、无治疗禁忌证的慢性丙型肝炎患者均应考虑抗病毒治疗。治疗方案包括：①DAA为基础的方案。DAA包括NS3/4A蛋白酶抑制剂、NS5A抑制剂、NS5B核苷酸与非核苷酸聚合酶抑制剂等直接抗病毒药物，目前已上市应用于临床的药物见表3-1-6，并根据感染HCV的基因型推荐不同治疗方案及疗程（表3-1-7）。②含聚乙二醇干扰素α的方案。达诺瑞韦联合利托那韦及聚乙二醇干扰素α和利巴韦林（Ribavirin，RBV），治疗基因1b型非肝硬化患者，疗程12周；索磷布韦联合聚乙二醇干扰素α和利巴韦林（RBV），治疗基因1～6型，疗程12周。

表3-1-6 美国、欧盟及部分亚太国家批准上市的DAA

类别	药品	规格（mg）	使用剂量
泛基因型			
NS5A抑制剂	达拉他韦（Daclatasvir，DCV）	30或60	1片，1次/日
NS5B聚合酶抑制剂	索磷布韦（Sofosbuvir，SOF）	400	1片，1次/日
NS5B聚合酶抑制剂/NS5A抑制剂	索磷布韦（SOF）/维帕他韦（Velpatasvir，VEL）	SOF 400 VEL 100	1片，1次/日

续表

类别	药品	规格（mg）	使用剂量
NS3/4A 蛋白酶抑制剂/NS5A 抑制剂	格卡瑞韦（Glecaprevir，GLE）/哌仑他韦（Pibrentasvir，PIB）	GLE 100 PIB 40	3 片，1 次/日
NS5B 聚合酶抑制剂/NS5A 抑制剂/NS3/4A 蛋白酶抑制剂	索磷布韦（SOF）/维帕他韦（VEL）/伏西瑞韦（Voxilaprevir，VOX）	SOF 400 VEL 100 VOX 100	1 片，1 次/日
NS5A 抑制剂	可洛派韦（Coblopasvir）	60	1 粒，1 次/日
NS5A 抑制剂	拉维达韦（Ravidasvir）	200	1 片，1 次/日
基因型特异型或者多基因型			
NS3/4A 蛋白酶抑制剂	阿舒瑞韦（Asunaprevir，ASV）	100	1 粒，2 次/日
NS3/4A 蛋白酶抑制剂/NS5A 抑制剂/CYP3A4	帕立瑞韦（Paritaprevir，PTV）/利托那韦（Ritonavir，r）/奥比他韦（Ombitasvir，OBV）	PTV 75 Ritonavir 50 OBV 12.5	2 片，1 次/日
NS5A 抑制剂/NS3/4A 蛋白酶抑制剂	艾尔巴韦（Elbasvir，EBR）/格拉瑞韦（Grazoprevir，GRA）	EBR 50 GRA 100	1 片，1 次/日
NS3/4A 蛋白酶抑制剂/细胞色素 P4503A4 酶强力抑制剂	达诺瑞韦（Danoprevir）/利托那韦（r）	Danoprevir 100 Ritonavir 100	1 片，2 次/日
NS5A 抑制剂	依米他韦（Yimitasvir）	100	1 粒，1 次/日
NS5A 抑制剂/NS5B 聚合酶抑制剂	来迪帕韦（Ledipasvir，LDV）/索磷布韦（SOF）	LDV 90 SOF 400	1 片，1 次/日
NS5B 聚合酶非核苷类似物抑制剂	达塞布韦（Dasabuvir，DSV）	250	1 片，2 次/日

表 3-1-7　基因 1～6 型 HCV 慢性感染抗病毒治疗方案及推荐疗程

基因 1 型

SOF/VEL，12 周

GRA/EBR，12 周（经治 16 周＋RBV）

GLE/PIB，8 周（肝硬化 12 周）

OBV/PTV/r＋DSV，8 周（F0～F2），或 12 周（F3～F4）*；（基因 1b 型）

SOF/LDV，12 周（经治无肝硬化/初治肝硬化 1a 型，12 周＋RBV，不使用 RBV 延长至 24 周）；初治无肝硬化 1b 型 8 周或 12 周（经治无肝硬化 12 周）；肝硬化 1b 型，12 周＋RBV，不使用 RBV 延长至 24 周；（经治 1a 型肝硬化不推荐）

基因 2 型

SOF/VEL，12 周

GLE/PIB，8 周（肝硬化 12 周）

SOF＋RBV，12 周

基因 3 型

SOF/VEL，12 周（肝硬化 12 周＋RBV）

GLE/PIB，8 周（经治有无肝硬化均 16 周）

基因 4 型

SOF/VEL，12 周

GLE/PIB，8 周（肝硬化 12 周）

SOF/LDV，12 周（肝硬化 12 周＋RBV，不使用 RBV 延长至 24 周；经治不推荐）

基因 5 型

SOF/VEL，12 周

GLE/PIB，8 周（肝硬化 12 周）

SOF/LDV，12 周（肝硬化 12 周＋RBV，不使用 RBV 延长至 24 周；经治不推荐）

基因 6 型

SOF/VEL，12 周

GLE/PIB，8 周（肝硬化 12 周）

SOF/LDV，12 周（肝硬化 12 周＋RBV，不使用 RBV 延长至 24 周；经治不推荐）

* F 代表肝纤维化程度

（三）肝衰竭

采取综合性治疗方案，在对症支持治疗的基础上，最大限度促进肝细胞再生，预防和治疗各种并发症，必要时进行人工肝支持和肝移植。

1. 对症支持疗法 绝对卧床休息、稳定情绪，限制蛋白质饮食，以减少肠道产氨。采用静脉营养疗法以补充热量，积极纠正低蛋白血症，并酌情补充凝血因子改善凝血功能；注意纠正低钠、低氯、低钾血症和碱中毒等电解质及酸碱平衡紊乱。禁用损伤肝、肾的药物。

2. 抗病毒治疗 肝衰竭患者病情急剧恶化，多伴有 HBV DNA 载量升高，可在患者知情同意的基础上酌情使用核苷（酸）类似物，如恩替卡韦、替诺福韦等抗病毒治疗。

3. 免疫调节治疗 对于糖皮质激素在肝衰竭治疗中的应用尚存在不同意见，不推荐常规应用。为调节机体的免疫功能、减少感染等并发症的发生，可酌情使用胸腺素 α_1 等免疫调节剂。

4. 改善肝功能及其他治疗 参考慢性肝炎的治疗。可应用肠道微生态调节剂、乳果糖或拉克替醇，以减少肠道细菌易位或内毒素血症。

5. 并发症的治疗

（1）肝性脑病：去除诱因，如感染、出血、便秘及电解质紊乱等。限制蛋白质饮食。应用乳果糖每次 15～30 ml，2～3 次/日，以每天 2～3 次的软便为宜，或拉克替醇 0.6 g/kg，分 3 次于就餐时服用，以每日排软便 2 次为标准调整拉克替醇用量，亦可高位灌肠，可酸化肠道，促进氨的排出，减少肠源性毒素吸收。可采用不易吸收的非氨基糖苷类抗生素。利福昔明是利福霉素的衍生物，具有广谱、强效的抑制肠道内细菌生长的作用，口服后不吸收，只在胃肠道局部起作用，抑制产氨、产尿素酶细菌的生长，减少氨的产生，该药已被美国 FDA 批准用于治疗肝性脑病，口服剂量为 550 mg，2 次/日，我国批准剂量为每次 400 mg，每 8 h 1 次。根据电解质和酸碱平衡情况酌情选择精氨酸、谷氨酸盐、门冬氨酸鸟氨酸等降氨药物。酌情使用支链氨基酸，或支链氨基酸、精氨酸混合制剂以纠正氨基酸失衡。及早应用脱水剂以减轻脑水肿，防止发生脑疝。

（2）上消化道出血：首选生长抑素类似物，如十四肽生长抑素 250～500 μg/h，奥曲肽 25～50 μg/h，持续静脉点滴，一般使用 3～5 天，也可使用垂体后叶素（或联合应用硝酸酯类药物）。必要时可用三腔两囊管压迫止血或行内镜下硬化剂注射或套扎治疗止血。内科保守治疗无效时，可急诊手术治疗。对弥散性血管内凝血患者，可给予新鲜血浆、凝血酶原复合物和纤维蛋白原等补充凝血因子，血小板显著减少者可输注血小板，可酌情给予小剂量低分子量肝素或普通肝素，对有纤溶亢进证据者可应用氨甲环酸或氨甲苯酸等抗纤溶药物。

（3）肝肾综合征：对于Ⅰ型肝肾综合征患者的治疗首选特利加压素［（0.5～1）mg/(4～6）h］联合白蛋白，以充分改善肾功能，降低血肌酐。特利加压素替代药物有米多君联合奥曲肽，均同时使用白蛋白。肝移植是Ⅰ型和Ⅱ型肝肾综合征最好的治疗方法。

（4）腹水：适当限制钠盐摄入（钠摄入 80～120 mmol/d，相当于钠 4.6～6.9 g/d）；联合应用醛固酮拮抗剂螺内酯、噻嗪类利尿剂呋塞米及托伐坦治疗，需注意维持水、电解质平衡。对大量腹水可行腹腔穿刺放液联合输注白蛋白（每升腹水输注白蛋白 6～8 g），以预防腹腔穿刺大量放液后循环功能障碍。

（5）感染：自发性细菌性腹膜炎（spontaneous bacterial peritonitis，SBP）是肝硬化常见感染，病原体多为大肠埃希菌等革兰氏阴性杆菌。治疗前留取腹水标本进行细菌培养和药敏鉴定，并及早开始经验性抗生素治疗，一般首选第三代头孢菌素和喹诺酮类药物，或根据细菌培养结果选择。无近期应用 β-内酰胺类抗菌药物的社区获得性轻、中度 SBP 患者，首选三代头孢类抗菌药物经验性治疗。未使用过氟喹诺酮类药物者，可用氟喹诺酮类药物。在医院环境和（或）近期应用 β-内酰胺类抗菌药物者，应根据药敏试验结果或选择以碳青霉烯类为基础的经验性抗感染治疗方案。肺部感染、泌尿系统感染等，均参照上述抗生素应用原则治疗。

6. 人工肝治疗　人工肝是指通过体外的机械、物理化学或生物装置清除各种有害物质，补充必要物质，改善内环境，暂时替代肝部分功能的治疗方法，为肝细胞再生及肝功能恢复创造条件或等待机会进行肝移植。

（1）适应证：肝衰竭早、中期，凝血酶原活性（PTA）在20%～40%和血小板＞50×10^9/L为宜；晚期肝衰竭和PTA＜20%的患者也可进行治疗，但并发症多见，应慎重；未达到肝衰竭诊断标准，但有肝衰竭倾向者，也可考虑早期干预。

（2）相对禁忌证：①严重活动性出血或弥散性血管内凝血者；②对治疗过程中所用血制品如血浆或药品如肝素和鱼精蛋白等高度过敏者；③循环功能衰竭者。

7. 肝移植　是晚期肝衰竭有效的治疗手段。核苷（酸）类似物和乙型肝炎特异性免疫球蛋白的联合应用可明显降低移植肝的HBV再感染率。

（四）淤胆型肝炎的治疗

泼尼松或泼尼松龙30～40 mg/d或地塞米松10～20 mg/d，3～7天根据胆红素变化情况逐渐减量，注意不宜停药过快。此外，可选用熊去氧胆酸，13～15 mg/(kg·d)，分2～3次服用。

十、预防

（一）控制传染源

甲、戊型肝炎按肠道传染病自起病日隔离3周。严禁急、慢性HBV和HCV感染患者献血及从事食品加工和保育工作，患者可照常工作和学习，但要注意个人卫生、经期卫生和行业卫生，同时加强随访。

（二）切断传播途径

1. 推行健康教育制度，普及肝炎预防常识，搞好三管（管水、管饮食、管粪便），即管理与保护好水源，搞好饮水、食具消毒和食品、个人卫生，管理好粪便处理。这是切断甲、戊型肝炎传播途径的主要措施。

2. 乙、丙型肝炎的重点在于防止通过血液和体液传播。具体措施包括：①加强血源管理，保证血液、血制品和生物制品的安全生产与供应。②医治及预防用的注射器应实行“一人一针一管”制。③多种医疗器械，包括口腔医疗器械、内镜等用具应实行“一人一用一消毒”制。④对带脓、血、分泌物的物品及其污染物品必须严格消毒处理。⑤洗漱用具专用，牙刷、剃须刀及盥洗用具等应与健康人分开。⑥接触患者后用肥皂水和流动水洗手。⑦严格掌握血液和血制品的使用指征。⑧防止在血液透析、脏器移植时感染乙、丙型肝炎病毒。

（三）保护易感人群

目前已有免疫效果确切的甲型、乙型肝炎病毒疫苗。戊型肝炎病毒疫苗于2013年由我国学者夏宁邵教授研制成功。丙型肝炎病毒疫苗尚在研制中。

1. 甲型肝炎疫苗包括减毒活疫苗和灭活疫苗两种。我国常用的减毒活疫苗由纯化后的甲型肝炎病毒经1∶4000甲醛灭活后加氢氧化铝佐剂制成，使用剂量越高，免疫原性越强。接种对象为抗HAV IgG阴性者。减毒活疫苗接种一针（1岁以上儿童及成人），灭活疫苗接种两针（0、6个月）。接种部位均为上臂三角肌处皮下注射，一次1.0 ml。对近期有与甲型肝炎患者密切接触的易感者，可用人血丙种免疫球蛋白进行被动免疫预防注射，剂量为0.02～0.05 ml/kg。注射时间越早越好，不宜迟于接触后14天。

2. 乙型肝炎疫苗包括重组酵母和中国仓鼠卵母细胞（Chinese hamster ovary，CHO）乙型肝炎疫苗，有感染风险的易感者均可接种。1982 年全球实施乙型肝炎疫苗普遍接种，2005 年 6 月 1 日起我国实行新生儿全部免费接种乙型肝炎疫苗计划免疫。

（1）接种对象：主要是新生儿，其次为婴幼儿，及 15 岁以下未免疫人群和高危人群（如医务人员、经常接触血液的人员、托幼机构工作人员、器官移植患者、经常接受输血或血液制品者、免疫功能低下者、易发生外伤者、HBsAg 阳性者的家庭成员、男性同性恋或有多个性伴侣和静脉内注射毒品者等）。

（2）接种程序与方法：乙型肝炎疫苗全程需接种 3 针，按照 0、1、6 个月程序，即接种第 1 针疫苗后，间隔 1 个月及 6 个月注射第 2 及第 3 针疫苗。新生儿要求在出生后 24 h 内接种，越早越好。新生儿接种部位为臀前部外侧肌内注射，儿童和成人为上臂三角肌中部肌内注射。单用乙型肝炎疫苗阻断母婴传播的阻断率为 87.8%。

（3）新生儿免疫程序：对 HBsAg 阳性母亲的新生儿，应在出生后 24 h 内尽早（最好在出生后 12 h）注射乙型肝炎免疫球蛋白（hepatitis B immunoglobulin，HBIG），剂量应≥100 IU，同时在不同部位接种 10 μg 重组酵母乙型肝炎疫苗，在 1 个月和 6 个月时分别接种第 2 和第 3 针乙型肝炎疫苗，可显著提高阻断母婴传播的效果。新生儿在出生 12 h 内注射 HBIG 和乙型肝炎疫苗后，可接受 HBsAg 阳性母亲的哺乳。对 HBsAg 阴性母亲的新生儿可用 10 μg 重组酵母

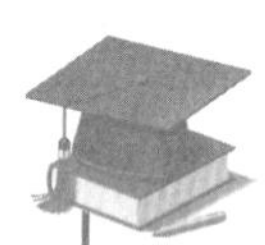

案例 3-1-1

患者，男性，35 岁，主因发现 HBsAg 阳性 10 年，乏力、食欲缺乏、肝区不适 3 年，加重 1 个月而于 2015 年 7 月 6 日入院。

【病史及家族史】患者于 10 年前单位查体发现 HBsAg 阳性，肝功能正常，乙型肝炎五项检验 HBsAg、HBeAg、抗 HBc 阳性，患者无乏力、食欲缺乏，无恶心、呕吐、厌油、肝区不适，无腹痛、腹胀等症状，诊断为乙型肝炎病毒携带者，未给予任何治疗。3 年前由于劳累出现乏力、食欲缺乏、肝区不适等症状，查肝功能异常，曾服用多种保肝药物治疗，症状时轻时重，肝功能间断好转。近 1 个月来上述症状加重，为进一步诊治而来我院。患者既往体健，无高血压及糖尿病史，无外伤及手术史，无输血史。其母及兄弟为 HBV 感染者。

【入院查体】体温（T）36.6℃，脉搏（P）72 次/分，呼吸（R）19 次/分，血压（BP）110/70 mmHg，发育正常，营养中等，自动体位，神清合作。无慢性肝病面容，无肝掌及蜘蛛痣，皮肤巩膜无明显黄染，无皮疹及出血点，全身浅表淋巴结无肿大，头颅无异常，眼睑无水肿，结膜无充血，瞳孔正大等圆，对光反射灵敏。耳鼻无异常，咽部无充血，扁桃体无肿大。气管居中，甲状腺不大。心肺查体无异常。腹部平软，无压痛，肝脾肋下未触及，腹水征阴性，肝区轻叩痛，双下肢无水肿。肛门及外生殖器未见异常，生理反射存在，病理反射未引出。

【实验室检查】肝功能 ALT 235 U/L，AST 136 U/L，TBil 16.8 μmol/L，A/G 比值 45/29。乙型肝炎五项检验 HBsAg（+），HBeAg（+），抗 HBc（+），HBV DNA 5.64×10^6 copies/L。

【肝胆脾 B 超】显示慢性肝实质损伤。

问题与思考

1. 最可能的诊断及诊断依据是什么？为明确诊断应做哪些检查？
2. 如何进行治疗？

案例 3-1-1
解析

乙型肝炎疫苗免疫；对新生儿时期未接种乙型肝炎疫苗的儿童应进行补种，剂量为 10 μg 重组酵母乙型肝炎疫苗。

（4）成人免疫程序：建议接种 20 μg 酵母或 20 μg CHO 乙型肝炎疫苗。对免疫功能低下或无应答者，应增加疫苗的接种剂量（如 60 μg）和针次；对 3 针免疫程序无应答者可再接种 1 针 60 μg 或 3 针 20 μg 乙型肝炎疫苗，并于第 2 次接种 3 针乙型肝炎疫苗后 1～2 个月检测血清中抗 HBs，如仍无应答，可接种 1 针 60 μg 重组酵母乙型肝炎疫苗。接种乙型肝炎疫苗后有抗体应答者的保护效果一般至少可持续 12 年，因此，一般人群不需要进行抗 HBs 监测或加强免疫。但对高危人群可进行抗 HBs 监测，如抗 HBs＜10 mIU/ml，可给予加强免疫。

（5）意外暴露的处理：意外接触 HBV 感染者的血液和体液后，应立即检测 HBV DNA、HBsAg、抗 HBs、HBeAg、抗 HBc 和肝功能，并在 3 个月和 6 个月内复查。如已接种过乙型肝炎疫苗，且已知抗 HBs≥10 IU/L 者，可不进行特殊处理。如未接种过乙型肝炎疫苗，或虽接种过乙型肝炎疫苗，但抗 HBs＜10 IU/L 或抗 HBs 水平不详，应立即注射 HBIG 200～400 IU，并同时在不同部位接种 1 针乙型肝炎疫苗（20 μg），于 1 个月和 6 个月后分别接种第 2 和第 3 针乙型肝炎疫苗（各 20 μg）。

（南月敏　赵素贤　王荣琦）

第二节　流行性感冒

流行性感冒（influenza）简称流感，是由流感病毒（*influenza virus*）引起的急性呼吸道传染病，主要通过飞沫传播，具有高度传染性。甲型流感病毒极易变异，易发生流行或大流行，临床起病急，全身中毒症状明显（高热、头痛、全身酸痛等），而呼吸道症状相对较轻。幼儿、老年人、孕妇及慢性病患者病情较重。诊断主要根据流行情况、临床表现，必要时进行病原学检测，治疗主要为对症和抗病毒治疗。

一、病原学

（一）病毒的结构

流感病毒呈球形颗粒，属正黏液科病毒，直径 80～120 nm，分核心和外膜（囊膜）两部分。核心由单链 RNA、RNA 聚合酶及核蛋白组成，核蛋白为型特异性抗原，据此可将流感病毒分为甲（A）、乙（B）、丙（C）三型。外膜镶嵌有血凝素（hemagglutinin，H）、神经氨酸酶（neuraminidase，N）及基质蛋白 M2。甲型 H 分为 16 个亚型（H1～H16），N 分为 9 个亚型（N1～N9），两者都是糖蛋白。根据 H 和 N 这两种抗原的不同，同型病毒可组合成不同亚型。H 抗体为中和抗体，有预防作用，N 抗体能抑制病毒由细胞的释放，减少传染性。

国际对流感亚型的命名为：型别/分离地点/毒株序号/分离年代（血凝素，神经氨酸酶），如 A/Hong Kong/1/68（H3N2），常简以 An（HnNn）表示（n 为数字）。

（二）病毒的变异

变异可分两种。一种是抗原漂移（antigenic drift），为 H 和（或）N 的量变，变异较小，称为变种。甲型变异较快，每 2～3 年一次，乙型较慢，丙型尚未发现变异。变种常引起小流行。另一种是抗原突变（antigenic shift），为 H 和（或）N 发生质变，出现新的亚型，常引起大流行。目前这种变异见于甲型。

除抗原突变外，还有核酸重组，例如，人流感病毒可感染猪，水鸟流感病毒也可感染猪，这样在猪体内各种流感病毒的核酸就可能发生重组，形成新的亚型，然后再感染人。

（三）抵抗力

流感病毒不耐热，100℃时 1 min 即被灭活。对紫外线及常用消毒剂如甲醛、三氯甲烷等均敏感。但耐低温及干燥，真空干燥或－20℃以下可长期保存。

二、流行病学

（一）传染源

患者、隐性感染者等为主要传染源。动物如禽类、猪等为重要的储存宿主和中间宿主。

（二）传播途径

主要经呼吸道空气飞沫传播。

（三）易感人群

普遍易感，病后有一定免疫力。但亚型之间无交叉免疫，病毒变异后可再次受染发病。

（四）流行特征

流感病毒传染性强，为呼吸道传播，极易引起流行，特别是甲型流感，常引起大流行。流行常突然发生，迅速蔓延。一般规律是从大城市向小城市和农村扩散，从集体单位向居民扩散。常发生于冬、春季，大流行时也可发生于其他季节。乙型流感常引起局部小流行，丙型流感一般仅呈散发。目前全球主要的流行株为甲 3（H3N2）和甲 1（H1N1）。历史上甲型流感所发生的大流行及危害为：1918 年西班牙流感，为甲 1（H1N1），导致数千万人死亡；1957 年亚洲流感，为甲 2（H2N2），导致数百万人死亡；1968 年香港流感为甲 3（H3N2），1977 年俄罗斯流感为甲 1（H1N1），均导致数十万人死亡。

2009 年 3 月，墨西哥暴发甲 1（H1N1）流感，并迅速在全球范围内蔓延。同年 6 月 11 日 WHO 宣布将该流感大流行警告级别提升为 6 级。其病毒基因中包含有猪流感、禽流感和人流感三种流感病毒的基因片段。

三、发病机制与病理学表现

病毒进入呼吸道后，借助于血凝素与上皮细胞的相应受体结合，黏附并进入细胞内，大量复制后通过神经氨酸酶水解细胞表面糖蛋白的 N-神经氨酸，使成熟的病毒以芽生方式释放，同时引起细胞坏死、炎症，产生呼吸道症状及全身症状。大量病毒随分泌物排出体外，引起传播流行。黏膜局部呈充血、水肿、淋巴细胞浸润、浅表溃疡等卡他性病变。可侵犯气管、支气管、肺泡及支气管周围组织。如继发细菌性感染，则可呈化脓性炎症。

四、临床表现

潜伏期 1～7 日。起病急，以全身中毒症状为主，呼吸道症状轻微。一般可分为两个类型。

（一）单纯型

此型最常见，轻者可类似普通感冒，病程仅为 2～3 日。大多数症状较明显，高热、头痛、全身酸痛及乏力等，伴有较轻的呼吸道症状。发热可持续 2～5 日，但乏力等持续时间较长，可持续 2 周以上。

（二）肺炎型

此型主要见于幼儿、老人、孕妇、慢性病患者及免疫功能低下者。初起类似单纯型流感，

1～2 日后病情加重，表现为高热不退、咳嗽剧烈、气促发绀，两肺可闻细小水泡音。胸片可见肺炎表现。病因可能为原发性流感病毒性肺炎、继发性细菌性肺炎及混合性肺炎，应注意鉴别。

此外，流感流行期间，尚可见以恶心、呕吐、腹泻为主要症状的“胃肠型流感”等。

五、实验室检查

1. 血象　白细胞计数减少，淋巴细胞相对增多。

2. 病原学及血清学检测　可用 PCR 法检测呼吸道分泌物及血等标本中的病毒核酸；检测患者呼吸道标本中甲型流感病毒 H 抗原；取起病 3 日内和 2～4 周后的双份血清，动态检测特异性抗体水平呈 4 倍或以上升高。

3. 病毒分离　起病 3 日内患者的咽拭子和咽喉洗漱液接种鸡胚羊膜腔或组织培养，可分离病毒。

六、诊断及鉴别诊断

流感流行期间诊断较容易：当地有流感流行，出现典型症状。但在非流行期间，诊断常需依靠病原学检测。流感主要应与人感染禽流感、普通感冒等进行鉴别，后者主要表现为鼻炎（鼻塞、流涕、喷嚏等）、咽炎（嗓子痛等），而全身症状较轻，传染性小，不易感染他人；但鉴别主要依靠病原学检测。

七、治疗

主要为对症及支持治疗，感染甲型流感的高危人群和病情严重者应及时给予抗病毒治疗。

（一）抗病毒治疗

甲型流感病毒一般对神经氨酸酶抑制剂奥司他韦（达菲）、扎那米韦敏感，对金刚烷胺和金刚乙胺有一定耐药性。应尽可能在发病 48 h 以内（以 36 h 内最佳）给药，不必等待病毒核酸检测结果即可开始抗病毒治疗。孕妇在出现流感样症状后，宜尽早给予神经氨酸酶抑制剂治疗。对于就诊时病情严重、病情呈进行性加重的病例，须及时用药，即使发病已超过 48 h，亦应使用。

1. 奥司他韦　成人用量为 75 mg，每日 2 次，疗程 5～7 天。对于危重或重症病例，奥司他韦剂量可酌情加至 150 mg，每日 2 次。1 岁及以上患儿应根据体重给药：体重不足 15 kg 者，给予 30 mg，每日 2 次；体重 15～23 kg 者，给予 45 mg，每日 2 次；体重 23～40 kg 者，给予 60 mg，每日 2 次；体重大于 40 kg 者，给予 75 mg，每日 2 次。对于吞咽胶囊有困难的儿童，可选用奥司他韦混悬液。

2. 扎那米韦　成人用量为 10 mg，每日 2 次，疗程 5～7 日。7 岁及以上儿童用法同成人。

3. 帕拉米韦　重症病例或无法口服者可用帕拉米韦氯化钠注射液，成人用量为 300～600 mg，静脉滴注，每日 1 次，疗程 1～5 天。目前临床对帕拉米韦应用数据有限，应严密观察不良反应。

4. 金刚乙胺或金刚烷胺　因耐药率较高，目前已很少使用。200 mg/d，共 5 日。有一定的中枢神经系统不良反应，老年患者剂量应减半。

轻症病例应首选奥司他韦或扎那米韦。应根据病毒核酸检测阳性情况决定是否延长疗程。对乙型流感可试用扎那米韦或奥司他韦。

对合并细菌感染者应选用有效的抗菌药物。儿童应避免应用阿司匹林，以免诱发致命的 Reye 综合征。

（二）中医药治疗

中药对流感有较好的疗效。

八、预防

主要为疫苗接种。

（一）疫苗

常用灭活疫苗，疫苗应与现行流行株一致。

1. 接种对象 主要为高危人群，如孕妇、老人、幼儿、严重慢性病患者、免疫功能低下者及可能密切接触流感患者的保健人员等。

2. 接种时间 由于接种2周后才能有保护作用，而流感常于12月开始发生，因此，疫苗接种应在10月初至11月中旬。每年接种一次。

3. 接种效果 可减少50%～70%的住院率和75%～85%的病死率。

4. 不良反应 最常见的为注射部位疼痛。儿童可有类似流感的症状，可持续1～2日。偶见过敏反应（对鸡蛋过敏者），罕见吉兰-巴雷综合征（Guillain-Barre syndrome）。

（二）药物预防

一般仅用于受染或可能受染而尚未发病者，对于已接种疫苗不足2周或可能疫苗效果不好者（如免疫功能低下等）也可使用，可采用奥司他韦。

（徐小元）

第三节 禽流感

禽流感（avian influenza，AI）是甲型流感病毒某些亚型引起的一种禽类传染病。病毒基因易发生变异，有可能感染人，其中以H5N1、H7N9引起的临床症状重，对人危害大，病情进展快，可引起呼吸系统和全身多脏器衰竭，病死率高。禽类感染H5N1流感病毒一般均发病，感染H7N9流感病毒多携带病毒不发病，但可成为重要传染源。由H5N1引起的禽流感称高致病性禽流感。

一、病原学

禽流感病毒（*avian influenza virus*，AIV）为甲型流感病毒中的一种，其生物学特点和分型与流感病毒一致，为单股负链RNA，球形。如前所述，甲型流感病毒分为16个H亚型（H1～H16）和9个N亚型（N1～N9）。既能感染禽又能感染人的血清亚型主要是H5N1、H7N9、H9N2、H7N7、H7N2、H7N3等，其中感染H5N1、H7N9的患者病情较重，病死率高。

禽流感病毒对热敏感，常用消毒剂如甲醛、过氧乙酸等能迅速破坏其传染性。分离禽流感病毒应在生物安全防护三级实验室（P3实验室）进行。

二、流行病学

近年全球先后发现一定数量的人感染高致病性H5N1禽流感和人感染H7N9禽流感等病例。

1. 传染源 主要为感染的鸡、鸭等家禽，其他禽类、各种鸟类及所污染的场地亦可成为传染源。

2. 传播途径　主要为呼吸道传播，也可通过接触感染的家禽、鸟类或其粪便及污染物，以及直接接触病毒株而传染，可发生有限的人与人之间传播。

3. 易感人群　从事禽类养殖、贩运、销售、宰杀、加工业等人员，或在发病前1周内去过家禽饲养场所（或货档）是危险因素。人群一般对禽流感不易感。禽流感一年四季均可发生，以11月到第二年4月发病率相对较高。

三、临床表现

（一）潜伏期

潜伏期3天左右（1～7天），任何年龄均可发病，儿童和青壮年多见。一般对于H5N1，禽类流感常发生在前，人感染H5N1禽流感在后；对于H7N9，可无禽类流感发生，只出现人感染H7N9禽流感。

（二）临床症状

起病急，早期表现类似普通流感，主要为发热，体温以稽留热和不规则热型多见，大多在38.5℃以上，热程可达7天，伴有流涕、鼻塞、头痛、腹泻，可有咽痛、全身肌肉酸痛、全身不适、恶心、腹痛等症状。约半数患者肺部有实变体征，可闻及干、湿啰音。H5N1与H7N9的临床特点异同详见表3-3-1。

表3-3-1　H5N1与H7N9临床特点异同

	H5N1	H7N9
病原	H5N1	H7N9
人群易感性	10年45例	3个月130余例
地区分布	约17个省市	约9个省市
性别比（男∶女）	1∶1	2∶1
年龄	青壮年为主	老年人为主
禽类接触史	约56%	约70%
病死率	约66%	约32%
禽类感染	均发病	可携带病毒不发病
人隐性感染	不清楚或无	有
季节	10月至次年5月	3—5月
临床症状	两者基本相同	
抗病毒治疗	两者相同	

部分患者病情进展快，有明显的出血征象，咳嗽，痰中带血，血压明显下降，休克，肺部炎症进行性加重，血氧饱和度、氧分压下降，可出现肺出血、反应性胸腔积液、急性呼吸窘迫综合征（acute respiratory distress syndrome，ARDS）、肾衰竭、败血症休克及Reye综合征、多脏器衰竭等而死亡。

四、实验室及影像学检查

1. 血常规　白细胞总数降低，淋巴细胞相对增多。重症患者多有白细胞总数、淋巴细胞及血小板减少。

2. 甲型流感病毒抗原和抗体检测 取患者呼吸道标本检测甲型流感病毒H抗原，仅可作为初筛试验；动态检测双份血清相关亚型禽流感病毒的特异性抗体水平是否呈4倍或以上升高。

3. 相关亚型病毒核酸检测 可用RT-PCR法检测相关亚型禽流感病毒RNA。

4. 病毒分离 从患者呼吸道标本中（咽拭子、口腔含漱液、鼻咽或气管吸出物、痰或肺组织）分离相关的亚型禽流感病毒。

5. 胸部影像学检查 可显示肺内片状影。重症患者肺内病变进展迅速，呈大片状毛玻璃样影及肺实变影像，少数可有胸腔积液。

五、诊断及鉴别诊断

（一）诊断

诊断主要结合流行病学、临床表现和实验室检查。

1. 医学观察病例 曾到过疫点，或与家禽及禽流感患者有密切接触史，1周内出现流感临床表现者。

2. 疑似病例 曾到过疫点，或与家禽及禽流感患者有密切接触史（也可流行病学情况不详），1周内出现流感临床表现，呼吸道分泌物、咽拭子、痰液、血清甲型流感病毒抗原阳性。

3. 确诊病例 符合上述临床表现，或有流行病学接触史，且呼吸道分泌物标本中分离出相关禽流感亚型病毒；或相关禽流感亚型病毒核酸检测阳性，经过测序证实；或动态检测双份血清相关禽流感亚型病毒的特异性抗体水平呈4倍及以上升高。

4. 重症病例 肺炎合并呼吸衰竭或其他器官衰竭者为重症病例。

（二）鉴别诊断

禽流感应注意与流感、上呼吸道感染、肺炎、严重急性呼吸综合征、军团菌肺炎、衣原体和支原体肺炎等鉴别。

六、预后

预后与感染的病毒亚型有关，感染H9N2、H7N7、H7N2、H7N3者，大多预后良好；而感染H5N1者预后较差，病死率约为66%，H7N9病死率约为32%。预后及临床症状轻重还与治疗是否及时、是否有并发症等有关。

七、治疗

（一）对症支持治疗

对人感染禽流感目前无特异治疗方法，主要是综合对症支持治疗。密切观察病情变化，对高热、体温超过39℃者，应每日拍X线胸片，查血气分析。重症病例可给予糖皮质激素、面罩吸氧、无创和有创呼吸机辅助通气治疗。

（二）抗病毒治疗

对疑似病例应及早应用抗病毒药物，可试用奥司他韦、扎那米韦或帕拉米韦（详见“流行性感冒”）。H5N1、H7N9亚型病毒对金刚烷胺和金刚乙胺耐药，不建议单独使用。

（三）抗菌药物

禽流感患者常同时感染其他病原菌，可选用氟喹诺酮类或大环内酯类抗菌药物。

（四）出院标准

体温正常，临床症状基本消失，呼吸道标本示人感染相关禽流感亚型病毒核酸检测连续 2 次阴性，可以出院。

八、预防

一旦发现禽类或其他动物感染 H5N1、H7N9 病毒，应按照《动物检疫管理办法》有关规定，就地销毁，对疫源地进行彻底消毒。

收治患者的门诊和病房按规定标准做好隔离消毒，对患者及疑似患者进行隔离；医护人员要做好个人防护。对密切接触者可口服奥司他韦。对人感染禽流感目前尚无有效疫苗，甲型 H1N1、H3N2 以及乙型流感疫苗不能预防人感染禽流感。

（徐小元）

第四节 艾滋病

艾滋病即获得性免疫缺陷综合征（acquired immunodeficiency syndrome，AIDS），是由人类免疫缺陷病毒（*human immunodeficiency virus*，HIV）引起的一种慢性、进行性、致死性传染病。病毒特异性侵犯 $CD4^{+}$ T 淋巴细胞，造成细胞免疫受损，最终导致机体免疫系统崩溃。临床上表现为急性期、无症状期和 AIDS 期，最后并发各种严重的机会性感染（opportunistic infection）和艾滋病相关肿瘤，病死率极高。

一、病原学

HIV 是 1983 年由法国和美国科学家共同发现的，曾分别命名为淋巴结病相关病毒（*lymphadenopathy associated virus*，LAV）和人类嗜 T 淋巴细胞病毒Ⅲ型（*human T-cell lymphotropic virus Ⅲ*，HTLV-Ⅲ），后来证明两者是同一病毒，于 1986 年由国际病毒分类委员会统一命名为 HIV。

HIV 是单链 RNA 病毒，属反转录病毒科慢病毒属。根据 HIV 基因差异，分为 HIV-1 型和 HIV-2 型，两者主要感染 $CD4^{+}$ T 淋巴细胞，均能引起 AIDS；HIV-1 是引起 AIDS 的主要毒株。

（一）HIV 的形态

HIV 呈圆形或椭圆形，直径为 90～140 nm，外层为类脂包膜，表面有突出于病毒包膜之外的外膜蛋白 gp120，另一端与贯穿病毒包膜的运转蛋白 gp41 相连接。gp120 在分子构型上有与 CD4 分子结合的部位，gp41 起协同 HIV 进入宿主细胞的作用。核呈圆柱状，位于中央，含有两条单股 RNA 链、反转录酶和结构蛋白等（图 3-4-1）。

（二）HIV 的基因结构

HIV 病毒基因长约 9.7 kb，有 9 个基因片段。有 3 个结构基因：*gag* 编码核心蛋白 P24、P17、P9 等，*env* 编码包膜蛋白 gp120 及 gp41，*pol* 编码反转录酶、整合酶和蛋白酶。有 3 个调节基因：*tat* 能使 $CD4^{+}$ T 淋巴细胞内病毒复制加速；*rev* 能增加 gag 和 env 基因表达；*nef* 为负调节子，可以抑制所有 HIV 基因的表达。另三种基因与病毒的成熟和释放有关：*vif* 表达病毒传染因子，*vpu* 表达病毒蛋白 u，*vpr* 表达病毒蛋白 r（图 3-4-2）。

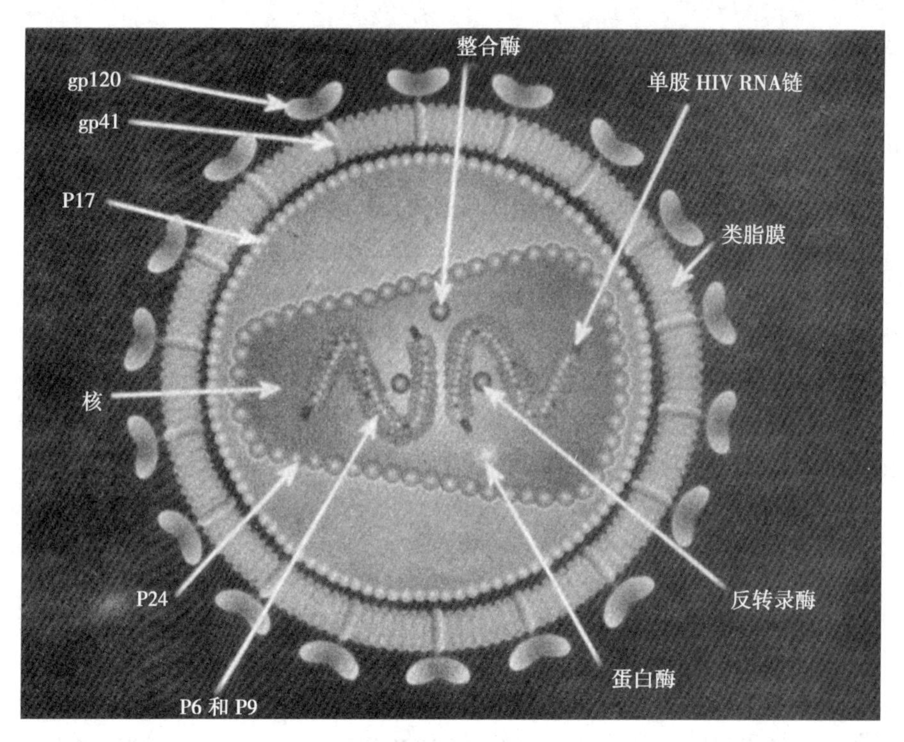

图 3-4-1 HIV 结构

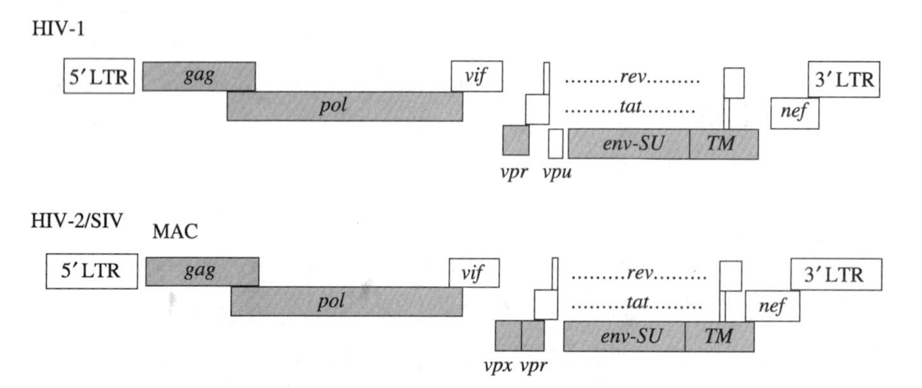

图 3-4-2 HIV 基因结构

HIV-1 可进一步分为不同的亚型，包括 M 亚型组（为主要的亚型组）、O 亚型组和 N 亚型组，其中 M 组有 A、B、C、D、E、F、G、H、I、J、K 共 11 个亚型。我国已发现的有 A、B（欧美 B）、B′（泰国 B）、C、D、E、F 和 G 共 8 个亚型，还有不同流行重组型。目前全球流行的主要是 HIV-1 型，一般所指的 AIDS 即为 HIV-1 型。

HIV-2 主要见于西非。其生物学特性与 HIV-1 相似，两型间氨基酸序列的同源性为 40%～60%。HIV-2 基因组不存在 *vpu* 基因，而存在一个 *vpx* 基因（表达病毒蛋白 x），功能尚未完全清楚。一般情况下 HIV-2 毒力较弱，传染性较低，从感染进展到 AIDS 所需的时间要长得多，引起的艾滋病临床进展较慢，症状较轻，我国有少数 HIV-2 型感染者。

（三）HIV 的抵抗力

HIV 对外界抵抗力较弱，对热敏感，56℃时 30 min 能灭活。25%以上的乙醇即能杀灭病毒，70%乙醇的效果最好；5%～8%甲醛及有机氯溶液等均能灭活病毒。但 HIV 对 0.1%甲醛、紫外线和 γ 线不敏感。

HIV 侵入人体数周至 6 个月后产生抗-HIV，此抗体不是中和抗体，而是表示已被 HIV 感染，抗-HIV 阳性的血清有传染性。

二、流行病学

自 1981 年报告首例 AIDS 以来，估计全球目前仍存活约 3300 万 HIV 感染者。全国累计报告 HIV 感染者和 AIDS 患者 73 万余例，估计我国实际 HIV 感染者约有 80 万。目前，AIDS 疫情已覆盖全国所有省、自治区、直辖市。我国的 AIDS 流行有四大特点：①AIDS 疫情上升幅度进一步减缓，AIDS 综合防治效果开始显现；②性传播持续成为主要传播途径，同性传播上升速度明显；③全国 AIDS 疫情总体呈低流行态势，但部分地区仍疫情严重；④全国受 AIDS 影响的人群增多，流行模式多样化。

（一）传染源

患者和无症状病毒携带者是本病的传染源。患者的传染性最强，无症状病毒携带者在流行病学上意义更大。病毒主要存在于血液、精液、羊水和阴道分泌物中。

（二）传播途径

1. 性接触传播　这是本病主要的传播途径。欧美等发达国家以同性恋为主，约占 AIDS 的 70%；非洲以异性恋传播为主。男女发病比例在欧美地区以男性多见，在非洲地区男女发病率相似。

2. 血液传播　该途径含义较广，方式很多。注射途径传播主要指：静脉药瘾者之间共用针头；消毒隔离措施不严，使用非一次性注射器；输注含 HIV 或 HIV 污染的血或血制品；不规范的单采血浆等。

3. 母婴传播　感染本病的孕妇可以通过胎盘、产程及母乳喂养等传播给婴儿。

4. 其他途径　如病毒携带者的器官移植，经破损的皮肤、刮脸刀片、口腔操作等，但感染率较低。医护人员意外地被 HIV 污染的针头或其他物品刺伤亦可感染。

由于 HIV 在离体的情况下抵抗力很弱，很快就会失去活性和感染力，日常生活和工作接触是不会传播的，握手、拥抱以及共用办公用具、马桶圈、卧具、浴池等也不会传播。接吻、共同进餐、咳嗽或打喷嚏也不可能传播。

蚊虫叮咬不会传播 AIDS，蚊子不是 HIV 的适宜宿主，HIV 在蚊子体内既不增殖，也不发育，且数小时或两三天内即消失。蚊子的食管和涎管不是同一条管腔，吸入的血液和吐出的唾液都是单向的，不会出现类似皮下注射的结果。

（三）高危人群

有不安全的性行为者，包括同性恋、异性恋；共用注射器吸毒和药瘾人群；HIV 阳性母亲所生的婴儿。

三、发病机制与病理学表现

（一）发病机制

HIV 对 $CD4^+$ T 淋巴细胞（包括单核细胞、巨噬细胞和树突状细胞等）有特殊的亲嗜性。根据 HIV 亚株对不同类型细胞的亲嗜性，可分为嗜 T 淋巴细胞毒株（X4 型）、嗜巨噬细胞毒株（R5 型）和双嗜性毒株（X4R5 型）。R5 型病毒通常只利用 CCR5 受体，而 X4 型和 X4R5 型病毒常同时利用 CXCR4、CCR5 和 CCR3 等受体。

1. HIV 复制过程　HIV 侵入人体后，在辅助受体（趋化因子受体）CCR5、CXCR4 等的协同作用下，病毒表面 gp120 与 $CD4^+$ T 淋巴细胞的 CD4 分子特异受体结合，借助于 gp41 脱去衣壳后，病毒核心蛋白及 RNA 进入细胞质，病毒 RNA 链在反转录酶的作用下，反转录成单链 DNA，然后以此 DNA 为模板在 DNA 聚合酶作用下复制 DNA，部分存留在胞质内，部分与宿主细胞内DNA整合，成为潜伏状态的前病毒DNA（proviral DNA）。前病毒DNA可被某种因素所激活，复制、转录成病毒RNA和mRNA，翻译病毒蛋白，装配成新病毒，以芽生方式释出，再感染其他细胞。

2. $CD4^+$ T淋巴细胞受损伤的方式

（1）直接损伤：HIV在细胞内大量复制，导致细胞溶解或破裂。

（2）间接损伤：又称融合性损伤，受感染的$CD4^+$ T淋巴细胞表面有gp120表达，可与邻近未受感染的$CD4^+$ T淋巴细胞结合，形成融合细胞，使细胞膜通透性改变，细胞发生溶解破坏。血液中游离的gp120亦可以与$CD4^+$ T淋巴细胞结合，使之成为靶细胞。

（3）骨髓干细胞受损：HIV可以感染破坏干细胞，使$CD4^+$ T淋巴细胞产生减少。

3. HIV对其他细胞的影响 HIV可导致单核-巨噬细胞、B淋巴细胞、自然杀伤细胞受损和功能异常。

4. 机体免疫系统崩溃 HIV进入人体后，24～48 h到达局部淋巴结，5天左右在外周血中可以检测到病毒成分，继而产生病毒血症，导致急性感染，以$CD4^+$ T淋巴细胞短期内一过性迅速减少为特点。机体对HIV可产生较好的免疫反应，大多数感染者$CD4^+$ T淋巴细胞数可自行恢复至正常水平。由于机体的免疫系统不能完全清除病毒，形成慢性感染，包括无症状期和AIDS期，表现为$CD4^+$ T淋巴细胞数量持续缓慢减少；进入AIDS期后，$CD4^+$ T淋巴细胞再次迅速减少，甚至降至$200/mm^3$以下，最后$CD4^+$ T淋巴细胞耗竭，导致整个免疫系统崩溃。$CD4^+$ T淋巴细胞的损伤除了数量上的减少，还表现为功能异常。

（二）病理学表现

AIDS的病理变化呈多样性和非特异性，包括机会性感染引起的病变、淋巴结病变、中枢神经系统病变和肿瘤等。

由于存在严重免疫缺陷，表现为多种机会性病原体反复重叠感染，组织中病原体繁殖多，炎症反应少。淋巴结和胸腺等免疫器官出现滤泡增殖、融合，淋巴结内淋巴细胞完全消失，胸腺可有萎缩、退行性或炎性病变，可有卡波西肉瘤和其他恶性肿瘤的发生。

四、临床表现

潜伏期一般为2周至6个月，HIV-1侵入机体后2～10年可以发展为AIDS，HIV-2所需的时间更长。

（一）AIDS的分期

HIV感染人体后分为3期。

1. 1期（急性期） 感染HIV后，大多数患者临床症状轻微，可出现发热、咽痛、头痛、厌食、全身不适及关节肌肉痛等症状。可伴有红斑样皮疹、腹泻、淋巴结肿大和血小板减少，$CD4^+/CD8^+$比例倒置。此时血液中可检出HIV RNA及P24抗原。此期持续1～3周。HIV感染初期，血清中虽有病毒和P24抗原存在，但HIV抗体尚未产生，此时临床检测抗-HIV常呈阴性，称为窗口期。根据目前检测手段的不同，窗口期也不同，一般核酸检测窗口期为1周，P24抗原检测一般为2周，抗体检测一般为3周。

2. 2期（无症状期） 本期可从急性期进入此期，或无明显的急性期症状而直接进入此期。临床上没有任何症状。但血中能检出HIV RNA及HIV抗体即抗-HIV，外周血单个核细胞中可检出HIV DNA。此期可持续2～10年或更长。

原来的持续性全身淋巴结肿大综合征（persistent generalized lymphadenopathy，PGL）期现归入无症状期。其特点为除腹股沟淋巴结以外，全身两处或两处以上淋巴结肿大，直径大于1 cm，持续3个月以上，质地柔韧，无压痛，无粘连，可活动，活检为淋巴结反应性增生。

3. 3期（AIDS期） 为感染HIV后的最终阶段。患者$CD4^{+}$ T淋巴细胞计数明显下降，多<200/mm^3，HIV血浆病毒载量明显升高。

本期主要表现包括：①艾滋病相关综合征（AIDS related complex，ARC）。表现为发热、乏力、全身不适、盗汗、厌食、体重下降（>10%）、慢性腹泻、全身淋巴结肿大、肝大、脾大等。②机会性感染。常见的是肺孢子菌、巨细胞病毒、结核分枝杆菌、EB病毒、鸟分枝杆菌、弓形虫及隐球菌等感染。③神经系统症状。表现为头晕、头痛、恶心、呕吐，也可表现为反复发作的癫痫、进行性痴呆及瘫痪等。④因免疫缺陷而继发肿瘤。最常见的为卡波西肉瘤、非霍奇金淋巴瘤等。

（二）AIDS常见的机会性感染和临床表现

AIDS的主要临床表现是由机会性感染所引起的。

1. 呼吸系统 最常见的机会性感染是肺孢子菌肺炎（pneumocystis carinii pneumonia，PCP），是由肺孢子菌引起的间质性浆细胞性炎症，肺泡内充满泡沫状液体及大量肺孢子菌，肺间质内有大量淋巴细胞和浆细胞浸润。临床表现为发热、咳嗽，咳少量白色泡沫样痰，呼吸困难，通气功能障碍，症状进行性加重。在痰、气管灌洗液或气管内膜活检中找到病原菌即可诊断。

肺结核也较常见。此外，军团菌、弓形虫、隐球菌、鸟分枝杆菌及巨细胞病毒等均常引起肺部感染。

2. 消化系统 念珠菌、巨细胞病毒和疱疹病毒等侵犯口咽部及食管引起溃疡或炎症，表现为吞咽痛、吞咽困难及胸骨后烧灼感等，内镜检查可确诊。疱疹病毒、隐孢子虫、鸟分枝杆菌可侵犯胃肠道引起腹泻，为水泻或脂肪泻。巨细胞病毒感染引起溃疡性结肠炎可出现黏液便或脓血便，腹泻可达数月，每日几次至几十次。由于长期腹泻使体重明显减轻，消瘦。诊断主要依靠大便检查和肠镜检查。

3. 神经系统 可造成隐球菌脑膜炎、巨细胞病毒性脑炎、脑弓形虫病、类圆线虫性脑炎。HIV还可直接引起进行性亚急性脑炎、AIDS痴呆综合征等。诊断主要依靠脑脊液检查、头颅CT和MRI检查等。AIDS性脊髓病表现为进行性痉挛性截瘫、共济失调及尿失禁等。

4. 泌尿系统 主要是肾损伤，机会性感染是引起肾损伤的主要原因之一。巨细胞病毒、EB病毒可引起免疫复合物肾炎，为局灶性或弥漫性系膜增殖性肾小球肾炎、急性肾小管坏死、肾小管萎缩及局灶性间质性肾炎等。HIV本身亦能引起HIV相关肾病，可于2～4个月内迅速发展至尿毒症。静脉药瘾者所致的海洛因相关肾病发展相对缓慢。

5. 血液系统 主要表现为粒细胞及血小板减少、贫血以及非霍奇金淋巴瘤等。

6. 皮肤和黏膜 口腔毛状白斑（oral hairy leucoplakia，OHL）表现为舌两侧缘有粗厚的白色突起，是EB病毒等病毒感染所致，抗真菌治疗无效。有时舌腹面形成白色纤维状毛苔，称为白毛舌，提示有真菌感染。其他常见的有假丝酵母菌等真菌感染，表现为局部黏膜潮红、剧烈触痛、舌苔白，用抗真菌药治疗可迅速好转，但反复发作。同性恋患者可发生肛周传染性软疣、肛周单纯疱疹病毒感染和疱疹性直肠炎。脂溢性皮炎样病变常发生在生殖器、头皮及面部等处。

7. 心血管系统 以心肌炎最多见，由病毒、细菌、真菌及心肌的其他机会性病原体感染所致。细菌性心内膜炎可为AIDS机会性感染的一种表现，心包炎在AIDS患者中常由隐球菌引起。

8. 卡波西肉瘤 来源于血管内皮细胞或淋巴管内皮细胞，因此可在各系统发生，造成肺、肝、肾和眼卡波西肉瘤等，多见于皮肤和面部。早期皮肤卡波西肉瘤通常是红色或紫红色斑疹或丘疹，数量多，压之不褪色，迅速扩大，周围常伴有棕黄色瘀斑，在疾病进展期常融合成斑块。卡波西肉瘤早期无疼痛，在疾病进展期可出现疼痛，晚期常伴发致命性机会性感染。

9. 其他 AIDS 患者眼部可受累，常见的有巨细胞病毒性视网膜炎、弓形虫视网膜脉络膜炎等。AIDS 性肌病一般起病缓慢，表现为近端肌无力、肌酶异常等。

五、实验室检查

实验室检查主要包括 HIV 抗体、病毒载量、$CD4^+$ T 淋巴细胞、HIV 基因型耐药等检测。HIV 抗体检测是 HIV 感染诊断的金标准，病毒载量和 $CD4^+$ T 淋巴细胞检测可判断疾病进展、临床用药、疗效和预后，病毒载量测定也是 HIV 感染早期诊断的重要指标。基因型耐药检测可指导抗反转录病毒治疗（anti-retrovirus therapy，ART）方案的选择和更换。

（一）血常规

可有不同程度的贫血。白细胞减少，多在 4×10^9/L 以下，分类中性粒细胞增加，少数表现为粒细胞减少。淋巴细胞明显减少，常低于 1000/mm^3（1.0×10^9/L），血小板一般无变化，也可明显减少。

（二）HIV-1/2 检测

HIV-1/2 检测包括筛查试验（初筛和复检）和确证试验。HIV-1/2 抗体筛查常用酶联免疫吸附试验，确证试验常用免疫印迹法。

（三）病毒载量测定

病毒载量一般用血浆中每毫升 HIV RNA 的拷贝数（copies/ml）或每毫升国际单位（IU/ml）来表示。常用方法有反转录 PCR、核酸序列依赖性扩增技术和实时荧光定量 PCR。

（四）淋巴细胞亚群检查

$CD4^+$ T 淋巴细胞计数下降［正常值（730～1200）/mm^3 或（0.73～1.2）$\times10^9$/L］，$CD4^+$/$CD8^+$ T 淋巴细胞<1.0（正常值为 1.75～2.1）。

（五）HIV 基因型耐药检测

耐药测定方法有基因型和表型，目前国内外多用基因型。高效联合抗反转录病毒治疗时病毒载量下降不理想或治疗失败需要改变治疗方案的情况下，最好进行耐药检测。对于抗病毒治疗失败者，耐药检测需在病毒载量>1000 copies/ml 且未停用抗病毒药物时进行，如已停药须在停药 4 周内进行基因型耐药检测。

（六）其他

尿蛋白、血肌酐、尿素氮可升高。本病极易反复发生机会性感染和恶性肿瘤，应及时进行 X 线、B 超、CT 和 MRI 等检查。

六、诊断及鉴别诊断

（一）诊断

HIV 感染各阶段表现不同，应根据具体情况进行诊断。

1. 急性期 有流行病学史和临床表现，通过 HIV 抗体或病毒检查确诊。

2. 无症状期 有流行病学史，HIV 抗体阳性；或仅 HIV 抗体阳性。

3. AIDS 期

（1）有流行病学史，HIV 抗体阳性，加下述各项中任何一项：①原因不明的 38℃以上持续不规则发热>1 个月；②慢性腹泻>1 个月；③6 个月内体重下降 10%以上；④反复发作的口腔白假丝酵母菌感染；⑤反复发作的单纯疱疹病毒感染或带状疱疹病毒感染；⑥肺孢子菌肺炎；⑦反复发生的细菌性肺炎；⑧活动性结核或非结核分枝杆菌病；⑨深部真菌感染；⑩中枢神经系统占位性病变；⑪中青年出现痴呆；⑫活动性巨细胞病毒感染；⑬弓形虫病；⑭马尔尼菲蓝状菌病；⑮反复发生的败血症；⑯卡波西肉瘤；⑰淋巴瘤。

（2）有流行病学史，$CD4^+$ T淋巴细胞数＜200/mm^3。

（二）鉴别诊断

本病临床表现复杂多样，易与许多疾病相混淆。

1. 急性期应与传染性单核细胞增多症和结缔组织疾病等相鉴别。

2. 特发性 $CD4^+$ T淋巴细胞减少症（即类艾滋病） 目前已发现少数 $CD4^+$ T淋巴细胞明显减少且并发严重机会性感染的患者，但通过各种检查没有发现HIV感染。鉴别主要依靠HIV抗体或病原学检查。

3. 继发性 $CD4^+$ T淋巴细胞减少 主要见于肿瘤和自身免疫性疾病经化疗或免疫抑制剂治疗后。

4. 淋巴结肿大 应与血液系统疾病相鉴别，特别要注意与性病淋巴结病综合征相鉴别。后者淋巴结活检为良性反应性滤泡增生，血清学检查提示多种病毒感染。

七、预后

HIV感染在临床上可表现为典型进展者、快速进展者和长期不进展者三种转归，与HIV含量、毒力、变异及 $CD4^+$ T淋巴细胞数量和功能、机体免疫状况、遗传背景等有关。

部分患者无症状感染期可达10年以上，如进行有效的抗病毒治疗，可停留于无症状期，而不发生AIDS。进展至AIDS期，预后凶险，病死率极高，主要死因为机会性感染，一般存活期为6～18个月，但经抗病毒等治疗后能明显提高生存率。

八、治疗

目前AIDS治疗最为关键的是联合抗反转录病毒治疗。其次，针对机会性感染和肿瘤采取相应治疗。

（一）抗病毒治疗

1. 开始抗反转录病毒治疗的指征 目前联合抗反转录病毒治疗时机为发现HIV感染者或AIDS患者即开始治疗。

2. 抗反转录病毒（antiretrovirus，ARV）药物 目前共有6大类25种药物通过美国FDA的认可并应用于临床。根据其作用环节的不同，分为核苷类反转录酶抑制剂（nucleoside reverse transcriptase inhibitor，NRTI）、非核苷类反转录酶抑制剂（non-nucleoside reverse transcriptase inhibitor，NNRTI）、蛋白酶抑制剂（protease inhibitor，PI）、整合酶抑制剂、融合抑制剂（fusion inhibitors，FI）及CCR5拮抗剂。国内的抗反转录病毒药物有核苷类反转录酶抑制剂、非核苷类反转录酶抑制剂、蛋白酶抑制剂和整合酶抑制剂4类，共12种。

（1）核苷类反转录酶抑制剂

1）替诺福韦（tenofovir，TDF）：成人每次300 mg，每日1次。不良反应有恶心、呕吐、腹泻、腹胀等，偶见肾功能损害和骨密度下降。有肾功能损害危险的患者应定期监测肌酐清除率、血磷和肾功能。对有病理性骨折或骨硬化症风险的患者，应进行骨密度等的监测。

2）齐多夫定（zidovudine，AZT）：成人每次300 mg，每日2次。不良反应包括：①骨髓抑制、严重的贫血或中性粒细胞减少症；②胃肠道不适，恶心、呕吐、腹泻等；③肌酸激酶和丙氨酸转氨酶升高，乳酸酸中毒和（或）肝脂肪变性。

3）拉米夫定（lamivudine，3TC）：成人 300 mg，每日 1 次。

4）阿巴卡韦（abacavir，ABC）：成人每次 300 mg，每日 2 次。

5）特鲁瓦达（TDF＋恩曲他滨）：每天 1 次，每次 1 片。目前国内也致力于复合制剂的开发和生产。

（2）非核苷类反转录酶抑制剂

1）奈韦拉平（nevirapine，NVP）：成人每次 200 mg，每日 2 次。在开始治疗的最初 14 天需先从治疗量的一半开始（每日 1 次），如无严重的不良反应才可以增加到足量（每日 2 次）。

2）依非韦伦（efavirenz，EFV）：成人每次 600 mg，每日 1 次，睡前服用。

（3）蛋白酶抑制剂

洛匹那韦/利托那韦（lopinavir/ritonavir，LPV/RTV）口服液（克力芝）：成人每次 2 粒，一天 2 次（每粒含量：洛匹那韦 250 mg，利托那韦 50 mg）。

（4）整合酶抑制剂

1）拉替拉韦（raltegravir，RAL）：成人每次 400 mg，每日 2 次，患者耐受性良好。

2）多替拉韦（dolutegravir，DTG）：成人每次 50 mg，每日 1 次，患者耐受性良好。

3. 常用的联合抗反转录病毒治疗方案 曾称“鸡尾酒疗法（cocktail therapy）”或高效抗反转录病毒治疗（highly active anti-retrovirus therapy，HAART）。初治患者推荐方案为 2 种核苷类反转录酶抑制剂＋1 种非核苷类反转录酶抑制剂，或 2 种核苷类反转录酶抑制剂＋1 种蛋白酶抑制剂（或一个整合酶抑制剂）。基于我国可获得的抗病毒药物，国家免费抗病毒治疗对于成人及青少年初治患者的治疗方案如下（预防母婴传播除外）。

（1）一线推荐方案：TDF（AZT）＋3TC＋EFV（NVP）。

（2）二线推荐方案：（AZT）TDF＋3TC＋克力芝。

经济允许患者可以自行购买整合酶抑制剂联合 2 个核苷类反转录酶抑制剂进行抗病毒治疗。

4. 疗效的评估

（1）病毒学指标：治疗有效时血浆中病毒载量 4 周内应下降 1 lg copies/ml 以上，3～6 个月应达到检测不出的水平。

（2）免疫学指标：治疗有效时 3 个月后 $CD4^+$ T 淋巴细胞计数与治疗前相比增加 30％，或治疗 1 年后 $CD4^+$ T 淋巴细胞计数增长 $100/mm^3$。

（3）临床症状：治疗有效时临床症状能够缓解，机会性感染的发生率降低。

5. 抗病毒治疗监测

（1）病毒监测：根据国家的免费抗病毒治疗指南，抗病毒治疗后每年免费检测一次，如果有能力最好在治疗前、治疗 3 个月、治疗半年，以后每半年进行一次病毒载量的检测。

（2）$CD4^+$ T 淋巴细胞检测：对于不愿意接受抗病毒治疗的患者每 3～6 个月进行检测；对于已接受抗病毒药物治疗的患者，在治疗的第一年内应每 3 个月检测一次；治疗一年以上且病情稳定可每半年检测一次。

6. 免疫重建炎性反应综合征（immune reconstitution inflammatory syndrome，IRIS） 指 AIDS 患者在经抗病毒治疗后，免疫功能恢复过程中出现的一组临床综合征，主要表现为发热、潜伏感染的出现或原有的机会性感染在抗病毒治疗后加重或恶化，如结核病、肺孢子菌肺炎、巨细胞病毒感染、水痘-带状疱疹病毒感染及新型隐球菌感染等；在合并 HBV 及 HCV 感染时，免疫重建炎性反应综合征可表现为病毒性肝炎的活动或加重。免疫重建炎性反应综合征多出现在抗病毒治疗后 3 个月内，需与原发或新发的机会性感染相鉴别。

出现免疫重建炎性反应综合征后应继续进行抗病毒治疗。原有机会性感染恶化的免疫重建炎性反应综合征通常为自限性，不用特殊处理可自愈；而潜伏感染出现的免疫重建炎性反应综合征，需要进行针对性的抗病原治疗；严重者可短期应用糖皮质激素或非类固醇抗炎药物控制。

（二）机会性感染的病原治疗

1. 肺孢子菌肺炎　复方磺胺甲噁唑（复方新诺明）3片/次，每日3～4次，口服，总量每日一般不超过12片，疗程2～3周。复方新诺明针剂剂量同上，每日3～4次，静脉滴注。克林霉素每次600～900 mg，静脉注射，每日4次，或每次450 mg，口服，每日4次。

2. 巨细胞病毒感染　更昔洛韦每日10～15 mg/kg，每日2次，静脉滴注；2～3周后改为每日5 mg/kg，静脉滴注，也可口服1 g，每日3次。或膦甲酸钠每日180 mg/kg，分3次静脉点滴，2～3周后改为每日90 mg/kg，静脉滴注。可两者联用。

3. 假丝酵母菌感染　可口服氟康唑，首日200 mg，1次，然后改为50～100 mg，每日1次，疗程1～2周。局部口腔黏膜病变处可用制霉菌素局部涂抹。

4. 弓形虫病　乙胺嘧啶首剂100 mg，此后50～75 mg，每日1次，加用磺胺嘧啶每次1.0～1.5 g，每日4次，疗程3周，重症患者和临床、影像学改善不满意者疗程可延长至6周以上。

5. 结核分枝杆菌感染　包括肺结核及结核性脑膜炎、胸膜炎和腹膜炎等。可采用链霉素、利福平和异烟肼等联合治疗，疗程应适当延长。

6. 鸟分枝杆菌感染　克拉霉素每次500 mg，每日2次，或阿奇毒素每次600 mg，每日1次，加用乙胺丁醇15 mg/kg，每日1次。重症患者可同时联合应用利福布汀或阿米卡星10 mg/kg，每日1次，肌内注射，疗程6个月。

7. 隐球菌脑膜炎　可用两性霉素B联合5-氟胞嘧啶（5-FC）治疗。两性霉素B，第1、2、3天剂量分别为1 mg、2 mg、5 mg，加入5%葡萄糖注射液500 ml中缓慢静脉滴注（不宜用生理盐水，需避光），滴注时间不少于6 h。若无不良反应，第4天可增量至10 mg。以后每日增加5 mg，一般达30～40 mg/d（最高剂量50 mg/d），疗程3个月以上，总剂量为2～4 g。两性霉素B与5-氟胞嘧啶合用具有协同作用。5-氟胞嘧啶每次1.5～2.0 g，每日3次。两者共同使用至少8～12周。

（三）其他

AIDS的其他治疗包括对症、支持、免疫调节和中医中药治疗等。卡波西肉瘤可用长春新碱、多柔比星和博来霉素等治疗，亦可用放疗。

九、预防

（一）控制传染源

患者及HIV携带者的血、排泄物和分泌物应进行消毒。AIDS进展期患者应注意隔离。

（二）切断传播途径

1. 杜绝不洁注射，严禁吸毒，不共用针头、注射器。如被HIV感染者用过的针头或器械刺伤，应在2 h内服用AZT，时间4周。

2. 加强血制品管理。血液抗-HIV阳性者应禁止献血、血浆、器官、组织和精液。

3. 加强与HIV及AIDS有关的性知识、性行为的健康教育。

4. 切断母婴传播。女性HIV感染者应尽量避免妊娠，防止母婴传播。HIV感染的母亲所生婴儿应人工喂养。

（三）保护易感人群

在进行手术及有创检查前应检测HIV抗体。加强对吸毒、卖淫、嫖娼等高危人群的HIV感染监测。接触患者的血液或体液时，应戴手套、穿隔离衣。

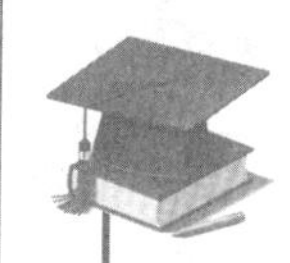

案例 3-4-1

患者，男性，40 岁，感觉乏力、全身不适及下肢皮肤溃烂 2 周入院。自觉全身乏力、食欲差、体重下降。静脉药瘾史 6 年。查体：T 37.3℃，颌下及腋下多个淋巴结肿大，质软，无压痛，无粘连。下肢皮肤深蓝色浸润斑或结节，融合成大片，表面出现溃疡及糜烂。HIV 抗体阳性。

问题与思考

1. 该患者的诊断及诊断依据是什么？还应做哪些检查？
2. 应该怎样治疗？

案例 3-4-1
解析

（徐小元）

第五节 肾综合征出血热

肾综合征出血热（hemorrhagic fever with renal syndrome，HFRS）又称流行性出血热（epidemic hemorrhagic fever，EHF），是由汉坦病毒（*Hantan virus*，HV）引起的、以鼠类为主要传染源的一种自然疫源性疾病。临床上以发热、充血、出血、低血压休克和肾损害为主要表现。典型病例病程分为发热期、低血压休克期、少尿期、多尿期及恢复期。基本病理改变为全身广泛性的小血管和毛细血管损害。本病广泛流行于亚欧等多个国家和地区，我国是肾综合征出血热的高发区。

一、病原学

肾综合征出血热的病原为汉坦病毒，属于布尼亚病毒科，汉坦病毒属。

（一）形态及结构

病毒呈圆形或卵圆形，直径为 80～120 nm。病毒颗粒核心为单股负链 RNA 及核壳，外层为脂质双层包膜，外膜上有纤突。

（二）基因结构及抗原性

汉坦病毒基因组可分为大、中、小三个片段，即 L、M 和 S 片段，分别编码病毒 RNA 聚合酶、膜糖蛋白（G1 和 G2）及核衣壳蛋白（NP）。核衣壳蛋白是病毒的主要结构蛋白之一，它包裹着病毒的各基因片段，G1 和 G2 糖蛋白构成病毒的包膜。核蛋白抗原性较强，可刺激机体的体液免疫和细胞免疫，且其抗体出现早（病程第 2～3 天），有助于早期诊断。膜蛋白含中和抗原和血凝抗原，前者能诱生具有保护作用的中和抗体，后者引起低 pH 依赖性细胞融合，对病毒进入胞质起重要作用。

（三）病毒分型

目前根据汉坦病毒基因结构和抗原性的不同，将汉坦病毒至少分为 20 个血清型/基因型，其中经世界卫生组织认定的型别包括：Ⅰ型汉滩病毒（*Hantaan virus*，HTNV）、Ⅱ型汉城病毒（*Seoul virus*，SEOV）、Ⅲ型普马拉病毒（*Puumala virus*，PUUV）、Ⅳ型希望山病毒（*Prospect hill virus*，PHV）。其余型别包括多不拉伐-贝尔格来德病毒（*Dobrava-Belgrade virus*，DOBV）、图拉病毒（*Tula virus*，TULV）、纽约病毒（*New York virus*，NYV）、索托帕拉雅病毒（*Thottapalayam virus*，TPMV）、辛诺柏病毒（*Sin Nombre virus*，SNV）、长沼病毒（*Bayou virus*，BAYV）、黑渠港病毒（*Black creek canal virus*，BCCV）、安第斯病毒（*Andes virus*，ANDV）等。其中Ⅰ、Ⅱ、Ⅲ型和多不拉伐-贝尔格来德病毒可引起人类肾综合征出血热，辛诺柏病毒等主要引起汉坦病毒肺综合征（Hantavirus pulmonary syndrome，HPS）。不同型别病毒对人的毒力不同，所引起的人类疾病的临床症状轻重也各不相同，其中Ⅰ型较重，Ⅱ型次之，Ⅲ型多为轻型，多不拉伐-贝尔格来德病毒与Ⅰ型相类似。我国流行的汉坦病毒仍以汉滩型和汉城型病毒为主。

（四）生物学特性

汉坦病毒抵抗力弱。不耐热，56℃ 30 min或100℃ 1 min即可灭活，而在低温条件下（4～20℃）相对稳定。不耐酸，pH 5.0以下易灭活。对紫外线和脂溶剂如乙醚、三氯甲烷、丙酮、乙醇、碘酒等均敏感。

二、流行病学

（一）传染源

该病动物宿主非常广泛，全球已发现173种陆栖脊椎动物感染病毒。我国目前发现有六十多种动物携带汉坦病毒，主要的宿主动物和传染源为黑线姬鼠（野栖）、褐家鼠（家栖）、大林姬鼠（林区）等啮齿类动物。其他动物如猫、狗、家兔、鼩鼱等亦可携带病毒。带病毒的动物可经粪、尿及唾液排出病毒，尿排病毒时间可长达一年。患者病程早期亦可携带病毒，但人不是主要的传染源。

（二）传播途径

1. 呼吸道传播　鼠类排泄物如尿、粪、唾液等污染空气后形成气溶胶，然后通过呼吸道传播而引起人体的感染。

2. 消化道传播　进食被鼠排泄物、分泌物污染的食物，可经口腔或胃肠道黏膜而感染。

3. 接触传播　鼠咬伤或皮肤、黏膜接触带病毒的动物或其排泄物而受染。

4. 垂直传播　孕妇感染本病毒后通过母体垂直传播给胎儿。

5. 虫媒传播　曾有报告寄生于鼠类身上的革螨或恙螨具有传播病毒作用。

（三）人群易感性

人群普遍易感，在流行区隐性感染率可达3.5%～4.3%。高危人群为接触被感染的动物及其分泌物、排泄物的人群，以及密切接触患者的亲属和医护人员。人在感染2周后可产生中和抗体，从而获得稳定而持久的免疫力。

（四）流行特征

1. 季节性和周期性　一年四季均可发病，但有明显的季节高峰，这与鼠的活动、密度、与人的接触机会有关。黑线姬鼠（野鼠）传播者以11月—次年1月为高峰，5—7月为小高峰。家鼠传播者以3—5月为高峰。林区姬鼠传播者以夏季为流行高峰。野鼠传播者发病有周期性，间隔数年有一次较大流行，家鼠传播者周期性尚不明确。

2. 地区性　本病的发生遍及世界各地，疫区主要分布在亚洲，其次为欧洲和非洲，美洲病例较少。目前世界上32个发病国家和地区中，我国疫情最重，除青海、台湾之外均有疫情发生。我国的流行趋势是老疫区病例逐渐减少，新疫区则不断增加。

3. 人群分布　以男性青壮年农民和工人发病较多，发病的多少与接触传染源的机会多少有关。

三、发病机制与病理学表现

（一）发病机制

肾综合征出血热的发病机制至今尚未完全阐明，但大量研究证实汉坦病毒是本病发病的始动因子。汉坦病毒进入人体后随血流侵入血管内皮细胞、骨髓、肝、脾、肺、肾及淋巴结等组织，进一步增殖后再释放入血引起病毒血症。一方面病毒能直接破坏感染细胞的功能和结构，另一方面病毒感染诱发人体的免疫应答和各种细胞因子的释放，既有清除感染病原、保护机体的作用，又有引起机体组织损伤的不利作用。由于汉坦病毒对人体呈泛嗜性感染，因而能引起多器官损害。

1. 病毒直接致病作用 主要依据为：①临床上患者有病毒血症期，且有相应的中毒症状。不同血清型病毒所引起的临床症状轻重不同，说明病变程度与病毒抗原的差异和毒力强弱密切相关。②在肾综合征出血热患者的几乎所有脏器组织中，尤其是该病的基本病变部位血管内皮细胞中，均能检出汉坦病毒抗原，且病变部位和程度与病毒抗原的分布一致。③体外培养结果表明，病毒可在正常人骨髓细胞和血管内皮细胞中复制、增殖。

2. 免疫介导损伤

（1）免疫复合物引起的损伤（Ⅲ型变态反应）：病毒抗原与机体产生的相应特异性抗体结合，形成特异性免疫复合物，沉积在小血管壁、血小板、肾小球基底膜、肾小管及肾间质血管内，激活补体造成相应病变。此反应是本病血管及脏器损伤的重要因素。

（2）其他免疫反应

1）变态反应：汉坦病毒侵入人体后可引起机体一系列免疫应答，依据为：①本病早期特异性 IgE 抗体升高，其上升水平与肥大细胞脱颗粒阳性率呈正相关，提示存在Ⅰ型变态反应。②患者血小板中存在免疫复合物，电镜下肾小管基底膜存在线状 IgG 沉积，提示临床上血小板的减少和肾小管的损害与Ⅱ型变态反应有关。③电镜观察发现淋巴细胞攻击肾小管上皮细胞，据此认为病毒可以通过细胞毒性 T 淋巴细胞（CTL）的介导损伤机体细胞，提示存在Ⅳ型变态反应。至于以上存在的Ⅰ、Ⅱ、Ⅳ型变态反应在本病发病机制中的地位尚有待进一步研究。

2）细胞免疫反应：多数研究表明肾综合征出血热患者急性期外周血 $CD8^+$ 细胞明显升高，CD4/CD8 比值下降或倒置，抑制性 T 细胞（Ts）功能低下。CTL 明显升高，且重型患者比轻、中型增加显著。CTL 的功能包括分泌细胞毒素诱导细胞凋亡，以及直接杀伤靶细胞。此外，在患者肾尸检标本中可发现有大量 $CD8^+$ T 细胞积聚。

3）细胞因子和介质的作用：汉坦病毒能诱发机体的巨噬细胞和淋巴细胞等释放各种细胞因子和介质，引起临床症状和组织损害。白细胞介素-1（interleukin-1，IL-1）、肿瘤坏死因子（tumor necrosis factor，TNF）、血浆内皮素和血栓素 B_2 等可引起休克，导致肾血流量减少和脏器损伤，是引起和加重肾及多脏器功能障碍的重要原因。IL-1 和 TNF 能引起发热，TNF 能引起休克和器官衰竭。血浆内皮素、血管紧张素-Ⅱ等的升高能显著减少肾血流量和肾小球滤过率，促进肾衰竭的发生。T 淋巴细胞亚群及 IL-6 和 IL-10 也起重要作用。

（二）病理生理学机制

1. 休克 病程早期出现的低血压休克称为原发性休克，其主要原因是血管通透性增加，大量血浆外渗致使血容量不足。少尿期后发生的休克称为继发性休克，与大出血、继发感染及水、电解质紊乱等因素有关。

2. 出血 一般认为发热期皮肤黏膜的小出血点是毛细血管损伤、血小板减少和功能障碍所致。低血压休克期至多尿前期，主要是弥散性血管内凝血（disseminated intravascular coagulation，DIC）导致的凝血机制异常。

3. 急性肾衰竭　其原因包括肾血流不足、肾小球和肾小管基底膜的免疫损伤、肾间质水肿和出血、肾小球微血栓形成和缺血性坏死、肾素/血管紧张素Ⅱ的激活，以及肾小管管腔被蛋白、管型所阻塞等。

（三）病理学表现

本病的病理学变化以小血管和肾病变最为明显，其次为心、肝、脑等脏器。

1. 血管　本病的基本病变是全身小血管（包括小动脉、小静脉和毛细血管）的广泛损伤，内皮细胞肿胀、变性和坏死。管壁呈不规则收缩和扩张，最后呈纤维素样坏死和崩解，管腔内可有微血栓形成。由于广泛性小血管病变和血浆外渗使周围组织水肿和出血。

2. 肾　病变最为明显，外观明显肿大、水肿、充血及出血。切面见皮质苍白，髓质明显充血、出血及水肿，并可见灰白色的缺血坏死区。显微镜下可见肾小管上皮细胞变性，肾小球充血，基底膜增厚，肾间质高度水肿、出血、充血及炎症细胞浸润甚至纤维化，使肾小管受压变窄甚至闭塞。

3. 其他脏器　肉眼可见右心房心内膜下广泛出血，甚至可达肌层或心外膜下。镜检心肌纤维有不同程度的变性、坏死，部分可断裂。肝细胞肿胀、变性伴灶状或大片状坏死。脑组织明显水肿，脑实质细胞变性、坏死。脑垂体肿大，前叶显著充血、出血和凝固性坏死。后腹膜和纵隔有胶冻样水肿。胰腺有充血、出血和细胞坏死。

4. 免疫组织化学检查　小血管、毛细血管的内皮细胞及肺、肝、肾、肾上腺、脑、胸腺、淋巴结、胃、肠、胰等脏器组织中均能检出汉坦病毒抗原。

四、临床表现

汉坦病毒具有侵犯宿主多种器官和病变累及全身各系统的特点。因此，临床表现错综复杂。典型病例具有三大主症：发热、出血和肾损害；并依次出现五期过程，即发热期、低血压休克期、少尿期、多尿期及恢复期。非典型和轻型病例可以出现越期现象，而重型患者则可出现发热期、休克期和少尿期之间互相重叠。潜伏期一般为7～14日。

（一）临床分期及表现

1. 发热期　主要临床表现有发热、全身中毒症状、毛细血管损伤和肾损害。

（1）发热及中毒症状：起病急剧，畏寒，发热多在39～40℃，为稽留热或弛张热，热程多在3～7天。热度越高，热程越长，病情越重。高热稽留不退者多为危重患者。轻型病例家鼠型患者，常于热退后病情减轻；中重型病例热退后病情反而加剧。伴全身疼痛，尤以头痛、腰痛、眼眶痛（三痛征）最为显著。头痛为脑血管扩张充血所致，腰痛与肾周围组织充血、水肿以及腹膜后水肿有关，眼眶痛是眼周围组织水肿所引起的。常伴有食欲减退、恶心、呕吐、腹痛及腹泻等消化道中毒症状。重症患者出现嗜睡、烦躁、谵妄及抽搐等神经精神症状。

（2）血管病变：毛细血管损害主要表现为皮肤和黏膜的充血、出血和渗出水肿，是早期较突出的体征。患者的颜面、颈部及上胸部出现明显的充血潮红，即为“三红”征，重者呈醉酒貌。黏膜充血见于眼结膜、软腭和咽部。皮肤出血多见于腋下和胸背部，常呈条索状或搔抓样瘀点。软腭黏膜可见针尖样出血点，眼结膜呈片状出血。少数患者有鼻出血、咯血、黑便或血尿。渗出水肿征表现为球结膜水肿，轻者眼球转动时结膜有涟漪波，重者球结膜呈水泡样，甚至突出眼裂（金鱼眼）。部分患者会出现腹水。

（3）肾损害：本期肾损害较轻，发热一两日即可有蛋白尿、血尿，尿量轻度减少，尿中有红细胞、白细胞及管型等。重症者常突然出现大量蛋白尿，尿中有膜状物。

2. 低血压休克期　一般发生于病程的第4～6日，多数患者发热末期或热退同时出现血压下降，少数热退后发生。本期持续时间长短与病情轻重、治疗措施是否及时和正确有关。一般血压开始下降时四肢尚温暖，若血容量继续下降则表现为脸色苍白、四肢厥冷、脉搏细弱或不能触及，尿量减少。当脑供血不足时可出现烦躁、谵妄。少数顽固性休克患者，由于长期组织灌注不良而出现发绀，并促进 DIC、脑水肿、急性呼吸窘迫综合征和急性肾衰竭的发生。

3. 少尿期 少尿期一般发生于病程的第 5～8 日，常继低血压休克期而出现，亦可与低血压休克期重叠或由发热期直接进入此期。与休克期重叠的少尿应和肾前性少尿相区别。

（1）少尿或无尿：24 h 尿量少于 400 ml 为少尿，少于 50 ml 为无尿。少尿程度通常与肾损害程度平行，但部分患者可无少尿现象而出现氮质血症，称为无少尿型肾衰竭。这是肾小球受损而肾小管受损不严重所致。

（2）尿毒症、酸中毒和电解质紊乱：为少尿期的主要表现。血尿素氮、肌酐上升，有厌食、恶心、呕吐、腹胀及腹泻等症状，常有顽固性呃逆，可出现头晕、头痛、烦躁、嗜睡、谵妄，甚至昏迷和抽搐。酸中毒表现为呼吸增快或库氏（Kussmaul）深大呼吸。电解质紊乱主要表现为高血钾、低血钠和低血钙。高血钾和低血钾均能引起心律失常，低血钠表现为头昏、倦怠，低血钙可引起手足搐搦。本期病情轻重与少尿持续时间和氮质血症的高低相平行。若血尿素氮每天上升 21 mmol/L 以上则为高分解型肾衰竭，预后较差。

（3）高血容量综合征：水钠潴留，使组织水肿加重，可出现腹水和高血容量综合征。表现为全身水肿、体表静脉充盈，收缩压增高，脉压增大而使脉搏洪大。可出现心力衰竭、肺水肿、脑水肿甚至脑疝，引起死亡。

（4）出血：此期一些患者由于 DIC、血小板功能障碍或肝素类物质增加而使出血现象加重，表现为皮肤瘀斑增加、鼻出血、便血、呕血、血尿等，少数患者出现颅内出血及其他内脏出血。

4. 多尿期 多出现在病程第 9～14 日，此期肾小管重吸收功能尚未恢复，血尿素氮等潴留物质可导致高渗性利尿作用从而引起多尿。根据尿量和氮质血症情况，此期可分为三期。

（1）移行期：尿量由每日 400 ml 增至 2000 ml，此期虽尿量增加，但血尿素氮和肌酐等反而增高，症状加重，不少患者因并发症死于此期，应特别注意观察病情。

（2）多尿早期：尿量可增加至每日 2000 ml，但肾小管功能尚未恢复，血尿素氮及肌酐仍异常或继续升高，症状及病情仍严重，仍可发生死亡。

（3）多尿后期：尿量不断增加至每日 3000 ml 以上，甚至多达 10 000 ml 以上。氮质血症及临床症状均逐渐好转，但亦存在因多尿造成的水、电解质紊乱，如脱水、低钾、低钠等，亦可发生继发感染及多脏器衰竭等并发症。

5. 恢复期 多数患者于病后 3～4 周肾的浓缩功能开始恢复，尿量逐渐降至 2000 ml/d 以下，一般尚需 1～3 个月体力及精神才能全面恢复。少数患者可遗留高血压、肾功能障碍、心肌劳损及垂体功能减退等症状。

（二）临床分型

根据发热高低、中毒症状轻重和出血、休克、肾功能损害的严重程度，本病可分为五型。

1. 轻型 体温 39℃以下，中毒症状轻，除出血点外无其他出血现象，肾损害轻，无休克和少尿。

2. 中型 即普通型，最多见。体温 39～40℃，中毒症状较重，有明显球结膜水肿，病程中收缩压低于 12 kPa 或脉压小于 3.46 kPa。有明显出血及少尿期，尿蛋白（+++）。

3. 重型 体温>40℃，中毒及渗出症状严重，可出现中毒性神经精神症状。有皮肤瘀斑和腔道出血，休克及肾损害严重，有明显出血及少尿期，少尿持续 5 日以内或无尿 2 日以内。

4. 危重型 在重型基础上出现以下情况之一者：难治性休克，重要脏器出血，少尿超出 5 日或无尿 2 日以上，血尿素氮高于 42.84 mmol/L，出现心力衰竭、肺水肿，出现脑水肿、脑出血或脑疝等中枢神经并发症，严重继发感染。

5. 非典型　发热38℃以下，皮肤、黏膜可有散在出血点，尿蛋白（±），血、尿特异性抗原或抗体阳性。

五、并发症

并发症多发生在低血压休克期、少尿期，多尿期亦可发生，是引起本病死亡的重要原因。

1. 腔道出血　以呕血、便血最为常见，咯血、血尿、阴道出血或自发性肾破裂引起的腹腔及腹膜后出血均较常见。

2. 中枢神经系统并发症　包括由汉坦病毒侵犯中枢神经系统引起的脑炎和脑膜炎，低血压休克期和少尿期因休克、凝血机制异常、电解质紊乱和高血容量综合征等引起的脑水肿、高血压脑病或颅内出血。CT颅脑检查有助于以上诊断。

3. 肺水肿

（1）心力衰竭性肺水肿：可由肺毛细血管受损、肺泡内大量渗液所致，亦可由高血容量或心肌受损引起。表现为呼吸增快、咳泡沫样粉红色痰、发绀和满肺啰音。

（2）急性呼吸窘迫综合征：是由于严重肺间质水肿引起的急性呼吸衰竭，表现为呼吸急促、缺氧、发绀，血气分析显示氧分压及氧饱和度明显降低，肺动脉分压上升，可因呼吸衰竭死亡。常见于低血压休克期和少尿期。

4. 继发感染　可引起呼吸道、消化道或泌尿道感染，亦可引起败血症，多为细菌感染，亦可引起真菌感染。多见于少尿期和多尿早期。

5. 重要脏器损伤　可引起心肌损害、肝病变甚至多个脏器病变及多脏器功能衰竭。

六、实验室检查

1. 血象　其变化与病期及病情轻重有关。白细胞计数于病程第3日后逐渐升高，可高达$(15\sim30)\times10^9$/L或更高，早期中性粒细胞升高，重症患者可见幼稚细胞，呈类白血病反应。病程第4～5日后淋巴细胞增高，并可出现异型淋巴细胞。血小板低于100×10^9/L，并可见异型血小板。病程早期因血容量不足与血液浓缩，可出现血红蛋白及红细胞增加。

2. 尿检查　尿外观可见小片状膜样物，系由尿蛋白及脱落的上皮细胞凝聚而成。尿蛋白多呈＋＋＋～＋＋＋＋，显微镜下可见管型、红细胞及巨大融合细胞，巨大融合细胞内可检出病毒抗原。

3. 血液生化检查　多数患者的血尿素氮和肌酐于低血压休克期开始上升，少数于发热期开始升高。发热期以呼吸性碱中毒多见，与发热换气过度有关。低血压休克期和少尿期以代谢性酸中毒为主。血钠、氯、钙在本病各期多数降低，而血钾在发热期和低血压休克期处于低水平，在少尿期升高，多尿期又降低。

4. 凝血功能检查　发热期开始血小板减少，其黏附、凝聚和释放功能降低。若出现DIC，血小板常在50×10^9/L以下。高凝期凝血时间缩短，消耗性低凝期则纤维蛋白原降低，凝血酶原时间和凝血酶时间延长。进入纤溶亢进期则出现纤维蛋白降解产物的升高。

5. 免疫学检查　免疫学检查为确诊本病的重要方法。

（1）特异性抗体检测：在病程第2～4日即能检出特异性IgM抗体。IgG抗体于1周后滴度呈4倍或以上升高具有诊断价值。

（2）特异性抗原检测：常用免疫荧光法或ELISA法，胶体金法更为敏感。早期患者的血清及外周血中性粒细胞、单核细胞、淋巴细胞以及尿沉渣细胞均可检出汉坦病毒抗原。

6. 分子生物学检查　可采用反转录PCR（reverse transcription PCR，RT-PCR）法对汉坦病毒进行基因检测，该方法有助于对早期和非典型患者进行快速诊断。

7. 病毒分离 将发热期患者的血清、血细胞和尿液等接种 Vero-E6 细胞或 A549 细胞可分离出汉坦病毒。

8. 其他检查 约 50%的患者血清丙氨酸转氨酶升高，少数患者血清胆红素升高。心电图检测可有心律失常、心肌受损及高血钾或低血钾引起的改变。胸部 X 线可见肺水肿、胸腔积液等表现。脑水肿患者可见视盘水肿。

七、诊断及鉴别诊断

（一）诊断

主要依靠特征性的临床症状和体征，结合实验室检查，参考流行病学史进行诊断。

1. 流行病学资料 ①在本病流行季节、流行地区发病，或患者于发病前 1～2 个月内到过疫区居住或逗留；②患者有与鼠类等宿主动物及其排泄物的直接或间接接触史，或食用过鼠类污染的食物，或有接触实验动物史。

2. 临床特征 早期有发热、出血、三痛症状（头痛、腰痛、眼眶痛）和三红体征（面红、颈红及上胸部充血潮红）。典型病例有发热期、低血压休克期、少尿期、多尿期和恢复期五期过程。

3. 实验室检查 血液浓缩，血红蛋白和红细胞增高；白细胞计数增高和血小板减少；大量尿蛋白出现和尿中带膜状物等均有助于诊断。血清、血细胞和尿中检出肾综合征出血热病毒抗原和血清中检出特异性 lgM 抗体可以明确诊断。特异性 IgG 抗体需双份血清效价升高 4 倍以上者才有诊断意义。RT-PCR 法检测汉坦病毒 RNA 可用于早期和非典型患者的诊断。

（二）鉴别诊断

发热期应与上呼吸道感染、败血症、急性胃肠炎和细菌性痢疾等鉴别。休克期应与其他感染性休克鉴别。少尿期则与急性肾炎及其他原因引起的急性肾衰竭相鉴别。出血明显者应与消化性溃疡出血、血小板减少性紫癜和其他原因所致的 DIC 相鉴别。以 ARDS 为主要表现者应注意与其他原因引起者鉴别。腹痛者应与外科急腹症鉴别。

八、治疗

本病的治疗原则为三早一就（早发现、早休息、早治疗，就近医治），把好五关（休克关、尿毒症关、高血容量关、大出血关、继发感染关）。早期合理治疗可显著减少并发症，降低病死率。

（一）发热期

治疗原则为抗病毒、减轻血浆外渗、改善中毒症状和预防 DIC。

1. 抗病毒治疗 利巴韦林能抑制病毒核酸合成，早期应用可能有一定效果。常用量为每日 750～1000 mg 加入 250～500 ml 葡萄糖液中静脉滴注，连用 3～5 天。早期亦可试用干扰素。

2. 减轻外渗 尽早卧床休息，为降低血管通透性可给予芦丁、维生素 C 等。每日输注平衡盐液 1000 ml，对高热、大汗或呕吐、腹泻者可适当增加。发热期后给予 20%甘露醇 125～250 ml，以提高血浆渗透压，减轻外渗和组织水肿。

3. 改善中毒症状 高热时予以物理降温，禁用强烈发汗退热药，以防因多汗进一步减少血容量；中毒症状严重者可予以地塞米松 5～10 mg/d 或氢化可的松 100～200 mg/d 加入葡萄糖液内静脉滴注，有非特异性消炎及保护血管壁作用。呕吐频繁者给予甲氧氯普胺（灭吐灵）临时肌注。

4. 防治 DIC 予以低分子右旋糖酐 500 ml 或丹参注射液静脉滴注，以降低血液黏滞性。

对高热、中毒症状和渗出表现严重者，应定期检测凝血功能，处于高凝状态时可给予小剂量肝素抗凝。肝素剂量为 0.5～1 mg/kg，于 6～12 h 内缓慢静脉滴注。再次用药前应做凝血时间检测。

（二）低血压休克期

治疗原则为积极补充血容量，注意纠正酸中毒和改善微循环。

1. 积极补充血容量　宜早期、快速、适量，争取 4 h 内使血压稳定。液体应晶胶结合，以平衡盐为主，切忌单纯输入葡萄糖液。对休克较重者，常用双渗平衡盐液，能达到快速补充血容量的目的。可选用的胶体液包括低分子右旋糖酐、甘露醇、血浆或白蛋白。渗出严重者使用 10%低分子右旋糖酐，24 h 用量不得超过 1000 ml。重症患者应用血浆或人血白蛋白等胶体溶液。本期因多伴有血液浓缩，故不宜输全血。补充血容量期间应密切观察血压变化，血压正常后仍需维持 24 h 以上。

2. 纠正酸中毒　休克状态下组织缺氧，乳酸积聚，导致代谢性酸中毒。纠酸主要用 5%碳酸氢钠溶液，可根据二氧化碳结合力（CO_2CP）结果分次补充或每次 60～100 ml，根据病情每天给予 1～4 次。5%碳酸氢钠溶液渗透压为血浆的 4 倍，既能纠酸也有扩容作用。

3. 血管活性药物　扩充血容量及纠正酸中毒后，血压仍不上升，应及时应用血管活性药以调节血管舒缩功能及提高血压，多巴胺 10～20 mg 加入 10%葡萄糖液内静脉点滴。亦可用山莨菪碱（654-2）0.3～0.5 mg/kg 静脉注射，剂量可逐渐增加。

4. 强心剂　当血容量基本补足，而心率仍在 140 次/分以上并考虑心功能不全时，可选用毛花苷 C（西地兰）等进行强心治疗。

5. 可短期应用糖皮质激素如地塞米松，10 mg/d 静脉滴注，有利于纠正休克。

（三）少尿期

治疗原则为稳（稳定内环境）、促（促进利尿）、导（导泻）、透（透析）。

1. 稳定内环境　①由于部分患者少尿期与低血压休克期重叠，因此，少尿早期应与休克所致肾前性少尿相鉴别。若尿比重＞1.02，尿钠＜40 mmol/L，尿尿素氮与血尿素氮之比＞10∶1，应考虑肾前性少尿。可静脉输入液体补充血容量，并观察尿量。如仍少尿则为肾实质损害所致少尿，此时应严格控制输入量。每日补液量为前一日尿量和呕吐量加 500～700 ml。②为防止高分解状态应补充足够的热量，主要输入高渗葡萄糖液（含糖量 200～300 g），以减少体内蛋白质分解，控制氮质血症。必要时加入适量胰岛素。③纠正酸中毒应根据 CO_2CP 检测结果，用 5%碳酸氢钠溶液纠正。

2. 促进利尿　本病少尿原因之一是肾间质水肿压迫肾小管，因此少尿初期可应用 20%甘露醇 125 ml 静脉注射，以减轻肾间质水肿。用后利尿效果明显者可重复应用一次，但不宜长期大量应用。常用的利尿药物为呋塞米，可从小量开始，逐步加大剂量至每次 100～300 mg，静脉注射。效果不明显时尚可适当加大剂量。亦可应用血管扩张剂如酚妥拉明每日 10 mg，或山莨菪碱每日 10～20 mg，每日 2～3 次，静脉输入。

3. 导泻　为预防高血容量综合征和高血钾，可以进行导泻，使体内潴留的液体及部分代谢产物从肠道排出。消化道出血时忌用。常用甘露醇 25 g，亦可应用硫酸镁或中药大黄煎水口服。

4. 透析或其他血液净化治疗　通常采用血液透析或床旁血液滤过。应用腹膜透析较简便，可在基层开展，但透析中蛋白质丢失较多，且可能引起腹腔出血和继发感染。血液透析和血液滤过收效较快。目前多主张早期给予血液净化治疗，凡有下述情况之一者即可考虑：①少尿 5 天或无尿 2 天以上，经各种利尿治疗无效或尿量增加缓慢。②显著的氮质血症，尿素氮大于 30.7 mmol/L（85 mg/dl），或每天上升 7.15 mmol/L（20 mg/dl）以上。③血钾≥6.5 mmol/L，且有明显高血钾心电图表现者。④有肺水肿、脑水肿、高血压等高血容量综合征表现。⑤严重酸中毒，且不能被碱性溶液纠正者。

（四）多尿期

治疗原则为，移行期和多尿早期的治疗同少尿期，多尿后期主要是维持水和电解质平衡，防治继发感染。

1. 维持水和电解质平衡 给予半流质和含钾食物，水分补充以口服为主，不能进食者可以静脉注射。

2. 防治继发感染 由于免疫功能下降，易发生呼吸道和泌尿系统感染。若发生感染应及时诊断和治疗，忌用对肾有毒性作用的抗生素。

（五）恢复期

治疗原则为补充营养、适当休息，注意锻炼，促进体力的恢复。少数患者遗留有高血压、腰痛、神经衰弱等症状，可进行对症处理。

（六）并发症治疗

1. 消化道出血 如有明显出血倾向应输注凝血酶原复合物、新鲜血小板或新鲜血。若有纤溶亢进可静注氨甲环酸 250～500 mg 或氨甲苯酸 100～300 mg。若血浆游离肝素增多，可静脉推注鱼精蛋白 50～100 mg。

2. 中枢神经系统并发症 出现抽搐时应用地西泮或戊巴比妥钠静脉注射，脑水肿或颅内出血所致颅内高压应用甘露醇静脉注射。

3. 心力衰竭、肺水肿 应立即减慢输液速度或停止输液，取半卧位，吸氧，静注强心药物或缓慢滴注硝普钠，并做好血液透析的准备。

4. ARDS 应静注地塞米松 20～30 mg，每 8 h 一次。此外，应限制入水量和进行高频通气，或用呼吸机进行人工终末正压呼吸。

5. 自发性肾破裂 进行手术治疗。

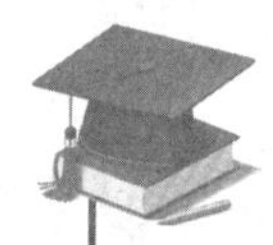

案例 3-5-1

患者，女，30 岁，农民。发热 3 天，尿少 2 天，于我院就诊。患者 3 天前无明显诱因出现发热，T 39～39.5℃，伴头痛、全身痛。在当地医院就诊，T 39.5℃，BP 70/50 mmHg，给予补液、抗感染治疗（具体不详），疗效不佳。两天来出现尿少，每日 400 ml，为进一步诊治转来我院。既往体健，居住地有老鼠活动。

【入院查体】 T 39℃，BP 100/80 mmHg，P 110 次/分。神志清，精神差，面部充血，左腋下可见条状出血。心肺查体无异常。腹软，无压痛及反跳痛，双肾区叩击痛（＋），肝脾肋下未触及，移动性浊音（－）。

【实验室检查】 外周血白细胞 16×10^9/L，血小板 70×10^9/L，中性粒细胞百分比 50%，淋巴细胞百分比 45%，异型淋巴细胞百分比 5%；尿蛋白（＋＋＋）；ALT 350 U/L，AST 120 U/L。

问题与思考

1. 最可能的诊断及诊断依据是什么？为明确诊断应做哪些检查？
2. 如何进行治疗？

案例 3-5-1 解析

九、预防

1. 疫情监测　由于新疫区不断扩大，因此应做好鼠密度、鼠带病毒率、易感人群等监测工作。

2. 管理传染源　即防鼠和灭鼠。可用药物及机械等方法灭鼠。

3. 切断传播途径　防止鼠类排泄物污染食品，不用手接触鼠类及其排泄物，动物实验时要防止被实验鼠咬伤。

4. 提高人群特异性免疫力　流行地区易感人群需注射疫苗。在我国因主要为第Ⅰ、Ⅱ型感染，故应注射双价疫苗。目前已研制出双价沙鼠肾细胞疫苗，注射4次（0日、7日、28日及1年时加强），特异性抗体产生率为90%以上，可维持2～3年。亦可注射3次（0日、14日及半年时加强），可取得同样效果。首次注射1周后即可出现抗体，故可应急接种。

（段钟平　陈　煜）

第六节　汉坦病毒肺综合征

汉坦病毒肺综合征（Hantavirus pulmonary syndrome，HPS）于1993年5月在美国西南部的新墨西哥、亚利桑那、科罗拉多和犹他州交界的四角地区暴发，是一种由新血清型汉坦病毒感染引起的、以ARDS为主要临床表现的急性发热性疾病。目前美国30个州均有本病出现。除美国外，美洲的加拿大、巴西、巴拉圭、阿根廷、智利、玻利维亚以及欧洲的德国、前南斯拉夫、瑞典和比利时等国均报道了HPS病例。鉴于本病除肺水肿外可出现心力衰竭，所以北美等国又称本病为汉坦病毒心肺综合征（Hantavirus cardiopulmonary syndrome，HCPS）。本病病情危重，病死率高达50%～78%。我国目前虽未发现HPS病例，但存在HPS发生和流行的危险性。

一、病原学

本病病原为一种新型汉坦病毒，被命名为无名病毒或辛诺柏病毒（SNV）。SNV呈粗糙的圆球形，平均直径112 nm，有致密的包膜及细的表面突起。根据病毒核苷酸序列测定结果，目前认为引起HPS的病原至少有6型以上，除SNV外，还包括纽约病毒（NYV）、纽约Ⅰ型病毒（NYV-1）、长沼病毒（BAYV）、黑渠港病毒（BCCV）以及安第斯病毒（ANDV）等。

二、流行病学

1. 传染源　主要为鹿鼠、白足鼠、棉鼠等鼠类，患者是否可成为传染源尚无定论。

2. 传播途径　人类主要通过吸入携带病毒的鼠类排泄物如唾液、尿、粪等形成的气溶胶而感染，另外也可通过破损的皮肤和黏膜、摄入被污染的水或食物或被啮齿类动物咬伤而感染。亦有报道存在人与人之间的传播。

3. 易感人群　流行区的人群普遍易感，大部分患者居住于农村。

4. 季节性　一般流行于春夏季，4—7月份为主，秋季亦有发生。

三、发病机制

尚未完全明确，目前认为肺是本病的主要靶器官，而肺毛细血管内皮细胞是HPS相关病毒感染的主要靶细胞。病毒感染后在多种细胞因子的作用下导致肺毛细血管通透性增加，大量血浆渗入肺间质和肺泡内，引起非心源性肺水肿，临床上出现呼吸窘迫综合征。免疫组织化学检查发现，病毒抗原广泛分布于肺毛细血管内皮细胞及心、肾、胰、肾上腺和骨骼肌等细胞内。因此一般认为其发病机制为病毒对细胞的直接损害作用或病毒介导的免疫反应导致细胞及脏器受损。此外，多种细胞因子及化学介质在 HPS 发生中也起着重要作用。

四、临床表现

潜伏期估计为 4～30 天（平均为 7～14 天）。本病可分为以下三期。

1. 前驱期 发病多急骤，发病之初有畏寒、发热（38～40℃）、头痛、肌痛、乏力等中毒症状，亦可有恶心、呕吐、腹痛及腹泻等消化道症状。症状平均持续 4 天。

2. 心肺期 多在发病 2～3 日后迅速出现咳嗽、气促及呼吸窘迫。体检有发绀、呼吸和心率加快，肺部可闻湿啰音。严重者出现低血压、休克、心律失常及循环、呼吸衰竭。可由于肺水肿及呼吸、循环衰竭而死亡。患者大多数没有肾综合征出血热特征性的结膜出血、瘀斑和皮肤潮红等表现。多数患者从发病至死亡时间平均为 3～7 天。

3. 恢复期 呼吸平稳，缺氧纠正，体力亦逐渐恢复。一般无后遗症。

由辛诺柏病毒、纽约病毒和纽约Ⅰ型病毒引起者一般无肾损害，而由长沼病毒和黑渠港病毒引起者可有肾损害并引起少尿。

本病预后极差，病死率高达 50％～78％。

五、诊断

居住地有本病或曾到过疫区；有上述临床表现；HPS 相关病毒的特异性 IgM 抗体阳性或 IgG 抗体效价逐步升高，或用 RT-PCR 法检测到血清、血浆和单个核细胞中存在病毒 RNA，为确诊依据。

六、治疗

1. 对症支持治疗 应隔离患者，做好病情监护。注意维持水、电解质、酸碱平衡。呼吸困难时应及时给氧，必要时应用人工呼吸机。及时纠正低血压。

2. 美国 CDC 批准早期试用利巴韦林抗病毒治疗，但并无确切疗效。

七、预防

1. 防鼠灭鼠 应用药物或机械等方法灭鼠，家庭内建立防鼠设施。

2. 注意个人卫生 动物学家和现场生物工作者尽量不用手接触鼠类及其排泄物。医务人员接触患者时，应注意隔离。

3. 疫苗 目前研制的汉坦病毒汉滩型和汉城型疫苗对汉坦病毒肺综合征的各型病毒之间没有交叉免疫作用，因此需要继续研制有效疫苗。

（段钟平　陈　煜）

第七节　流行性乙型脑炎

流行性乙型脑炎（epidemic encephalitis B）简称乙脑，又称日本乙型脑炎（Japanese encephalitis，JE），是由嗜神经乙脑病毒所致的急性中枢神经系统感染，属于人兽共患的自然疫源性疾病。蚊等吸血昆虫是传播媒介，流行于夏秋季，多发生于儿童，临床上以高热、意识障碍、惊厥、呼吸衰竭及脑膜刺激征为特征。部分患者留有严重后遗症，重症患者病死率较高。

一、病原学

病原为乙脑病毒（*Japanese encephalitis virus*，JEV），系虫媒病毒，属于黄病毒科，黄病毒属。

（一）形态及结构

病毒呈球形，有包膜，直径20～30 nm，为20面体结构。基因是正链单股RNA，全长约11 kb，自5′至3′端依次编码核衣壳蛋白（C蛋白）、膜蛋白（M蛋白）、包膜蛋白（E蛋白）、非结构蛋白（NS1、NS2a、NS2b、NS3、NS4a、NS4b、NS5）。乙脑病毒的基因组只有一个开放读码框，其编码由3个432个氨基酸组成的多聚蛋白前体，该多聚蛋白前体在宿主细胞内，包装于病毒核衣壳中，外层为脂膜（包膜）。

（二）分型及抗原性

基于E蛋白基因，JEV有五种基因型（Ⅰ～Ⅴ）。E蛋白是病毒的主要抗原成分，是一种保护性抗原，有助于病毒进入细胞内部。乙脑病毒的抗原性比较稳定，人和动物感染后3～8天可产生IgM，并持续30～90天，甚至更长，通过结合补体、血凝抑制及中和病毒等发挥抗病毒作用。对这些特异性抗体的检测有助于临床诊断和流行病学调查。

（三）生物学特性

本病毒在蚊体内繁殖的适宜温度为25～30℃，能在乳鼠脑组织中传代，亦能在鸡胚、猴肾细胞及Hela等细胞内生长增殖，在细胞的核内和胞质内都有病毒核酸。在外界环境中抵抗力不强，56℃ 30 min或100℃ 2 min即可灭活。对各种常用消毒剂如乙醚、乙醇、丙酮及甲醛都很敏感，但对低温和干燥的抵抗力很强，用冰冻干燥法在4℃冰箱中可保存数年。

二、流行病学

乙脑于1935年在日本发现，故又称为日本乙型脑炎。亚洲是主要流行区域，西太平洋地区罕有发生，农村地区流行的风险远高于城市。中国、韩国、日本、泰国是主要流行的国家，在越南、柬埔寨、缅甸、印度、尼泊尔和马来西亚等国家也有流行。我国1940年从脑炎死亡患者的脑组织中分离出乙脑病毒，证实本病存在。我国是乙脑高流行区，在20世纪60年代和70年代初期全国曾发生大流行，70年代以后随着大范围接种乙脑疫苗，乙脑发病率明显下降，近年来发病率维持在较低的水平。据中国CDC报道，自2010年以来，全国乙脑病例数每年在624～2541例，但局部地区时有暴发或流行。

（一）传染源

乙脑是一种人兽共患的自然疫源性疾病。人和动物（猪、牛、羊、马、驴、狗、猫、鸡、鸭、鹅等）感染乙脑病毒后可发生病毒血症，成为传染源。但人感染人后病毒血症期短暂，且血中病毒量很少，故患者不是本病的主要传染源。动物中家禽及家畜特别是猪感染数量最多，每年大批新生猪及幼猪被蚊子叮咬后产生病毒血症，血内病毒效价高达1∶1000，且猪的口鼻分泌物含有足够高滴度JEV，以感染另一种动物，因此猪为流行性乙型脑炎的主要传染源。猪的感染高峰期比人类的流行高峰早1～2个月，可利用猪的乙脑病毒感染率预测当年乙脑在人群中的流行强度。

（二）传播途径

本病主要通过蚊虫叮咬传播。库蚊是本病的主要传播媒介。伊蚊、按蚊中的某些种均可成为本病的传播媒介。蚊虫感染乙脑病毒后，不仅可带病毒越冬，而且病毒可经蚊卵传代，从而成为乙脑病毒的长期储存宿主。此外，在华东地区从蠛蠓和库蠓中也分离到病毒，它们也可成为本病的传播媒介。

（三）人群易感性

人对乙脑病毒普遍易感，感染后多数呈隐性感染，显性发病与隐性感染之比为1∶1000～1∶2000。感染后可获得持久免疫力。病例主要集中在10岁以下的儿童，以2～6岁组发病率最高。大多数成人因隐性感染而获得持久免疫力，婴儿可从母体获得抗体而具有保护作用。近年来由于儿童和青少年广泛接种疫苗，成人和老年人的发病率则相对增加。

（四）流行特征

在热带地区全年均可发生，而在亚热带和温带具有严格的季节性，80%～90%的病例都集中在7、8、9三个月内。但随地理环境的不同，流行季节略有上下波动，我国华南地区的流行高峰在6—7月份，华北地区为7—8月份，而东北地区则为8—9月份，均与蚊虫密度曲线相一致。气温和雨量与本病的流行也有密切关系。

三、发病机制与病理学表现

（一）发病机制

人被带乙脑病毒的蚊虫叮咬后，病毒进入人体，先在单核-巨噬细胞系统内繁殖，随后进入血液循环，形成病毒血症。发病与否取决于病毒的数量、毒力和机体的免疫功能。绝大多数感染者不发病，呈隐性感染。当被感染者免疫力弱，且感染的病毒数量大及毒力强时，则病毒侵入中枢神经系统而发生脑炎。不同的神经细胞对病毒感受不同，以及脑组织在高度炎症时引起的缺氧、缺血、营养障碍等，造成中枢病变部位不平衡。例如，脑膜病变较轻，脑实质病变较重；间脑、中脑病变重，脊髓病变轻。脑寄生虫病、癫痫、高血压、脑血管病和脑外伤等可使血脑屏障功能降低，病毒更易侵入中枢神经系统。

乙脑的发病机制与病毒致神经细胞变性、坏死和胶质细胞增生及炎症细胞浸润有关。细胞凋亡是乙脑病毒导致神经细胞死亡的普遍机制。此外，乙脑的发病还与免疫损伤有关，当机体特异性IgM与病毒抗原结合后，在脑实质和血管壁上沉积，激活补体系统和细胞免疫，产生免疫损伤，引起血管壁破坏，形成附壁血栓和大量炎症细胞渗出血管外，致脑组织供血障碍和坏死。

（二）病理学表现

乙脑病变范围较广，JEV可侵入机体各个脏器，如脑、脊髓、心、肺、肾和肾上腺等，引起间质性炎症，但对神经组织的侵袭力最强，中枢神经系统受损严重，以大脑皮质、间脑和中脑病变最严重，小脑、脑桥、延髓和脊髓的病变严重程度依次减轻。肉眼观察可见软脑膜大、小血管高度扩张与充血，脑的切面上可见灰质与白质中的血管高度充血、水肿，有时见粟粒或米粒大小的软化坏死灶。镜下可见如下表现：①神经细胞病变。神经细胞变性、肿胀与坏死，尼氏小体消失、核溶解，细胞内出现空泡。重者呈大小不等的点、片状神经细胞溶解坏死，形成软化灶。软化灶形成后可发生钙化或形成空洞。②细胞浸润和胶质细胞增生。脑实质中有淋巴细胞和大单核细胞浸润，常聚集在血管周围，形成“血管套”。胶质细胞呈弥漫性增生，在炎症的脑实质中游走，起吞噬和修复作用，有的聚集在坏死的神经细胞周围形成胶质小结。某些病灶内可见小胶质细胞和中性粒细胞侵入神经细胞内，形成噬神经细胞现象（neuronophagia）。③血管病变。脑内血管充血扩张，大量浆液性渗出，形成脑水肿。血管内皮细胞肿胀、坏死、脱落，重者有小动脉血栓形成及纤维蛋白沉着，产生附壁血栓，形成栓塞。血管周围出现淤血、出血。

四、临床表现

潜伏期 4～21 天，一般为 14 天。

（一）根据病程分期

1. 初热期 持续约 3 天，急性起病，1～2 天内体温升到 39℃，伴头痛、恶心、呕吐，可有不同程度的意识障碍。小儿可有呼吸道症状或腹泻。极重型患者起病时可有高热，抽搐、深昏迷而进入极期。

2. 极期 持续 5～10 天，患者症状渐加重，突出表现为全身毒血症及脑部损害症状。主要表现如下。

（1）高热：多呈稽留热，体温在 39～40℃或以上，平均持续 7～10 天。重者可达 3 周以上，轻者持续 3～5 天。体温越高，热程越长，病情越重。

（2）意识障碍：为本病主要表现，包括嗜睡、谵妄、昏迷等。意识障碍最早可见于病后 1～2 天，但大多见于病后 3～8 天，通常持续 7～10 天，重者持续 1 个月以上。昏迷越早、越深、越长，病情越重，预后越差。

（3）惊厥或抽搐：与脑实质炎症、脑水肿、缺氧、高热和低钠性脑病等有关，多见于病程第 2～5 天，可表现为轻度的手、足、面部抽搐或惊厥，重者表现为全身性阵发性抽搐或全身强直性痉挛，持续数分钟至数十分钟不等，均伴有意识障碍。频繁的抽搐可导致发绀、缺氧和脑水肿，昏迷程度加深，甚至呼吸暂停。因此，惊厥或抽搐是乙脑的严重症状之一。

（4）呼吸衰竭：多见于重症患者，以中枢性呼吸衰竭为主，可由呼吸中枢损害、脑水肿、脑疝、低钠性脑病等原因引起，表现为呼吸节律不齐或幅度不均，如双吸气、叹息样呼吸、潮式呼吸、抽泣样呼吸，最后呼吸停止。乙脑患者有时也可出现外周性呼吸困难，表现为呼吸先快后慢，胸式或腹式呼吸减弱，发绀，但呼吸节律整齐。中枢性呼吸衰竭可与外周性呼吸衰竭同时存在。

高热、抽搐及呼吸衰竭是乙脑急性期的三联症，常互为因果，相互影响，加重病情，尤其是呼吸衰竭是乙脑最为严重的症状，也是重要的死亡原因。

（5）脑水肿：主要由脑实质改变、脑缺氧、低钠性脑病等所致，表现为不同程度的意识障碍、颅内压升高。颅内压升高可出现剧烈头痛、喷射性呕吐、视盘水肿、血压升高、脉压增大、心率减慢、意识障碍加深。重症者可发生脑疝，以小脑幕切迹疝多见，表现为面色苍白、心率减慢、反复或持续抽搐、昏迷加深、瞳孔忽大忽小、对光反射迟钝。较大儿童及成人均有不同程度的脑膜刺激征，婴儿常有前囟隆起。

（6）其他神经系统的症状和体征：乙脑的神经系统表现多于病程 10 天内出现，第 2 周后就很少出现新的神经系统症状和体征。常有浅反射消失或减弱，深反射如膝腱反射、跟腱反射等先亢进后消失，呈上运动神经元性瘫痪，可有肢体强直性瘫痪、偏瘫或全瘫，伴有肌张力增高，病理性锥体束征阳性，常出现脑膜刺激征。还可伴有膀胱和直肠麻痹（大、小便失禁或潴留）。此外，根据病变部位不同，可有脑神经损伤或自主神经功能紊乱的表现。

此期还可出现循环衰竭、消化性溃疡、消化道大出血，严重者危及生命。

3. 恢复期 体温逐渐下降，神经系统症状和体征逐渐改善消失，一般于2周左右可完全恢复。部分患者需1～3个月的恢复期。但重症患者可有神志迟钝、痴呆、失语、多汗、吞咽困难、面瘫、四肢强直性瘫痪或扭转痉挛等恢复期表现，经积极治疗后大多数患者在6个月内恢复。

4. 后遗症期 6个月后仍留有精神神经症状者称后遗症期。5%～10%的重症患者可有后遗症。主要有意识障碍、痴呆、失语、肢体瘫痪、扭转痉挛和精神失常等，经积极治疗可有不同程度的恢复。癫痫后遗症可持续终身。

（二）临床分型

乙脑的临床分型可有轻型、普通型、重型、极重型（表3-7-1）。乙脑临床症状以轻型和普通型居多，约占总病例数的2/3。流行初期重型多见，流行后期轻型多见。

表3-7-1 乙脑的临床分型

型别	体温（℃）	神志	抽搐	脑膜刺激征 & 病理征	呼吸衰竭	病程	后遗症
轻型	38～39	清楚	无	不明显	无	1周	无
普通型（中型）	39～40	嗜睡 浅昏迷	偶有	有	无	7～14日	多无
重型	>40	昏迷	反复	明显	可有	2周以上	常有
极重型（暴发型）	>40	深昏迷	持续	明显	迅速出现	多在3～5日死亡	多有

五、实验室及辅助检查

（一）血常规

发病初期白细胞总数常升高，一般在（10～20）×10^9/L，中性粒细胞常在80%以上，核左移，嗜酸性粒细胞可减少，这与大部分病毒感染不同。后期白细胞分类计数恢复正常。

（二）脑脊液

脑脊液外观清亮或微浊，压力轻度升高。白细胞计数多在（50～500）×10^6/L，分类早期以中性粒细胞为主，后期以淋巴细胞为主；蛋白可正常或轻度升高，糖正常或偏高，氯化物基本正常。少部分患者病初脑脊液正常。

（三）免疫学检查

1. 特异性IgM测定 在起病后4天出现，2周时达高峰，主要存在于血液及脑脊液中，可采用酶联免疫吸附试验（ELISA）、间接免疫荧光法、二巯基乙醇耐性试验等检测，作为早期诊断，起病后1～2周检测，敏感性接近100%。

2. 补体结合抗体 为IgG抗体，特异性较高，但其阳性大都出现在第4～7周，可维持1年左右，双份血清抗体效价有4倍或以上的增长即可诊断。不适于早期诊断，一般可用作流行病学调查。

3. 血凝抑制试验 可测定IgM抗体及IgG抗体，敏感性高，方法简便快速，但试验要求严格，偶见假阳性反应。双份血清效价增长4倍以上可确诊，单份血清抗体效价1∶80为可疑，1∶320可作诊断，1∶640可确诊。

4. 中和抗体 病后1周在血中出现，效价增长4倍以上可确诊。早期为IgM，后期为

IgG，抗体持续终生。此法特异性及敏感性均较高，一般用于流行病学调查。

5. 病毒抗原 出现于发病初1～2天的血液或发热第2～4天的脑脊液及发热全程的脑室内脑脊液，均可采用免疫荧光、ELISA和反向被动血凝试验等方法检测，阳性率高，有早期诊断价值。

（四）病原学

JEV主要存在于脑组织中，血及脑脊液如分离出JEV常预示患者预后差。此外，采用RT-PCR可在脑组织中检测到核酸片段，用于乙脑的研究。

（五）影像学

主要表现为弥漫性脑水肿征象（脑沟回变浅，脑室系统缩小，脑灰质和脑白质界限不清），磁共振较CT更灵敏。上述病变多属于疾病晚期改变。

（六）脑电图

脑电图可出现多种形式，包括θ波、δ波、爆发抑制、癫痫样活动及弥漫性慢波化，偶见α波。

六、诊断及鉴别诊断

（一）诊断

1. 流行病学史 在不同地区各自的乙脑高发季节，10岁以下儿童，起病前1～3周内，在流行地区有蚊虫叮咬史。近期无乙脑疫苗接种史。

2. 临床表现 突然起病，高热，头痛、呕吐、意识障碍、抽搐、病理反射征阳性等脑实质病变表现为主，脑膜刺激征较轻。

3. 实验室检查 白细胞总数和中性粒细胞均升高，脑脊液检查符合无菌性脑膜炎改变，血清学检查可有助确诊。

（二）鉴别诊断

1. 中毒性细菌性痢疾 本病与乙脑发病年龄、发病季节相同，但发病机制不同，起病更急，常在发病24 h内出现高热、抽搐与昏迷，伴有中毒性休克；一般无脑膜刺激征，脑脊液无改变；大便或灌肠液可查见红细胞、白细胞、脓细胞及吞噬细胞，培养有痢疾杆菌生长。

2. 化脓性脑膜炎 症状类似乙脑，但没有严格的季节性，多有原发病灶，常先有或同时伴有局部化脓性病灶。早期可出现瘀点、瘀斑，脑脊液呈细菌性脑膜炎改变，瘀点或脑脊液涂片或培养可发现细菌。

3. 结核性脑膜炎 无季节性，起病缓慢，病程长，症状以脑膜刺激征为主，脑实质病变表现较轻。常有结核病病史。脑脊液涂片可找到结核分枝杆菌。

4. 其他病毒学脑炎 由流行性腮腺炎、脊髓灰质炎、柯萨奇病毒及埃可病毒等所致的中枢神经系统感染。应根据流行病学资料、临床特征、血清学检查及病毒学分离加以区别。

5. 脑型疟疾 发病季节、地区及临床表现均与乙脑相似。但脑型疟疾热型较不规则。病初先有发冷、发热及出汗，然后出现脑部症状，还可有脾大及贫血。血片查找疟原虫可确诊。

七、预后

一般流行早期病情较重；婴儿病情较轻，老人较重；轻型和普通型大多可以顺利恢复，病后可获稳定持久的免疫力，重型和极重型病死率高。本病死亡多发生于极期，主要由于中枢性呼吸衰竭所致，存活者可遗留不同程度的后遗症。

八、治疗

乙脑尚无特异性抗病毒治疗手段，主要是对症和支持治疗，要把好高热、惊厥、呼吸衰竭三关。

（一）一般治疗

病房应安静、通风、备有防蚊及降温设备，室温宜维持在26℃左右。

1. 密切监测患者的生命体征、意识、出入量。
2. 保持呼吸道通畅，严防痰液窒息。
3. 不能进食者可给予鼻饲或静脉补液。由于乙脑可伴有脑水肿，补液量不宜过多，成人每日补液量为1500～2000 ml，儿童每日为50～80 ml/kg。

（二）对症治疗

高热、抽搐及呼吸衰竭是危及患者生命的三大主要症状，可互为因果，形成恶性循环。高热时增加氧耗，加重脑水肿和神经细胞病变，从而使抽搐加重；而抽搐时机体产热增加，且抽搐时影响气体交换，导致呼吸衰竭的发生并进一步加重脑水肿，引起抽搐加重。因此及时处理和控制高热、抽搐和呼吸衰竭是成功抢救乙脑患者的关键。

1. 高热 采用物理降温为主、药物降温为辅，使体温控制在38℃左右。①物理降温：包括冰敷额部、枕部和体表大血管部位（如腋下、颈部及腹股沟等处），乙醇或温水擦浴，冷盐水灌肠等。②药物降温：幼儿、年老体弱者可用安乃近滴鼻，应避免用过量退热药，以免大量出汗而引起循环衰竭。③亚冬眠疗法：对持续高热伴抽搐的患者可采用此法，具有降温、镇静、止痉作用。常用氯丙嗪和异丙嗪各0.5～1 mg/kg，每4～6 h一次肌内注射。但如果此法掌握不当，可使呼吸中枢及咳嗽反射受抑制，故用药时要保持呼吸道通畅。低温可以降低脑代谢率，提高脑对缺氧的耐受性，减轻脑水肿，有利于脑功能恢复。

2. 抽搐或惊厥 处理包括去除病因及镇静解痉。①因脑实质炎症所致者，可使用镇静剂。首选地西泮，还可用水合氯醛鼻饲或灌肠，也可采用亚冬眠疗法；苯巴比妥钠可用于预防抽搐，但有蓄积作用，不宜久用。②因脑水肿所致者，应以脱水为主，可用20%甘露醇静脉推注或快速滴注（20～30 min内滴完），每次1～2 g/kg，据病情每4～6 h重复使用，必要时可加用50%葡萄糖、呋塞米、糖皮质激素静脉推注，以降低血管通透性，防止脑水肿和脱水剂用后反跳。③因缺氧所致者，应吸氧、保持呼吸道通畅，必要时采用气管切开，加压呼吸。④因高热所致者则以降温为主。⑤因低钠性脑病或低血钙所致者应以纠正电解质为主。

3. 呼吸衰竭 依据引起的病因进行相应的治疗。①氧疗：通过鼻导管或面罩给氧增加吸入氧浓度，以纠正患者缺氧状态。②因脑水肿所致者用脱水剂治疗。③呼吸道分泌物梗阻所致者应定时吸痰、加强翻身拍背，若痰液黏稠不易排出者，可用化痰药物和糖皮质激素雾化吸入，对于严重排痰障碍者可考虑用纤维支气管镜吸痰。如上述措施无效，应及早气管切开或气管插管以建立人工气道，进行机械通气。④中枢性呼吸衰竭者可用呼吸兴奋剂，首选洛贝林，也可用尼可刹米。在紧急抢救或心肺复苏时，上述两种药物可联用。⑤应用血管扩张剂，如东莨菪碱、酚妥拉明、阿托品等可改善脑微循环、减轻脑水肿、兴奋呼吸中枢。

4. 循环衰竭 因脑水肿、脑疝所致者应用脱水剂及东莨菪碱治疗；因脱水过度、高热致血容量不足或电解质紊乱者，应及时补充血容量或纠正电解质紊乱；心功能不全者可用强心剂，如毛花苷C（西地兰）。

5. 中医中药治疗 乙脑在中医学中属“暑热”，以清热解毒、芳香化浊、息风通下为主，可用银翘散或清营汤加减。病情极重者可配合应用安宫牛黄丸，有开窍安神、止痉作用。

6. 恢复期及后遗症 恢复期患者应加强护理，防治褥疮和继发感染的发生；进行语言、智力、吞咽和肢体功能锻炼；震颤、多汗、肢体强直者用盐酸苯海索（安坦）或美多巴片。对病情稳定，无抽搐的瘫痪、失语等患者，可采用高压氧治疗，12 次为一疗程，对后遗症明显者一般要治疗 3 个疗程以上。

九、预防

本病预防应采取防蚊、灭蚊和预防接种为主的综合性预防措施。

（一）控制传染源

隔离患者至体温正常。家畜，尤其猪是主要的传染源，故应做好饲养场所的环境卫生，并将人畜居住地分开，加强对动物的管理和疫苗接种。

（二）切断传播途径

防蚊、灭蚊是预防本病的有效途径。灭蚊的方法包括灭越冬蚊、早春蚊，消灭蚊虫孳生地，尤其要搞好家畜棚等场所的灭蚊工作，以减少人群感染机会，在流行季节应用蚊帐和驱蚊剂，以防止蚊虫叮咬。

（三）保护易感人群

预防接种是保护易感人群的根本措施。我国主要使用的是原代地鼠肾细胞减毒活疫苗和 Vero 细胞灭活疫苗。乙脑减毒活疫苗已被纳入国家免疫规划疫苗接种，儿童在 8 月龄及 2 周岁各接受 1 剂计划免疫，接种方法为皮下注射，在上臂外侧三角肌下缘附着处，剂量 0.5 ml。Vero 细胞灭活疫苗适用于 6 月龄至 10 周岁的儿童和由非疫区进入疫区的儿童及成人，基础免疫应注射两针，初免后第 7 天注射第 2 针，基础免疫后 1 个月至 1 年内加强免疫 1 次，可根据当地流行情况在基础免疫后的 3～4 年再加强 1 次，每次注射 1 剂。

（夏瑾瑜）

第八节 登革热

登革热（dengue fever）是由登革病毒（*Dengue virus*，DENV）引起的急性虫媒传染病，主要通过埃及伊蚊或白纹伊蚊叮咬传播。临床主要表现为突起发热、头痛、极度疲乏，全身肌肉、骨骼及关节痛，可有皮疹、淋巴结肿大、白细胞和血小板减少等。严重者可出现出血、休克、多器官功能损伤、血液浓缩等表现，多发于 10 岁以下儿童和免疫力低下者，病死率高。登革热是全球分布最广、发病最多、危害较大的一种虫媒病毒性疾病。

一、病原学

登革病毒属黄病毒科（*F1aviviridae*）黄病毒属（*Flavivirus*）。

（一）形态及分子结构

病毒颗粒呈哑铃状、棒状或球形，直径为 45～55 nm。基因组为单股正链 RNA，长度约 11 kb，含有 1 个开放读码框，编码 1 个约有 3400 个氨基酸的多聚蛋白，包含 3 个结构蛋白（包膜蛋白、核衣壳蛋白和膜蛋白）与 7 个非结构蛋白。基因组与蛋白组成 20 面立体对称的病毒颗粒，外层为两种脂蛋白组成的包膜。

（二）分型和抗原性

登革病毒包膜含有型和群特异性抗原。根据抗原性差异，登革病毒可分为Ⅰ、Ⅱ、Ⅲ、Ⅳ

四个血清型，各型之间及与黄病毒属其他病毒之间可发生部分交叉免疫反应。

（三）生物学特性

登革病毒在1～3日龄新生小白鼠脑、猴肾细胞株、伊蚊胸肌及C6/36细胞株内生长良好，其中以白纹伊蚊C6/36细胞株最为敏感，是目前分离登革病毒常用的细胞株。

登革病毒对热敏感，56℃ 30 min或100℃ 2 min即可灭活，但耐低温，在－70℃冷冻干燥状态下可长期存活。超声波、紫外线、0.05%甲醛溶液、乳酸、高锰酸钾、甲紫等均可灭活病毒。

二、流行病学

（一）传染源

患者和隐性感染者为主要传染源。患者在发病前6～18 h至病程第3天内传染性最强。在流行期间，轻型患者及隐性感染者占大多数，可能是更重要的传染源。蝙蝠、猴、鸟类等动物体内可检测到登革病毒的抗体，可能是登革病毒的自然宿主，并可能成为本病的传染源。

（二）传播途径

埃及伊蚊和白纹伊蚊是传播登革病毒的主要蚊种。伊蚊叮咬患者或隐性感染者后，病毒进入蚊体内获得感染，病毒在蚊体唾液腺繁殖8～10天后即具有传染能力，传染期长者可达174天。具有传染性的伊蚊叮咬人体时，即将病毒传播给人。伊蚊受染后可终生携带和传播病毒，并可经卵将病毒传给后代。

（三）人群易感性

人群普遍易感，但感染后仅有部分人发病。登革病毒感染后，人体可对同型病毒产生持久免疫力，但对异型病毒感染不能形成有效保护。各血清型之间及与其他黄病毒属病毒之间有不同程度的交叉免疫力。

（四）流行特征

本病已广泛分布于100多个国家和地区，尤其是热带和亚热带地区。东南亚地区、太平洋岛屿和加勒比海等地区好发。我国各省均有输入病例报告，广东、云南、福建、浙江、海南等南方省份可发生本地登革热流行。登革热由蚊媒传播，流行有一定季节性，常与伊蚊密度、雨量相关。在气温高而潮湿的热带地区，蚊媒常年繁殖，全年均可发病。我国广东、广西发病高峰为5—12月份，海南为3—12月份。

三、发病机制与病理学表现

（一）发病机制

登革病毒经伊蚊叮咬侵入人体，在毛细血管内皮细胞和单核-巨噬细胞系统增殖后进入血液循环，形成第一次病毒血症。然后再定位于单核-巨噬细胞系统和淋巴组织之中，复制至一定程度后，再次入血形成第二次病毒血症，引起临床症状。体液中的抗登革病毒抗体与登革病毒形成免疫复合物，激活补体系统，导致血管通透性增加，血浆外渗，血液浓缩。同时病毒可抑制骨髓，导致白细胞、血小板减少和出血倾向。

重症登革热的发病机制迄今尚未完全阐明。抗体依赖性增强（antibody-dependent enhancement，ADE）作用的研究证据最多。初次感染登革病毒产生的群特异性抗体，在再次感染登革病毒时有促进病毒感染的作用，称增强性抗体。当二次感染异型病毒时，体内增强性抗体活性强，与病毒结合为免疫复合物，通过单核细胞或巨噬细胞膜上的Fc受体，促进病毒在这些细胞中复制，产生抗体依赖性增强现象，导致重症登革热发生。其他发病机制包括病毒毒力及变异、宿主基因背景、细胞因子风暴等。

（二）病理学表现

病理改变主要是细胞变性、水肿和出血。有肝、肾、心和脑的退行性变；心内膜、心包、胸膜、胃肠黏膜、肌肉、皮肤及中枢神经系统有不同程度的出血；皮疹内小血管内皮肿胀，血管周围水肿及单核细胞浸润。重症登革热表现为全身毛细血管通透性增加，导致血浆蛋白渗出及出血。内脏小血管及微血管周围水肿、出血和淋巴细胞浸润。

四、临床表现

潜伏期 2～15 日，平均 6 日左右。登革病毒感染可表现为隐性感染、非重症感染及重症感染等。典型的登革热病程分为三期，即发热期、极期和恢复期。

（一）发热期

典型病例的症状包括发热、皮疹、出血、淋巴结肿大等。

1. 发热　通常起病急骤，24 h 内体温可达 40℃，可伴畏寒。一般持续 2～7 天，然后突然降至正常，热型多不规则。部分病例于发热 3～5 天后体温降至正常，1～3 天后再度上升，呈双峰热型或马鞍热型。儿童病例起病较缓，热度也较低。发热时常伴头痛，眼球后痛，全身肌肉、骨骼和关节疼痛，明显乏力，还可有颜面、颈部和上胸部皮肤潮红、结膜充血，呈“醉酒貌”。消化道症状可有食欲下降、恶心、呕吐、腹痛、腹泻。脉搏早期加快，后期变缓。严重者疲乏无力，呈衰竭状态。

2. 皮疹　于病程第 3～6 天出现充血性皮疹或点状出血疹，分布于全身、四肢、躯干及头面部，多有痒感，持续 3～4 日消退，疹退后无脱屑及色素沉着。

3. 出血　病程第 5～8 日，25%～50%病例可出现不同程度的出血现象，如皮下出血、注射部位瘀点或瘀斑、牙龈出血、鼻出血及束臂试验阳性等。

4. 淋巴结肿大　全身淋巴结可有轻度肿大，伴有轻触痛。

5. 其他　约 1/4 病例有肝大、压痛，个别病例可出现黄疸，脾大少见。此外还可有心、肺、肾的损害等。

（二）极期

通常出现在病程的第 3～8 天。出现腹部剧痛、持续呕吐等重症预警指征往往提示极期的开始。

部分患者高热持续不缓解，或退热后病情加重，可因毛细血管通透性增加导致明显的血浆渗漏。如果血浆渗漏严重，可发生休克。长时间休克患者可发生代谢性酸中毒、多器官功能障碍和弥散性血管内凝血。

在血浆渗漏发生前，患者常表现为进行性白细胞减少以及血小板计数迅速降低。血浆渗漏可持续 24～48 h，表现为不同程度的球结膜水肿、心包积液、胸腔积液和腹水等。血细胞比容（hematocrit，HCT）升高的幅度常常反映血浆渗漏的严重程度。

少数患者没有明显的血浆渗漏表现，但仍可出现严重出血，如皮下血肿、消化道出血、阴道出血、颅内出血、咯血、肉眼血尿等。

部分病例可出现胸闷、心悸、头晕、气促、呼吸困难、头痛、呕吐、嗜睡、烦躁、谵妄、抽搐、昏迷、行为异常、颈强直、腰痛、少尿或无尿、黄疸等严重脏器损害的表现。

（三）恢复期

极期后的 2～3 天，患者病情好转，胃肠道症状减轻，进入恢复期。部分患者可见针尖样出血点，下肢多见。白细胞计数、血小板计数逐渐恢复。

2009 年 WHO 指南将登革热分为非重症登革热和重症登革热两种临床类型，重症登革热又根据是否有预警指征（表 3-8-1），分为有预警和无预警指征者。凡符合以下一条或多个条件者，判断为重症登革热：①血浆渗漏出现休克和（或）液体积聚，伴或不伴呼吸窘迫；②严重出血；③严重脏器损伤。

表 3-8-1　重症登革热预警指征

临床表现	实验室检查
腹部剧痛	血小板计数迅速减少
持续呕吐	血细胞比容升高
黏膜出血	
嗜睡，烦躁	
液体积聚征	
肝大＞2 cm	

五、实验室检查

（一）一般常规检查

1. 血常规　白细胞总数减少，发病第 2 天开始下降，第 4～5 日降至最低，中性粒细胞减少，可见异常淋巴细胞。重症患者的白细胞总数正常或增多，一般在 10×10^9/L 以上，高者可达（20～40）$\times10^9$/L，血红蛋白和血细胞比容常明显升高。血小板减少，最低可降至 10×10^9/L 以下。

2. 尿常规　可见少量蛋白、红细胞等，可有管型出现。

3. 血生化检查　超过半数的患者转氨酶、乳酸脱氢酶升高，少数患者总胆红素升高，白蛋白降低。部分患者可出现肌酸激酶（CK）/肌酶激酶同工酶（CKMB）、脑钠肽（BNP）、肌钙蛋白、尿素氮和肌酐升高及电解质紊乱等。

4. 其他　出凝血功能检查可见纤维蛋白原减少，凝血酶原时间和部分凝血活酶时间延长。脑型病例脑脊液压力升高，白细胞和蛋白质正常或稍增加，糖和氯化物正常。

（二）血清学及病原学检查

1. 特异性抗体测定　目前常用胶体金免疫层析快速检测法、ELISA 法、血凝抑制试验等检测登革热特异性 IgM、IgG 抗体。初次感染患者，发病后 3～5 天可检出 IgM 抗体，发病 2 周后达到高峰，可维持 2～3 月；发病 1 周后可检出 IgG 抗体，可维持数年甚至终生；发病 1 周内，在患者血清中检出高水平特异性 IgG 抗体提示二次感染，也可结合捕获 ELISA 法检测的 IgM/IgG 抗体比值进行综合判断。

2. NS1 抗原检测　NS1 是 DENV 的非结构蛋白，在病程 1～6 天可以检出，具有早期诊断的价值。常用胶体金免疫层析快速检测法、ELISA 法检测，特异性和敏感性高。

3. 病毒核酸检测　目前可用实时荧光定量 RT-PCR 方法检测登革病毒 RNA，在病毒感染后 5～6 h 即可检出，在病毒感染 2 日内即可对病毒进行分型，具有敏感性高、特异性强、检测时间短等优点，可用于本病的早期、快速诊断。

4. 病毒分离　将急性期（病程 1～3 日）患者血清接种于白纹伊蚊细胞株 C6/36 进行病毒

分离，阳性率高达60%～80%。

六、诊断及鉴别诊断

（一）诊断

1. 流行病学史 流行区或15天内到过流行疫区，在流行季节发病。

2. 临床表现 急性起病，有高热、全身疼痛、皮疹、出血、淋巴结肿大、肝大、白细胞和血小板减少等症状者应考虑为登革热。如单份血清登革病毒特异性IgM抗体阳性，为临床诊断病例。如急性期血清检测出NS1抗原或病毒核酸，或分离出登革病毒或恢复期血清特异性IgG抗体滴度呈4倍以上升高，为确诊病例。

（二）鉴别诊断

本病应与流行性感冒、基孔肯雅热、寨卡病毒病、黄热病、肾综合征出血热、发热伴血小板减少综合征、钩端螺旋体病、麻疹、猩红热等鉴别。有脑病表现的病例需与其他中枢神经系统感染相鉴别。白细胞及血小板减低明显者，需与血液系统疾病鉴别。

七、预后

登革热为自限性疾病，预后良好，病死率为3/10 000，死亡病例多数属于重症。少数重症登革热病例可因重要脏器功能衰竭死亡。

八、治疗

本病尚无特效治疗方法，主要采用综合治疗措施。治疗原则是早发现，早治疗，早防蚊隔离。重症病例的早期识别和及时抢救是降低病死率的关键。

（一）一般治疗

急性期应卧床休息，进流质或半流质饮食，在有防蚊设备的病室中隔离到病程超过5天，并且热退24 h以上。保持皮肤和口腔清洁。

（二）对症治疗

1. 退热 以物理降温为主。对出血症状明显者，避免乙醇擦浴。解热镇痛剂可能出现严重并发症，应慎用。对中毒症状严重者，可短期使用糖皮质激素。

2. 补液 对于大汗或腹泻者应鼓励其口服补液，对频繁呕吐、不能进食或有脱水、血容量不足者，应及时静脉输液，但应警惕输液致脑水肿、肺水肿及充血性心力衰竭发生。重症登革热补液原则是维持良好的组织器官灌注，同时应根据患者HCT、血小板、电解质、尿量及血流动力学情况随时调整补液的种类和数量。

3. 出血治疗 有出血倾向者可选用止血药物。对大出血病例，应输入新鲜全血或血小板等。严重上消化道出血可口服凝血酶、雷尼替丁或静脉推注奥美拉唑等。

4. 抗休克治疗 出现休克时应尽快进行液体复苏治疗。液体复苏原则是先晶体后胶体，积极纠正酸碱失衡。液体复苏治疗无法维持血压时，应使用血管活性药物；严重出血引起休克时，应及时输注红细胞或全血等。有条件可进行血流动力学监测并指导治疗。

5. 重要脏器损害的治疗 针对不同脏器损害给予相应治疗。

九、预防

应做好疫情监测，早发现、早诊断、早隔离治疗。防蚊灭蚊、切断传播途径是预防本病的根本措施。登革热的预防接种目前还处于研究阶段，尚无安全有效的疫苗用于临床。

（韩荔芬　潘　晨）

第九节　狂犬病

狂犬病（rabies）又名恐水症（hydrophobia），为感染狂犬病病毒（*Rabies virus*）所致，是一种以侵犯中枢神经系统为主的人兽共患传染病。通常因被病兽咬伤、抓伤或舌舔皮肤或黏膜破损处后感染发病。临床表现为特有的恐水、恐声、狂躁、恐惧不安和咽肌痉挛。病死率几乎为100%。

一、病原学

狂犬病病毒形似子弹，属弹状病毒科（*Rhabdoviridae*）拉沙病毒属（*Lyssavirus genus*），大小约75 nm×180 nm，为单股负链RNA病毒，外部为蛋白质衣壳，表面有脂蛋白包膜。从患者和患病动物直接分离的病毒称野毒株（wild strain）或街毒株（street virus），其特点是毒力强，能在唾液中繁殖。经实验室传代培养后病毒毒力减弱，被称为固定毒株（fixed virus），自然感染不能侵犯中枢神经系统，但仍能保持其抗原性，可用于制作狂犬病疫苗。

狂犬病病毒基因编码5种蛋白，即糖蛋白（G）、核蛋白（N）、聚合酶（L）、磷蛋白（NS）和膜蛋白（M）。糖蛋白能与乙酰胆碱受体结合，决定了病毒的嗜神经性，能诱导机体产生保护性免疫应答。核蛋白是荧光免疫法检测的靶抗原，具有种属特异性，有助于临床诊断。

狂犬病病毒对理化因子抵抗力差，强酸、强碱、脂溶剂、季胺类化合物、紫外线、X线等能迅速灭活病毒，对酚有高度抵抗力，在冰冻干燥下可保存数年。

二、流行病学

1. 传染源　携带狂犬病病毒的动物是本病的传染源，其中80%～90%为病犬。患病动物唾液中含有多量的病毒，于发病前数日即具有传染性。一般来说，狂犬病患者不是传染源，因其唾液中所含病毒量较少。

2. 传播途径　主要的传播途径是被带病毒动物咬伤、抓伤或舔触伤口感染。少数可因吸入含病毒的气溶胶或在接触病兽的血、组织后被感染。

3. 易感人群　人群普遍易感，兽医、动物实验人员和动物饲养员属高危人群。人被病兽咬伤后是否发病与下列因素有关：①咬伤部位，头、面、颈、手指被咬伤后发病机会多；②严重程度，伤口大而深者发病率高；③伤口的处理，咬伤后迅速彻底清洗者发病机会少；④免疫功能低下或免疫缺陷者发病机会多；⑤衣着厚者受感染机会少；⑥若伤后能及时、全程、足量地注射狂犬疫苗，发病率低于1%。

三、发病机制与病理学表现

（一）发病机制

狂犬病病毒侵入人体后，对神经组织有强大的亲和力，致病过程可分为三个阶段。

1. 组织内病毒小量增殖期　病毒先在感染部位肌细胞内小量增殖，再侵入附近的神经末梢。

2. 侵入中枢神经系统期　病毒沿神经轴突向心性扩散，至脊髓的背根神经节后再大量复制，入侵脊髓并很快到达脑部。主要侵犯脑干、小脑等处的神经细胞。

3. 向各器官扩散期　病毒自中枢神经离心性扩散至周围神经及其所支配的组织器官，尤以唾液腺、嗅神经上皮等处病毒量较多。由于迷走、舌咽和舌下神经核受损，可致咽肌及呼吸肌痉挛，出现恐水、吞咽和呼吸困难。交感神经受刺激，使唾液分泌和出汗增多。

（二）病理学表现

病理变化主要为急性弥漫性脑脊髓炎，以大脑基底、海马回、脑干部位及小脑损害最为明显。脑实质外观呈充血、水肿及微小出血，镜下有非特异的神经细胞变性和炎症细胞浸润。在神经细胞胞质内可见到嗜酸性包涵体，又称内基小体（Negri body），为狂犬病病毒集落。内基小体最常见于海马以及小脑浦肯野细胞中，呈圆形，直径 3～10 μm，染色后呈樱桃红色，是狂犬病的特征性病变，具有诊断意义。

四、临床表现

潜伏期可在 5 日至 10 年或以上，多数 1～3 个月。典型临床经过分为以下 3 期。

（一）前驱期或侵袭期

前驱期或侵袭期持续 2～4 天。此期大多有低热、乏力、恶心、全身不适等类似感冒的症状，继而出现恐惧不安、烦躁失眠，对声、风、光等刺激敏感而出现咽喉紧缩感。尤其是已愈合的伤口及伤口周围出现痒、痛、麻及蚁走感等异样感觉，对早期诊断有重要意义。

（二）兴奋期

兴奋期持续 1～3 天。此期体温升高至 38～40℃，患者表现为高度兴奋、恐惧、烦躁不安、呼吸困难。恐水、怕风是本期最具有特征性的表现，主要表现为患者见水或者听到水声均会引起咽肌痉挛，极渴却不敢饮。患者常因声带痉挛而伴声嘶、说话吐字不清，严重发作时可出现全身肌肉阵发性抽搐。此外，风、光、声等多种外界刺激也可能引起咽肌痉挛。患者常出现大量流涎、心率增快、血压增高、大汗淋漓等症状。

（三）麻痹期

麻痹期持续 6～18 h。此期患者逐渐由狂躁转变为安静状态，肌肉痉挛减少或停止，进入昏迷状态，出现全身弛缓性瘫痪，眼肌、颜面部肌肉及咀嚼肌也可受累。呼吸减弱或不规则，心律失常，血压下降，神志不清，最终因呼吸、循环衰竭而死亡。

本病病程一般不超过 6 日。除上述典型病例外，个别患者未出现狂犬病典型狂躁状态，而是在前驱期出现高热、头痛、呕吐、咬伤处疼痛等症状后，继之出现肢体无力、共济失调、肌肉瘫痪及大、小便失禁等症状。瘫痪呈横断型或上升型，严重者死于呼吸肌麻痹。本型病变主要源于脊髓或延髓受损，称为“麻痹型（静型）狂犬病”，也称“哑狂犬病”。

五、实验室检查

（一）血常规及脑脊液

外周血白细胞计数轻、中度增高。脑脊液压力稍增高，蛋白质正常或增高，糖和氯化物正常，细胞数轻度增高，以淋巴细胞为主。

（二）病原学检查

1. 抗原检测　可取患者唾液或脑脊液涂片、角膜印片、咬伤部位皮肤组织或脑组织通过免疫荧光抗体技术检测病毒抗原。此方法具有快速的特点，且阳性率达 95%。

2. 内基小体检查 取动物或死者的脑组织做切片染色，镜检找内基小体，阳性率为70%～80%。

3. 病毒分离 取患者的脑脊液、唾液、皮肤或脑组织接种鼠脑分离病毒。

4. 核酸测定 采用反转录-聚合酶链反应（RT-PCR）法，以新鲜唾液和皮肤活检组织为标本检测狂犬病病毒RNA，可作为早期快速诊断依据。

（三）病毒抗体检测

现WHO和美国CDC推荐用快速荧光灶抑制试验（rapid fluorescent focus inhibition test，RFFIT）检测血清或脑脊液中和抗体。该方法具有快捷、特异性和敏感性高等优点。国内多采用ELISA法检测血清中和抗体，主要用于流行病学调查。

六、诊断及鉴别诊断

（一）诊断

1. 流行病学资料提示患者曾被病兽咬伤、抓伤或舌舔皮肤或黏膜破损处。
2. 临床表现为典型狂犬病症状，如咬伤部位感觉异常、兴奋躁动、恐水怕风、咽喉痉挛等可初步诊断。
3. 检查病毒抗原、病毒核酸或病毒分离等实验室检查可确定诊断。

（二）鉴别诊断

1. 破伤风 有外伤史，对外界刺激敏感，有张口困难、牙关紧闭、角弓反张、苦笑面容、全身阵发性强直性痉挛，而无高度兴奋和恐水现象。但须注意，狂犬病患者被咬伤时，也可同时感染破伤风。

2. 病毒性脑炎 有发热、头痛、呕吐等颅内压增高的表现，锥体束征阳性，无恐水、高度兴奋、大汗、怕风、流涎等症状，通过脑脊液和病毒分离等检查进行鉴别。

3. 类狂犬病性癔症 被咬伤后表现为怕风恐水、咽喉紧缩、饮水困难、高度兴奋，无麻痹期表现，经暗示与对症治疗后可迅速恢复。

七、预后

狂犬病是所有传染病中最凶险的病毒性疾病，一旦发病即使使用大剂量狂犬病免疫球蛋白也不能改变预后，病死率约达100%。

八、治疗

目前无特效疗法，主要以支持对症治疗为主。

1. 一般处理 严格隔离患者，尽量保持患者安静，减少光、风、声等刺激。须严格消毒患者的分泌物和排泄物。

2. 对症治疗 维持正常的心、肺功能，保持重要器官的功能。痉挛发作可给予苯妥英钠、地西泮等，脑水肿可给予甘露醇及呋塞米等脱水剂，发绀缺氧予以吸氧、人工呼吸，必要时行气管切开。有心动过速、心律失常、血压升高时，可应用β受体阻滞剂或强心剂。

3. 补充足够营养，纠正酸中毒，补液，维持水、电解质平衡。

九、预防

（一）管理传染源

重点加强对犬、猫的管理，对饲养犬、猫登记，做好预防接种，并实行进出口动物检疫等措施。对病死动物应立即焚毁或深埋，切不可剥皮或进食。

（二）伤口处理

早期伤口处理极为重要，咬伤后立即用20%肥皂水或0.1%苯扎溴铵（新洁尔灭）反复彻底清洗伤口，至少30 min，力求去除犬涎、挤出污血，再用大量清水冲洗。冲洗后，再用75%乙醇或2%碘酊涂擦。深部伤口插管冲洗，但伤口一般不予缝合或包扎，以便引流。如有人抗狂犬病免疫球蛋白或免疫血清，使用前先做皮试，皮试阴性后，可在伤口底部及四周作浸润注射。

（三）预防接种

1. 疫苗接种 疫苗接种可用于暴露后预防，也可用于暴露前预防。若被咬伤后能及时、全程、足量地注射狂犬病疫苗，发病风险显著下降。原则上被咬伤后疫苗注射越早越好，暴露者只要未发病，不管距离暴露时间多久仍应尽快按暴露当时的免疫程序接种疫苗。世界卫生组织（WHO）推荐使用的疫苗有：①人二倍体细胞疫苗（human diploid cell vaccine，HDCV）；②原代细胞培养疫苗，包括地鼠肾细胞疫苗、狗肾细胞疫苗和原代鸡胚细胞疫苗等；③传代细胞疫苗，包括非洲绿猴肾传代细胞（Vero细胞）疫苗和幼仓鼠肾细胞疫苗等。

（1）暴露前预防：主要用于高危人群，如兽医、动物管理人员、可能接触狂犬病病毒的医务人员、山洞探险者等。接种3次，每次2 ml，肌内注射，于0、7、21日（或28日）进行；2～3年加强注射1次。

（2）暴露后预防：接种5次，每次2 ml，肌内注射，于暴露后0、3、7、14和28天完成。如严重咬伤，可于0、1、2、3、4、5、6、10、14、30及90日各注射一针，全程10针。

2. 免疫球蛋白注射 凡咬伤严重、有多处伤口者，或头、面、颈和手指被咬伤者，在接种疫苗的同时还应注射免疫血清。常用的制品有人抗狂犬病毒免疫球蛋白（human anti-rabies immunoglobulin，HRIG）和马抗狂犬病毒免疫血清两种。使用前先进行皮肤过敏试验，试验阴性后再进行注射。

（李树臣）

第十节 严重急性呼吸综合征

严重急性呼吸综合征（severe acute respiratory syndromes，SARS），又称传染性非典型肺炎（infectious atypical pneumonia），是由SARS相关冠状病毒（*SARS-associated Coronavirus*，SARS-CoV）引起的急性呼吸系统传染病。主要表现为发热、头痛、肌肉酸痛、乏力、干咳等，重者可出现气促或呼吸窘迫。

一、病原学

（一）形态

SARS-CoV属冠状病毒科，单股正链RNA病毒，有包膜，表面有棘突，直径60～120 nm。成熟病毒呈圆球形、椭圆形，未成熟的病毒体可出现很多形态。

（二）基因组和抗原性

SARS-Cov基因组含29 736个核苷酸。病后1周产生IgM，持续3个月；病后7～10天产生IgG，恢复后12个月仍持续阳性。IgG抗体可能是保护性抗体，可以中和体外分离到的病毒颗粒。

（三）生物学特性

SARS-CoV 可在感染者尿液和粪便以及干燥塑料表面存活 4 天，－80℃稳定性佳。对热、乙醚、酸均敏感。56℃加热 90 min、紫外线照射 60 min、含氯消毒剂 5 min 可使病毒灭活。

二、流行病学

（一）传染源

患者是主要传染源，急性期传染性最强。

（二）传播途径

飞沫传播是传播最重要的途径。接触患者的传染性体液或者接触被患者污染的物品也可传播。

（三）易感人群

人群普遍易感。病后可获得一定程度的免疫力。

（四）流行特征

SARS-CoV 于 2002 年 11 月在广东省佛山市被发现，至 2003 年 8 月，32 个国家报告临床诊断病例 8422 例，死亡 916 例。病例主要分布于亚洲、欧洲、美洲等地区，以青壮年为主。医务人员及密切接触者为高危人群。

三、发病机制与病理学表现

（一）发病机制

发病机制尚不清楚，早期可出现病毒血症。病毒侵入人体后，在呼吸道黏膜上皮、肺泡上皮和肺血管内皮细胞内复制，伴有炎症反应，引起浆液和纤维蛋白原的大量渗出，凝集成纤维素，与坏死的肺泡上皮共同形成透明膜。激活的巨噬细胞和淋巴细胞可释放细胞因子和自由基，进一步增加肺泡毛细血管的通透性和诱发成纤维细胞增生。受损的肺泡上皮细胞脱落到肺泡腔内可形成脱屑性肺泡炎，引起肺微循环障碍，使肺泡换气功能失常，机体缺氧，肺泡表面活性物质合成和分泌减少，肺泡表面张力增高导致渗透性肺水肿，呼吸道阻力增加，肺泡萎缩，晚期可继发多脏器功能障碍。

（二）病理学表现

SARS 肺部病变明显，双肺明显膨胀，镜下弥漫性肺泡损伤，有肺水肿及透明膜形成。3 周后肺间质纤维化，小血管内微血栓和肺出血，散在的小叶性肺炎，肺泡上皮脱落、增生，肺门淋巴结多充血、出血及淋巴组织减少。

四、临床表现

潜伏期 2～14 天，常见 3～6 天。

急起发热，体温 38～39℃，热程 1～2 周，伴有头痛、肌肉酸痛、乏力，部分患者有腹泻、恶心、呕吐等消化道症状，无鼻塞、流涕等上呼吸道症状。病后 3～7 天出现干咳，偶有血丝痰，胸痛，肺部体征多不明显。部分可闻少许湿啰音。10～14 天病情达到高峰，全身感染中毒症状加重，频繁咳嗽，气促和呼吸困难，略有活动则气喘、心悸，被迫卧床休息，此期易继发呼吸道感染，约 10％患者出现急性呼吸窘迫综合征而危及生命。病程 2～3 周后，发热渐退，其他症状与体征减轻，肺部炎症在体温正常 2 周后完全吸收。儿童患者的病情似较成人轻。

五、实验室及辅助检查

（一）血常规

病初白细胞计数正常或降低，淋巴细胞减少。T 淋巴细胞亚群中 $CD3^+$、$CD4^+$ 及 $CD8^+$ 细胞均减少。后期恢复正常

（二）特异性病原学检测

1. SARS-CoV 血清特异性抗体检测　免疫荧光抗体法和酶联免疫吸附法检测血清中 SARS-CoV 特异性抗体。IgM 发病 1 周后出现，急性期和恢复早期达高峰，3 个月后消失；IgG 病后 2 周末检出率 80％以上，病后 6 个月仍保持高滴度。

2. SARS-CoV RNA 检测　聚合酶链反应检测 SARS-CoV RNA 具有早期诊断意义。

3. 其他早期诊断方法　包括免疫荧光抗体试验检测鼻咽或气道脱落细胞中 SARS-CoV 特异性结构蛋白，及基因芯片技术等检测方法。

（三）影像学检查

发病早期肺部 X 线即可出现斑片状或网状改变，病初呈单灶病变，短期内病灶迅速增多，呈大片状阴影，累及双肺周边区域。如果早期 X 线胸片阴性，需 1～2 天内复查。

胸部 CT 以玻璃样改变最多见。肺部阴影吸收、消散较慢，阴影改变与临床症状及体征可不一致。

六、诊断及鉴别诊断

（一）诊断

于发病前 2 周内密切接触 SARS 患者、曾经前往或居住于目前有 SARS 流行的区域。结合临床症状和体征、一般实验室检查、胸部 X 线影像学变化，配合 SARS 病原学检测阳性，排除其他表现类似的疾病，可以做出 SARS 的诊断。

（二）鉴别诊断

严重急性呼吸综合征因为缺乏成熟、可靠的实验室诊断方法，必须排除其他可以解释患者流行病学史和临床表现的疾病。临床上要排除上呼吸道感染、流行性感冒、细菌性或真菌性肺炎、军团菌病、肺结核、非感染性间质性肺疾病、肺水肿、肺血管炎等临床表现类似的呼吸系统疾患。

七、治疗

临床治疗主要根据病情采取综合性措施。

（一）密切观察病情

按呼吸道传染病隔离和护理，疑似病例与临床诊断病例分开收治。密切观察病情变化，监测症状、体温、呼吸频率、血氧饱和度（SpO_2）或动脉血气分析、血象、胸片（早期复查间隔时间不超 3 天）及心、肝、肾功能等。

（二）一般和对症治疗

卧床休息，提供足够的维生素和热量，保持水、电解质平衡。发热超过 38℃者物理降温（冰敷、乙醇擦浴）或解热镇痛药（儿童忌用阿司匹林）；剧咳或咳痰者给予镇咳祛痰药，如复

方甘草合剂、盐酸氨溴索等；有气促症状尽早作氧疗，可作持续鼻导管或面罩吸氧，以缓解缺氧。由于能量消耗及进食困难，患者常有营养缺乏，应注意足够的营养支持和补充。患者因受单独隔离，易出现孤独感和恐慌等心理障碍，需要针对性进行心理疏导治疗。

（三）糖皮质激素的应用

应用糖皮质激素治疗应有以下指征之一：有严重中毒症状，高热持续 3 天不退；48 h 内肺部阴影面积扩大超过 50%；有急性肺损伤或出现 ARDS。一般成人剂量相当于甲泼尼龙 80～320 mg/d，必要时可适当增加剂量，大剂量应用时间不宜过长。

（四）抗病毒药物

尚无针对 SARS-CoV 的药物，抗病毒药物的治疗效果报道不一，早期可试用洛匹那韦及利托那韦等。

（五）重症 SARS 患者治疗

1. 加强对患者的动态监护，送重症监护病房。
2. 无创正压通气（noninvasive positive pressure ventilation，NPPV）应用指征为：①呼吸频率＞30 次/分；②吸氧 5 L/min 条件下，SpO_2＜93%。NPPV 应持续应用，直到病情缓解。
3. NPPV 治疗后，若血氧饱和度改善不满意或对 NPPV 不能耐受者，应及时进行有创正压通气（invasive positive pressure ventilation，IPPV）治疗。
4. 对于出现 ARDS 的患者，宜直接应用有创正压通气治疗；出现休克或多器官功能衰竭，应予相应支持治疗。

八、预防

SARS 是《中华人民共和国传染病防治法》的法定管理传染病。疫情流行期间应及早隔离患者，密切接触者在指定地点接受为期 14 天的隔离观察。出现 SARS 暴发或流行时实施国境卫生检疫和国内交通检疫。医院应设立发热门诊。尚无效果肯定的预防药物。

（韩永霞）

第十一节 传染性单核细胞增多症

传染性单核细胞增多症（infectious mononucleosis，IM）是由 EB 病毒（*Epstein-Barr virus*，EBV）感染所致的单核-巨噬细胞系统增生性疾病，多为急性、自限性病程。典型临床表现为不规则发热、淋巴结肿大、咽痛；外周血中单核细胞显著增多，出现异常淋巴细胞，嗜异性凝集试验以及抗 EB 病毒抗体阳性。

一、病原学

EB 病毒属于疱疹病毒，γ 亚科。1964 年 Epstein 和 Barr 等首先从非洲儿童伯基特淋巴瘤组织体外培养的淋巴细胞系中发现 EB 病毒，1968 年被确定为 IM 的病原体。基本结构由类核、膜壳、壳微粒、包膜组成，EB 病毒基因组含双链线状 DNA，有嗜 B 淋巴细胞特性。

EBV 有 6 种主要抗原成分，分别为膜壳抗原（viral capsid antigen，VCA）、膜抗原、早期抗原（early antigen，EA）、核抗原（nuclear antigen，NA）、补体结合抗原（可溶性抗原

S)、淋巴细胞识别膜抗原（lymphocyte detected membrance antigen，LYDMA），前5种抗原可产生相应抗体，LYDMA尚未测出相应抗体。EB病毒培养与繁殖条件要求非常特殊，因此病毒分离困难。

二、流行病学

1. 传染源　病毒携带者和患者为主要传染源。EB病毒感染人体后，可在人口咽部上皮细胞和唾液腺内繁殖而释放病毒至唾液内，排毒时限可长达数月甚至数年。

2. 传播途径　主要为经口密切接触传播，飞沫传播不是主要途径。

3. 人群易感性　人群普遍易感。发病年龄以15～30岁为多，性别差异小。6岁以下儿童多呈隐性或轻型感染，15岁以上感染者多出现典型症状。一次得病后可获得较持久的免疫力。

4. 流行特征　多呈散发，也可引起小范围流行。四季均可发病，晚秋至初春较多。

三、发病机制与病理学表现

（一）发病机制

发病机制目前尚未完全阐明。病毒入侵人体口腔后，在鼻咽部、唾液腺上皮细胞内繁殖后入血而致病毒血症。因B淋巴细胞表面有EB病毒受体，故先受累，病毒侵入B淋巴细胞后导致其抗原性改变，继而引起T淋巴细胞强烈反应，形成细胞毒性T淋巴细胞效应，直接破坏被感染的B淋巴细胞及多个组织器官，外周血中异常淋巴细胞主要是T细胞。

在疾病早期，NK细胞、非特异细胞毒性T淋巴细胞对控制被EB病毒感染的B淋巴细胞增生扩散十分重要；疾病后期，人白细胞抗原（human leukocyte antigen，HLA）限制的细胞毒性T淋巴细胞可以特异性地破坏病毒感染的细胞。在感染的控制中，细胞免疫可能发挥更重要的作用。

（二）病理学表现

基本病理改变为淋巴组织的良性增生，肝、脾、心肌、肾、肾上腺、肺及中枢神经系统可见异常淋巴细胞浸润。

四、临床表现

本病的潜伏期一般为5～15天，大多数是10天。起病急缓不一，近半数患者有全身不适、鼻塞、畏寒、头痛、头昏、食欲缺乏、恶心、呕吐等前趋症状。主要临床表现如下所述。

1. 发热　除极轻型外，均有发热，体温为38.5～40℃不等，可呈稽留热、弛张热或不规则热。发热时可伴有畏冷、寒战，热骤退或者渐退。热程数日至数周，少数患者发热长达2～4个月。

2. 淋巴结肿大　全身淋巴结均可被累及，以颈淋巴结最为常见，腋下、腹股沟次之，纵隔、肠系膜淋巴结也可能被累及。60%以上患者有浅表淋巴结肿大，直径为1～4 cm，质地中等，无明显压痛，两侧不对称，分散而不粘连。通常淋巴结肿大在起病2周后达高峰，在3周内消退，偶可持续较长的时间。

3. 肝、脾大　约10%患者肝大，儿童常见，肝功能异常发生率较高。50%以上脾大，病程早期可出现，持续3～4周，偶可发生脾破裂。

4. 咽峡炎　约半数患者咽、腭垂充血，扁桃体充血、水肿或肿大，少数有溃疡或假膜形成。

5. 皮疹　约10%的患者出现皮疹，常在起病后1～2周内出现，3～7天后消退，不留痕迹，未见脱屑。多见于躯干部。皮疹呈多形性，比较典型者为黏膜疹，表现为多发性针尖样瘀点，见于软、硬腭交界处。

6. 神经系统症状 神经系统极少被累及，表现为急性无菌性脑膜炎、脑膜脑炎、脑干脑炎、周围神经炎等，多不留后遗症。

五、并发症

并发症少见，表现为脑膜脑炎、自身免疫性溶血性贫血、再生障碍性贫血、咽喉部溶血性链球菌感染、肝炎、急性肾炎、脾破裂、心肌炎、噬血细胞综合征等。

六、实验室检查

1. 血常规 白细胞计数在发病后10～12天常可升高，可达$60\times10^9/L$，第3周恢复正常。异常淋巴细胞在发病的第1～21天出现，可达10%～20%或更高。血小板计数减少也较常见。

2. 嗜异性凝集试验 适用于临床常规检查，一般认为其效价在1∶80以上具有诊断价值。第1周的阳性率为40%，到第3周阳性率可达80%～90%。逐周测定效价上升4倍以上，则意义更大。在青少年原发EB病毒感染者阳性率为80%～90%，5岁以下的患儿不易出现高效价或出现较晚。

3. EB病毒抗体检测 VCA可产生相应抗体IgM及IgG，分别出现于本病的急性期及恢复期。VCA IgM抗体在早期出现，多于1～2个月后消失，是EB病毒近期感染的标志。VCA IgG抗体出现稍迟于前者，但可持续多年或终生，不能区别近期感染与既往感染。EA IgG抗体于发病后3～4周达高峰，持续3～6个月，是新近感染或EBV增殖活跃的标志。核抗原、膜抗原的IgG抗体及补体结合抗体均于发病后3～4周出现，持续终生，是既往感染的标志。

4. 病毒核酸检测 Real-time PCR检测血液等标本的EBV DNA有助于诊断。外周血中EBV DNA在2周内达高峰，3周左右消失。EBV DNA阳性提示活动性病毒感染，但不能判断是原发感染或是既往感染再激活。

5. 肝功能检查 50%～80%肝功能异常，以转氨酶（ALT、AST）异常为主，出现黄疸的比例约为5%。

七、诊断及鉴别诊断

（一）诊断

本病诊断应结合临床表现、典型血象、嗜异性凝集试验阳性、EB病毒特异性抗体及EBV DNA进行诊断，流行病学资料具有参考价值。

（二）鉴别诊断

本病应与病毒性肝炎、疱疹性咽峡炎、乙型溶血性链球菌性咽峡炎、巨细胞病毒感染、急性感染性淋巴细胞增多症等疾病鉴别。

八、预后

该病预后良好，但极个别患者病情迁延，反复发作，转变为慢性活动性EB病毒感染。该病病死率为1%～2%，主要死因为脾破裂、脑膜炎、心肌炎等。

九、治疗

治疗以对症、支持治疗为主。急性期应注意卧床休息，有肝损伤时按病毒性肝炎对症治疗。抗生素对本病无效，仅在咽部、扁桃体继发细菌感染时可选用，一般选用青霉素G，疗程7～10天。

重型患者，如咽部及喉头严重病变或水肿，有中枢神经系统并发症以及心肌炎、心包炎、溶血性贫血、严重血小板减少症等可酌情短疗程使用糖皮质激素。应随时警惕脾破裂发生的可能，及时确诊并迅速处理。

十、预防

本病尚无有效的预防措施。急性期患者应进行呼吸道隔离，其呼吸道分泌物及痰杯应用漂白粉或煮沸消毒，因病毒血症可持续长达数月，故病后至少6个月不能参加献血。

（林明华）

第十二节 巨细胞病毒感染

巨细胞病毒感染是由巨细胞病毒（*Cytomegalovirus*，CMV）感染所致的一种先天性或后天性全身感染性疾病。巨细胞病毒感染大多呈亚临床型，显性感染者有多样化临床表现，可导致泌尿生殖系统、中枢神经系统、肝、肺、血液循环系统、视网膜、胃肠道系统等病变，并可能与恶性肿瘤的发生相关。

一、病原学

巨细胞病毒属疱疹病毒科，具有潜伏-活化的生物学特性。它可感染人、牛、马、猪等多种哺乳动物，其中感染人类的巨细胞病毒称为人巨细胞病毒（*human cytomegalovirus*，HCMV），又称人疱疹病毒5型，属人疱疹病毒科β亚科，是人疱疹病毒科中最大、结构最复杂的病毒。巨细胞病毒直径约为200 nm，呈球形，病毒壳体为20面对称体，含有162个壳粒，由双层含脂糖蛋白外膜所包被；其基因组为230 kb的线性双链DNA。HCMV具有种属特异性，只在人成纤维细胞的组织培养中增殖。受感染的细胞肿大，具有巨大的胞质和核内嗜酸性包涵体，故又称巨细胞包涵体病（cytomegalic inclusion disease）。嗜酸性包涵体位于核中央，周围有一透亮晕环与核膜分开，酷似“猫头鹰眼”。

HCMV对外界抵抗力差，对乙醚、三氯甲烷等脂溶剂敏感，65℃加热30 min、紫外线照射5 min可被灭活，亦不耐酸。反复的冻融或－20℃以下低温均影响CMV的感染性。

二、流行病学

（一）传染源

传染源为患者及无症状感染者。在感染者的血液、唾液、泪液、尿液、精液、乳汁、粪便、子宫颈和阴道分泌物等均存在巨细胞病毒，可间歇或持续排毒达数月或数年。

（二）传播途径

1. 垂直传播 母婴垂直传播是巨细胞病毒感染的重要途径，可通过胎盘、产道、哺乳或密切接触的方式传播

2. 水平传播 可经唾液、尿液、精液、阴道分泌物等传播。

3. 医源性传播 经输血、器官移植、体外循环等方式传播。

（三）人群易感性

HCMV 遍布世界各地，人是唯一宿主，人群普遍易感，40%～100%的成人有 CMV 抗体，其流行无季节性、无性别差异。大多数人在青少年时期即有抗体，70 岁人群比 20 岁人群易感。女性易感年龄在 20～30 岁，男性在 35 岁以后。当机体免疫功能低下时，体内的病毒激活，则隐性感染可转化为显性感染。

三、发病机制

发病机制尚未完全阐明。巨细胞病毒主要通过细胞膜融合或吞饮作用进入宿主细胞，可广泛存在于各器官组织。感染可直接导致受染宿主细胞损伤，还可能通过免疫病理机制产生致病效应。巨细胞病毒在健康人中呈潜伏状态，但在免疫低下时可活化并复制，引起宿主细胞损伤，导致间质性炎症或灶性坏死等病变。

四、临床表现

临床表现不一，可随患者年龄、机体状况和感染途径不同而异。

（一）先天性感染

约 25%先天性感染的患儿在出生后有临床症状，尤其当感染发生在妊娠头 4 个月内时，更易造成胎儿损害。部分受感染胎儿呈现发育迟缓，出生时体重不足，或呈现小头畸形、肢体畸形、先天性心脏病等先天畸形；或在出生后短期内出现黄疸、肝脾大、溶血性贫血、脑积水、肺炎、心肌炎、昏迷、抽搐等，可于数周内死亡。先天性感染还可造成死胎、流产、早产等。

（二）后天感染

后天感染多呈隐性感染或症状轻微，但少数患者临床表现较为严重。新生儿可呈迁延性肺炎，儿童及成人感染可发生巨细胞病毒肝炎（症状、体征类似于病毒性肝炎）。部分患者可表现为畏寒、发热、咽痛、头痛、身痛，血中出现异形淋巴细胞，发生率可达 10%～20%，其临床表现颇似于 EB 病毒感染所致的传染性单核细胞增多症。

（三）器官移植术后及应用免疫抑制剂患者

此类患者如合并巨细胞病毒感染可导致肝炎、溃疡性胃肠炎、肺炎等。巨细胞病毒感染也常见于人类免疫缺陷病毒感染者，发病率高达 90%，艾滋病患者感染后，则易形成全身播散性巨细胞病毒感染。

五、实验室检查

1. 一般检查 血常规白细胞总数及淋巴细胞增多，出现异型淋巴细胞，占白细胞总数的 10%以上。婴幼儿可出现贫血、血小板减少。尿常规可见蛋白尿，并见少量红、白细胞。肝受累可导致巨细胞病毒性肝炎，出现肝功能异常。

2. 组织学检查 从受染的肝、肺、胃等组织中以及患者的尿液、脑脊液中可见特征性的巨细胞样变细胞及胞核内嗜酸性包涵体。

3. 病毒分离 从患者的尿液、唾液、血液或活检组织标本中分离病毒可确诊本病。但巨细胞病毒生长缓慢，不能用于早期诊断。

4. 特异性核酸检测 应用 PCR 法检测巨细胞病毒 DNA，敏感性及特异性较高。

5. 血清学检查 应用补体结合试验、间接免疫荧光试验、免疫酶试验、间接血凝试验和放射免疫试验等检测 IgG 和 IgM 抗体。特异性 IgG 抗体阳性提示既往巨细胞病毒感染，IgM 抗体阳性提示活动性巨细胞病毒感染。

六、诊断及鉴别诊断

（一）诊断

1. 临床特点

（1）婴幼儿母亲妊娠期有可疑巨细胞病毒感染史（表现为肝炎、肺炎、异型淋巴细胞增多等），先天性畸形，新生儿黄疸延迟消退、肝脾大、重度溶血性贫血等。

（2）成人接受输血、器官移植或免疫抑制剂治疗后出现单核细胞增多，发生间质性肺炎或原因不明的肝功能异常；艾滋病患者出现发热、视力减退或视物模糊，以及肝脾大、肝功能异常等。

2. 实验室检查特点　检测外周血抗-CMV IgM 阳性，抗-CMV IgG 滴度于病程中呈 4 倍以上升高，表明新近存在巨细胞病毒感染，对婴幼儿患者可诊断本病。抗-CMV IgM 阳性和 CMV DNA 阳性有助于确定诊断。

（二）鉴别诊断

先天性巨细胞病毒感染应与弓形虫病、风疹、单纯疱疹等相鉴别。后天性巨细胞病毒感染应与传染性单核细胞增多症、病毒性肝炎以及其他病因所致的肝损伤疾病等相鉴别。

七、治疗

妊娠早期发现有原发巨细胞病毒感染时，应尽快终止妊娠。妊娠中晚期感染者应进一步检查胎儿有无畸形而采取相应的治疗措施。目前尚无满意的抗病毒特效药物。常用抗病毒药物有以下药物。

1. 更昔洛韦　全身用药分诱导和维持 2 个阶段，诱导剂量为 5 mg/kg，12 h 一次，每次静脉滴注时间在 1 h 以上，2 周后改为 5 mg/kg，每日 1 次，也可改为口服更昔洛韦。对免疫抑制个体需延长疗程。主要不良反应为骨髓抑制、肝功能损害、白细胞和血小板减少、静脉滴注局部肿痛、皮疹、恶心、呕吐和头痛等。单独应用更昔洛韦对巨细胞病毒性肺炎疗效不佳。

2. 膦甲酸钠　常用于不能耐受更昔洛韦或更昔洛韦治疗无效的患者。已获准用于艾滋病并发巨细胞病毒视网膜炎患者。剂量 60 mg/kg，8 h 一次，疗程为 2～3 周。主要不良反应为肾毒性、电解质紊乱、贫血、胃肠道症状。

3. 缬更昔洛韦　更昔洛韦前体，口服后可转化为更昔洛韦，用于治疗 AIDS 合并 HCMV 视网膜炎患者。

八、预防

对巨细胞病毒抗体阳性的孕妇须加强围生期医学保健。加强对器官移植（包括骨髓移植）供者的巨细胞病毒感染筛查措施及输血血源的巨细胞病毒感染筛查。

（林明华）

第十三节 流行性腮腺炎

流行性腮腺炎（mumps），俗称痄腮，是由腮腺炎病毒（*Mumps virus*）引起的急性呼吸道传染病。主要发生在年长儿，亦可见于成人。临床主要表现为腮腺的非化脓性肿胀、疼痛。腮腺炎病毒除腮腺外还可侵犯各种腺体组织及神经系统，引起脑炎、睾丸炎、胰腺炎、卵巢炎等。

一、病原学

腮腺炎病毒为RNA病毒，属于副黏液病毒，只有一个血清型。该病毒基因可编码多种蛋白质，分别是核蛋白、多聚酶蛋白、L蛋白、2种包膜糖蛋白（即血凝素和神经氨酸酶）以及血溶-细胞融合糖蛋白。人是腮腺炎病毒唯一的宿主。该病毒抵抗力较弱，乙醇、甲醛、紫外线及加热均可使其灭活，4℃时能存活数天，－60℃可存活1年以上。

二、流行病学

1. 传染源 患者和隐性感染者是主要的传染源。腮腺炎病毒随患者和隐性感染者的唾液排出体外。腮腺肿大前7天至腮腺肿大后9天均有传染性。

2. 传播途径 主要通过飞沫传播。接触被病毒污染的食物、餐具、衣物亦可被感染。

3. 易感人群 人群普遍易感，好发于年长儿，1岁以内婴儿因体内尚有从母体获得的特异性抗体而发病较少。近年来成人病例有增多趋势。病愈后可获得持久免疫力。

4. 流行特征 四季均可发生，以冬春季为高峰，多发生在幼儿园和学校。

三、发病机制与病理学表现

腮腺炎病毒首先侵入口腔和鼻腔黏膜，在局部黏膜上皮和淋巴结中大量复制后进入血液（第一次病毒血症），经血流侵及腮腺而引起腮腺炎，亦可进入中枢神经系统而发生脑膜脑炎。腮腺炎病毒在腮腺和中枢神经系统内复制，再次进入血流（第二次病毒血症），并侵犯上次未波及的一些器官，如颌下腺、舌下腺、睾丸、卵巢等，临床上可见不同器官相继发生病变，出现相应的临床表现。腮腺炎实际上是一种多系统、多器官受累的疾病。病程早期可从口腔、呼吸道分泌物、血、尿、乳汁、脑脊液及其他组织中分离到腮腺炎病毒。

流行性腮腺炎的病理学特征主要是腮腺非化脓性炎症。腺体肿胀、发红，腮腺导管的壁细胞肿胀、导管周围及腺体壁淋巴细胞浸润、间质组织水肿等导致腮腺导管阻塞，唾液的排出受阻，故摄食酸性饮食时可因唾液分泌增加而胀痛；唾液中含有的淀粉酶可经淋巴系统而进入血液循环，导致血中淀粉酶升高，并从尿中排出，尿淀粉酶亦可升高。病毒易侵犯成熟的睾丸，幼年患者很少发生睾丸炎，睾丸曲精管的上皮显著充血，有出血斑点及淋巴细胞浸润，在间质中出现水肿及浆液纤维蛋白性渗出物。脑部病变发生在白质，神经细胞变性水肿。胰腺炎常于腮腺肿大数天后发生，表现为充血、水肿。

四、临床表现

潜伏期14～25天，平均18天。

病初少部分病例可有发热、乏力、食欲缺乏、头痛等前驱症状。起病1～2天后出现颧骨弓或耳部疼痛，腮腺肿大，可伴发热，体温38～40℃。多数先见于一侧腮腺肿痛，1～2天后对侧开始肿痛。双侧腮腺肿大者约占75%。腮腺肿胀以耳垂为中心，向前、后、下发展，局部皮肤不红，表面灼热，有弹性感及触痛。腮腺管口可见红肿。患者感到局部疼痛，张口、咀嚼时更明显，进食酸性食物时疼痛加剧。腮腺肿大多于2～3天达到高峰，持续4～5天逐渐消退，整个病程10～14天。

大约15%的病例并发脑炎或脑膜炎，出现高热不退、头痛、恶心、呕吐、抽搐、嗜睡、昏迷和（或）脑膜刺激征，多发生于病程第4～5天，症状在1周内消失，重症患者可死亡。睾丸炎常见于腮腺肿大开始消退时，患者又出现发热、睾丸肿胀和疼痛，也可并发附睾炎、鞘膜积液和阴囊水肿。睾丸炎多为单侧，约1/3累及双侧。症状持续7～10天逐渐好转。部分患者发生不同程度的睾丸萎缩，由于睾丸细胞破坏所致，除非受累严重，否则很少引起不育症。卵巢炎发生于5%的成年女性，可有腰部酸痛或者出现下腹痛。胰腺炎发病率低于10%，表现为突然发热，伴有恶心、呕吐、中上腹疼痛和压痛。

不典型病例可无腮腺肿胀，而以单纯睾丸炎或脑膜脑炎的症状出现，也有仅见颌下腺或舌下腺肿胀者。

五、实验室检查

1. 血常规　白细胞计数正常或稍低，淋巴细胞相对增加。并发睾丸炎者白细胞可升高。

2. 血清和尿淀粉酶测定　90%的患者发病早期即有血清和尿淀粉酶升高，无腮腺肿大者也可升高。有胰腺炎时，不仅血尿淀粉酶增高，血脂肪酶亦增高，有助于诊断。

3. 脑脊液检查　并发脑炎时，压力增高，外观清亮，白细胞计数轻度升高，淋巴细胞升高，蛋白质轻度增加，氯化物、糖正常，少数患者糖降低。

4. 血清学检查　ELISA法检测血清中核蛋白的IgM抗体可作为近期感染的诊断依据。近年来应用单克隆抗体检测腮腺炎病毒抗体或PCR技术检测腮腺炎病毒RNA，可进行早期诊断。

5. 病毒分离　有条件的医院可应用早期患者的唾液、尿或脑膜炎患者的脑脊液接种于原代猴肾、Vero细胞或Hela细胞，可分离出病毒。

六、诊断及鉴别诊断

（一）诊断

根据流行情况及接触史，以及腮腺肿痛的特征，易于诊断该病，血、尿淀粉酶升高有助于临床诊断。对于无腮腺肿痛或再发病例及不典型可疑病例的确诊，有赖于血清学检查及病毒分离。

（二）鉴别诊断

1. 化脓性腮腺炎　通常为单侧腮腺肿大，常多次复发，局部皮肤红肿，压痛明显。当脓肿形成时，挤压腮腺腺体可见有脓液自腮腺管口流出。白细胞总数及中性粒细胞计数明显升高，抗生素治疗有效。

2. 腮腺区急性淋巴结炎　又称假性腮腺炎，是腮腺包膜下或腺实质内淋巴结的炎症。发病缓慢，病情较轻，开始为局限性肿胀，以后逐渐扩展，边缘清楚。腮腺腺体无分泌障碍，导管口不流脓。

七、预后

大多数预后良好。病死率为1%以下，主要死于重症腮腺炎病毒性脑炎。

八、治疗

1. 一般治疗 休息，多饮水，避免进食酸性饮料。注意口腔卫生，餐后漱口。

2. 对症治疗 高热可给予物理降温或应用解热镇痛药物。对腮腺明显肿痛者可给予仙人掌捣碎后外敷，或青黛散用醋调，外涂局部，可减轻局部胀痛。剧烈头痛呕吐可使用甘露醇降低颅内压。睾丸炎可局部制动，用丁字带托起睾丸，硫酸镁湿敷阴囊。成人男性患者为预防睾丸炎，早期应用己烯雌酚，每次 1 mg，每日 3 次。

3. 抗病毒治疗 发病早期应用利巴韦林，疗程 5～7 天，也可应用干扰素肌内注射。

4. 肾上腺糖皮质激素治疗 并发脑膜脑炎、睾丸炎、心肌炎、胰腺炎时，可短期使用，如甲泼尼龙或者地塞米松。

九、预防

1. 隔离 采取呼吸道隔离。患者应隔离至腮腺肿胀完全消失。集体机构应检疫 3 周。

2. 疫苗接种 是预防流行性腮腺炎最有效的方法，目前采用麻疹、风疹、腮腺炎三联疫苗。

（冯海军）

第十四节 水痘和带状疱疹

水痘（chickenpox，varicella）和带状疱疹（herpes zoster）是由同一种病毒，即水痘-带状疱疹病毒（*Varicella-zoster virus*，VZV）感染所引起的两种不同临床表现的传染病。初次感染为水痘，多见于儿童，临床以皮肤、黏膜分批出现斑丘疹、水疱和结痂，且各期皮疹同时存在为特征。潜伏在感觉神经节的水痘-带状疱疹病毒再激活后引起带状疱疹，多见于成人，以沿身体一侧感觉神经支配的相应皮肤节段出现带状分布、成簇出现的疱疹为特征。

一、病原学

水痘-带状疱疹病毒属疱疹病毒科，为双链 DNA 病毒，仅有一个血清型，人是唯一的宿主。病毒基因组能编码多种蛋白，与病毒的致病性和免疫原性有密切关系。病毒在外界环境中的生活力很弱，不耐酸、不耐热，对乙醚敏感。

二、流行病学

1. 传染源 患者是唯一的传染源，病毒存在于病变皮肤黏膜组织、疱疹液及血液中，自发病前 1～2 天直至疱疹完全结痂均有传染性。水痘易感儿接触带状疱疹患者可发生水痘。

2. 传播途径 主要通过空气飞沫经呼吸道传播和直接接触疱疹液感染，也可通过接触被污染的用具传播。

3. 人群易感性 水痘传染性极强，易感者接触后 90%发病，以幼儿和学龄儿童发病较多，6 个月以下的婴儿较少见。病后可获得持久免疫，但以后可发生带状疱疹。孕妇患水痘时可感染胎儿。

4. 流行特征 全球分布，四季均可发生，以冬春季为高。

三、发病机制与病理学表现

病毒经呼吸道和口咽黏膜进入机体后，在局部黏膜组织复制，经血液和淋巴液（第一次病毒血症）播散至单核-巨噬细胞系统，经多个繁殖周期后，再次进入血液（第二次病毒血症）而播散到全身各器官，特别是皮肤、黏膜组织，导致水痘。临床上水痘皮疹分批出现与病毒间歇性播散入血有关。部分病毒潜伏于脊髓背侧神经根和三叉神经节的神经细胞内，形成潜伏性感染，被激活后再次发病即表现为带状疱疹。

水疱是由于表皮棘细胞肿胀变性、组织液渗入所致。水疱液中含有大量病毒颗粒。病灶周边可见多核巨细胞，内含嗜酸性包涵体。

四、临床表现

潜伏期 10～21 日，一般为 14 日左右。

（一）典型水痘

水痘常发生于婴幼儿及学龄儿童，成人少见。多伴有发热，1～2 日后即进入出疹期。皮疹先见于躯干，逐渐延及面部，最后达四肢。皮疹分布以躯干为多，面部及四肢较少，呈向心性分布。开始为粉红色斑疹，数小时内变为丘疹，再经数小时变为疱疹，多数疱疹数日后结痂。皮疹发展快是该病特征之一。疱疹呈椭圆形，2～5 mm 大小，基部有一圈红晕，当疱疹开始干结时红晕亦消退，皮疹常伴瘙痒。疱疹液最初呈清澈透明，以后稍混浊。疱疹壁较薄易破。数日后从疱疹中心开始干枯，最后成痂，经 1～2 周脱落。病程中可见各期皮疹同时存在，是水痘又一临床特征。水痘皮损表浅，无继发感染者痂脱后不留瘢痕。如有继发感染，则形成脓疱。口腔、咽部或外阴等黏膜也常见皮疹，早期为红色小丘疹，迅速变为水疱疹，随之破裂成小溃疡。有时眼结膜、喉部亦有同样皮疹。水痘多为自限性，一般儿童症状轻，成人症状重。妊娠期感染水痘，可致胎儿畸形、早产或死胎。

（二）不典型水痘

儿童少见，多见于成人。

1. 出血性和播散性水痘　主要见于应用糖皮质激素或其他免疫抑制药物治疗的患者。出血性水痘疱疹内有血性渗出，或在正常皮肤上有瘀点、瘀斑。播散性水痘患者可全身遍布皮疹，中毒症状重。

2. 大疱型水痘　疱疹融合成为大疱，皮疹处皮肤及皮下组织坏死而形成坏疽型水痘。患者病情重，高热，全身症状亦重。

（三）带状疱疹

以沿单侧神经节段分布的簇集性小水疱为特征，常伴有明显的神经痛。发病前常有低热、乏力等前驱症状，随后出现沿神经节段分布的局部皮肤疼痛和烧灼感。最常见的为胸腹或腰部带状疱疹，约占 70%，其次为三叉神经带状疱疹，约占 20%，损害沿三叉神经的三支分布。疱疹初起时皮肤呈不规则或椭圆形红斑，数小时后在红斑上发生水疱，疱疹大小不等，分批出现，沿神经支配的皮肤呈带状排列，伴有明显的神经痛。数日后，疱疹内液体混浊而吸收，形成痂壳，1～2 周脱痂，遗留色素逐渐消退，一般不留瘢痕，皮疹多为一侧性，极少超过躯体中线。三叉神经第一支除额部外，可累及眼角黏膜，甚至失明；第二支累及唇、腭及颞下部、颧部、眶下皮肤；第三支累及舌、下唇、颊及颏部皮肤。带状疱疹常伴有神经痛，但多在皮肤、黏膜病损完全消退后 1 个月内消失，少数患者可持续 1 个月以上，称为带状疱疹后遗神经痛，常见于老年患者。

五、实验室检查

1. 血常规 白细胞总数正常或减少，淋巴细胞比例升高。若白细胞总数明显增高，则考虑有继发细菌感染的可能。

2. 免疫学检查 常用补体结合试验检测特异性抗体。水痘患者于出疹后1～4日血清中即出现抗体，2～6周达高峰，6～12个月后逐渐下降。

3. 病毒学检查 取新鲜疱疹内液体直接在电镜下观察疱疹病毒颗粒，或取疱疹内液体接种人胚羊膜组织，分离病毒。用PCR方法检测患者呼吸道上皮细胞和外周血白细胞中的水痘-带状疱疹病毒DNA，为敏感和快速的早期诊断手段。

六、诊断及鉴别诊断

（一）诊断

典型患者主要根据典型皮疹特征，结合水痘接触史、既往患病史可做出临床诊断。非典型患者需实验室检查明确诊断。

（二）鉴别诊断

主要与各种皮疹患者相鉴别。

1. 脓疱疮 好发于鼻唇周围或四肢暴露部位，初为疱疹，继成脓疱，然后结痂。无分批出现的特点，无全身症状。

2. 丘疹样荨麻疹 为梭形水肿性红色丘疹，丘疹中心有针尖或粟粒大小的丘疱疹或水疱，扪之较硬。分布于四肢或躯干，不累及头部或口腔，不结痂，但有奇痒感。

3. 手足口病 由柯萨奇病毒A等一组肠道病毒引起，皮疹主要分布于口腔、手、足和肛周，也可累及关节周围及四肢，皮疹较小，多伴发热，学龄前儿童多发。

4. 其他病毒感染 单纯疱疹病毒感染也可引起水痘样皮损，这类播散性的单纯疱疹病毒感染常继发于异位皮炎或湿疹等皮肤病，确诊有赖于病毒分离。

七、预后

预后良好。痂脱落后大多无瘢痕。极个别重症水痘或并发重型脑炎、肺炎者可导致死亡。

八、治疗

水痘为自限性疾病，一般可在2周内痊愈。糖皮质激素可导致病毒播散，一般忌用，因其他疾病已用糖皮质激素的水痘患者，在情况许可时，应尽快减至生理剂量或逐渐停用。但出血性水痘及水痘肺炎患者可给予糖皮质激素。

（一）一般治疗和对症处理

发热期应卧床休息，体温高者可给予退热剂。皮肤瘙痒较显著者，可外用炉甘石洗剂或口服抗组胺药物，避免抓伤而继发细菌感染。疱疹破裂者，涂以1%甲紫，有继发感染者可局部应用磺胺嘧啶银。重症患者可应用丙种球蛋白3～5天。

（二）抗病毒治疗

阿昔洛韦是治疗水痘和带状疱疹最常用的药物，剂量为每次5～10 mg/kg，每8 h一次，口服或静脉滴注，疗程7日或直至48 h无新的皮损出现。也可用干扰素抑制病毒复制，（10～20）万U/d，连用3～5天。

（三）带状疱疹

1. 止痛　三叉神经痛可用卡马西平，开始一次 0.1 g，一日 2 次；第 2 日后每隔一日增加 0.1～0.2 g，直到疼痛缓解，维持量每日 0.4～0.8 g，分次服用；最高量每日不超过 1.2 g。但应注意白细胞和血小板减少、皮疹及肝、肾功能变化等，有房室传导阻滞病史及骨髓抑制病史者禁用。

2. 局部治疗　若有口腔糜烂溃疡，可用醋酸氯己定或 0.1%高锰酸钾液含漱，也可用中药西瓜霜、锡类散局部涂抹。如有疱疹可局部涂少量 3%阿昔洛韦软膏。

3. 物理疗法　用紫外线、红外线或超短波照射患处，有助于缓解疼痛，促进结痂。

九、预防

1. 严格管理传染源　患者应隔离至全部疱疹干燥结痂为止，一般不少于病后 2 周。

2. 保护易感人群

（1）主动免疫：水痘病毒减毒活疫苗预防效果较好，但尚未纳入计划免疫。

（2）被动免疫：肌内注射水痘-带状疱疹病毒免疫球蛋白，用于免疫缺陷、使用免疫抑制剂、患严重疾病及易感孕妇等高危易感人群。

（冯海军）

第十五节　麻　疹

麻疹（measles）是由麻疹病毒引起的急性呼吸道传染病，为国家法定乙类传染病，主要临床表现有发热、咳嗽、流涕、眼结膜炎、口腔麻疹黏膜斑（Koplik spots）及皮肤斑丘疹。本病传染性强，患者为唯一传染源，主要通过飞沫直接传播。

一、病原学

病原体为麻疹病毒，属副黏病毒科麻疹病毒属，只有一个血清型，与其他副黏病毒的不同之处是该病毒无特殊的神经氨酸酶。电镜下病毒呈球状或丝状，中心为单链 RNA，其基因组有 16 000 个核苷酸，外有脂蛋白包膜，包膜有 3 种结构蛋白，是主要的致病物质。麻疹病毒体外抵抗力弱，不耐热，56℃时 30 min 即可灭活。耐寒、耐干燥，室温下可存活数日，−70℃可存活数年。对紫外线及一般消毒剂敏感。

二、流行病学

（一）传染源

人为麻疹病毒唯一宿主，故患者是唯一传染源。急性患者为最重要的传染源，发病前 2 天至出疹后 5 天内其鼻咽分泌物中均含病毒，具有传染性。前驱期传染性最强，出疹后逐渐减低，疹消退时已无传染性。恢复期不带病毒。

（二）传播途径

主要经呼吸道飞沫传播。患者咳嗽、打喷嚏时，病毒随飞沫传播给易感者。密切接触者也可经病毒污染的手传播，通过第三者或衣物、玩具间接传播少见。

（三）人群易感性

人群普遍易感。易感者接触患者后 90%以上发病，病后可获得持久免疫力。6 个月内婴儿因获得母传被动抗体而发病率低，6 个月至 5 岁小儿发病率最高。成人多因儿童时患过麻疹而获得免疫力。

（四）流行特征

以冬春季多见，但全年均可发生。麻疹疫苗问世以来，普遍接种疫苗的国家发病率已大大下降。我国自普遍接种麻疹疫苗以来，麻疹流行得到了有效控制。随着麻疹发病率的下降，流行特征有所变化：<6 月龄的麻疹病例所占比例增多，部分地区 15 岁以上麻疹病例占较高比例，且每个流行季的首例病例往往没有明确的麻疹患者接触史。因此，出疹前 7～21 天与麻疹确诊患者有接触史以及有麻疹流行地区居住或旅行史者均应注意监测。卫生部提出“到 2020 年，全国麻疹发病率控制在 1/1 000 000 以下（不包括麻疹输入病例），无本土麻疹病毒传播”。因此，我国除继续婴幼儿全程计划免疫接种麻疹疫苗外，还需同时开展强化免疫接种。

三、发病机制与病理学表现

（一）发病机制

麻疹病毒随飞沫侵入易感者呼吸道、口咽部或眼结膜上皮细胞内，局部复制后侵入局部淋巴组织，繁殖后入血，于感染第 2～3 天引起第一次病毒血症。病毒被全身单核-巨噬细胞吞噬并广泛增殖。感染后第 5～7 天，再次侵入血流，形成第二次病毒血症，临床出现高热、全身毒血症状和出疹。约病程第 15 天以后，机体特异性免疫应答致病毒被清除，临床进入恢复期。感染麻疹病毒后，人体可产生补体结合抗体、血凝抑制抗体及中和抗体，前者为 IgM，提示新近感染，后两者为 IgG，提示对麻疹病毒具有免疫力。

（二）病理学表现

麻疹的病理学表现是感染部位数个细胞融合成为多核巨细胞。皮疹为病毒或免疫损伤致皮肤浅表血管内皮细胞肿胀、增生、渗出，真皮淋巴细胞浸润、充血肿胀所致。由于崩解的红细胞和血浆渗出，使皮疹消退后遗留色素沉着，表皮细胞坏死及退行性变而形成脱屑。口腔麻疹黏膜斑的病变与皮疹相似。整个病程中，呼吸道病变最显著，肠道黏膜可有呼吸道黏膜同样的病变。并发脑炎时脑组织可出现充血、水肿、点状出血或脱髓鞘病变。

四、临床表现

潜伏期为 6～21 天，平均 10 天。曾接受过被动或主动免疫者可延长至 3～4 周。

（一）典型麻疹

典型麻疹临床过程可分为以下三期。

1. 前驱期 发热到出疹为前驱期，一般持续 3～5 天。此期特点为急性起病，可有上呼吸道炎症及眼结膜炎所致的卡他症状。表现为发热、流涕，眼结膜充血、畏光，咽痛、咳嗽等。部分患者有腹泻。在病程第 2～3 天，90%以上患者口腔颊黏膜出现麻疹黏膜斑（Koplik 斑），早于皮疹出现，为麻疹前驱期的特征性体征，具早期诊断价值，通常位于双侧第二磨牙对面的颊黏膜上，为 0.5～1 mm 针尖大小的小白点，周围有红晕，2～3 天内消失。

2. 出疹期 病程第 3～5 天，皮疹先见于耳后、发际，渐及前额、面、颈，并逐渐蔓延至胸、腹、背及四肢，最后达手掌与足底。皮疹初为淡红色斑丘疹，压之褪色，大小不等，疹间皮肤正常。出疹高峰时皮疹可融合，颜色转暗，部分病例可有出血性皮疹，压之不褪色。随出疹至全身，患者体温可达40℃，可有嗜睡或烦躁不安，甚至谵妄、抽搐，咳嗽加重。因喉部和气管炎症，可出现声音嘶哑、呼吸困难，肺部可闻及干、湿啰音，可出现心力衰竭。皮疹密集程度反映麻疹病情的轻重。

3. 恢复期 出疹3～5天后，体温逐渐下降，全身症状明显减轻，皮疹按出疹顺序依次消退，伴有麦麸样脱屑，并留浅褐色色素沉着斑，1～2周后消失。如皮疹消退或脱屑时仍持续发热，应疑有并发症发生。成人临床特征与儿童相似，全身症状多较儿童重，但并发症少。

（二）非典型麻疹

由于感染者的年龄不同、机体免疫状态不同、病毒毒力强弱不一、侵入人体数量不同等因素，临床上可出现非典型麻疹，包括轻型、重型、异型麻疹。

1. 轻型麻疹 表现为低热，持续时间短，皮疹稀疏色淡，多见于有部分免疫力者。一般无并发症，病程1周左右。

2. 重型麻疹 症状重，死亡率高，多见于全身状况差、免疫力低或继发严重感染者。患者全身中毒症状重，高热，伴有气促、发绀、心率快，甚至谵妄、昏迷。部分患者出现循环衰竭，血压下降，致休克。部分患者皮疹为出血性，同时可有内脏出血。部分患者皮疹呈疱疹样，融合成大疱。

3. 异型麻疹 主要发生在接种麻疹灭活疫苗后4～6年，再次接触麻疹时出现。无麻疹黏膜斑，出疹自四肢远端开始，逐渐扩散到躯干。通常病情较重，但多为自限性。恢复期检测麻疹血凝抑制抗体呈高滴度，病毒分离阴性。

五、并发症

（一）肺炎

肺炎是麻疹最常见的并发症，发病率10%，致死率最高，多见于5岁以内儿童，常发生在出疹期，表现为体温上升、呼吸困难。

（二）喉炎

发生率为1%～4%，多见于2～3岁幼儿。喉头组织水肿，分泌物增多，易喉头梗阻。表现为声音嘶哑、犬吠样咳嗽、呼吸困难、发绀等。

（三）心肌炎

2岁以下婴幼儿易出现心肌炎，表现为烦躁、面色苍白、易哭闹，听诊心音低钝、心率增快。行心电图检查可见T波和ST段改变。

（四）脑炎

发生率1‰，为麻疹病毒直接侵犯至脑组织所致，表现与其他病毒性脑炎类似。

（五）亚急性硬化性全脑炎

亚急性硬化性全脑炎（subacute sclerosing panencephalitis，SSPE）是麻疹少见的远期并发症，常于患麻疹后2～17年发病，表现为进行性智力障碍、运动不协调、癫痫发作及视觉、听觉和语言障碍等，最后可因昏迷、瘫痪致死亡。病理变化主要为脑组织退行性变。

六、实验室检查

（一）血常规

白细胞总数减少，淋巴细胞相对增多。

（二）血清学检查

酶联免疫吸附试验（ELISA）检测血清特异性 IgM 和 IgG 抗体。IgM 抗体于病后 5～20 天最高，阳性则诊断为麻疹。IgG 抗体恢复期较早期增高 4 倍以上为阳性，也可以诊断麻疹。

（三）病原学检查

1. 病毒分离 取患者眼、鼻、咽分泌物或血、尿标本接种于原代人胚肾细胞、分离麻疹病毒。

2. 病毒抗原检测 取患者眼、鼻、咽分泌物及尿沉渣细胞，用免疫荧光或免疫酶法检查麻疹病毒抗原，阳性时可早期诊断。

3. 核酸检测 采用反转录聚合酶链反应（RT-PCR）从临床标本中扩增麻疹病毒 RNA，是一种非常敏感和特异的诊断方法，对免疫力低不能产生特异性抗体的患者，可用此法检测。

七、诊断及鉴别诊断

（一）诊断

根据当地有麻疹流行、出疹前与麻疹患者有接触史、麻疹流行地区居住或旅行史，以及典型麻疹的临床表现，如急起发热、上呼吸道卡他症状、结膜充血、口腔麻疹黏膜斑及典型的皮疹等，可诊断本病。非典型患者难以确诊时，依赖于实验室检查。

（二）鉴别诊断

1. 风疹 前驱期短，全身症状和呼吸道症状轻，无麻疹黏膜斑，发热 1～2 天出疹，皮疹分布以颈、躯干部为主。1～2 天疹退，无色素沉着和脱屑，常伴耳后、颈部淋巴结肿大。

2. 幼儿急疹 起病急，高热，持续 3～5 天，上呼吸道症状轻，热降后出疹，皮疹散在呈玫瑰色，多位于躯干，1～3 天皮疹完全消退。热退后出疹为其特点。

3. 猩红热 前驱期发热，有明显咽痛，1～2 天后全身出现针尖大小红色丘疹，疹间皮肤充血，压之褪色，口周呈苍白圈，皮疹持续 4～5 天随热降而消退，有脱皮。外周血白细胞总数及中性粒细胞增高显著。

4. 药物疹 近期服药史，伴有瘙痒，低热或无热，无黏膜斑及卡他症状，停药后皮疹渐消退。血常规嗜酸性粒细胞可增多。

八、预后

单纯麻疹预后良好，并发症及时诊治，不留有后遗症。重型麻疹病死率较高。

九、治疗

尚无特效抗麻疹病毒药物，主要为护理，对症治疗，积极防治并发症。

（一）一般治疗

患者应呼吸道隔离，开窗通风保持室内空气新鲜，温度适宜；卧床休息，直至体温正常或至少出疹后 5 天；眼、鼻、口腔保持清洁，多饮水。

（二）对症治疗

高热可酌情使用小剂量退热药物或头部冷敷，咳嗽可用祛痰镇咳药，剧咳和烦躁不安可用少量镇静药，体弱病重患儿可早期注射丙种球蛋白，必要时吸氧，保证水、电解质及酸碱平衡等。

（三）并发症治疗

1. 肺炎　主要为抗菌治疗，参考痰菌药敏试验选用抗生素。

2. 喉炎　应尽快治疗，蒸汽雾化吸入稀释痰液，使用抗菌药物，对喉部水肿者可试用糖皮质激素控制炎症。喉梗阻严重时及早行气管切开术或气管插管。

3. 心肌炎　出现心力衰竭者应及早静脉注射强心药物如毛花苷C或毒毛花苷K，同时应用利尿药，重症者可用糖皮质激素保护心肌。

4. 脑炎　主要为对症及支持治疗，处理基本同乙型脑炎。

十、预防

预防的关键措施是对易感者接种麻疹疫苗，提高其免疫力。目前我国初种麻疹疫苗的年龄为6～8月龄。第1次皮下注射0.2 ml，7岁时复种。在暴露后2～3天内注射人免疫球蛋白进行被动免疫非常有效，儿童剂量为0.2 ml/kg。免疫球蛋白可用于麻疹疫苗禁忌者、恶性肿瘤及应用糖皮质激素或细胞毒性药物引起免疫抑制的儿童，也可用于孕妇、活动性肺结核和艾滋病患者。患者隔离至出疹后5天，伴呼吸道并发症者应延长至出疹后10天。易感的接触者检疫3周，并使用被动免疫制剂。

（袁　宏　陈　琳）

第十六节　手足口病

手足口病（hand foot and mouth disease，HFMD）是由多种肠道病毒引起的急性传染病。多发生于学龄前儿童。临床表现为手、足、口腔等部位的斑丘疹、疱疹。少数重症病例可出现脑炎、脑膜炎、心肌炎、肺水肿等并发症，病情发展快，可导致死亡。

一、病原学

引发手足口病的肠道病毒属于小RNA病毒科，均为单股正链RNA病毒，有20多种（型），其中以柯萨奇病毒A16型（CoxA16）和肠道病毒71型（EV71）最为常见。肠道病毒抵抗力强，适合在湿热的环境下生存，能抵抗胃酸、乙醚、75%的乙醇，而对紫外线、干燥、各种氧化剂均敏感，加热50℃可迅速灭活。

二、流行病学

1. 传染源　患者和隐性感染者均为传染源，发病前数天感染者的咽部和粪便均可检出病毒，疱疹液中含大量病毒，发病1周内传染性最强。

2. 传播途径　主要通过消化道和呼吸道飞沫传播，也可因接触患者口鼻分泌物、皮肤或黏膜疱疹液、被污染的手和物品等而感染。

3. 人群易感性　普遍易感，以隐性感染为主，3岁以下儿童发病率最高。感染后可获得型和亚组特异性免疫力，病毒的各型间没有交叉免疫。

三、发病机制与病理学表现

病毒主要经由呼吸道和消化道侵入局部黏膜，增殖后进入血液循环，引起第一次病毒血症，此时无症状，但有传染性。病毒经血液循环侵入机体单核-巨噬细胞系统大量增殖，再次入血，引起第二次病毒血症，引起全身多系统、多器官病变。

手足口病的特征性表现是皮疹或疱疹，重者出现脑膜脑炎、心肌炎和肺水肿，病理上可见细胞变性坏死，炎性细胞浸润。

四、临床表现

手足口病的潜伏期为2～12天，平均3～5天。

（一）普通病例

多数急性起病，半数有发热，一般为38℃左右，可伴有咳嗽、流涕、食欲不振等症状。发热同时或数天后出现典型皮疹，患儿手、足、口腔和臀部出现红色斑丘疹、疱疹，疱疹周围可有炎性红晕，疱内液体较少。皮疹多见于手足掌心，偶可见于躯干及四肢，数天后变暗、消退，不留瘢痕和色素沉着。也可先出现皮疹后有发热，部分病例仅表现为皮疹或疱疹性咽峡炎。病程为7～10天。

（二）重症病例

少数病例（尤其是小于3岁者）病情进展迅速，在发病1～5天出现脑膜炎、脑炎（以脑干脑炎最为凶险）、肺水肿、循环障碍等。极少数病例病情危重，可致死亡，存活病例可留有后遗症。

1. 神经系统表现 可有精神差、嗜睡、易惊、头痛、呕吐、谵妄甚至昏迷，肢体抖动、肌阵挛、眼球震颤、共济失调、眼球运动障碍，无力或急性弛缓性麻痹，惊厥。腱反射减弱或消失，巴宾斯基征阳性。

2. 呼吸系统表现 可有呼吸浅促、呼吸困难或呼吸节律改变，口唇发绀，咳嗽，咳白色、粉红色或血性泡沫样痰液，肺部可闻及湿啰音。

3. 循环系统表现 可有面色苍白、皮肤花纹、四肢发凉、指（趾）发绀，出冷汗，毛细血管再充盈时间延长。心率加快或减慢，脉搏浅速或减弱，血压升高或下降。

五、实验室及辅助检查

1. 血常规 白细胞计数正常或降低，重症患儿白细胞计数可明显升高。

2. 血生化检查 部分病例可有谷草转氨酶、谷丙转氨酶及心肌酶升高，病情危重者可有肌钙蛋白、血糖升高。

3. 血气分析 呼吸系统受累时可有动脉血氧分压降低、血氧饱和度下降，二氧化碳分压升高，酸中毒。

4. 脑脊液检查 神经系统受累时可表现为外观清亮，压力增高，白细胞数增多，多以单核细胞为主，蛋白质正常或轻度增多，糖和氯化物正常。

5. 血清学检查 急性期与恢复期血清CoxA16、EV71等肠道病毒中和抗体有4倍以上升高。

6. 病原学检查 RT-PCR法检测CoxA16、EV71等肠道病毒特异性核酸阳性，咽部、呼吸道分泌物、疱疹液、粪便阳性率较高。

7. 胸部X线检查 可表现为双肺纹理增多，网格状、斑片状阴影，部分病例以单侧为著。

8. 脑电图 累及神经系统病例可表现为弥漫性慢波，少数可出现棘（尖）慢波。

六、诊断及鉴别诊断

（一）临床诊断标准

1. 在流行季节发病，常见于学龄前儿童，5 岁以下婴幼儿多见。

2. 发热伴手、足、口、臀部皮疹，部分病例可无发热。

3. 极少数重症病例有神经系统损害、呼吸及循环衰竭表现，皮疹不典型，临床诊断困难，需结合病原学或血清学检查做出诊断。

（二）确诊标准

临床诊断病例具有下列之一者即可确诊。

1. 肠道病毒（CoxA16、EV71 等）特异性核酸检测阳性。

2. 分离出肠道病毒，并鉴定为 CoxA16、EV71 或其他可引起手足口病的肠道病毒。

3. 急性期与恢复期血清 CoxA16、EV71 或其他可引起手足口病的肠道病毒中和抗体有 4 倍以上升高。

（三）临床分类

1. 普通病例　手、足、口、臀部皮疹，伴或不伴发热。

2. 重症病例

（1）重型：出现神经系统受累表现，如精神差、嗜睡、易惊、谵妄、头痛、呕吐，肢体抖动、肌阵挛、眼球震颤、共济失调，无力或急性弛缓性麻痹，惊厥。查体脑膜刺激征阳性，腱反射减弱或消失。

（2）危重型：即出现下列情况之一者。①频繁抽搐、昏迷、脑疝；②呼吸困难、发绀、血性泡沫痰、肺部啰音等；③休克等循环功能不全表现。

（四）重症病例早期识别

具有以下特征，尤其 3 岁以下患儿，有可能在短期内发展为危重病例，需密切观察病情变化：①持续高热不退；②精神差、呕吐、易惊、肢体抖动或无力；③呼吸、心率加快；④出冷汗，末梢循环不良；⑤高血压；⑥外周血白细胞计数明显升高；⑦高血糖。

（五）鉴别诊断

1. 普通病例　手足口病需要与丘疹性荨麻疹、水痘、不典型麻疹、幼儿急疹、带状疱疹以及风疹等发疹性疾病鉴别。可根据流行病学特点、皮疹形态、部位、出疹时间、有无淋巴结肿大以及伴随症状等进行鉴别，以皮疹形态及部位最为重要。最终可依据病原学和血清学检测进行鉴别。

2. 重症病例　由其他病毒引起的脑炎或脑膜炎如单纯疱疹病毒、巨细胞病毒、EB 病毒、呼吸道病毒等，临床表现与手足口病合并中枢神经系统损害的重症病例表现相似。以循环障碍为主要表现的重症手足口病病例需要与暴发性心肌炎鉴别。发生神经源性肺水肿者应与重症肺炎相鉴别。

七、预后

多数可自愈，预后良好。危重症患儿可遗留神经系统后遗症甚至死亡。

八、治疗

1. 一般治疗　注意隔离，避免交叉感染。适当休息，清淡饮食，做好口腔和皮肤护理。

2. 抗病毒治疗 目前无特效药，可试用利巴韦林、干扰素，也可应用清热解毒中药。

3. 对症治疗 体温超过 38.5℃可使用退热药物。重症患者神经系统受累酌情用药控制颅内压、静脉注射丙种球蛋白以及糖皮质激素。呼吸衰竭酌情使用机械通气。循环功能衰竭时可根据血压变化应用血管活性药物等。继发感染时给予抗生素治疗。

九、预防

(一) 控制传染源

1. 患者发病后及时就诊，医生仔细检查，及早识别重症患者。
2. 隔离患者。轻症居家隔离治疗，重症住院隔离治疗。

(二) 切断传播途径

1. 流行期间不宜到人群聚集、空气流通差的公共场所。
2. 对患者接触过的物品、呼吸道分泌物、粪便等及时消毒处理。
3. 医务人员诊疗前后注意洗手和消毒。
4. 居室保持良好通风。

(三) 保护易感人群

注意个人卫生，养成正确的洗手习惯，不吃生冷食物。

（冯海军）

第十七节 发热伴血小板减少综合征

发热伴血小板减少综合征（severe fever with thrombocytopenia syndrome，SFTS）是由发热伴血小板减少综合征布尼亚病毒（*SFTS Bunyavirus*，SFTSV）引起的，是以发热、消化道症状、出血倾向、意识障碍、浅表淋巴结肿大伴外周血白细胞、血小板减少为主要临床表现的新发传染病，危重者可因休克、呼吸衰竭、弥散性血管内凝血以及多器官衰竭而死亡。

一、病原学

(一) 形态结构

SFTSV 属于布尼亚病毒科白蛉病毒属，病毒颗粒呈球形，直径 80～100 nm，外有脂质包膜，表面有棘突。基因组由大（L）、中（M）、小（S）3 个单股负链 RNA 片段组成。其中，L 片段编码 RNA 依赖的 RNA 聚合酶；M 片段编码 1073 个氨基酸的糖蛋白前体，形成 Gn 和 Gc 两个膜蛋白；S 片段是一个双义 RNA，以双向的方式编码病毒核蛋白和非结构蛋白。SFTSV 基因组序列核苷酸和氨基酸与布尼亚病毒科其他病毒相比均呈现高度差异。白蛉病毒属原有白蛉热病毒组和吴孔尼米病毒组 2 个组，SFTSV 虽与吴孔尼米病毒有很高的相似性，但因其对人的致病性较强，所以 SFTSV 另立一组。

(二) 生物学特性

布尼亚病毒科病毒抵抗力弱，不耐酸。布尼亚病毒易被热、乙醚、去氧胆酸钠和常用消毒剂及紫外线照射等迅速灭活。但对于 SFTSV 的理化特性和灭活条件仍须进一步研究。

(三) 病毒在宿主体内的作用特点

SFTSV 具有广嗜性，可感染肝、肺、肾、子宫和卵巢等多种器官，以及免疫系统来源的细胞系，但不能感染 T 和 B 淋巴细胞系。

二、流行病学

（一）传染源

SFTSV 可感染牛、羊、狗等脊椎动物和蜱等节肢动物，啮齿类动物中至今未检测到抗 SFTSV 抗体，目前尚不能确定是否可因接触家畜而传染。多篇报道证实了 SFTSV 可以人传人。

（二）传播途径

1. 虫媒传播 蜱是最重要的传播媒介，发病地区的蜱中可分离到该病毒，部分病例发病前有明确的蜱叮咬史。

2. 接触传播 近期研究证实了 SFTSV 人传人的存在，推测可能通过接触患者血液、分泌物或排泄物而感染，裸露皮肤直接接触患者血液具有较高的危险性。

（三）易感人群

人群普遍易感，在丘陵、山地、森林等地区生活、生产的居民和劳动者以及赴该类地区从事户外活动的人群感染风险较高。据文献报到，97%的患者为农民，年龄分布在 39～83 岁，无明显的性别差别。

（四）流行病学特征

发病季节多在 3—11 月份，全年有两个高峰，高峰期在 5—7 月份，占病例总数的 96%，9 月为次高峰。多散发于呈丘陵地貌的农村地区，病例呈高度散在分布。中国疾病预防控制中心统计数据显示，以河南、湖北、山东等地高发，河南省居全国首位。

三、发病机制

SFTSV 的发病机制尚有待更多的临床数据和实验研究进行阐明。目前认为 SFTSV 感染机体后能诱导机体产生炎症反应和免疫反应，介导免疫活性细胞及炎性因子对宿主细胞的攻击。病毒进入机体后激活细胞免疫功能，尤其是 $CD4^+$ T 淋巴细胞可分泌大量 IFN-γ 介导抗感染作用。在清除病原体的同时，过激的免疫反应造成组织损伤和严重的器官功能障碍。动物实验显示，病毒仅于动物模型 C57/BL6 鼠的脾内复制，而肝、肾等器官未观察到病毒复制，提示脾可能是 SFTSV 感染的主要靶器官。黏附 SFTSV 的血小板在体外更易被巨噬细胞所吞噬，推测脾的巨噬细胞对外周血中黏附病毒血小板的吞噬可能是导致血小板显著减少的主要原因。

四、临床表现

潜伏期一般为 7～14 天（平均 9 天）。急性起病，表现为发热、消化道症状、全身中毒症状、意识障碍及多器官损害等。临床上大致可以分为三期：发热期、多器官功能损伤期和恢复期。

（一）发热期

热程长，持续时间多为 6～16 天，平均 10 天左右。伴有明显的食欲缺乏、恶心、呕吐等消化道症状，以及乏力、头痛、肌肉酸痛等全身中毒症状。表情淡漠，相对缓脉，常有腹股沟、腋下、颈部等处孤立或 2～3 个浅表淋巴结肿大伴明显触痛，表面红肿，有重要的诊断价值。此期外周血白细胞、血小板减少，活化部分凝血活酶时间（activated partial thromboplastin time，APTT）延长。ALT、AST、肌酸激酶（creatine kinase，CK）升高，尿蛋白及尿潜血阳性。

（二）多器官功能损伤期

可与发热期重叠，一般出现在病程第5～10天，个别重症病例发病2～3天即出现多器官功能损伤。肝、肾、血液系统、脑、心、肺等全身器官均可受累。部分患者仍有表情淡漠，并有反应迟钝、嗜睡、烦躁、抽搐及昏迷等不同程度的意识障碍，以及皮肤瘀斑、消化道出血、肺出血等并发症，如不及时救治，可因休克、呼吸衰竭、弥散性血管内凝血以及多脏器衰竭而死亡。死亡病例多发生在此期，死亡时间一般出现在发病后6～12天。非死亡病例此期一般持续3～5天后进入恢复期。

（三）恢复期

体温恢复正常，症状改善，各器官功能逐渐改善，各项实验室指标逐渐恢复正常。

五、实验室检查

（一）常规检查

绝大多数患者外周血的血小板计数显著降低，多为（30～60）$\times 10^9$/L，重症者可低于30×10^9/L。多数患者白细胞计数减少，多为（1.0～3.0）$\times 10^9$/L，重症者可降至1.0×10^9/L以下，中性粒细胞、淋巴细胞比例多正常。半数以上病例尿常规检查出现蛋白尿（＋～＋＋＋），少数病例出现尿隐血或血尿。骨髓穿刺检查多数病例三系增生正常，部分病例粒系增生活跃。

（二）生化检查

可出现不同程度乳酸脱氢酶（lactate dehydrogenase，LDH）、CK、肌酸激酶同工酶（CK-MB）及AST、ALT等升高，尤以AST、CK-MB升高为主，常有低钠血症。少数病例可有肾功能损害。

（三）凝血功能检查

大部分患者出现APTT延长，而少有凝血酶原时间延长，纤维蛋白原多正常。

（四）脑脊液检查

白细胞计数正常或轻度升高，蛋白质、糖、氯化物正常。部分患者脑脊液中可检测到SFTSV核酸。

（五）病原学检查

1. 病毒核酸检测　患者血清中扩增到特异性核酸，可确诊SFTSV感染。一般发病2周内患者血清可检测到病毒核酸，适合早期诊断。

2. 病毒分离　利用患者急性期血清标本，接种Vero、Vero E6等细胞或其他敏感细胞，确定患者血清中分离到的病毒即可确诊。SFTSV的分离并不难，但需要1～3周时间，因此，诊断并不常规做SFTSV的分离。

（六）免疫学检查

SFTSV-IgM抗体阳性，IgG抗体阳转或恢复期滴度较急性期增高4倍以上者，可确认为新近感染。间接免疫荧光试验（indirect immunofluorescent assay，IFA）的敏感性和特异性均高于ELISA，但需要荧光显微镜。

六、诊断及鉴别诊断

（一）诊断

依据流行病学史（流行季节在丘陵、林区、山地等地工作、生活或旅游等，或发病前2周内有被蜱叮咬史)、临床表现和实验室检查结果进行诊断。

1. 疑似病例　具有上述流行病学史、发热等临床表现且外周血中血小板和白细胞计数降低者。

2. 确诊病例　疑似病例具备下列条件之一者：①血清标本 SFTSV 核酸检测阳性；②SFTSV-IgM 抗体阳性，IgG 抗体阳转或恢复期滴度较急性期升高 4 倍以上者；③细胞培养分离到 SFTSV。

（二）鉴别诊断

多种疾病可表现为发热伴白细胞、血小板减少，应与发热伴血小板减少综合征鉴别。

1. 人粒细胞无形体病，由嗜吞噬细胞无形体侵染人末梢血中性粒细胞引起，是以发热伴白细胞、血小板减少和多脏器功能损害为主要表现的蜱传播疾病。临床表现与发热伴血小板减少综合征极为相似，不易鉴别，需依赖病原学检查。

2. 发热伴血小板减少综合征还要和引起发热、血小板减少的其他疾病，如肾综合征出血热、登革病毒感染、伤寒、血小板减少性紫癜相鉴别。

3. 如患者有被蜱叮咬或与蜱接触的病史，应与一些蜱媒传染病（如斑点热、莱姆病等）相鉴别。

七、预后

多数患者预后良好，既往有基础疾病、出现精神神经症状、出血倾向明显的老年患者易重症化，进展迅速，预后较差。神经系统症状及 AST、肌酐、尿素氮升高是危重症患者预后不良的危险因素，对出现这些症状的患者应特别予以重视。

八、治疗

（一）病原学治疗

体外实验提示利巴韦林对 SFTSV 有抑制作用，可试用利巴韦林 10 mg/(kg·24 h) 静脉滴注。继发或伴发立克次体、细菌、真菌感染者，应当选择敏感抗生素治疗。对危重患者，建议及早给予免疫球蛋白，总量 1～2 g/kg，分 2～3 日给予。

（二）对症支持治疗

卧床休息，进食易消化的食物，补充能量，并摄入适量的维生素和水分，保证水、电解质和酸碱平衡，注意纠正低钠血症。

1. 高热者可给予物理降温，必要时使用退热药物。

2. 有明显出血倾向或血小板明显降低（如低于 30×10^9/L）者，可输注血浆、血小板等。

3. 白细胞明显减少，中性粒细胞低于 1.0×10^9/L 者，建议应用粒细胞集落刺激因子。

4. 注意对肝、肾、心脏等重要器官的保护，避免使用对肝、肾等重要器官有损害的药物，防止发生多脏器衰竭。

5. 心功能不全者，应绝对卧床休息，可用强心药、利尿剂，对合并有 DIC 者，可早期使用肝素。

（三）并发症的治疗

由于该病容易重症化，可出现肝功能严重受损、呼吸衰竭、颅内出血及胃肠道出血、继发真菌及细菌感染等严重并发症，如出现并发症必须积极治疗，严密观察病情发展变化，加强监护。

（四）糖皮质激素

目前尚无证据证明糖皮质激素的治疗效果，对于部分重症患者可在给予免疫支持的情况下短期慎重使用。

九、预防

（一）管理传染源

清理和杀灭家居环境中游离蜱和家畜身上的附着蜱。对患者的血液、分泌物、排泄物及被其污染的环境和物品进行消毒处理。对接触过患者血液、体液、血性分泌物或排泄物等且未采取适宜防护措施的接触者，进行医学观察 14 天。

（二）切断传播途径

进入草地、树林等地区时，要做好个人防护，涂抹或喷洒驱蜱剂；加强个人防护，避免与患者的血液直接接触。

（三）保护易感人群

目前仍无相应的疫苗上市。

（毛小荣）

第十八节　病毒感染性腹泻

病毒感染性腹泻是指肠道病毒感染引起的以急性胃肠炎为主要症状的消化道传染病。常见的肠道病毒有轮状病毒、诺如病毒、腺病毒等，主要经粪口途径传播，表现为腹泻、呕吐、腹痛及全身不适等，严重者可导致脱水及电解质紊乱。病程多自限，以儿童多见。

一、病原学

（一）轮状病毒

人轮状病毒（*Rotavirus*）为呼肠病毒科，球形，有双层衣壳，从内向外呈放射状排列，似车轮状，故称轮状病毒。其内含双股 RNA，基因组长约 18 550 bp，编码 6 种结构蛋白（VP1～VP4、VP6 和 VP7）和 5 种非结构蛋白（NSP1～NSP5）。目前发现有 27 个基因型（P1～P27），分布有地域差异。根据其抗原性不同可将轮状病毒分为 A～H 8 个组，仅 A、B、C 组与人类感染有关。其中，A 组是导致婴幼儿腹泻和死亡的主要病因之一，亦称婴幼儿轮状病毒；B 组主要感染成人，C 组引起散发病例，其余引起动物疾病。

轮状病毒抵抗力较强，耐酸碱，可在胃肠道中生存，在室温中可存活 7 个月，在粪便中可存活数周。95％乙醇、酚、漂白粉等及 56℃时 30 min 可灭活病毒。

（二）诺如病毒

诺如病毒（*Norovirus*）为杯状病毒家族成员，无包膜，表面粗糙，呈对称的 20 面体球形，直径 27～30 nm。由衣壳和单股正链 RNA 组成，其基因组约 7.5 kb，有 3 个开放读码框（ORF）。诺如病毒易变异，可因变异或重组形成新的病毒株。根据 ORF2 的氨基酸序列，将其分为 5 个基因群（分别称 GⅠ、GⅡ、GⅢ、GⅣ和 GⅤ）和至少 31 个基因型，仅 GⅠ、GⅡ和 GⅤ群对人类致病，研究显示诺如病毒引起的暴发性胃肠炎 70％是 GⅡ4 型感染所致。诺如病毒感染有基因易感性，群间无交叉免疫。诺如病毒感染性很强，较低数量（DI_{50}＜20 病毒颗粒）即可引起感染。近期研究发现肠道菌群尤其是阴沟肠杆菌可促进该病毒黏附于肠黏膜细胞。

诺如病毒耐热，对常用消毒剂抵抗力较强，加热至 60℃ 30 min 仍有传染性。含氯消毒剂 10 mg/L 30 min 可灭活。常温下可存活数天，冷冻数年仍有感染性。

（三）肠腺病毒

能引起人类腹泻的腺病毒仅为 F 组的 30 型、40 型和 41 型，称肠腺病毒。形态为 20 面体对称颗粒，无包膜，内含双链线性 DNA。肠腺病毒耐酸碱，4℃可存活 2 个月，36℃存活 1 周，但加热 56℃ 5 min 即灭活，紫外线照射 30 min 可灭活。

（四）其他致腹泻的病毒

柯萨奇病毒、埃可病毒、星状病毒、呼肠病毒、杯状病毒、小圆病毒、冠状病毒、微小双核糖核酸病毒和瘟病毒等均可致腹泻，但不常见。

二、流行病学

人和动物为病毒感染性腹泻的常见传染源，以消化道为主要传播途径。

（一）传染源

患者及无症状带病毒者是主要的传染源。许多家畜、家禽可携带轮状病毒，是人类潜在的传染源。急性期患者的粪便中有大量病毒颗粒，病后可持续排毒 4～8 天。

（二）传播途径

主要通过粪口途径传播，亦可通过呼吸道传播。水源或食物被污染、院内或幼儿园及家庭成员的密切接触可造成流行。B 组轮状病毒污染水源可引起成人病毒性胃肠炎暴发流行。生活接触及食物污染可导致散发传播。

（三）人群易感性

儿童较成人易感，病后免疫力短暂，可反复感染。A 组轮状病毒主要感染婴幼儿，以 6～24 月龄发病率最高。B 组轮状病毒主要感染青壮年，C 组轮状病毒主要感染儿童，成人偶有发病。母乳喂养可明显降低婴幼儿感染率。不同组的病毒之间缺乏交叉免疫。诺如病毒感染在人群中有基因易感性差异。

（四）流行病学特征

秋冬季多见，儿童多于成人。轮状病毒感染是发达国家和发展中国家婴幼儿腹泻的主要原因。全球每年有 1.4 亿人患轮状病毒性胃肠炎，我国每年有 1000 万婴幼儿轮状病毒感染，是婴幼儿严重腹泻的最主要病原。诺如病毒也是引起病毒性胃肠炎最常见的病原体之一，污染食物或水源可引起暴发性流行。肠腺病毒是我国婴幼儿腹泻的第二个主要病因，也是医院感染导致病毒性腹泻的病因之一。

三、发病机制与病理学表现

肠道病毒感染后发病与否取决于病毒的数量、机体免疫状态和生理特征。病毒侵入人体后通过两个途径引起腹泻：一是病毒直接损害肠绒毛上皮细胞，引起病理改变；二是病毒破坏肠黏膜上皮细胞正常的吸收功能，引起腹泻。

（一）轮状病毒

目前认为肠上皮刷状缘的乳糖酶是轮状病毒受体，病毒借此酶脱去衣壳进入上皮细胞。婴儿肠黏膜上皮细胞含大量乳糖酶，易感染轮状病毒。乳糖酶的含量随年龄增长而减少，易感性亦下降。轮状病毒感染部位主要在十二指肠及空肠，致使上皮细胞变性、坏死，肠黏膜微绒毛变短，有单核细胞浸润。肠绒毛上皮细胞受损影响乳糖酶而致乳糖转化为单糖减少，乳糖在肠腔内积聚造成肠腔内高渗透压，水分进入肠腔，导致腹泻和呕吐。轮状病毒的非结构蛋白NSP4类似于肠毒素，可引起肠道上皮细胞分泌增加，也是导致腹泻的重要机制之一。频繁吐泻可丢失大量的水和电解质，导致脱水、酸中毒和电解质紊乱。动物研究发现，胃肠道神经系统在轮状病毒性胃肠炎的发病中起一定作用。感染轮状病毒后，是否发病取决于侵入病毒的数量和机体的免疫状态。研究显示轮状病毒特异性血清IgA和粪便中IgA与保护性免疫有关，而血清中和抗体不能完全阻止再次感染。机体循环和肠道的特异性CTL在清除侵入肠道的轮状病毒机制中也起着重要的作用。

（二）诺如病毒

诺如病毒感染可引起十二指肠及空肠黏膜的可逆性病变，黏膜保持完整，但上皮细胞绒毛变短、变钝，线粒体受损，无细胞坏死。在肠固有层可见单核细胞及中性粒细胞浸润。病变在2周完全恢复。

诺如病毒感染的发病机制不详。可能因病毒感染致上皮细胞刷状缘上多种酶的活力下降而引起对脂肪、D-木糖和乳糖等吸收障碍，肠腔液体增加而引起腹泻。

（三）肠腺病毒

肠腺病毒以腺病毒40型和41型为主，是我国婴幼儿腹泻的常见病原体之一。主要感染空肠和回肠致肠黏膜绒毛变短变小，细胞变性、溶解，肠固有层有单核细胞浸润，导致小肠吸收功能障碍而引起渗透性腹泻。

四、临床表现

（一）轮状病毒性胃肠炎

潜伏期1～3天。婴幼儿症状较重，儿童及成人多为轻型。起病急，呕吐、腹泻。腹泻每日数次至数十次，水样便或黄绿色稀便，无黏液及脓血便。重者脱水及代谢性酸中毒、电解质紊乱。病程为自限性约1周。可伴有低热及呼吸道症状。

成人感染轮状病毒多无症状，少数出现急性胃肠炎表现，与婴幼儿感染的表现相似。免疫功能低下者有肠道外症状及慢性腹泻，甚至引起严重感染。

（二）诺如病毒性胃肠炎

潜伏期1～2天。起病急，恶心、呕吐、腹痛、腹泻。腹泻为黄色稀水便或水样便，无黏液脓血，每日数次至十数次，伴有腹绞痛。儿童先吐后泻，部分可伴有轻度发热、头痛、寒颤或肌肉痛等症状，严重者出现脱水。病程1～3天自愈，但体弱、老年人及免疫功能低下者症状多较重。

（三）肠腺病毒性胃肠炎

潜伏期平均7天。主要表现为水样腹泻，每日十余次，伴低热及呕吐，重者可出现水电解质紊乱。可伴咽痛、咳嗽等呼吸道症状，亦可引起婴幼儿肠套叠及肠系膜淋巴结炎，表现类似阑尾炎。慢性腹泻可致患儿营养不良。

五、实验室检查

1. 常规检查　外周血白细胞及分类多数正常，少数可轻度升高。粪便检查多无异常。

2. 病原学检查　用电镜或免疫电镜检查直接观察粪便中的病毒颗粒，具有快捷、简便的优点，但不能普及。应用分子生物学技术从粪便或肛拭子标本中直接提取或扩增病毒核酸，亦可定量检测病毒载量和基因分型。

3. 血清抗原或特异性抗体检查　用双抗体夹心 ELISA 技术检测轮状病毒、诺如病毒及腺病毒抗原是最常用的方法，可进行血清学分型。用 ELISA 方法检测血清中特异性抗体 IgM，双份血清抗体滴度增加 4 倍以上有诊断意义。

六、诊断及鉴别诊断

根据流行季节、发病年龄、临床表现及粪便检查，进行综合判断。秋冬季节、婴幼儿腹泻、粪便为稀水样便，应考虑本病。粪便中检出特异性病毒颗粒，或检出轮状病毒抗原，或双份血清特异性抗体滴度呈 4 倍以上增高，均有诊断价值。

本病应与其他病毒性腹泻鉴别，主要靠病原学检查确诊。还应与细菌、真菌、寄生虫感染引起的腹泻鉴别，也应与婴儿喂养不当及其他疾病导致的水样泻进行鉴别。

七、治疗

目前尚无特效药物治疗病毒感染性腹泻。以饮食疗法和对症治疗为主，抗菌治疗无效。可用米汤加盐、糖盐水或口服补液盐纠正脱水和电解质丢失，严重者给予静脉补液。暂停乳类及双糖类食物。腹泻呕吐严重时可给予止吐剂。消旋卡多曲对水样泻有较好疗效，肠黏膜保护剂如蒙脱石散等对各种腹泻及新生儿腹泻亦有良好疗效。中医中药等也可用于止泻。

八、预防

采取以切断传播途径为主的综合预防措施。

1. 管理传染源　早发现、早诊断、早隔离，以降低患者传染性。

2. 切断传播途径　加强饮食和饮水卫生，保护水源防止污染。对患者排泄物或分泌物应消毒后排放。做好医院新生儿室的环境消毒，防止医源性传播。

3. 提高免疫力　婴幼儿口服减毒轮状病毒疫苗是目前预防轮状病毒性胃肠炎最有效的方法。母乳喂养可减轻婴幼儿腹泻的症状和发病率。研究显示口服益生菌及益生元可预防及减轻轮状病毒感染。目前尚无预防诺如病毒性胃肠炎的疫苗，故制备多价疫苗将是今后研究的重点领域。

（张跃新）

第十九节　黄热病

黄热病（yellow fever）是一种由黄热病毒引起的在人类和其他灵长类动物中经蚊叮咬传播的急性传染病，临床以高热、头痛、黄疸、蛋白尿、相对缓脉和出血等为主要表现。

1648 年西班牙探险者在墨西哥尤卡坦半岛对黄热病进行了最早记载，至今本病主要在非洲撒哈拉以南地区和南美洲流行。我国的北京、上海、福建等地于 2016 年报道了黄热病，共发现了 6 例输入性病例，均来自于安哥拉。

一、病原学

黄热病毒（*Yellow fever virus*）为单股正链 RNA 病毒，属于黄病毒科（*Flaviviridae*）黄病毒属（*Flavivirus*）。病毒颗粒呈球形，直径 40～60 nm，外有脂质包膜，表面有棘突，基因组长度约为 11 kb。病毒只有一个血清型，在基因组序列水平分为 7 个基因型（非洲 5 个和南美洲 2 个）。该病毒可与同为黄病毒属的登革病毒、西尼罗病毒等产生血清学交叉反应。

黄热病毒有嗜内脏如肝、肾、心等（人和灵长类动物）和嗜神经（小鼠）的特性，外界抵抗力弱，不耐酸、不耐热，60℃ 30 min 可灭活，易被 70%乙醇、0.5%次氯酸钠等消毒剂及紫外线照射等迅速灭活。

二、流行病学

（一）传染源

黄热病有三种类型的传播模式：城市型、媒介型和丛林型。城市型的主要传染源为患者及隐性感染者，特别是发病 5 日以内的患者。媒介型的传染源主要是患者和猴子，常发生在非洲大草原。丛林型的主要传染源为猴及其他灵长类动物，主要发生在非洲及美洲热带森林。

（二）传播途径

黄热病主要经蚊叮咬传播。埃及伊蚊是城市型黄热病主要的传播媒介。媒介型黄热病的传播媒介主要包括黄头伊蚊、泰氏伊蚊等。丛林型黄热病的主要传播媒介为非洲伊蚊、趋血蚊属等。

（三）人群易感性

人群对黄热病毒普遍易感。感染或接种疫苗可获得持久免疫力。

（四）流行特征

黄热病主要在中南美洲和非洲的热带地区流行。在流行地区全年均可发病，一般春季和秋季为高发期。

三、发病机制与病理学表现

（一）发病机制

黄热病的发病机制尚不明确。病毒侵入人体后，迅速进入局部淋巴结，在其中繁殖，3～4 天后进入血液循环，病毒侵袭内脏，肝是其主要的靶器官，淋巴结、心脏、肾、脾、骨髓等也可累及。

靶器官损害可能为病毒直接作用所致。来源于猴子和仓鼠的实验数据显示，黄热病毒可导致转化生长因子-β 诱导的肝细胞大量凋亡。肝和脾的巨噬细胞产生的 TNF 等细胞因子、氧自由基堆积、内皮细胞损伤、微血栓形成和弥散性血管内凝血（DIC），是多脏器损害和休克的可能原因。

（二）病理学表现

本病可引起组织广泛退行性病变。肝、肾及心脏等出现组织脂肪变性及坏死，但无明显的炎症反应和纤维组织增生。脾及淋巴结中淋巴细胞明显减少，代之以大单核细胞和组织细胞。脑组织可有小的出血灶及水肿，而无明显的炎症细胞浸润。

四、临床表现

潜伏期 3～6 天，最长可达 14 天。多数受染者症状较轻，约 15%的病例可发生重型感染。典型的临床过程可分为以下 4 期。

1. 感染期　急性起病，寒战、发热、畏光，剧烈头痛及全身痛，厌食、恶心、呕吐、腹泻或便秘，全身不适、烦躁、易怒，结膜充血，面、颈潮红。随着疾病进展出现相对缓脉、肝大和上腹压痛。本期持续 3～5 天。

2. 缓解期　发热部分或完全消退，症状缓解，但约 15%的患者在 48 h 之内病情再次加重，进入第三期（中毒期）。

3. 中毒期　体温再次升高，出现多器官功能损伤表现，常见肝、肾、心血管功能损害以及出血症状。少数可出现急性心脏增大。严重者出现谵妄、昏迷等中枢神经系统症状。此期患者死亡率约为 50%。

4. 恢复期　体温下降至正常。症状和器官功能逐步恢复正常。但乏力可持续 1～2 周或更久。黄疸和转氨酶升高可持续数月。有报道此期个别病例可因心律失常或心力衰竭死亡。本病一般无后遗症。

五、实验室检查

（一）一般检查

外周血白细胞正常或减少，中性粒细胞比例降低，血小板正常或下降。尿常规检查蛋白尿多见，大便隐血试验可阳性。肝功损害多见，重症患者凝血酶原时间及部分凝血活酶时间延长。

（二）血清学检查

1. 抗体检测　采用血凝抑制试验、补体结合试验或中和试验检测特异性抗体 IgM 和 IgG。

2. 抗原检测　使用 ELISA 方法检测血液等标本中的病毒抗原。

（三）病原学检查

1. 核酸检测　应用 RT-PCR 等技术检测血液及其他体液标本中黄热病毒 RNA。

2. 病毒分离　发病后 5 天内患者血液或死亡病例的组织标本可用于病毒分离。

六、诊断与鉴别诊断

（一）诊断

1. 疑似病例　符合流行病学史且有相应临床表现。

2. 临床诊断病例　疑似病例且黄热病毒 IgM 抗体检测阳性。

3. 确诊病例　有流行病学史和临床表现，实验室检查符合下列条件之一者：①从患者血液或死亡病例的组织标本中分离出黄热病毒；②采用 RT-PCR 检测到黄热病毒核酸；③双份血清抗黄热病毒抗体滴度恢复期较发病初期有 4 倍或以上升高者。

（二）鉴别诊断

早期或轻型病例应与流行性感冒、伤寒、斑疹伤寒等鉴别。发热伴有黄疸者应与各种原因引起的肝损害疾病鉴别。发热伴出血应与肾综合征出血热、登革热等鉴别。

七、治疗

至今尚无特效疗法。

1. 一般治疗 黄热病的治疗应卧床休息直至完全恢复，给予流质或半流质饮食。频繁呕吐者可禁食、给予静脉补液，注意水、电解质和酸碱平衡。

2. 对症治疗 高热时宜采用物理降温为主，禁用阿司匹林退热，因可诱发或加重出血。频繁呕吐可口服或肌注甲氧氯普胺。心肌损害者可试用肾上腺皮质激素。如发生休克、急性肾衰竭、消化道出血等应予以相应处理。

3. 出院标准 建议患者出院时应符合以下条件：①体温正常，临床症状缓解。②血液核酸连续检测 2 次阴性（间隔 24 h 以上）；不具备核酸检测条件者，病程不少于 10 天。

八、预防

1. 管理传染源 对疑似和确诊病例应采取有效隔离措施，对来自疫区的人员实施卫生检疫。

2. 切断传播途径 防蚊、灭蚊是重要措施之一。

3. 保护易感者 前往流行区的人员应在出发前至少 10 天进行预防接种疫苗，同时采取个人防蚊措施。

（鲁晓擘 郑嵘炅）

第二十节 埃博拉病毒病

埃博拉病毒病（Ebola virus disease，EVD），以往称埃博拉出血热，是由埃博拉病毒引起的一种严重且往往致命的急性出血性传染病。临床表现主要为突起发热、出血和多脏器损害。病毒主要通过野生动物传给人，并在人与人之间传播蔓延。埃博拉病毒病的病死率高，平均 50%（25%～90%）。

一、病原学

埃博拉病毒属丝状病毒科，为不分节段的单股负链 RNA 病毒。病毒呈长丝状体，可呈杆状、丝状、L 形等多种形态。毒粒长度平均 1000 nm，直径约 100 nm。病毒有脂质包膜，包膜上有呈刷状排列的突起，主要由病毒糖蛋白组成。埃博拉病毒基因组大小为 18.9 kb，编码 7 个结构蛋白和 1 个非结构蛋白。埃博拉病毒可分为扎伊尔型、苏丹型、本迪布焦型、塔伊森林型和莱斯顿型。除莱斯顿型对人不致病外，其余四种亚型感染后均可导致人发病。扎伊尔型、苏丹型、本迪布焦型感染与非洲大型疫情暴发相关。不同亚型病毒基因组核苷酸构成差异较大，但同一亚型的病毒基因组相对稳定。

埃博拉病毒对热有中度抵抗力，在室温及 4℃存放 1 个月后，感染性无明显变化，60℃灭活病毒需要 1 h，100℃ 5 min 即可灭活。该病毒对紫外线、γ 射线、甲醛、次氯酸、酚类等消毒剂和脂溶剂敏感。

二、流行病学

（一）传染源

感染埃博拉病毒的患者和灵长类动物为本病传染源。大蝙蝠科果蝠是埃博拉病毒的自然宿主。

（二）传播途径

1. 接触传播 接触传播是本病最主要的传播途径，通过接触患者和带病毒的亚临床感染者的血液、排泄物及其他污染物而感染。医院内传播是导致埃博拉出血热暴发流行的重要因素。

2. 气溶胶传播 吸入感染性的分泌物、排泄物等也可引起感染。

3. 注射途径传播 使用未消毒注射器曾经是1976年扎伊尔型埃博拉病毒病暴发流行的重要途径。

4. 性接触传播 在患者的精液中可检测到病毒，并可持续3个月以上，故存在性传播的风险。

（三）人群易感性

人类对埃博拉病毒普遍易感，发病无性别差异。

（四）流行特征

本病于1976年在非洲首次发现，主要在乌干达、刚果、加蓬、苏丹、科特迪瓦、南非、几内亚、利比里亚、塞拉利昂、尼日利亚等非洲国家流行。发病无季节性。

三、发病机制与病理学表现

病毒进入机体后，可能在局部淋巴结首先感染单核细胞、巨噬细胞和其他单核-巨噬细胞系统（mononuclear phagocytic system，MPS）的细胞。一些感染的MPS细胞转移到其他组织，释放病毒到淋巴或血液中，可以引起肝、脾以及全身的巨噬细胞感染。被感染的MPS细胞同时被激活，释放大量的细胞因子和趋化因子，包括肿瘤坏死因子（TNF）。这些细胞活性物质可增加血管内皮细胞的通透性，诱导表达内皮细胞表面黏附和促凝因子，加上组织破坏后血管壁胶原暴露，又可释放组织因子等，最终导致弥散性血管内凝血（DIC）。在感染晚期可发生脾、胸腺和淋巴结等大量淋巴细胞凋亡。

主要病理改变是皮肤、黏膜、脏器的出血，在很多器官可以见到灶性坏死，但是以肝、淋巴组织最为严重。肝细胞点、灶样坏死是本病最显著的病理特点，可见小包涵体和凋亡小体。

四、临床表现

本病潜伏期为2～21天，一般为5～12天。尚未发现潜伏期有传染性。

患者急性起病，临床表现为高热、畏寒、头痛、肌痛、恶心、结膜充血及相对缓脉。2～3天后可有呕吐、腹痛、腹泻、血便等表现，半数患者有咽痛及咳嗽。病后4～5天进入极期，患者可出现神志的改变，如谵妄、嗜睡等，重症患者在发病数日可出现咯血，鼻、口腔、结膜下、胃肠道、阴道及皮肤出血或血尿，第10病日为出血高峰，50%以上患者出现严重的出血，并可因出血、肝肾衰竭及致死性并发症而死亡。90%的死亡患者在发病后12天内死亡（7～14天）。患者最显著的表现为低血压、休克和面部水肿，还可出现DIC、电解质和酸碱平衡失调等。在病程第6～7天可在躯干出现麻疹样斑丘疹并扩散至全身各部，数天后脱屑，以肩部、手心、脚掌多见，部分患者可较长期地留有皮肤的改变。

埃博拉病毒病暴发流行中有部分无症状感染者，可不发病或呈轻症。非重症患者，发病后2周逐渐恢复，大多数患者出现非对称性关节痛，可呈游走性，以累及大关节为主，部分患者出现肌痛、乏力、化脓性腮腺炎、听力丧失或耳鸣、眼结膜炎、单眼失明、葡萄膜炎等迟发损害。另外，还可因病毒持续存在于精液中，引起睾丸炎、睾丸萎缩等。急性期并发症有心肌炎、肺炎等。

五、实验室检查

(一) 一般常规检查

早期白细胞减少，第 7 病日后上升，并出现异型淋巴细胞，血小板可减少。早期可有蛋白尿。肝酶 ALT、AST 升高，且 AST 升高大于 ALT。

(二) 血清学检查

1. 血清特异性 IgM 抗体 多采用 IgM 捕捉 ELISA 法检测，在起病后 7～10 天出现，可维持 3 个月。

2. 血清特异性 IgG 抗体 采用 ELISA、免疫荧光等方法检测，可长期存在。

(三) 病原学检查

埃博拉病毒高度危险，病毒相关实验必须在 BSL-4 实验室进行。

1. 病毒抗原检测 由于埃博拉出血热有高滴度病毒血症，可采用 ELISA 等方法检测血清中病毒抗原。

2. 核酸检测 采用 RT-PCR 等核酸扩增方法检测。一般发病后 1 周内的患者血清中可检测到病毒核酸。

3. 病毒分离 采集发病 1 周内的患者血清标本，用 Vero 细胞进行病毒分离。

六、诊断及鉴别诊断

(一) 诊断

本病的诊断依据流行病学史、临床表现和实验室检查。

1. 流行病学资料 来自于疫区，或 3 周内有疫区旅行史，或有与患者、感染动物接触史。

2. 临床表现 起病急、发热、牙龈出血、鼻出血、结膜充血、瘀点和紫斑、血便及其他出血症状；头疼、呕吐、恶心、腹泻、全身肌肉或关节疼痛等。

3. 实验室检查 以下有一项阳性则可确诊：①病毒抗原阳性；②血清特异性 IgM 抗体阳性；③恢复期血清特异性 IgG 抗体滴度比急性期有 4 倍以上增高；④标本检出埃博拉病毒 RNA；⑤标本分离到埃博拉病毒。

(二) 鉴别诊断

本病需要与马尔堡出血热、克里米亚刚果出血热、拉沙热和肾综合征出血热等病毒性出血热相鉴别。

七、预后

埃博拉病毒病预后不良，病死率高。

八、治疗

目前对埃博拉病毒病尚无特效治疗方法，主要是支持和对症治疗。需要隔离患者。卧床休息，少渣易消化半流质饮食，保证充分热量。注意水、电解质平衡，控制继发感染，治疗肾衰竭和出血、DIC 等并发症。用恢复期患者的血浆治疗埃博拉病毒病患者尚存在争议。

九、预防

（一）控制传染源

控制传染源是预防和控制埃博拉病毒病最重要的措施。需严格隔离疑诊病例和患者，并收入负压病房隔离治疗。其排泄物及污染物品均需严格消毒。

（二）切断传播途径

具体措施包括：严格规范污染环境的消毒工作，严格标本采集程序，病毒的分离和培养应在P4级安全实验室中进行。

（三）保护易感人群

加强个人防护，根据可能的暴露风险等级，采取相应的防护措施。目前尚无获得许可的埃博拉疫苗。

（韩荔芬　潘　晨）

第二十一节　中东呼吸综合征

中东呼吸综合征（Middle East respiratory syndrome，MERS）是一种新发传染病，由中东呼吸综合征冠状病毒（*MERS-Coronavirus*，MERS-CoV）所致，主要临床表现为发热、畏寒、寒战、咳嗽、胸痛、呼吸困难等，严重者可发生重症肺炎、急性呼吸窘迫综合征、急性肾衰竭，甚至多脏器功能衰竭。

一、病原学

中东呼吸综合征冠状病毒（MERS-CoV）属于冠状病毒科、类冠状病毒的2c亚群，是一种具有包膜、基因组为线性非节段单股正链RNA的病毒。病毒颗粒呈球形，直径为120～160 nm。基因组全长约30 kb。病毒受体为二肽基肽酶4（dipeptidyl peptidase 4，DPP4；也称为CD26），主要存在于支气管纤毛上皮细胞、终末支气管上皮细胞和肺泡巨噬细胞等呼吸道组织中。该受体的宿主分布范围很广，而且MERS-CoV可以在多种不同宿主细胞中有效复制，包括蝙蝠、猪和人源细胞，提示该病毒的宿主范围可能比较复杂。2014年分别从沙特地区一个MERS-CoV感染患者及其发病前接触过的单峰骆驼体内分离出基因序列完全相同的MERS-CoV，同时在埃及、卡塔尔和沙特其他地区的骆驼中也分离到和人感染病例分离病毒株相匹配的病毒，并在非洲和中东的骆驼中发现MERS-CoV抗体，故考虑骆驼可能是人类感染来源。但不排除蝙蝠或其他动物也可能是MERS-CoV的自然宿主。

该病毒可于呼吸道、血清、粪便和尿液中被检出，其中下呼吸道分泌物浓度最高，但病原学特征仍不完全清楚，病毒结构、性状、生物学和分子生物学特征还有待于进一步的研究。

二、流行病学

MERS-CoV的确切来源和向人类传播的准确模型尚不清楚。2012年6月，沙特阿拉伯发现首个病例。MERS病例大多数发生在阿拉伯半岛，与旅游相关的MERS-CoV感染发生在欧洲、亚洲等地，最近伊朗和美国也有相关报道，均可追溯至阿拉伯半岛或疫源地。据世界卫生组织报道，截至2015年7月29日，实验室确诊病例为1382例，病死493例（病死率35.7%），中国发现1例输入性MERS病例。单峰骆驼可能是MERS-CoV的宿主。人可能通过接触含有病毒的单峰骆驼的分泌物、排泄物（尿、便）、未煮熟的乳制品或肉而感染。而人际间传染主要通过飞沫经呼吸道传播，也可通过密切接触患者的分泌物或排泄物而传播。根据目前已知的病毒学、临床和流行病学资料，MERS-CoV已具备一定的人传人能力，但未发现此能力呈持续性表现。2015年韩国中东呼吸综合征疫情的多数病例为医院感染。我国应该密切监测可能来自疫情发生地的输入性病例。

三、发病机制与病理学表现

1. 发病机制 MERS的发病机制可能与SARS有相似之处，可发生急性呼吸窘迫综合征和急性肾衰竭等多器官功能衰竭。病毒入侵首先通过表面的S蛋白和（或）HE蛋白与宿主细胞的表面受体相结合。第一群冠状病毒（HCoV-229E）能特异地与人类氨肽酶N结合。第二群冠状病毒（如HCoV-NL63和SARS-CoV）与血管紧张素转化酶2（angiotensin-converting enzyme 2，ACE2）结合，还可同时与9-O-乙酰神经氨酸分子结合。MERS-CoV的受体为DPP4。

2. 主要病理学表现 肺充血和炎性渗出，双肺散在分布结节和间质性肺炎。从目前中东呼吸综合征病例的发展进程来看，可能存在过度炎症反应。MERS-CoV致病的详细机制仍有待于进一步研究。

四、临床表现

潜伏期为2～14天，人传染人的中位潜伏期约5天。

临床表现类似流感样疾病，病初表现为发热、畏寒、寒战、咳嗽、气促、肌痛，部分病例还可出现呕吐、腹痛、腹泻等消化道症状。重症病例多在1周内进展为重症肺炎，迅速出现急性呼吸窘迫综合征，表现为呼吸困难、休克、严重低氧血症和双肺间质浸润，还可出现相对高频率的肾受累，甚至发生急性肾衰竭、继发细菌感染、多脏器功能衰竭。如果无阿拉伯半岛的旅游史或MERS患者接触史，MERS的临床表现很难与其他严重病毒性肺炎相鉴别。高龄、肥胖及患有心、肺、肾、糖尿病、免疫功能缺陷等基础性疾病的患者易发展为重症。轻症病例可无临床症状或仅表现为轻微的呼吸道症状。

五、实验室及辅助检查

1. 一般实验室检查 血常规白细胞总数正常或减少，淋巴细胞可减少。部分患者可出现轻至中度肝肾功能异常。

2. 病原学相关检查 主要包括病毒分离、病毒核酸检测。从呼吸道标本中分离出MERS-CoV为实验室检测的“金标准”。使用RT-PCR法进行病毒核酸检测可以用于早期诊断，其中下呼吸道标本阳性检出率更高。

3. 影像学检查 根据病情的不同阶段，发生肺炎者可出现肺部影像学改变，主要特点为单侧或双侧胸膜下和基底部分布有磨玻璃影，亦可出现实变影。部分病例可有不同程度胸腔积液。

六、诊断及鉴别诊断

（一）诊断

1. 疑似病例 有流行病学史和难以用其他病原感染解释的发热、呼吸道症状，但尚无实验室确认依据。

2. 临床诊断病例　符合疑似病例标准，仅有实验室阳性筛查结果（如仅呈单靶标 PCR 或单份血清抗体阳性），或因仅有单份采集或处理不当的标本而导致实验室检测结果阴性或无法判断结果的患者。

3. 确诊病例　具备下述 4 项条件之一，即可确诊：①至少双靶标 PCR 检测阳性；②单靶标 PCR 阳性产物，经基因测序确认；③从呼吸道标本中分离出 MERS-CoV；④恢复期血清中 MERS-CoV 抗体较急性期血清抗体水平阳转或呈 4 倍以上升高。

（二）鉴别诊断

需与其他呼吸道病毒和细菌等所致的肺炎进行鉴别。

七、治疗

目前无特异性治疗手段，根据病情严重程度确定治疗措施。

（一）隔离治疗与密切监测

疑似、临床诊断和确诊病例应在具备有效隔离和防护条件的医院严格隔离治疗。注意卧床休息，均衡营养，维持水、电解质平衡，密切监测病情变化。定期复查血常规、胸片等。视情况及时给予吸氧，必要时应进行无创或有创通气等措施，危重病例应尽早入重症监护室（ICU）治疗。

（二）抗病毒治疗

目前尚无明确有效的抗 MERS-CoV 药物。有研究表明，长效干扰素联合利巴韦林对一些 MERS 患者是有效的，但对伴有合并症的重症患者效果不佳。

（三）抗菌药物治疗

避免不恰当使用抗菌药物，出现继发细菌感染时根据培养和药敏结果选用抗菌药物。

（四）重症病例的治疗

治疗原则是在对症治疗的基础上防治并发症，视情况给予有效的呼吸支持（包括氧疗、无创/有创机械通气、体外膜氧合支持技术）、循环支持等。注意维持重症和危重症病例的胃肠道功能，适时使用微生态调节制剂。

八、预防

首要措施是隔离疑似、临床诊断和确诊病例，至体温基本正常、临床症状好转。病原学检查间隔 2～4 天，连续 2 次阴性，方可解除隔离。戴口罩和洗手是减少传播的重要干预措施。医护人员接触或护理 MERS 患者，感染风险大，应与患者保持接触隔离、空气隔离直至其达到解除隔离标准。

（邓　兰）

第4章 立克次体病

第一节　流行性斑疹伤寒

流行性斑疹伤寒（epidemic typhus）又称虱传斑疹伤寒（louse-borne typhus），是由普氏立克次体（*Rickettsia prowazeki*）引起，以人虱为传播媒介的急性传染病。本病全身感染症状较重，以急性起病、稽留高热、剧烈头痛、皮疹与中枢神经系统症状为主要特征。

一、病原学

普氏立克次体呈多形性变化，基本形状为球杆状，大小为（0.3～1）μm×（0.3～0.4）μm，革兰氏染色阴性，吉姆萨染色呈淡紫红色。其化学组成和代谢物有蛋白质、糖、脂肪、磷脂、DNA、RNA、内毒素样物质、各种酶等，其胞壁组成近似革兰氏阴性杆菌的细胞壁，有内毒素作用。普氏立克次体具有两种抗原，一是可溶性耐热型特异性抗原，具有群特异性，可用来区分莫氏立克次体引起的地方性斑疹伤寒；二是可溶性不耐热型颗粒性抗原，具有种特异性，可与斑疹伤寒以外的立克次体病相鉴别。

普氏立克次体通常寄生于人体小血管内皮细胞胞质内和体虱肠壁上皮细胞内，在体外仅能生长在活细胞培养基上，可用鸡胚卵黄囊做组织培养，当接种雄性豚鼠腹腔时，可引起发热和血管病变，但无明显阴囊红肿，以此可以与莫氏立克次体相鉴别。

普氏立克次体对热、紫外线及一般化学消毒剂均敏感，在56℃ 30 min或37℃ 5～7 h可灭活，耐低温和干燥，－20℃以下可长期保存，在干燥的虱粪中能存活数月。

二、流行病学

本病在国内已基本得到控制，近年发病率下降并维持在1/100 000以下，2005年起已经从乙级传染病调整为丙级传染病。

（一）传染源

本病患者为唯一的传染源，自潜伏期末至热退后数天均具有传染性，整个传染期约3周，但以病后第1周传染性最强。

（二）传播途径

人虱是本病的传播媒介，受染体虱的唾液中并不含有立克次体，但当吸吮人血时同时排泄含病毒的粪便于皮肤上，此时立克次体可通过叮咬或抓痕处而进入人体内。干燥虱粪中的立克次体偶可经呼吸道、口腔或眼结膜感染。因体虱生活于29℃左右的环境，故虱可离开高热患者或死亡者而另觅新宿主，致使本病在人群中传播。

（三）人群易感性

人群普遍易感，病后可获得持久免疫力。病原体在某些患者体内可长期潜伏于单核-巨噬细胞系统，当人体免疫力低下时引起复发。

（四）流行特征

本病多发生于寒冷地区，冬春季节多发，因衣着较厚，且少换洗，增加了人虱繁殖与寄生的机会。战争、灾荒和群体个人卫生差时，易引起流行。

三、发病机制与病理学表现

（一）发病机制

流行性斑疹伤寒的发生是由病原体直接引起的血管病变，及毒素引起的毒血症及变态反应所致。普氏立克次体侵入人体后，先在局部小血管内皮细胞中繁殖，引起血管病变，并播散至邻近内皮细胞，产生小的感染灶。然后进入血液循环引起立克次体血症，造成全身脏器小血管内皮细胞感染。其释放的内毒素样毒性物质可引起全身毒血症症状。病程第2周出现的变态反应可加重病变程度。

（二）病理学表现

小血管炎是本病的基本病变，典型病变是形成斑疹伤寒结节，即增生性血栓坏死性血管炎及周围炎症细胞浸润形成的肉芽肿。该病变遍及全身，尤以皮肤真皮、心肌、脑及脑膜、骨骼肌、肺、肾、肾上腺以及睾丸明显。非特征性改变有支气管肺炎、间质性肺炎、间质性心肌炎、间质性肝炎。肾上腺有出血、水肿和实质细胞退行性变。中枢神经系统以大脑皮质、延髓、基底核的损害最重。

四、临床表现

潜伏期可达5～23天，一般为10～14天。根据临床表现可分为以下临床类型。

（一）典型斑疹伤寒

1. 发热　持续2周左右。起病急骤，体温在1～2天内迅速上升至40℃以上，第1周呈稽留热，第2周起有弛张热，可伴有寒战、乏力、剧烈头痛、面部及眼结膜充血等全身毒血症状。高热持续2～3周后迅速下降，并于3～4天内降至正常。

2. 皮疹　约90%以上病例出现皮疹，为本病的重要体征。于病程4～5日出现，初见于胸背部等处，1～2日内迅速发展至全身，面部通常无疹，下肢及手掌也很少累积。疹呈圆形，初为鲜红色斑丘疹，按之褪色，继而转变为暗红色或瘀点。1周左右消退，瘀点样疹可持续至2周，常遗留色素沉着或脱屑。

3. 中枢神经系统症状　早期出现持续剧烈头痛是本病突出的症状，伴随头晕、耳鸣及听力下降，也可出现反应迟钝或惊恐、谵妄，偶有脑膜刺激征，手、舌震颤，甚至大、小便失禁、昏迷、吞咽困难等。

4. 肝、脾大　约90%患者出现脾大，少数患者肝轻度大。

5. 心血管系统症状　可有脉搏加快，合并中毒性心肌炎时可有心音低钝、心律失常、奔马律、低血压甚至循环衰竭。

6. 其他症状　可出现咳嗽、胸痛、呼吸急促、恶心、呕吐、食量减少、便秘、腹胀等呼吸道、消化道症状以及急性肾衰竭等其他表现。体温下降后除严重患者的神经系统症状外，各种症状均见好转。

（二）轻型斑疹伤寒

近年国内多散发。其特点为：①热度低（多在39℃以下），热程短（8～9天）；②全身中毒症状较轻，有明显的头痛和全身疼痛；③很少出现意识障碍和其他神经系统症状；④皮疹稀少或无，为充血性，常于出疹后1～2天即消退；⑤肝、脾大者少见。

（三）复发型斑疹伤寒

复发型斑疹伤寒又称Brill-Zinsser病，多见于东欧及东欧人民移居美国、加拿大者。它是指初次感染流行性斑疹伤寒后，因机体免疫功能低下而致复发引起的疾病。临床症状较轻，为低至中度发热，热程7～11天。无皮疹或仅有稀少斑丘疹。毒血症症状及中枢神经系统症状较轻。散发，无季节性，高年龄组发病率明显较高。

五、实验室检查

（一）血、尿常规

白细胞计数多在正常范围内，中性粒细胞常增多，嗜酸性粒细胞显著减少或消失；血小板常减少；尿蛋白常为阳性，偶有红、白细胞及管型。

（二）脑脊液检查

出现脑膜刺激征者应做脑脊液检查。白细胞和蛋白质稍增高，糖一般在正常范围。

（三）血清学检测

1. 外斐反应（Weil-Felix reaction，变形杆菌OX19凝集试验） 特异性差，出现晚。因操作简便，临床常用，是过去流行性斑疹伤寒诊断主要依据的检验。发病后第1周出现阳性，第2～3周达高峰，持续数周至3个月，效价大于1∶160或病程中滴度增高4倍以上者有诊断价值。复发型斑疹伤寒常呈阴性。

2. 立克次体凝集反应 以普氏立克次体颗粒抗原与患者血清做凝集反应，特异性强，阳性率高，效价1∶40即为阳性，病程第5日阳性率达85%，第16～20日可达100%。用于鉴别地方性斑疹伤寒。

3. 补体结合试验 用普氏立克次体与患者血清做补体结合试验，病程第1周内即可达有意义的效价（大于1∶32），第1周阳性率为50%～70%，第2周可达90%以上，低效价可维持10～30年，故可用于流行病学调查。

4. 间接血凝试验 用立克次体可溶性抗原致敏绵羊或家兔红细胞，进行微量间接血凝试验。仅用于与其他群立克次体感染相鉴别，便于流行病学调查及早期诊断。

5. 间接免疫荧光试验 可鉴别流行性斑疹伤寒与地方性斑疹伤寒。检测特异性IgM及IgG抗体，特异性强，灵敏度高，IgM抗体的检出有早期诊断价值。

（四）核酸检测

用DNA探针或PCR检测核酸，特异性好，快速、敏感，有助于早期诊断。

（五）病原体分离

一般不用于临床诊断。取急性发热期（最好5日以内）尚未用抗生素治疗的患者血液3～5 ml，集中于雄性豚鼠腹腔内，7～10天豚鼠发热，阴囊无明显红肿，取其睾丸鞘膜和腹膜刮片或脑、肾上腺、脾组织涂片染色镜检，可在细胞质内找到大量立克次体。亦可接种于鸡胚卵黄囊中培养分离立克次体。

六、诊断及鉴别诊断

（一）诊断

流行性斑疹伤寒患者缺乏特异性临床变现，需结合流行病学资料：当地有斑疹伤寒流行，有虱叮咬史及带虱者接触史。出现发热、剧烈头痛、皮疹与中枢神经系统症状。外斐反应阳性，有条件可结合其他检验结果。

（二）鉴别诊断

1. 其他立克次体病　恙虫病患者恙螨叮咬处可见焦痂和淋巴结肿大，变形杆菌 OX_K 凝集试验阳性。Q 热无皮疹，主要表现为间质性肺炎，外斐反应阴性，贝纳立克次体血清学试验阳性。与地方性斑疹伤寒的鉴别见表 4-1-1。

2. 伤寒　多见于夏秋季，起病较缓，全身中毒症状较轻，典型表现为淡红色玫瑰疹，多见于胸腹，相对缓脉已少见；肥达反应阳性，血或胆汁、骨髓中可培养出伤寒杆菌。

3. 回归热　体虱传播，冬春季发病；起病急，皮疹少见，发热后间断数天可再发热；发热时患者血液和骨髓涂片可见螺旋体。

4. 其他　其他急性传染病，如钩端螺旋体病、流行性出血热、流行性脑脊髓膜炎、成人麻疹等均应进行鉴别。

表 4-1-1　流行性斑疹伤寒与地方性斑疹伤寒的鉴别

	流行性斑疹伤寒	地方性斑疹伤寒
病原	普氏立克次体	莫氏立克次体
疾病性质	中度至重度，神经症状明显	轻度至中度流行
流行特点	多发生于冬、春季	地方散发性，一年四季都可发生，但更多见于夏、秋季
皮疹	斑丘疹，瘀点或瘀斑常见；多遍及全身	斑丘疹；稀少
血小板减少	常见	不常见
外斐反应	强阳性，（1∶320）～（1∶5120）	（1∶160）～（1∶640）
接种试验	病原体一般不引起豚鼠睾丸肿胀，偶可引起但甚轻	病原体引起豚鼠睾丸严重肿胀
病死率	6%～30%	<1%

七、并发症

并发症包括支气管肺炎、心肌炎、中耳炎及腮腺炎，也可并发感染性精神病及指（趾）、鼻尖等坏疽，现已少见。

八、预后

预后取决于年龄、病情轻重、有无并发症及治疗早晚。未经治疗的典型斑疹伤寒患者的病死率为 10%～60%。早期治疗，及时应用抗生素，多可治愈，病死率已降至 1.4%。

九、治疗

（一）一般治疗

卧床休息，供给足量的水分和热能，做好护理，防止并发症。

（二）病原治疗

病原治疗是本病的主要治疗措施。多西环素、氯霉素等多种能抑制细菌的抗生素对本病及复发型斑疹伤寒均具特效，但须早期使用，氯霉素由于骨髓抑制不作为首选。磺胺类药物可加重病情，禁止应用。

（三）对症治疗

剧烈头痛等神经症状明显者予以止痛镇静药。毒血症症状明显者可用肾上腺皮质激素，但应慎用。

十、预防

讲究个人卫生，灭虱是控制本病流行的关键。

1. 管理传染源 早期隔离患者，密切接触者医学观察21天。

2. 切断传播途径 防虱灭虱是切断传播途径的关键。发现患者后，同时对患者及接触者进行灭虱。加强卫生宣教，勤沐浴更衣。

3. 保护易感者 对疫区居民及新入疫区人员进行疫苗接种，国内常用鼠肺灭活疫苗。第一年注射3次，以后每年加强1次，6次以上可获较持久的免疫力。免疫接种只能减轻病情，而发病率无明显降低，不能代替灭虱。

（李树臣）

第二节 地方性斑疹伤寒

地方性斑疹伤寒（endemic typhus）又称鼠型斑疹伤寒（murine typhus），或蚤传斑疹伤寒（flea-borne typhus），是一种由莫氏立克次体（*Rickettsia mooseri*）引起的以鼠蚤为传播媒介的急性传染病。其临床表现与流行性斑疹伤寒相似，但症状轻，病程短，病死率低。

一、病原学

莫氏立克次体的主要特征如大小、形态、染色性质、培养特性以及对温热、消毒剂的抵抗力等均与普氏立克次体相似，但具有以下不同点：①形态上多形性不明显，多为短丝状；②两者有相同的耐热可溶性抗原而有交叉反应，但不耐热型颗粒抗原不同，可用补体结合试验或立克次体凝集试验区别；③接种雄性豚鼠可引起阴囊及睾丸明显肿胀，称为豚鼠阴囊现象，此为与普氏立克次体的重要鉴别点；④除豚鼠外，莫氏立克次体对大鼠和小鼠均有明显的致病性，可用之做动物接种、繁殖，亦可用于分离及保存病原体。

二、流行病学

本病散发于世界各地，我国也有发生，近年来发病明显减少，但仍有流行。

（一）传染源

家鼠为本病的主要传染源，莫氏立克次体以鼠-鼠、蚤-鼠的形式传播，鼠感染后不立即死亡，而鼠蚤只在鼠死后才叮咬人使人受感染，因此，人受感染属于偶然现象。此外，患者及牛、羊、猪、马、骡等也可能作为本病的传染源。另有研究发现，家猫能携带莫氏立克次体，并能传染给人。

（二）传播途径

主要通过鼠蚤的叮咬传播。鼠感染后，立克次体在其血液循环，此时鼠蚤吸血，莫氏立克次体随血进入蚤肠内，侵入肠壁上皮细胞内繁殖，病原体可在蚤体内长期存在。当蚤叮咬人时同时排出含病原体的粪便和呕吐物，随后通过皮肤瘙痒后的抓伤伤口而进入人体。或被压碎后，其体内病原体可经同一途径侵入。进食被病鼠排泄物污染的食物也可患病。蚤干粪内的病原体偶可形成气溶胶，经呼吸道和眼结膜使人受染。如感染莫氏立克次体的患者有人虱寄生，亦可作为传播媒介。

（三）易感人群

人群普遍易感，有报道认为以小学生和青壮年发病者居多，得病后可获得强而持久的免疫力，与流行性斑疹伤寒有部分交叉免疫。

（四）流行特征

本病全球散发，多见于热带和亚热带，属自然疫源性疾病。我国河南、河北、云南、辽宁和北京等地发病率较高。以夏末和秋季多见，可与流行性斑疹伤寒同时存在于同一地区。

三、发病机制与病理学表现

与流行性斑疹伤寒相似，但病变较轻，毛细血管的血栓形成较少见。

四、临床表现

临床表现与流行性斑疹伤寒相似，但病情轻，病程短，潜伏期为1～2周。

1. 发热 起病较急，体温一般为39℃左右，为稽留热或弛张热，一般持续9～14天，伴寒战、全身酸痛、显著头痛、结膜充血等。

2. 皮疹 50%～80%患者出现皮疹，出疹时间和特点均与流行性斑疹伤寒相似，初发于胸、腹，24 h内遍布背、肩、臂、腿等处，脸、颈、足底、手掌一般无皮疹。多为充血性皮疹。

3. 中枢神经系统症状 症状轻，多数患者仅表现为头痛、头晕、失眠、听力减退，而意识障碍、烦躁不安、大小便失禁、脑膜刺激征等少见。

4. 其他 多数患者有便秘、恶心、呕吐、腹痛等。50%以上病例有脾大，肝大者较少。并发症以支气管炎最多见，支气管肺炎少有发生，其他并发症还包括肾衰竭。

五、实验室检查

1. 血常规 血白细胞总数及分类多正常，中性粒细胞可稍高。少数患者于病程早期出现血小板减少。

2. 生化检查 约90%患者血清ALT、AST、碱性磷酸酶（alkaline phosphatase，ALP）和LDH轻度升高。

3. 免疫学检测 外斐反应亦阳性，效价为（1∶160）～（1∶640），但滴度较流行性斑疹伤寒低。可进一步通过补体结合试验、凝集试验或间接免疫荧光试验检测特异性抗体，并与流行性斑疹伤寒鉴别。

4. 病原体分离 与流行性斑疹伤寒相同，不适用于一般实验室。将发热期患者血液接种入雄性豚鼠腹腔内，接种后5～7天动物发热，阴囊因睾丸鞘膜炎而肿胀，鞘膜渗出液涂片可见肿胀的细胞质内有大量病原体。

六、诊断及鉴别诊断

（一）诊断

本病临床表现无特异性，诊断时需结合流行病学资料：流行区发热患者或发病前1个月内去过疫区者，应警惕本病的可能。临床表现与流行性斑疹伤寒相似，但症状轻，热程短，外斐反应有筛选价值，需进一步做补体结合试验以及立克次体凝集试验，以与流行性斑疹伤寒鉴别。

（二）鉴别诊断

本病主要与流行性斑疹伤寒进行鉴别，详见流行性斑疹伤寒章节。

七、预后

预后良好，经多西环素、氯霉素等抗生素治疗后病死率低。近年来本病虽有暴发流行，但无死亡病例报告。

八、治疗

治疗同流行性斑疹伤寒，选用多西环素。近来使用氟喹诺酮类，如环丙沙星、氧氟沙星和培氟沙星等对本病治疗也有效。体温常于治疗后 1～3 天内降至正常，体温正常后再用药 3～4 天。

九、预防

1. 本病预防的最重要手段是消灭传染源，消除传染途径。灭鼠、灭虱不可忽视，对患者应及早隔离治疗。

2. 因本病多散发，故一般不进行疫苗接种。对从事灭鼠工作人员及与莫氏立克次体有接触的实验室工作人员，接种方案同流行性斑疹伤寒。

3. 近来国内外均出现因猫、狗感染立克次体而导致人群感染的案例，加强对宠物的监管力度也对预防本病起到积极的作用。

（李树臣）

第三节　恙虫病

恙虫病（tsutsugamushi disease）又名丛林斑疹伤寒（scrub typhus），是由恙虫病立克次体（*Rickettsia tsutsugamushi*）（也称恙虫病东方体）引起的一种急性自然疫源性传染病，鼠类是主要的传染源，经恙螨幼虫传播给人。临床上以叮咬部位焦痂或溃疡形成、突发高热、皮疹、淋巴结肿大、肝脾大以及周围血白细胞数减少等为特征。

一、病原学

恙虫病立克次体呈球形或球杆状，专性细胞内寄生，革兰氏染色呈阴性，但以吉姆萨染色显色较好，呈紫蓝色。根据恙虫病立克次体抗原性的差异，可分为 10 个血清型，不同血清型的致病力、病情严重程度和病死率有较大差异，但感染不同血清型后有一定的交叉免疫作用。此外，恙虫病立克次体与变形杆菌 OX_k 株有交叉免疫原性，临床上利用变形杆菌 OX_k 的抗原与患者的血清进行凝集反应，有助于本病的诊断。

恙虫病立克次体抵抗力弱，有自然失活、裂解倾向，不易保存，对各种消毒方法都很敏感，如在 0.5%苯酚溶液中或加热至 56℃ 10 min 即死亡，但在液氮中可保存 1 年以上。

二、流行病学

本病主要流行于亚洲太平洋地区，尤以东南亚多见。我国多发于东南沿海地区。

1. 传染源　鼠类是主要传染源。此外，兔、猪、猫和鸡等也能感染本病。恙螨被恙虫病立克次体感染后，可经卵传给后代，亦能起到传染源的作用。患者作为传染源的意义不大。

2. 传播途径　恙螨是本病的传播媒介。恙螨的生活周期包括卵、幼虫、蛹、稚虫和成虫5期，其中只有幼虫有寄生性，人进入疫区时被带有病原体的幼虫叮咬而得病。

3. 人群易感性　人群普遍易感。从事野外劳动、较多接触丛林或杂草者发病率高，病后对同一血清型的病原体有较持久的免疫力。

4. 流行特征　本病一般为散发，亦可流行。多发于灌木、杂草丛生的平坦地带，其中以海岛、沿海地区较多，山区少见。我国南方地区多发生于夏秋季，以6—8月份为发病高峰，而北方省份多发于秋冬季，流行高峰出现在10月。

三、发病机制与病理学表现

病原体从叮咬处侵入人体，先在局部繁殖，引起局部皮肤损害，继而直接或经淋巴系统进入血流，形成恙虫病立克次体血症。病原体在血管内皮细胞和单核-巨噬细胞内生长繁殖，目前认为恙虫病立克次体死后释放的毒素样物质是主要致病因子。

本病的基本病理变化为全身小血管炎、血管周围炎及单核-巨噬细胞增生。恙螨叮咬处皮肤很快出现充血、水肿，形成小丘疹、水疱，水疱中央坏死、出血形成黑色痂皮，即焦痂，痂皮脱落形成溃疡。焦痂或溃疡附近的淋巴结显著肿大，并可伴全身淋巴结肿大。脾充血肿大，心肌、肝、脾、肺、肾及脑膜等都可有炎性改变。

四、临床表现

潜伏期4～20天，常为10～14天。一般无前驱症状，起病急，体温在1～2天内升至39～41℃，多呈弛张热，亦可呈持续热型或不规则热型，持续1～3周。常伴有寒战、剧烈头痛、全身酸痛、疲乏、嗜睡、食欲下降、恶心、呕吐等急性感染症状，亦可有颜面及颈胸部潮红、结膜充血等表现。病程进入第2周后，病情常加重，神经系统表现为神情淡漠、重听、烦躁、谵妄，甚至抽搐或昏迷，亦可出现脑膜刺激征；循环系统可有心率加快、心音弱、心律失常等心肌炎表现；呼吸系统可出现咳嗽、气促、胸痛、两肺啰音等肺炎表现；少数患者可有广泛的出血现象，如鼻出血、胃肠道出血等。危重病例表现为严重的多器官损害，出现心、肝、肾衰竭，还可发生弥散性血管内凝血。第3周后，体温渐降至正常，病情恢复。

恙虫病有一些特征性体征，分述如下。

1. 焦痂与溃疡　为本病特征性表现，见于70%～100%的患者。焦痂多单发，呈圆形或椭圆形，直径1～15 mm，边缘突起，如堤围状，周围有红晕。如无继发感染，则不痛不痒，也无渗液。痂皮脱落后即成溃疡，其基底部为淡红色肉芽创面，起初常有血清样渗出液，后逐渐减少，形成一个光洁的凹陷面，偶有继发化脓。焦痂可见于体表任何部位，但以腋窝、外生殖器、腹股沟、会阴、肛周和腰背等处多见。

2. 淋巴结肿大　焦痂附近的淋巴结常明显肿大，大小不一，可移动，不化脓，常伴疼痛、压痛，多见于腹股沟、腋下、耳后等处，消退较慢，在疾病的恢复期仍可扪及。全身浅表淋巴结常轻度肿大。

3. 皮疹　多出现于病程的第4～6天，为暗红色充血性斑丘疹。少数呈出血性，不痒。直径为2～5 mm，多散在分布于躯干和四肢，面部很少，手掌和脚底部更少。皮疹持续3～7天后消退，不脱屑，可遗留少许色素沉着。

4. 肝、脾大 肝大占10%～30%，脾大占30%～50%，质软，表面平滑，可有轻微触痛。

五、并发症

较常见的并发症是中毒性肝炎、支气管肺炎、心肌炎、脑膜脑炎、消化道出血和急性肾衰竭等。

六、实验室检查

（一）血常规

周围血白细胞计数常减少或正常，重型患者或有并发症患者可增多；分类常有中性粒细胞核左移，淋巴细胞数相对增多。

（二）血清学检查

1. 外斐反应（变形杆菌 OX_k 凝集试验） 外斐反应最早可于第4病日出现阳性，病程第1～3周阳性率分别为30%、75%和90%，效价为（1∶160）～（1∶1280）不等，大于1∶160有诊断意义。其阳性率自第4周开始下降，至第8～9周多转为阴性。若在病程中隔周进行检查，效价升高4倍以上，则诊断意义更大。但本试验方法特异性较低，亦可出现假阳性。

2. 补体结合试验 阳性率较高，特异性较强。持续时间可达5年左右。

3. 免疫荧光试验 采用间接免疫荧光技术检测血清抗体。在病程的第1周末开始出现阳性，第2～3周末达高峰，2个月后效价逐渐下降，但可持续数年。

4. 斑点免疫测定、酶联免疫吸附试验与酶免疫测定 用于检测患者血清中特异性IgM或IgG抗体，其中特异性IgM抗体具有早期诊断意义。

（三）分子生物学检查

采用PCR技术可检测细胞、血液等标本中的恙虫病立克次体基因，敏感度高，特异性强。

（四）病原体分离

可采用动物实验、鸡胚卵黄囊接种或HeLa细胞培养等方法分离恙虫病立克次体。临床上常用小鼠作病原体分离。

七、诊断及鉴别诊断

（一）诊断

1. 流行病学资料 发病前3周内是否到过恙虫病流行区，在流行季节有无户外工作、露天野营或在林地草丛上坐卧等。

2. 临床表现 起病急、高热、颜面潮红、焦痂或溃疡、皮疹、浅表淋巴结肿大、肝脾大。尤以发现焦痂或特异性溃疡最具临床诊断价值。

3. 实验室检查 周围血白细胞计数常减少或正常，外斐反应阳性，效价≥1∶160，斑点免疫测定、酶联免疫吸附试验测定患者血清中特异性IgM或IgG抗体，必要时可用小鼠作病原体分离检测恙虫病立克次体。

（二）鉴别诊断

本病需与其他立克次体病、伤寒、钩端螺旋体病、疟疾等鉴别，并要注意混合性感染的病例，如恙虫病合并伤寒、恙虫病合并钩端螺旋体病。

八、预后

若能早期诊断并进行有效的病原治疗，绝大部分患者预后良好。老年人、孕妇、有并发症者预后较差。未用抗生素者病死率为9%～60%，自应用有效抗生素治疗后病死率已降至1%～5%。病死率除与恙虫病立克次体的株间毒力强弱差异有关外，还与病程的长短有关。

九、治疗

氯霉素、四环素和红霉素对本病有良好疗效，用药后大多在1～3天内退热。氯霉素剂量成人为2 g/d，儿童为每天25～40 mg/kg，分4次口服，热退后剂量减半，再用7～10天，以防复发。四环素的剂量与氯霉素相同。红霉素的成人剂量为1 g/d。氯霉素有骨髓抑制作用，四环素对儿童的不良反应较多，宜慎用。

近年来，国外多以多西环素取代上述药物，疗效较好，用法为200 mg顿服，连服7日。此外，罗红霉素、阿奇霉素、诺氟沙星、甲氧苄啶等对本病亦有疗效。少数患者可出现复发，用相同抗生素治疗同样有效。

十、预防

1. 控制传染源　主要是灭鼠，不必隔离患者。

2. 切断传播途径　除杂草，消除恙螨孳生地。

3. 保护易感人群　不要在草地上坐卧。在野外工作活动时，必须扎紧衣袖口和裤脚口，并涂上防虫剂，如邻苯二甲酸二苯酯或苯甲酸苄酯等。目前疫苗仍在研制中。

（张立婷）

第四节　人粒细胞无形体病

人粒细胞无形体病（human granulocytic anaplasmosis，HGA）是由嗜吞噬细胞无形体（*Anaplasma phagocytophilum*）侵染人末梢血中性粒细胞引起的蜱传播立克次体病，为人兽共患自然疫源性疾病。主要临床表现为发热伴白细胞、血小板减少和多脏器功能损害。

一、病原学

嗜吞噬细胞无形体属于立克次体目、无形体科、无形体属。嗜吞噬细胞无形体呈球状多形性，革兰氏染色阴性，主要寄生在粒细胞的胞质空泡内，以膜包裹的包涵体形式繁殖。用吉姆萨法染色，嗜吞噬细胞无形体包涵体在胞质内染成紫色，呈桑葚状。嗜吞噬细胞无形体为专性细胞内寄生菌，缺乏经典糖代谢途径，不能控制代谢物的吸收与排泄。需要依靠宿主的酶系进行代谢和生长繁殖。嗜吞噬细胞无形体的体外分离培养使用人粒细胞白血病细胞系（HL-60），主要存在于HL-60细胞内与膜结构相连的空泡内，生长繁殖迅速。其感染的空泡内无查菲埃立克体感染所形成的纤维样结构。嗜吞噬细胞无形体早期的形态多为圆形、密度较大的网状体，后期菌体变小且密度增大。嗜吞噬细胞无形体的外膜比查菲埃立克体外膜有更多的皱折。

二、流行病学

1. 宿主动物与传染源　国外报道，嗜吞噬细胞无形体的储存宿主包括白足鼠等野生鼠类及其他动物。在欧洲，红鹿、牛、山羊均可持续感染嗜吞噬细胞无形体。国外报道，嗜吞噬细胞无形体的传播媒介主要是硬蜱属的某些种（如肩突硬蜱、篦子硬蜱等）。我国曾在黑龙江、内蒙古及新疆等地的全沟硬蜱中检测到嗜吞噬细胞无形体核酸。

2. 传播途径 主要通过蜱叮咬传播。此外，直接接触危重患者或带菌动物的血液等体液也可能会导致传播。

3. 人群易感性 普遍易感。接触蜱等传播媒介的人群为该疾病的高危人群，包括疫源地居民、劳动者和旅游者等。与人粒细胞无形体病危重患者密切接触、直接接触患者血液等体液的医务人员或其陪护者，如不注意防护，也有感染的可能。

三、发病机制与病理学表现

（一）发病机制

嗜吞噬细胞无形体通过蜱叮咬进入人体，经微血管或淋巴管进入组织脏器。无形体可与中性粒细胞和粒细胞表面的岩藻糖基化和唾液酸化糖基化折叠蛋白结合，从而侵染粒细胞。无形体感染粒细胞后可导致细胞功能明显改变，如使内皮细胞的黏附功能、循环移动功能、脱颗粒作用以及吞噬功能明显下降，可影响宿主细胞基因转录、细胞凋亡，使细胞因子产生紊乱、吞噬功能缺陷，进而造成免疫病理损伤。另外，嗜吞噬细胞无形体感染后可诱发机体的免疫应答，细胞免疫在清除病原体及免疫损伤中发挥重要作用。

（二）病理学表现

人粒细胞无形体病的主要病理改变为全身性、多脏器周围的血管淋巴组织炎症浸润，肝、脾和淋巴结单核细胞增生。嗜吞噬细胞无形体的主要靶器官为成熟的粒细胞，免疫组化检查发现血液、脾、肝等器官的中性粒细胞中存在嗜吞噬细胞无形体。

四、临床表现

潜伏期为7～14天。临床表现包括发热、全身不适、乏力、头痛、肌肉酸痛，以及恶心、呕吐、厌食、腹泻等。严重者可发展为多脏器功能衰竭、弥散性血管内凝血，甚至死亡。老年患者、免疫缺陷患者感染本病后病情多较危重。

五、实验室检查

1. 血清学及病原学检测 PCR扩增检测患者全血、血细胞标本中无形体核酸；使用Romanowsky染色检测末梢血粒细胞包涵体可快速诊断，但检出率较低；免疫组化染色可检测特异性抗原；间接免疫荧光试验（IFA）检测急性期和恢复期血清嗜吞噬细胞无形体抗体阳性，病原体分离培养。

2. 血常规 白细胞减少，血小板降低，异型淋巴细胞增多。

3. 尿常规 蛋白尿、血尿、管型尿。

4. 合并脏器损伤的患者，可以出现肝、肾功能异常，心肌酶谱升高。部分患者发生凝血功能障碍、电解质紊乱等。

六、诊断及鉴别诊断

（一）诊断

1. 疑似病例 具有流行病学史、临床表现、血常规及生化检查。

2. 临床诊断病例 疑似病例同时在血涂片中发现中性粒细胞内的特征性桑葚状包涵体和IFA检测急性期和恢复期血清抗体阳性。

3. 确诊病例 疑似病例或临床诊断病例同时具备下述三项中的任意一项：

(1) 恢复期血清抗体滴度较急性期抗体升高4倍或4倍以上。

(2) 全血或血细胞标本PCR检测嗜吞噬细胞无形体特异性核酸阳性。

(3) 细胞培养分离到病原体。

(二) 鉴别诊断

需与其他蜱传疾病、立克次体病如人单核细胞埃立克体病、斑疹伤寒、恙虫病、斑点热以及莱姆病等鉴别。

七、预后

据国外报道，病死率低于1%。如能及时处理，绝大多数患者预后良好。如出现严重并发症的患者，易导致死亡。

八、治疗

(一) 病原治疗

所有疑似人粒细胞无形体病且伴随临床症状的患者应早期、足量应用抗生素治疗，避免出现并发症。血清粒细胞无形体抗体阳性但无症状的个体不建议进行病原治疗。

1. 多西环素 为首选药物。成人口服100 mg，每日2次，10天为一疗程。8岁以上儿童口服4 mg/(kg·d)，分2次（最大剂量为每次100 mg）口服。不能口服药物的患儿及重症患者可考虑静脉给药。治疗期间应密切观察，以确保临床和实验室异常表现的恢复。

多西环素治疗超过48 h仍持续发热，可考虑排除人粒细胞无形体病，或同时合并感染其他疾病。

2. 利福平 对多西环素过敏、妊娠、小于8岁的儿童轻症人粒细胞无形体病患者，可选用利福平。成人300 mg每日2次口服，儿童10 mg/kg每日2次口服（最大剂量为每次300 mg）。疗程7～10天。

(二) 一般及对症支持治疗

患者应卧床休息，高热量、适量维生素、流食或半流食，多饮水，注意口腔卫生，保持皮肤清洁。病情较重者，应维持水、电解质和酸碱平衡；对高热者可物理降温，必要时使用药物退热；对合并有弥散性血管内凝血者，可早期使用肝素等。

人粒细胞无形体病患者使用糖皮质激素可加重病情并增强疾病传染性，故应慎用。

九、预防

1. 避免蜱叮咬是降低感染风险的主要措施。
2. 发现蜱叮咬后尽快除去蜱。
3. 媒介与宿主动物的控制。

4. 患者的管理 对患者的血液、分泌物、排泄物及被其污染的环境和物品，应进行消毒处理，一般无须对患者实施隔离。

（张立婷）

第5章 细菌感染性疾病

第一节 伤寒与副伤寒

一、伤寒

伤寒（typhoid fever）是由伤寒沙门菌（*Salmonella typhi*）引起的全身急性传染病。粪-口途径为基本传播方式。基本病变为全身单核-巨噬细胞系统的增生性反应。临床特点为持续发热、食欲缺乏、表情淡漠、相对缓脉、玫瑰疹、肝脾大，可并发肠出血、肠穿孔、中毒性肝炎等。

（一）病原学

伤寒沙门菌属沙门菌属肠道沙门菌种（*Salmonella enterica*），名归伤寒沙门菌群（*typhoidal Salmonella*），曾归沙门菌属D群。革兰氏染色阴性，有鞭毛，无芽孢和荚膜。需氧及兼性厌氧，在普通培养基上可生长，在含胆汁培养基上生长更佳。

菌体裂解释放的内毒素是主要致病因子。外膜蛋白质（outer membrane protein，OMP）、菌体（O）抗原、鞭毛（H）抗原和毒力（Vi）抗原可诱导宿主产生相应的IgM和IgG抗体。采用凝集反应检测血清“O”抗体和“H”抗体、dot ELISA检测血清OMP抗体，可作为伤寒的辅助诊断；血清Vi抗体的效价较低，临床诊断价值不大，但可用于慢性带菌者的调查。

在自然环境中生存力较强，水中可存活2～3周，粪便中可存活1～2个月，干燥环境和食物中可存活数年，冰冻不被破坏；但60℃ 15 min或煮沸即死亡，对紫外线和自来水余氯敏感。

（二）流行病学

1. 传染源 人类感染者是唯一传染源。潜伏期已从粪便排菌，但在发病后2～3周传染性最强，其后传染性逐渐降低。极少数（2%～5%）持续或间断排菌超过3个月，称之慢性带菌者，为主要传染源。

2. 传播途径 粪-口途径是基本传播方式。与带菌者密切接触、粪便污染食物和玩具等是散发的常见原因，粪便污染食品和水体是暴发流行的主要因素。

3. 人群易感性 普遍易感。感染后可获得持久免疫力，罕见二次发病；但疫苗接种后仅能获得数年保护性。伤寒与副伤寒无交叉免疫力。

4. 流行特征 卫生条件差、经济欠发达国家发病率高，常有局部暴发。全年均可发病，夏秋季高发。各年龄人群均可发病，儿童和青壮年居多。

（三）发病机制与病理学表现

1. 发病机制 伤寒沙门菌进入消化道，如未被胃酸杀死则进入小肠，并在小肠的碱性环境和充分营养的适宜条件下繁殖。细菌借助CD18阳性免疫细胞如中性粒细胞、巨噬细胞、自然杀伤细胞等的吞噬（phagocytosis），穿过肠黏膜，侵入回肠下段集合淋巴结，并被单核-巨噬细胞吞饮（pinocytosis）。沙门菌为兼性细胞内定植菌，具有抵抗吞噬/吞饮细胞产生的DNA破坏因子（如一氧化氮和氧自由基）的机制，能在单核-巨噬细胞内存活并繁殖。细菌进一步侵入肠系膜淋巴结，并在局部单核-巨噬细胞内繁殖，通过胸导管进入血循环，形成处于潜伏期的第一次菌血症。细菌随血流转移到全身各个器官和系统，如皮肤、肺、肝、脾、脑、骨髓和淋巴结，并在全身单核-巨噬细胞内繁殖，直接进入血循环，形成导致发病的第二次菌血症。细菌释放内毒素，激活免疫细胞释放细胞因子，引起发热和组织损伤。

2. 病理学表现　基本病理改变为全身单核-巨噬细胞系统的增生性反应，回肠下段淋巴组织为突出病变部位，肠系膜淋巴结、肝、脾也常受累及。病程第1周，肠壁淋巴组织增生、肿胀，呈纽扣样突起；镜下可见大量巨噬细胞增生，胞质内常见淋巴细胞、红细胞和伤寒沙门菌，谓之“伤寒细胞（typhoid cell）”，“伤寒细胞”聚集成团，形成小结节，称为“伤寒小结（typhoid nodule）”，是伤寒的特征性病变。病程第2～3周，肠壁淋巴组织坏死、脱落，形成溃疡。若病变波及血管则可引起肠出血，若溃疡深达肌层和浆膜层可致肠穿孔。病程第4～5周，肠壁溃疡逐渐愈合，不留瘢痕。

（四）临床表现

潜伏期1～3周，多数10～14天。根据起病急缓、病情轻重和病程长短，伤寒可分为典型和不典型；后者可再分为轻型、逍遥型、迁延型和暴发型等。

1. 典型伤寒　自然病程为4～5周，临床经过分为四期。因多数患者在发病初期使用有效抗菌药物，目前已少见。

（1）初期：病程第1周。起病缓慢，发热为首发症状，体温呈阶梯样上升，3～7天可达39～40℃。可有畏寒，但少有寒战和多汗。可伴疲倦、乏力、头痛、咳嗽、便秘、食欲减退、右下腹不适，常见相对缓脉。

（2）极期：病程第2～3周。①发热：多数为稽留热，少数为弛张热或不规则热。②胃肠道表现：突出症状为食欲缺乏，可伴腹胀、腹泻和右下腹不适；可有右下腹深压痛。③心血管表现：常有相对缓脉和重搏脉，但儿童及并发中毒性心肌炎时可不出现。④神经精神表现：突出表现为表情淡漠、反应迟钝、听力减退，病情严重时可表现为谵妄、昏睡并可有脑膜刺激征。⑤皮肤表现：胸、腹部皮肤可见淡红色斑丘疹，习称玫瑰疹（rose spots），压之褪色，直径2～4 mm，很少超过12个，2～4日内消退，分批出现；多见于病程第7～12天；背部和四肢皮肤偶见。⑥肝脾大：多数有肝脾大，质软，有压痛和肝区叩击痛；少数有黄疸。

（3）缓解期：病程第3～4周。体温波动并逐渐下降。食欲好转、腹胀消失，肝脾回缩；但可出现肠出血、肠穿孔。少数出现再燃（recrudescence），即体温再次升高，症状再度出现。

（4）恢复期：病程第4～5周。体温恢复正常，症状消失，食欲恢复。一般在1个月左右康复。少数在体温正常后1～3周出现复发（relapse），即体温再次升高，症状再度出现。

2. 不典型伤寒

（1）轻型：多呈中低热，症状轻，病程短，1～2周内恢复。多见于发病初期及时使用有效抗菌药物者，易被误诊或漏诊。

（2）逍遥型：病情轻，能照常生活、工作和学习，部分以肠出血或肠穿孔为首发症状而得到诊断。

（3）迁延型：临床表现同典型伤寒，但发热持续不退，病程超过5周甚至数月，肝、脾大明显。多见于合并慢性血吸虫病者。

（4）暴发型：起病急，毒血症状严重，有畏寒、高热、肠麻痹、中毒性心肌炎、中毒性脑病、中毒性肝炎、休克等表现，可并发弥散性血管内凝血。延误救治可致死亡。

3. 特殊人群伤寒

（1）儿童伤寒：年幼儿童起病急、弛张热居多，常有呕吐和腹泻，肝、脾大明显；多无皮疹和相对缓脉；可出现高热惊厥；易并发支气管肺炎。年长儿童趋向典型，但毒血症状相对较轻，病程较短，肠出血、肠穿孔少见。

（2）老人伤寒：体温可不高，但易出现虚脱，易并发支气管肺炎及心功能不全，病程迁延，病死率相对高。

（五）并发症

1. 肠道并发症

（1）肠出血：较常见，多发生在病程第2～3周，发生率为2%～15%。出血量多少不一。大量出血时可出现体温骤降、头晕、烦躁、面色苍白、脉搏细速、血压下降等休克表现。

（2）肠穿孔：最严重，多发生在病程第2～3周，发生率为1%～4%。先出现腹痛、右下腹压痛，伴恶心、呕吐，体温可暂降；后出现腹胀、腹壁紧张和腹部压痛、反跳痛，肠鸣音减弱或消失，肝浊音界消失，体温常再升。

导致肠道压力增加的因素，如便秘、腹泻、饱餐、滥用泻药、治疗性灌肠等，为肠出血、肠穿孔的常见诱因。

2. 肠道外并发症

（1）中毒性肝炎：最常见，多出现在病程第1～3周，发生率为10%～50%。多由伤寒沙门菌引起。肝大，有压痛和肝区叩击痛，部分患者可出现黄疸；很少发生肝衰竭。

（2）支气管肺炎：较少见，常见于年幼儿童和老人，多出现在病程第2～3周。常为其他细菌所致。肩胛下区可闻及湿性啰音。

（3）中毒性心肌炎：较少见，常见于年幼儿童和老人，多出现在病程第2～3周。多由伤寒沙门菌所致。心悸、胸闷、心率加快和期前收缩（早搏），严重者可出现心律失常、血压下降等。

（4）急性胆囊炎：少见，由伤寒沙门菌或其他细菌感染引起。表现为右上腹痛和压痛。

（5）其他：偶见溶血性尿毒综合征、肾盂肾炎、中毒性脑病、血栓性静脉炎等。

（六）实验室检查

1. 一般检查

（1）血常规：白细胞总数降低或正常，中性粒细胞减少，嗜酸性粒细胞减少或消失，血小板也可减少；淋巴细胞比例相对升高。嗜酸性粒细胞数量消长与病情严重程度相一致。

（2）血液生化：中毒性肝炎可有血清转氨酶升高，可有胆红素升高。

2. 病原学检查

（1）细菌培养：是确定诊断的主要依据。①血培养：病程第1周阳性率85%左右，以后逐渐下降，第3周降至50%以下。使用抗菌药物导致阳性率显著下降。②骨髓培养：病程第1周阳性率90%左右，以后逐渐下降，第3周仍保持在75%以上。使用抗菌药物对阳性率影响不大。③粪培养：全病程均可呈阳性，第2～4周阳性率最高，可达75%。④尿培养：初期多为阴性，病程第3～4周阳性率为25%左右。⑤皮疹培养：玫瑰疹刮取物可获阳性培养结果。⑥胆汁培养：十二指肠引流胆汁培养，有助于病程后期诊断和发现带菌者。

（2）基因检测：采用PCR检测伤寒沙门菌的方法已有不少报道，有较高的灵敏度和特异度；但缺乏充分的临床验证，未被用于临床。

3. 血清学检查

（1）肥达试验（Widal test）：有辅助诊断的价值。“O”抗体和“H”抗体在病程第1周末出现阳性，其效价随病程演变而逐步递增，第4～5周达高峰，病愈后逐步降低，但阳性反应可维持数月。“O”抗体≥1∶80和“H”抗体≥1∶160的“同步高”才有诊断意义，“同步高”在病程第3～4周的灵敏度可达70%；“O”抗体和“H”抗体隔5～7天复查的“步步高”，尤其是效价增高4倍以上，有更大诊断意义。

（2）伤寒斑点试验：有早期诊断的价值。dot ELISA 能分别识别针对分子量 50 000 大小 OMP 的 IgM 和 IgG 抗体。斑点试验在发病后 2～3 天即可呈阳性，IgM 和 IgG 阳性分别提示近期和远期感染。斑点试验不能用于定量评价。

（七）诊断及鉴别诊断

1. 诊断依据

（1）流行病学资料：不洁饮食史、患者接触史、经济欠发达国家旅游史对肯定诊断有参考意义。既往伤寒病史对否定诊断有参考价值。

（2）临床资料：高热超过 1 周，有相对缓脉、食欲减退、表情淡漠、肝脾大、玫瑰疹者应做出初步诊断。发热超过 1 周伴肝损伤、原因不明发热超过 3 周、原因不明肠出血或肠穿孔应考虑伤寒可能。

（3）实验室资料：斑点试验和肥达试验可分别用于早期和中后期的辅助诊断。血液、骨髓、粪便、尿液、玫瑰疹刮取物，任一标本培养阳性即可确诊。

2. 鉴别诊断

（1）疟疾：有疫区旅游史，起病急，发热前有畏寒或寒战，热退时有大汗，热退后感觉良好，可有血红蛋白下降。外周血或骨髓涂片可找到疟原虫。

（2）败血症：起病急，革兰氏阳性细菌败血症可呈稽留热或弛张热，中心粒细胞显著升高；革兰氏阴性细菌败血症可呈稽留热或双峰热，中心粒细胞可正常或减少但有核左移。血液细菌培养阳性。

（3）斑疹伤寒：起病急，有头痛和结膜充血，无相对缓脉。病程第 4～6 天出现皮疹，数量多且可有出血性皮疹。外斐反应阳性。

（4）布鲁菌病：有病畜接触史或饮用粗制乳品史。起病缓慢，发热多为波状热，退热时有大汗，常有关节痛或肌痛。病程迁延，易复发。布鲁菌凝集试验可阳性，血液或骨髓细菌培养阳性。

（5）播散性肺结核：多有结核病史，发热不规则，常伴盗汗，结核菌素试验强阳性等。胸部 X 线或 CT 见双肺弥漫性细小粟粒状病灶。

（6）钩端螺旋体病：有疫水接触史，起病急，发热伴畏寒，有结膜充血、全身酸痛、腓肠肌压痛和腹股沟淋巴结肿痛，白细胞显著升高。

（7）急性病毒性肝炎：无发热或为中低热，发热很少超过 1 周，病毒病原学及血清学检查阳性。

（八）预后

接受抗菌药物治疗的患者，病死率约 1%。婴幼儿、老年人、营养不良者预后较差。并发肠出血、肠穿孔、心肌炎、严重毒血症者病死率较高。

（九）治疗

1. 一般治疗　按肠道传染病隔离。发热期需卧床休息，退热后 2～3 天可在病室内活动。

2. 支持治疗　发热期宜进食少渣或流质食物，注意补充蛋白质、维生素和微量元素。少量多餐；忌食多渣或硬质食物，以免诱发肠出血、肠穿孔。热退后 2 周可恢复正常饮食。

3. 对症治疗　高热可用物理降温或药物降温；便秘可用生理盐水低压灌肠，禁用泻药；腹泻可给予小檗碱口服；腹胀可用肛管排气，禁用新斯的明。中毒症状严重或休克者，在抗菌药物治疗的同时，可适量使用糖皮质激素，如地塞米松 2～4 mg 缓慢静脉推注或泼尼松 15～30 mg 口服，每日 1 次，疗程不超过 3 天。

4. 病原治疗

（1）氟喹诺酮类：首选抗菌药物。常用环丙沙星、氧氟沙星、左氧氟沙星和莫西沙星，也可选用培氟沙星、洛美沙星、司帕沙星等。在血液、胆汁、肠道和尿液中浓度高。主要不良反应为失眠和胃肠道不适等；因影响骨骼发育，18 岁以下儿童、哺乳期妇女及孕妇应禁用。

（2）头孢菌素类：是氟喹诺酮类高耐药地区、儿童和老年患者的首选抗菌药物。常用第三代头孢菌素，如头孢噻肟、头孢哌酮、头孢他啶、头孢曲松等。体外实验显示抗菌活性强，临床应用证明效果良好，在胆汁中浓度高。不良反应少。

（3）大环内酯类：氯霉素、甲氧苄啶-磺胺甲噁唑和氨苄西林已不再使用，对其耐药者称耐多药伤寒。沙门菌对环丙沙星耐药日趋严重。临床试验证实，阿奇霉素治疗耐多药伤寒的疗效优于环丙沙星和头孢曲松，复发率也显著低于头孢曲松，可作为备选抗菌药物。

有效抗菌药物治疗后，一般在 3～5 天内退热。体温正常后应继续巩固治疗 10～14 天。

5. 并发症治疗

（1）肠出血：①绝对卧床休息，严密观察血压、脉搏、意识及便血情况。②暂禁饮食或进食少量流质。③可用维生素 K、卡巴克洛等一般止血药。④根据出血情况酌量输血。⑤烦躁不安者可用镇静剂如地西泮、苯巴比妥钠。⑥大量出血经内科治疗无效者应考虑手术治疗。

（2）肠穿孔：加强抗菌治疗，控制腹膜炎；除病灶局限者外，应及早手术治疗。

（3）肠道外并发症：中毒性肝炎、中毒性心肌炎、支气管肺炎、急性胆囊炎及其他并发症，可采用相应治疗措施。

（十）预防

1. 管理传染源 患者及带菌者均需要住院治疗。体温正常后 15 天，或停药后隔 5～7 天粪培养连续 2 次阴性可解除隔离。对慢性带菌者应彻底治疗。

2. 切断传播途径 改善环境卫生条件，做好“三管一灭”（管水、管饮食、管粪便，消灭苍蝇）；培养个人卫生习惯，做到饭前便后洗手，不进食生水和不洁食物。

3. 保护易感人群 健康教育是预防伤寒的基本措施。世界卫生组织推荐的商业疫苗有两种：①ViPS 注射疫苗。接种后 2～3 年持续保护率为 55%～72%，主要用于 2 岁及以上人群，需每 2 年接种 1 次。②ty21a 口服疫苗。接种后 5～7 年持续保护率为 51%～67%，主要用于 5 岁及以上人群，需每 5 年接种 1 次。

二、副伤寒

副伤寒（paratyphoid fever）是由副伤寒沙门菌 A、B、C 引起的一组急性传染病。

副伤寒沙门菌 A、B、C 均属肠道沙门菌种。副伤寒沙门菌 A 名归伤寒沙门菌群，而副伤寒沙门菌 B、C 则归非伤寒沙门菌群（*nontyphoidal Salmonella*）；副伤寒沙门菌 A、B、C 曾分别归沙门菌属 A、B、C 群。

人类感染者不仅是副伤寒甲的唯一传染源，也是副伤寒乙、丙的主要传染源。副伤寒甲最常见，多发生在亚洲国家，包括我国；副伤寒乙、丙很少见，分别主要见于欧洲和中东。

伤寒和非伤寒沙门菌群均可借助 CD18 阳性免疫细胞的吞噬进入 M 细胞（非伤寒沙门菌可优先进入），并破坏肠上皮细胞间的紧密连接，穿过肠黏膜，导致肠道局部损伤和进一步向全身转移。

副伤寒甲的临床表现酷似伤寒，但发热多为弛张热，热程较短，通常在 3 周左右。

副伤寒乙可分为伤寒型、肠炎型和伤寒-肠炎型；伤寒型和伤寒-肠炎型的发热也多为弛张热，但热程更短，一般在 2 周左右；肠炎型也可有发热，热程一般为 1～2 周。副伤寒乙常见口唇疱疹（Herpes labialis），而伤寒和副伤寒甲罕见。

副伤寒丙可分为败血症型、肠炎型和伤寒型；败血症型最常见，半数伴转移性脓肿，肺和骨关节脓肿较常见。起病急，发热多呈不规则热，常伴寒战，热程一般为 2～3 周。

副伤寒甲的治疗原则、方案和疗程与伤寒相同。副伤寒乙和丙对氯霉素、甲氧苄啶-磺胺甲噁唑也反应良好。副伤寒丙并发的转移性脓肿常需外科手术治疗。

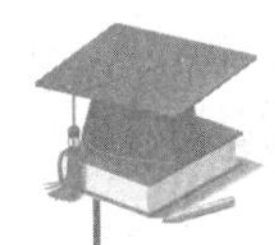

案例 5-1-1

患者，女，28 岁，公司职员。8 天前无明显诱因出现发热，有畏寒、无寒战，伴乏力、头痛、食欲减退；4 天前就诊附近某医院，体温 38.0℃，口服头孢氨苄和酚麻美敏混悬液（主要成分：对乙酰氨基酚）治疗，有微汗；2 天前体温 38.5℃，并出现咽痛、腹胀、不思饮食；今晨体温 39.5℃，即来我院。既往体健；近日曾到南方某地出差，否认不洁饮食史。

【查体】 T 39.2℃，BP 110/75 mmHg，P 78 次/分；面色潮红，表情淡漠，听力减退；咽无充血，双侧扁桃腺无肿大，胸部皮肤见 6 个淡红色斑丘疹，压之褪色；心肺听诊无异常。腹软，右下腹深压痛，肝脾肋下未触及，移动性浊音（−）。

【实验室检查】 外周血白细胞 3.5×10^9/L，血小板 230×10^9/L，中性粒细胞百分比 45%，淋巴细胞百分比 47%，单核细胞百分比 5%，嗜酸性粒细胞减少；ALT 863 IU/L，AST 672 IU/L。

问题与思考

1. 最可能的诊断及诊断依据是什么？为明确诊断应做哪些检查？
2. 如何进行治疗？

案例 5-1-1 解析

（张占卿）

第二节　细菌性食物中毒

细菌性食物中毒（bacterial food poisoning）是指由于进食被细菌或其毒素所污染的食物而引起的急性中毒性疾病。临床上可分为胃肠型食物中毒和神经型食物中毒两大类。

细菌性食物中毒的特征为：①发病者与食入同一污染食物有明显关系；②潜伏期短，突然发病，临床表现以急性胃肠炎为主，肉毒杆菌中毒则以眼肌、咽肌瘫痪为主；③病程较短，多数在 2～3 天内痊愈；④多发生在夏秋季。

一、胃肠型食物中毒

胃肠型食物中毒在夏秋季较多见，以恶心、呕吐、腹痛、腹泻等急性胃肠炎表现为主要特征。

（一）病原学

引起胃肠型食物中毒的细菌很多，常见的致病细菌有以下几种。

1. 沙门菌　该菌为革兰氏阴性杆菌，需氧，不产生芽孢，无荚膜，绝大多数有鞭毛，能运动。对外界的抵抗力较强，在水和土壤中能存活数月，粪便中能活 1～2 个月，在冰冻土壤中能越冬。不耐热，60℃ 10～20 min 死亡。5%苯酚或 1∶500 氯化汞 5 min 内即可将其杀灭。沙门菌广泛存在于多种家畜、家禽、鸟类、鼠类、鱼类及野生动物的肠腔中。细菌由粪便排出，污染饮水、食物、餐具以及蛋制品等，人进食后造成感染。致病食物以肉、牛奶、内脏及蛋类为主。

2. 副溶血弧菌 革兰氏染色阴性多形球杆菌。菌体两端浓染，有荚膜，一端有单根鞭毛，运动活泼。本菌嗜盐生长，广泛存在于海水中。在37℃、pH 7.4～8.0、含3%～3.5%氯化钠的环境中生长最适。对酸敏感，在食醋中3 min即死。不耐热，56℃ 5 min即可杀死。对低温及高盐抵抗力甚强。致病性菌株能溶解人及家兔红细胞，称为“神奈川”试验（Kanagawa test）阳性。致病力与其溶血能力相平行。带鱼、黄鱼、乌贼、梭子蟹等海产品带菌率极高，其他含盐量较高的食物如咸菜、咸肉、咸蛋亦可带菌。根据菌体（O）抗原和鞭毛（H）抗原可将本菌分为25个血清型，其中B、E、H是引起食物中毒的主要血清型。

3. 大肠埃希菌 革兰氏阴性短杆菌，多数菌株有鞭毛，能运动。可有荚膜，无芽孢。体外抵抗力较强，在水和土壤中能存活数月，在阴凉处、室内及尘埃中可存活1个月。本菌属以菌体（O）抗原分群，以荚膜（K）抗原（A、B、L）和鞭毛（H）抗原分型，目前已发现170多个血清型。

大肠埃希菌为人和动物肠道的正常寄居菌，特殊条件下可致病。常见的有致病性大肠埃希菌、产肠毒素大肠埃希菌、侵袭性大肠埃希菌、肠出血性大肠埃希菌。

4. 变形杆菌 为革兰氏阴性多形性小杆菌，无荚膜、无芽孢，有鞭毛，运动活泼。本菌繁殖迅速，呈扩散生长，形成迁徙生长现象。在血琼脂平板上有溶血现象。变形杆菌广泛存在于水、土壤、腐败有机物及人和家畜、家禽的肠道中。致病食物以鱼、蟹类为多，在食物中能产生肠毒素。其抗原结构有菌体（O）及鞭毛（H）抗原2种。根据菌体抗原分群，再以鞭毛抗原分型。依据生化反应的不同，可分为普通、奇异、莫根和产黏液变形杆菌。前三种能引起食物中毒。莫根变形杆菌可使蛋白质中的组氨酸脱羧成组胺，从而引起过敏反应。

5. 蜡样芽孢杆菌 为革兰氏阳性杆菌，兼性需氧，可形成芽孢，无荚膜，有动力，菌体多数呈链状排列。芽孢体外抵抗性极强，能在110℃存活1～4天。致病因子是肠毒素（分泌亢进而导致腹泻）和催吐毒素。依毒素性质可分为6型，引起食物中毒者主要是A型和F型。该菌广泛存在于自然界：土壤、尘埃、水、草、腐物、人及动物肠道。多因食用剩米饭及未再加热的熟肉、鱼等引起。

6. 产肠毒素的金黄色葡萄球菌 能引起食物中毒的仅限于产生肠毒素的金黄色葡萄球菌。革兰氏染色阳性，无芽孢，无荚膜。葡萄球菌广泛存在于人体的皮肤、鼻腔、鼻咽和指甲下，容易污染淀粉类（剩饭、粥、米面等）和鱼、肉、蛋、乳制品等蛋白质类食物。在30℃经1 h后即可产生耐热性很强的肠毒素，经煮沸30 min仍能致病。分为8个血清型，其中以A、D型引起食物中毒最多见，B、C型次之。

（二）流行病学

1. 传染源 带菌动物如家畜、家禽、鱼类、野生动物、海产品为本病主要传染源。患者带菌时间较短，作为传染源意义不大。

2. 传播途径 被细菌及其毒素污染的食物经口进入消化道而得病。食品本身带菌，或在加工、贮存过程中被污染。苍蝇、蟑螂亦可作为沙门菌、大肠埃希菌污染食物的媒介。

3. 人群易感性 普遍易感，病后无明显免疫力，可重复感染。

4. 流行特征 本病多见于5—10月份，7—9月份尤易发生，与夏季气温高、细菌易于在食物中大量繁殖相关。常因食物不新鲜、食物保存与烹调不当而引起。多集体发病，亦可散发。潜伏期短，有进食可疑食物史，病情轻重与进食量有关，未食者不发病，停止食用可疑食物后流行迅速停止。

（三）发病机制与病理学表现

1. 发病机制 细菌性食物中毒按照发病机制可分为感染型、毒素型和混合型三类。病原菌在污染的食物中大量繁殖，产生大量肠毒素或菌体裂解释放内毒素。进入体内的细菌和毒素可引起人体剧烈的胃肠道反应。发病与否及病情轻重与摄入食物被细菌和毒素污染的程度、进食量的多少及人体抵抗力强弱有关。致病因素及主要发病机制如下所述。

（1）肠毒素：肠毒素刺激肠壁上皮细胞，激活腺苷酸环化酶或鸟苷酸环化酶，使环磷酸腺苷（cAMP）或环磷酸鸟苷（cGMP）水平升高，促进上皮细胞水和氯离子的分泌，抑制水和钠的重吸收，导致腹泻。

（2）内毒素：细菌菌体裂解后释放的内毒素致病性较强，能引起发热、胃肠黏膜炎症、消化道蠕动，产生呕吐和腹泻等症状。

（3）细菌侵袭：沙门菌、副溶血弧菌、变形杆菌能侵袭肠黏膜上皮细胞，引起黏膜充血、水肿、上皮细胞变性、坏死、脱落并形成溃疡。侵袭性细菌性食物中毒的潜伏期较毒素引起者稍长，大便可见黏液和脓血。

（4）过敏反应：莫根变形杆菌能使蛋白质中的组氨酸脱羧而成组胺，引起过敏反应。

2. 病理学表现　肠毒素、内毒素和细菌侵袭可引起肠黏膜上皮细胞变性、坏死，可见黏膜充血、水肿、渗出和溃疡，肠腔内充满气体和液体；过敏反应性病理改变轻微，无炎症改变。

（四）临床表现

潜伏期短，常在进食后数小时发病，超过 72 h 基本上可排除细菌性食物中毒。

临床表现以急性胃肠炎为主。起病急，常先有上腹部不适，上、中腹部持续或阵发性疼痛，继之恶心、呕吐、腹痛、腹泻等。呕吐物多为进食之食物，常先吐后泻，腹泻轻重不一，每天数次至数十次，多为黄色稀便、水样便或黏液便。吐泻严重者可导致脱水、血压下降、酸中毒、甚至休克。体格检查上腹部和中腹部可有压痛，肠鸣音亢进。

葡萄球菌、蜡样芽孢杆菌食物中毒呕吐较明显，呕吐物含胆汁，有时带血和黏液。侵袭性细菌引起的食物中毒可有发热、腹部阵发性绞痛、里急后重和黏液脓血便。鼠伤寒沙门菌食物中毒的粪便呈水样或糊状，有腥臭味，也可见脓血便。部分副溶血弧菌食物中毒呈血水样便。变形杆菌可发生颜面潮红、头痛、荨麻疹等过敏症状。

病程短，多数在 1～3 日内恢复，少见超过 1 周。

（五）实验室检查

1. 血象　大肠埃希菌、沙门菌感染者外周血白细胞计数一般正常。副溶血弧菌及葡萄球菌感染者白细胞可增高，达 10×10^9/L 以上，以中性粒细胞为主。

2. 粪便镜检　可见白细胞和（或）红细胞。

3. 细菌培养　将患者的吐泻物和可疑食物进行细菌培养，如所获病原体相同则可确诊。

4. 血清学检查　患者病程初期和恢复期双份血清特异性抗体效价呈 4 倍以上升高者可明确诊断。

（六）诊断及鉴别诊断

1. 诊断

（1）流行病学资料：有进食变质或不洁食品、海产品、腌制食品、未煮熟的肉类、蛋制品等病史，春末及夏秋季节短期内集体发病。

（2）临床资料：急性胃肠炎表现，病程较短，恢复较快。

（3）实验室资料：收集吐泻物及可疑的残存食物进行细菌培养，可分离到同种细菌。重症患者行血培养，留取早期及病后 2 周的双份血清与培养分离所得可疑细菌进行血清凝集试验，双份血清凝集效价呈 4 倍以上增高有诊断价值。怀疑细菌毒素中毒者，可做动物实验，以确定细菌毒素的存在。

2. 鉴别诊断

（1）非细菌性食物中毒：食用发芽马铃薯、苍耳子、苦杏仁、河豚、生鱼胆或毒蕈以及有机磷农药、氯化汞等中毒者，潜伏期仅数分钟至数小时，一般不发热，以频繁呕吐为主，腹痛、腹泻较少，但神经症状较明显，病死率较高。吐泻物及可疑食物中可检出毒物。

（2）霍乱：无痛性泻吐，先泻后吐居多，吐泻较严重。成人一般不发热。大便呈清水样或米泔水样，常出现脱水、酸中毒、周围循环衰竭。粪便涂片荧光抗体染色镜检及细菌培养找到霍乱弧菌可确定诊断。

（3）急性细菌性痢疾：短期内出现大批患者或集体发病少见。呕吐少见，常有发热、里急后重、脓血便，左下腹压痛。粪便镜检有红细胞、白细胞，粪便培养约半数有痢疾杆菌生长。

（4）病毒性胃肠炎：潜伏期 24～72 h，以急性小肠炎为特征，主要表现有发热、恶心、呕吐、腹胀、腹痛及腹泻，大便呈黄水样或清水样，吐泻严重者可发生水、电解质及酸碱平衡紊乱。

（七）治疗

本病病程较短，以对症治疗为主。应及时收集资料、进行流行病学调查及细菌学检查，以明确病因。

1. 一般治疗 消化道隔离。卧床休息，进清淡易消化的流质或半流质食物。吐泻严重者暂禁食。

2. 对症治疗 腹痛严重者口服溴丙胺太林（普鲁本辛）15～30 mg 或注射阿托品 0.5 mg。能进食者应给予口服补液盐溶液；剧烈呕吐不能进食或腹泻频繁者，给予葡萄糖盐水静脉滴注。高热者予以物理降温或退热药。及时纠正水与电解质紊乱及酸中毒。变形杆菌食物中毒过敏型者采用抗组胺药物如苯海拉明等治疗，必要时加用糖皮质激素。

3. 抗菌治疗 通常可不应用抗菌药物。考虑侵袭性腹泻及病情严重者，应及时选用氟喹诺酮类或第三代头孢菌素类抗菌药物，葡萄球菌食物中毒可选用苯唑西林或万古霉素。

（八）预防

1. 贯彻《中华人民共和国食品卫生法》，加强对食品生产、流通、销售过程的卫生管理。

2. 做好饮食卫生的宣传、教育，禁止食用不洁、变质或未经煮熟的肉类食物。

3. 消灭苍蝇、蟑螂等传播媒介。

4. 发现有可疑病例，即刻中止可疑食物的食用。立即报告当地卫生防疫部门，及时进行调查分析，制订防疫措施。

二、神经型食物中毒

神经型食物中毒，亦称肉毒中毒（botulism），为进食含有肉毒杆菌外毒素的食物而引起的中毒性疾病。临床上以恶心、呕吐及中枢神经系统症状（如眼肌、咽肌瘫痪）为主要表现。如抢救不及时，病死率高。

（一）病原学

肉毒杆菌为革兰氏染色阳性厌氧梭状芽孢杆菌，次极端有大形芽孢，有鞭毛，能运动。肉毒杆菌分泌的外毒素称肉毒毒素。该毒素是一种嗜神经毒素，剧毒，对人的致死量为 0.01 mg 左右。按其抗原性不同，可分 A、B、C（Ca、Cb）、D、E、F、G 八种血清型，对人致病者以 A、B、E 三型为主，F 型较少见，C、D 型主要见于禽畜感染。

肉毒杆菌以芽孢形式存在于土壤、海水和家畜、家禽及鱼类的肠道中。芽孢体外抵抗力极强，干热 180℃ 15 min、湿热 100℃ 5 h、高压灭菌 120℃ 20 min 方可杀灭。5%苯酚、20%甲醛 24 h 才能杀灭。缺氧环境可造成肉毒杆菌大量繁殖，产生大量肉毒毒素。肉毒毒素对胃酸有抵抗力，但不耐热；在干燥、密封和阴暗的条件下，可保存多年。此毒素无色、无臭、无味，不易察觉。

（二）流行病学

1. 传染源　肉毒杆菌存在于变质肉食品、豆制品及动物肠道中，芽孢可在土壤中存活较长时间，但仅在缺氧时才能大量繁殖。引起肉毒中毒的食品在我国多为变质的牛、羊肉类和发酵的豆、麦制品，国外主要为罐头食品。

2. 传播途径　主要通过进食被肉毒杆菌外毒素污染的食物传播，多见于腌肉、腊肉、猪肉及制作不良的罐头食品。部分地区曾因食用发酵豆制品和发酵面制品而发生肉毒中毒。也有肉毒杆菌芽孢污染创伤伤口所致的创伤性肉毒中毒和吸入含肉毒毒素的气溶胶所致的吸入性肉毒中毒。

3. 易感性　肉毒杆菌外毒素有很高的致病力，人群普遍易感。肉毒中毒不引起人与人之间传染。病后无免疫力。

（三）发病机制与病理学表现

肉毒毒素主要由上消化道吸收。肉毒毒素吸收后主要作用于脑神经核、外周神经-肌肉连接处及自主神经末梢，阻断胆碱能神经纤维的传导，进而抑制神经传导介质乙酰胆碱的释放，导致肌肉收缩运动障碍，发生软瘫。但肌肉仍能保持对乙酰胆碱的反应性，静脉注射乙酰胆碱能使瘫痪的肌肉恢复功能。

病理变化主要是脑神经核及脊髓前角产生退行性变，脑干神经核也可受损。脑及脑膜显著充血、水肿，并有广泛的点状出血和血栓形成。显微镜下可见神经节细胞变性和脑神经根水肿。

（四）临床表现

潜伏期 12～36 h，最短为 2～6 h，长者可达 8～10 日。中毒剂量愈大则潜伏期愈短，病情愈重。

临床症状轻重不一，轻者仅有轻微不适，重者可于 24 h 内死亡。起病突然，以神经系统症状为主。病初可有头痛、头昏、眩晕、乏力、恶心、呕吐，继之出现神经肌肉症状。主要表现为：①眼肌瘫痪。视物模糊、复视、眼睑下垂、瞳孔散大，对光反射消失。②咽肌瘫痪。吞咽困难、发音不能，严重者出现呼吸困难。③颈肌无力，头向前倾或倾向一侧。④自主神经先兴奋后抑制，泪腺、汗腺及涎腺先分泌增多而后减少。⑤四肢肌肉呈对称性弛缓性软瘫，深腱反射减弱或消失。

整个病程神志清楚，不发热，感觉正常。血、尿与脑脊液常规检查无异常改变。

病程长短不一，轻者 5～9 日内逐渐恢复，但全身乏力及眼肌瘫痪持续较久。重症患者病情进展迅猛，未能及时抢救者多数死亡，病死率 30%～60%，死因多为延髓麻痹所致呼吸衰竭、心功能不全及吸入性肺炎。

（五）实验室检查

1. 细菌培养　将可疑食物、吐泻物加热煮沸 20 min 后接种于血琼脂作无氧培养，可检出致病菌。

2. 毒素试验　怀疑细菌毒素中毒者，可做动物试验、中和试验和禽眼睑接种试验，以确定细菌毒素的存在。

（六）诊断及鉴别诊断

1. 诊断

（1）流行病学资料：有进食可疑食物，特别是火腿、腊肠、罐头或瓶装食品史，共同进餐者集体发病。

（2）临床表现：有特殊的神经系统症状与体征，如复视、斜视、眼睑下垂、吞咽困难、呼吸困难等。

（3）实验室检查：确诊可用动物试验检查患者血清及可疑食物中的肉毒毒素，亦可用可疑食物进行厌氧菌培养，分离病原菌。

2. 鉴别诊断 应与脊髓灰质炎、流行性乙型脑炎、急性多发性神经根炎、毒蕈及河豚中毒等相鉴别。

（七）治疗

1. 一般及对症治疗 卧床休息，于进食可疑食物 4 h 内用 5%碳酸氢钠或 1∶4000 高锰酸钾溶液洗胃并清洁灌肠；对无肠麻痹者，可服导泻剂或灌肠，以清除胃肠道内尚未吸收的毒素。咽肌麻痹宜用鼻饲及输液。呼吸困难者吸氧，定期吸痰，必要时行气管切开。呼吸麻痹者用人工呼吸器辅助呼吸。加强监护，密切观察病情变化，防止肺部感染。

2. 抗毒素治疗 多价抗肉毒血清（A、B、E 型）对本病有特效，必须及早应用。在起病后 24 h 内或瘫痪发生前注射最为有效，剂量每次（5～10）万 U，静脉或肌内注射。使用前须做皮肤过敏试验，过敏者行脱敏治疗。如已知毒素型别，可用单价抗毒素血清，每次（1～2）万 U。

3. 其他治疗 为消灭肠道内的肉毒杆菌，防止继续产生毒素，可给予大剂量青霉素。

（八）预防

1. 管理传染源 一旦发生可疑食物中毒，应立即报告当地卫生防疫部门，及时进行调查、分析，制订防疫措施，及早控制疫情。

2. 切断传播途径 与胃肠型食物中毒相同，尤应注意罐头食品、火腿、腌腊食品、发酵豆制品的卫生检查。禁止出售变质食品，不食用变质食品。

3. 保护易感人群 如已证明进食食物有肉毒杆菌或其外毒素存在，或同进食者已发生肉毒素中毒时，未发病者应立即注射多价抗毒血清 1000～2000 U，以防发病。

（陈　煜）

第三节　霍　乱

霍乱（cholera）是由霍乱弧菌引起的以吐泻为主要症状的急性烈性肠道传染病，因发病急，传播快，波及范围广，我国将其列为甲类传染病。霍乱弧菌产生的霍乱肠毒素是主要致病毒素，介导肠黏膜细胞分泌亢进，引起患者剧烈吐泻、脱水和电解质丢失，严重者引起周围循环衰竭及急性肾衰竭。

一、病原学

霍乱弧菌（*Vibrio cholerae*）为革兰氏染色阴性菌，菌体弯曲呈弧形或逗点状，有菌毛无芽孢，除 O139 血清群外，其余所有霍乱弧菌无荚膜。菌体一端有单根鞭毛，运动活泼，暗视野下镜检可见细菌呈穿梭状运动，吐泻物涂片染色可见霍乱弧菌平行排列似“鱼群样”。

霍乱弧菌对营养要求不高，可在普通培养基及无盐培养基中生长，需氧、耐碱不耐酸，在 pH 8.0～9.0 的碱性蛋白胨水中生长迅速，故临床上常用碱性蛋白胨水增菌。因霍乱弧菌可在无盐培养基中生长而其他弧菌则不能生长，可借此特性分离霍乱弧菌。

霍乱弧菌具有耐热的菌体（O）抗原和不耐热的鞭毛（H）抗原。根据菌体（O）抗原至少有206个血清群，其中仅01血清群和O139血清群能产生外毒素（即霍乱肠毒素），具有致病性。O1群霍乱弧菌有古典生物型和埃尔托生物型，其形态和免疫学特点大致相同。根据其特异性抗原（A、B和C型）的结构可分为小川型（A、B型）、稻叶型（A、C型）和彦岛型（A、B、C）三个血清型。霍乱肠毒素是致病的主要因素，具有抗原性，可使机体产生中和抗体。

霍乱弧菌古典生物型抵抗力较弱，埃尔托生物型抵抗力较强。霍乱弧菌在河水、塘水、井水、海水中可存活1～3周，在各类食品上存活1～3天，在水果、蔬菜上可存活1周，在鲜鱼、虾或贝壳生物中可存活1～2周。对干燥、热、日光、酸及各种消毒剂敏感。在正常胃酸中仅能存活5 min。煮沸1～2 min、干燥2 h或加热55℃ 15 min即死亡。自来水中的余氯，或0.1%高锰酸钾浸泡蔬菜、水果30 min即可杀灭。

二、流行病学

（一）传染源

患者和带菌者是主要传染源。患者因吐泻大量排菌，是重要的传染源。但轻型患者和无症状带菌者作为传染源的意义更大。

（二）传播途径

本病主要经消化道传播。可通过污染水、食物及生活密切接触和苍蝇媒介而感染。水源、食物被污染可引起暴发流行。霍乱可沿水路、陆路、航空等交通向外地迅速传播。

（三）人群易感性

人群普遍易感。感染霍乱弧菌后可获一定的免疫力，主要是特异性和非特异性的免疫力，如胃酸、肠道分泌型IgA以及血清中特异性凝集抗体、杀菌抗体及抗毒素抗体等均有杀菌作用。感染数日后即出现特异性抗体，1～2周达高峰，而后渐下降，持续3～6个月。肠道黏膜的分泌型lgA（SlgA）可抑制细菌运动、黏附和繁殖，以及中和肠毒素，是机体主要的保护性免疫。霍乱弧菌01群与非01群之间无交叉免疫力。

（四）流行特征

霍乱有地方性疫源地。霍乱弧菌古典生物型发源于印度恒河地区，被称为“人类霍乱的故乡”，前六次世界大流行均由其引起。印度尼西亚的苏拉威西岛则是埃尔托弧菌的疫源地，自1961年至今引起全球第七次大流行，但自1992年至今引起的霍乱主要是O139血清群。我国在历次世界大流行中均被波及，每年在局部地区仍有外源性病例输入。对2008—2012年的全球霍乱流行情况分析，估计全球有13亿人受到霍乱弧菌感染的威胁，每年有约286万霍乱病例，约9.5万例死于霍乱。目前霍乱主要发生于亚洲、非洲和南美洲等欠发达的国家和地区，与缺少安全饮用水密切相关。夏秋季霍乱高发。目前认为，某些鱼类及浮游生物是霍乱弧菌的主要“储存库”，是霍乱弧菌从疫源地向世界传播的主要媒介。全球气候变暖有利于浮游生物及霍乱弧菌的繁殖和传播。

三、发病机制与病理生理改变

霍乱弧菌致病的主要原因是霍乱肠毒素介导的肠黏膜细胞分泌亢进作用，细菌鞭毛的穿透及菌毛的黏附作用及神经氨酸酶增强肠毒素与上皮细胞的结合能力等参与致病作用。

霍乱弧菌经口摄入进入小肠后，凭借鞭毛运动穿过黏液到达肠黏膜上皮细胞，菌毛黏附于上皮细胞刷状缘的微绒毛上，生长繁殖并产生肠毒素。霍乱弧菌不侵入肠上皮细胞和黏膜下层，也不侵入血流。霍乱肠毒素为外毒素，由 2 个 A 亚单位和 5 个 B 亚单位组成多聚体。A 亚单位分为 A1 和 A2 两个亚单位，其中 A1 为霍乱肠毒素的毒性单位，具有酶活性，A2 则与 B 亚单位结合。B 亚单位能特异性与小肠上皮细胞膜上的神经节苷脂（GM1）受体结合，使毒素分子变构，A1 进入细胞内并活化，进而激活细胞内的腺苷酸环化酶（AC），使三磷酸腺苷（ATP）转化为环磷酸腺苷（cAMP），细胞内 cAMP 浓度增高，导致肠黏膜的隐窝细胞过度分泌水、氯化物及碳酸盐，同时抑制肠绒毛细胞对水和电解质的吸收，致使大量体液和电解质进入肠腔而引起剧烈吐泻。因大量脱水和电解质丢失，引起代谢性酸中毒、循环衰竭、休克，若不及时补液可加重肾衰竭，甚至死亡。

大量吐泻致脱水和电解质丢失是霍乱的主要病理生理改变。脏器多无炎性损伤，因脱水而萎缩，心、肝、脾等脏器缩小，肾小管变性、坏死。脱水致胆汁黏稠，分泌减少，使吐泻物呈清水样或“米泔水样”。低钠血症可引起腹直肌及腓肠肌痉挛，低钾血症引起心率加快、心律失常等，低碳酸氢盐引起酸中毒等。

四、临床表现

潜伏期数小时至 6 天，平均 2～3 天。急起发病，部分患者在病初 1～2 天有头昏、乏力、腹胀及轻度腹泻等前驱症状。

（一）典型霍乱

典型霍乱的病程分为 3 期。

1. 泻吐期 以剧烈腹泻开始，继而出现呕吐，无腹痛及里急后重。多无发热，少数可有低热。腹泻始为黄色糊状或稀水便，数次后为米泔水样或清水样，无粪臭。腹泻量多，每日十余次至数十次，甚至难以计数。呕吐为喷射性或连续性，始为胃内容物，后为清水样或米泔水样。

2. 脱水期 大量泻吐后出现脱水和电解质丢失的症状，严重者出现周围循环衰竭。脱水轻者表现为口渴、口唇干燥，血压、尿量正常；脱水明显者表现为声音嘶哑、眼窝下陷、皮肤弹性消失、手指皱瘪似“洗衣工手”、舟状腹等，血压下降、尿量减少。严重者表现为神志淡漠、烦躁不安，昏迷及循环衰竭，呼吸增快、脉细速或不能触及，血压低，少尿或无尿，此期一般持续数小时至 2～3 天。严重低钠致腓肠肌和腹直肌痉挛。低钾可引起腱反射消失、心动过速、心律失常，心电图 Q-T 间期延长、T 波低或倒置、U 波出现。严重失水可导致低血容量性休克和代谢性酸中毒。

3. 恢复期 脱水纠正后，多数症状消失。约 1/3 患者有中低热，为肠道毒素吸收而引起的反应性发热。

（二）临床类型

根据脱水、血压、尿量等表现，霍乱可分为 3 型（表 5-3-1）。

1. 轻型 每日腹泻数次，呈稀糊状，无呕吐和脱水表现。血压、脉搏正常，尿量无明显减少。

2. 中型（典型） 吐泻次数多，10～20 次/日，泻吐物呈清水样或米泔水样，有明显脱水症状，血压下降，脉细速，少尿。

3. 重型 吐泻频繁，严重脱水表现，血压低，甚至测不出，脉速弱，尿极少或无尿。

个别病例起病急骤，无泻吐症状，因循环衰竭死亡，从肠道检出霍乱弧菌，称为暴发型或干性霍乱，为罕见的临床类型。

表 5-3-1　脱水程度分级

特征	轻型	中型	重型
失水量（占体重）	＜5%	5%～10%	＞10%
神志	无改变	躁动	嗜睡或昏迷
脉搏	正常	加快	细速或测不到
血压	正常	降低	很低或测不到
皮肤弹性	恢复快	恢复慢	恢复很慢
眼窝	正常	轻度凹陷	明显凹陷
声音	正常	轻度嘶哑	嘶哑或失声
尿量	正常	减少	无尿

五、并发症

1. 急性肾衰竭　因脱水或休克未及时纠正所致，低血钾可加重之。表现为少尿或无尿、氮质血症，重者出现尿闭。

2. 急性肺水肿　代谢性酸中毒致肺循环高压，或因补充大量生理盐水而未及时补碱性液体纠正酸中毒而加重肺水肿。表现为呼吸急促、口唇发绀，满肺湿啰音。

六、实验室检查

（一）常规及生化检查

1. 外周血常规　因脱水致血液浓缩，红细胞计数、血细胞比容及血红蛋白增高，白细胞计数及中性粒细胞增高。

2. 尿检查　正常。肾功能不全时尿中有蛋白、红细胞、白细胞及管型。

3. 大便常规　为水样便，镜检多正常，偶有少许白细胞。

4. 生化检查　血清钾、钠、氯化物和碳酸盐降低。治疗前因细胞内钾离子外移，血清钾可在正常范围，当酸中毒纠正后，钾离子移入细胞内而出现低钾血症。酸中毒时动脉血 pH 下降。尿少或无尿时，血清尿素氮、肌酐升高。

（二）病原学检查

1. 涂片染色　取吐泻物或培养物涂片作革兰氏染色镜检，见革兰氏染色阴性弧菌，呈鱼群样排列。

2. 悬滴检查及制动试验　取新鲜吐泻物标本作悬滴置暗视野下镜检，见呈穿梭状或流星样运动活泼的弧菌。若加入 O1 群和 O139 群霍乱多价血清后，弧菌运动消失则为制动抑制试验阳性，有诊断价值。

3. 细菌培养　取吐泻物、肛拭子或可疑食物、水标本接种于碱性蛋白胨水中增菌，数小时后转至碱性琼脂平板培养基中，进一步培养作细菌分离鉴定及制动试验。

4. PCR 检测　取吐泻物、肛拭子或培养物提取核酸，应用 PCR 技术扩增霍乱毒素亚单位的基因（ctxAB）序列，可直接检测是否为产毒株。

5. 霍乱弧菌快速辅助检测　检测标本中 O1 群或 O139 群霍乱弧菌抗原成分，检出限为 10^5 个菌/毫升，对轻症患者和带菌者有漏检的可能，增菌培养后检测可提高检出率。

（三）血清学检查

采用血清凝集试验。在发病初期和恢复期间隔 2 周取血，双份血清抗体效价增高 4 倍或以上，有诊断参考价值。

七、诊断及鉴别诊断

（一）诊断

诊断须依据流行病学、临床表现及实验室检查结果进行综合判断。

1. 带菌者 无临床表现，但粪便或肛拭子细菌培养分离到O1群或O139群霍乱弧菌。

2. 疑似病例

（1）在霍乱流行区生活，或5日内到过霍乱流行区，或发病前5日内有不洁食物或饮水史。与霍乱患者或带菌者有密切接触史或共同暴露史。

（2）出现霍乱轻症临床表现。

（3）泻吐物或肛拭子标本经PCR检测霍乱毒素基因阳性。

3. 确诊病例

（1）有上述流行病学史。

（2）具备各型霍乱临床表现。

（3）在吐泻物或肛拭子培养中检出O1群和或O139群霍乱弧菌。

（二）鉴别诊断

1. 急性胃肠炎 产肠毒素细菌感染可引起毒素介导性腹泻，如产肠毒素大肠埃希菌、副溶血弧菌、非凝集性弧菌、金黄色葡萄球菌、变形杆菌等。临床表现类似于霍乱，需要鉴别。吐泻物菌培养分离到致病菌可确诊。

2. 急性细菌性痢疾 有不洁食物史或接触史，急起发热，腹痛、腹泻，排黏液脓血便，伴里急后重，粪便镜检见大量白细胞、红细胞或脓细胞，粪便培养出志贺痢疾杆菌可确诊。

3. 病毒性感染性腹泻 诺如病毒、轮状病毒引起急性胃肠炎表现，腹泻以水样便为多，注意与霍乱鉴别。

八、预后

WHO估计每年全球报告300万～500万霍乱病例，2016年因霍乱死亡6.5万人。霍乱预后与临床类型、治疗是否及时合理密切相关。未治疗的霍乱病死率高达50%～60%，若及时给予补液治疗，病死率低于1%，但老人、幼儿、孕妇及有并发症者的预后仍较差。主要死亡原因为循环衰竭和急性肾衰竭。

九、治疗

严格隔离，及时补液，辅助抗菌治疗和对症治疗。抗菌治疗可减少排菌量，缩短病程，对预后无影响。

（一）严格隔离

霍乱或疑似患者须按甲类传染病严格隔离。疑似患者应与确诊患者分别隔离，吐泻物应彻底消毒。症状消失后，粪便培养连续2次阴性可解除隔离。

（二）补液

补液是治疗霍乱的关键措施。补液治疗包括静脉补液和口服补液。重、中度脱水应先给予静脉补液，脱水纠正后改为口服补液。补液原则为早期、迅速、足量，先盐后糖，先快后慢，纠酸补钙，见尿补钾。对老人、婴幼儿及心肺功能不全者应注意控制补液量和速度。

1. 补液治疗　静脉输液多以541溶液（氯化钠5 g，碳酸氢钠4 g，氯化钾1 g；即1 L水中含Na^+ 134 mmol/L，Cl^- 99 mmol/L，K^+ 13 mmol/L，HCO_3^- 48 mmol/L）为主，按0.9%氯化钠550 ml，1.4%碳酸氢钠300 ml，10%氯化钾10 ml加10%葡萄糖140 ml配制，可另加50%葡萄糖20 ml，以防低血糖。严密观察治疗反应，及时调整输液量和速度。

（1）补液量：重度脱水补液量为8000～12 000 ml/d；中度脱水为4000～8000 ml/d，儿童150～200 ml/kg；轻度脱水为3000～4000 ml/d，儿童120～150 ml/kg。

最初2 h内宜快速静脉输入，待血压、脉搏恢复正常后，即可减慢输液速度，直至脱水纠正。部分液体可予口服补液补充之。原则上应于入院8～12 h内补进入院前累计损失量及入院后的继续损失量和每天生理需要量（成人2000 ml/d），以后即按照排多少补多少的原则，给予口服补液。

（2）补钾与纠正酸中毒：在脱水好转并有尿时，应注意补充氯化钾，浓度不超过0.3%，剂量按0.1～0.3 g/kg计。酸中毒严重者应酌情加碳酸氢钠纠正。

2. 口服补液　口服补液盐（oral rehydration salt，ORS）适用于轻、中度脱水患者，已成为治疗霍乱补充水和电解质的重要措施。患霍乱不影响肠道吸收葡萄糖，而葡萄糖的吸收能带动水和Na^+、K^+等电解质的吸收。重、中度脱水患者经静脉补液，尿量≥0.5 ml/(kg·h)即可开始口服补液。口服补液对年老体弱、心肺功能不良及需要及时补钾的患者尤为重要，既能补充水和电解质，又可防止补液量不足或过多而引起的心肺功能紊乱以及医源性低血钾。

目前，WHO推荐用低渗性口服补液盐（250 mOsm/L），配方为1000 ml水中含氯化钠2.6 g、氯化钾1.5 g、枸橼酸钠2.9 g、无水葡萄糖13.5 g。Meta分析显示，儿童用低渗性口服补液盐可减少低钠血症的发生，静脉补液量明显减少。此配方对儿童和成人均适用。对轻、中度脱水患者，口服补液盐用量在最初6 h成人为750 ml/h，儿童（＜20 kg）为250 ml/h，以后的用量约为腹泻量的1.5倍。

3. 抗菌治疗　抗菌药物仅作为辅助治疗措施。霍乱中、重度脱水患者用抗菌药物可缩短腹泻时间，减少吐泻量及缩短病程，但不能替代补液治疗。常用抗菌药物包括多西环素、氟喹诺酮类、复方磺胺甲噁唑片等。阿奇霉素适用于儿童和孕妇。已发现有耐药菌株，可根据药物敏感试验选择用药。

十、预防

（一）控制传染源

建立肠道传染病门诊，及早发现患者及带菌者。对患者严格隔离治疗，直至症状消失后6日；或隔日粪便培养一次，连续3次阴性，方可解除隔离。做好国境检疫，发现患者或带菌者立即隔离治疗，并对所乘交通工具进行彻底消毒。对接触者应严密检疫5日，留粪便培养并服药预防，多西环素200 mg顿服，次日100 mg，2天；或诺氟沙星200 mg，3次/日，2天。

（二）切断传播途径

加强饮水和食品卫生管理，提供安全饮用水是预防霍乱的最有效措施。严格粪便排泄物的消毒处理，改善环境卫生。教育民众不饮生水，勿吃不洁食物，积极杀蛆灭蝇。

（三）提高人群免疫力

在霍乱流行区口服接种霍乱疫苗对控制有效。目前，WHO已初审批准有3种灭活口服霍乱疫苗（killed oral cholera vaccines，kOCV）。第1次口服接种后需要间隔2周再接种1次，6个月内的保护率达85%，3年保护率维持在50%。5岁以下儿童接种后预防效果略差。

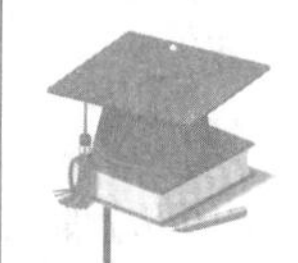

案例 5-3-1

夏季，患者男性，40 岁，汉族。患者自非洲回国的途中，突起腹泻 5 h，始为稀便，2 次后为水样便，继而呕吐，吐出物为胃内容物及清水样，腹泻次数多至十余次，无脓血及黏液，亦无发热和腹痛。病后感口干、头晕、心慌、烦躁。另外，非洲某国近期出现大量腹泻病例。

【查体】 T 36.7℃，BP 50/35 mmHg，P 116 次/分，R 26 次/分。神志清，心肺未见病理性体征。腹平坦，无压痛和反跳痛，肝脾未及。血红蛋白 190 g/L，白细胞 21×10^9/L，中性粒细胞 78%、淋巴细胞 22%。

问题与思考

1. 最可能的诊断及诊断依据是什么？为明确诊断应做哪些检查？
2. 如何进行治疗？

案例 5-3-1 解析

（张跃新 孙丽华）

第四节 细菌性痢疾

细菌性痢疾（bacillary dysentery）简称菌痢，亦称志贺菌病（shigellosis），是志贺菌属（痢疾杆菌）引起的肠道传染病。临床表现主要有发热、腹痛、腹泻、里急后重、黏液脓血便，同时伴有全身毒血症症状，严重者可引发感染性休克和（或）中毒性脑病。本病一般为急性，少数患者发展为慢性。

一、病原学

（一）形态及染色

肠杆菌科志贺菌属，革兰氏染色阴性短杆菌，有菌毛，无鞭毛和荚膜，普通培养基生长良好。

（二）分型和抗原性

志贺菌属有菌体（O）抗原、表面（K）抗原和菌毛抗原。根据 O 抗原和生化反应的不同，志贺菌属可分为 A（痢疾志贺菌）、B（福氏志贺菌）、C（鲍氏志贺菌）、D（宋内志贺菌）4 群及 51 个血清型或亚型。我国以福氏和宋内志贺菌占优势，福氏志贺菌感染易转为慢性，宋内志贺菌感染较轻，多呈不典型发作。某些地区仍有痢疾志贺菌流行，痢疾志贺菌毒力最强，引起严重症状。

（三）生物学特性

志贺菌存在于患者和带菌者粪便中，抵抗力弱。水中、蔬菜、水果上能存活 10 天。光照 30 min，加热 56℃ 10 min 或 100℃ 2 min 即被灭活。对苯扎溴胺（新洁尔灭）、氯化汞、过氧乙酸、苯酚等化学消毒剂敏感。宋内志贺菌抵抗力最强，福氏志贺菌次之，痢疾志贺菌最弱。

所有志贺菌均能产生内毒素，是引起全身反应如发热、毒血症及休克的主要因素。痢疾志贺菌还可产生细胞毒素、肠毒素和神经毒素等外毒素（志贺毒素），分别导致相应的临床症状。

二、流行病学

（一）传染源

患者和带菌者为传染源。轻型患者、慢性患者及带菌者容易漏诊或误诊，为重要传染源。

（二）传播途径

志贺菌随粪便排出，通过污染手、食品、水源或通过生活接触，或苍蝇、蟑螂等间接方式传播，最终均经口感染。

（三）人群易感性

人群普遍易感。同型菌痢之后无巩固免疫力，不同群、型之间无交叉免疫，故造成重复感染或再感染而反复多次发病。

（四）流行特征

终年散发，夏秋季多见。学龄前儿童高发与不良卫生习惯有关，青壮年高发与接触感染机会多有关，

三、发病机制与病理学表现

（一）发病机制

志贺菌进入机体后是否发病与细菌数量、致病力和人体抵抗力有关。致病力强的志贺菌只要 10～100 个细菌进入人体即可引起发病。胃酸、肠道菌群产生的短链脂肪酸、过氧化氢以及大肠杆菌素等，对志贺菌有杀灭或拮抗作用。人体肠黏膜产生的分泌型 IgA 等特异性抗体，对志贺菌有重要排斥作用。

机体抵抗力降低时，志贺菌借菌毛作用黏附在肠黏膜上皮细胞表面，并侵入上皮细胞和固有层内繁殖，引起肠黏膜炎症反应，使固有层小血管痉挛，导致局部黏膜缺血缺氧，上皮细胞变性、坏死、脱落而形成浅表溃疡，出现腹痛、腹泻和脓血便等。直肠括约肌受炎症刺激出现里急后重。

内毒素入血后引起发热和毒血症，并可通过释放儿茶酚胺等多种血管活性物质，引起微血管痉挛、急性微循环障碍和播散性血管内凝血，致重要脏器功能衰竭，表现为中毒性菌痢。

痢疾志贺菌群产生的外毒素：神经毒素致中枢神经系统病变；细胞毒素抑制肠上皮细胞蛋白质合成，加剧黏膜坏死；肠毒素使小肠黏膜渗出增加，出现水样便。

（二）病理学表现

1. 急性期菌痢 病变可累及整个结肠，尤以乙状结肠与直肠显著，呈弥漫性纤维蛋白渗出性炎症：充血、水肿、出血点。肠腔充满黏脓血性渗出液，黏膜坏死脱落形成表浅溃疡。

2. 慢性期菌痢 肠黏膜有轻度充血和水肿，黏膜苍白增厚感或呈颗粒状，血管纹理不清，溃疡修复过程中呈凹陷性瘢痕，周围黏膜呈息肉状，严重时造成肠腔狭窄。

3. 中毒性菌痢 肠黏膜仅有轻度充血、水肿。主要病变为全身小动脉痉挛和渗出性增加，出现微循环障碍，脑组织水肿、点状出血，重者多器官功能衰竭。

四、临床表现

潜伏期一般 1～2 天（数小时至 7 天）。根据病情轻重和病程长短，可分为以下各型。

（一）急性菌痢

急性菌痢根据全身中毒症状与消化道症状，可分成四型。

1. 普通型（典型） 起病急，有中度毒血症表现，畏寒、发热，体温达39℃，乏力、食欲减退、恶心、呕吐、腹痛、腹泻、里急后重。腹痛位于脐周或左下腹，多为阵发性坠胀痛。先为稀水样便，1～2天后转为黏液脓血便，每日排便数十次，量少，失水不显著。伴肠鸣音亢进和左下腹压痛。病程10～14天。

2. 轻型（非典型） 全身中毒症状、腹痛、里急后重均不明显，可有低热、糊状或水样便，无脓血，腹泻次数每日10次以下。

3. 重型 多见于年老体弱或营养不良者。有严重全身中毒症状及肠道症状。起病急、高热、恶心、呕吐，剧烈腹痛及左下腹压痛，里急后重明显，脓血便，便次频繁，甚至失禁。病情进展快，明显失水，四肢发冷，极度衰竭，易发生休克。

4. 中毒型 多见于2～7岁体质好的儿童。起病急骤，全身中毒症状明显，高热达40℃以上，患者精神萎靡、面色青灰、四肢厥冷、呼吸微弱、皮肤花纹、反复惊厥、嗜睡，甚至昏迷，而肠道炎症反应极轻。按临床表现可分为休克型（以感染性休克为主要表现）、脑型（以中枢神经系统症状为主要表现）和混合型（兼具以上两型的表现，最为凶险）。

（二）慢性菌痢

急性菌痢患者反复发作或迁延不愈达2个月以上为慢性。可能与急性期治疗不当、致病菌种类（福氏菌感染易转为慢性）、全身情况差、胃肠道局部有慢性疾患或肠道分泌型IgA缺乏有关。临床可分为以下三型。

1. 慢性隐匿型 有菌痢史，但无临床症状，大便病原菌培养阳性，作乙状结肠镜检查可见黏膜炎症或溃疡等。

2. 慢性迁延型 有急性菌痢史，长期迁延不愈，腹胀或长期腹泻，黏液脓血便，长期间歇排菌，为重要的传染源。

3. 慢性型急性发作 有急性菌痢史，急性期后症状已不明显，受凉、饮食不当等诱因致使症状再现，但发热等毒血症状较急性期轻。

五、实验室及辅助检查

（一）血常规

急性菌痢常有白细胞增多，可达（10～20）$\times 10^9$/L，中性粒细胞增多，慢性病例有轻度贫血。

（二）粪便检查

大便量少，为脓血黏液便，镜检可见成堆脓细胞，其中有红细胞及巨噬细胞。脓细胞每高倍（high power，HP）视野常在10个以上。大便培养分离出致病菌对诊断及指导治疗都有重要价值。

（三）免疫学及特异性核酸检查

用免疫学方法检测细菌或抗原有助于菌痢的早期诊断，但易出现假阳性。聚合酶链反应（PCR）和DNA探针杂交法可直接检查病原菌的特异性基因片段，灵敏度高，特异性强，有助于早期诊断。

（四）乙状结肠镜或纤维结肠镜检查

急性菌痢结肠黏膜弥漫性充血水肿，并有浅表溃疡及渗出物，进行乙状结肠镜检查增加患者痛苦，且有一定危险性，一般不用。慢性菌痢可见结肠黏膜充血、水肿及浅表溃疡，黏膜可呈颗粒状且可见息肉等增生性改变，刮取黏液脓性分泌物送培养可以提高阳性率。

（五）X线钡餐检查

适用于慢性菌痢患者，可见肠道痉挛、动力改变、袋形消失、肠道狭窄、黏膜增厚等改变。

六、诊断及鉴别诊断

（一）诊断

根据流行病史、症状、体征及实验室检查结果，可初步做出诊断，病原学检查可确诊。

夏秋季，有接触史或不洁饮食史。急性期有发热、腹痛、腹泻、里急后重，排黏液脓血便，左下腹有压痛。急性中毒型菌痢起病急骤，突然高热，反复惊厥，嗜睡，昏迷，迅速发生循环衰竭或呼吸衰竭，肠道症状轻或缺如，需盐水灌肠或肛拭子粪便检查方可诊断。慢性菌痢过去有菌痢病史，多次典型或不典型腹泻2个月以上。血象白细胞总数和中性粒细胞增加。粪便常规有黏液脓血便，镜检有大量白细胞与红细胞；粪便细菌培养可分离到志贺菌；粪便免疫检测示志贺菌抗原阳性。

（二）鉴别诊断

1. 急性菌痢应与以下疾病相鉴别。

（1）阿米巴痢疾：起病缓慢，呈散发，无发热和全身中毒症状。无里急后重，排暗红色果酱样血便，有腐败腥臭味。右下腹轻腹痛和压痛。粪便镜检白细胞少，红细胞多，查到溶组织阿米巴滋养体即可确诊。乙状结肠镜检有散在边缘深的溃疡。

（2）其他细菌性腹泻：侵袭性大肠埃希菌、空肠弯曲菌、沙门菌、变形杆菌等均可引起腹痛、腹泻、黏液或脓血便。粪便培养病原菌可确诊。

2. 中毒型菌痢 应与流行性乙型脑炎鉴别，二者均为夏秋季儿童急起高热、惊厥、昏迷等。但乙型脑炎中枢神经系统症状以意识障碍为主，休克少见。脑脊液有炎性改变，粪便检查无异常。乙型脑炎IgM抗体阳性有诊断价值。中毒性菌痢直肠拭子镜检有脓细胞与红细胞。

3. 慢性菌痢 应与直肠癌及结肠癌、非特异性溃疡性结肠炎和慢性血吸虫病相鉴别。

七、预后

急性菌痢1周左右痊愈，少数转为慢性。中毒型菌痢病情重，预后差。

八、治疗

（一）急性菌痢

1. 一般治疗 卧床休息、消化道隔离至临床症状消失，大便培养连续2次阴性。给予易消化、高热量、高维生素、流质或半流质饮食。

2. 抗菌治疗 志贺菌对抗生素的耐药性逐年增长，并呈多重耐药性，故应根据当地流行菌株的药敏试验或患者大便培养的药敏结果选择敏感抗生素。常用的有喹诺酮类（如诺氟沙星、培氟沙星、氧氟沙星、环丙沙星）、复方磺胺甲噁唑、阿莫西林、头孢曲松、小檗碱（黄连素）。抗生素疗程一般为3～5天。儿童尽量不采用喹诺酮类药物，有肝病、肾病、磺胺过敏及白细胞减少症者忌用复方磺胺甲噁唑。

3. 对症治疗 保持水、电解质和酸碱平衡。有失水者，无论有无脱水表现，均应口服补液，严重脱水或有呕吐时，采取静脉补液。痉挛性腹痛时给予阿托品或进行腹部热敷。发热者以物理降温为主，高热时可给予退热药。

（二）中毒型菌痢

本型来势凶猛，应及时针对病情采取综合性措施抢救。

1. 抗感染 选药原则同急性菌痢，选择敏感抗菌药物，静脉给药，待病情好转后改口服。

2. 控制高热和惊厥 高热者物理或药物降温。高热伴惊厥者可给予亚冬眠疗法。

3. 抗休克

（1）扩充血容量：早期快速滴注低分子右旋糖酐 500 ml（儿童 10～15 ml/kg）或输注平衡盐液，待病情改善后可继续滴注葡萄糖生理盐水。

（2）纠正酸中毒：5%碳酸氢钠 3～5 ml/kg，静脉点滴。

（3）改善微循环：山莨菪碱、多巴胺、间羟胺或酚妥拉明，改善重要脏器血流灌注。

（4）强心治疗：心功能不全时用毛花苷 C（西地兰），成人每次 0.2～0.4 mg，儿童每次 10～15 μg/kg，稀释后缓慢静脉注射。

（5）肾上腺皮质激素：氢化可的松每日 5～10 mg/kg 静脉滴注，每天 200～500 mg，疗程 3～5 天。

4. 脑水肿时，20%甘露醇，每次 1～2 g/kg，快速静脉推注，每 6 h 一次，亦可用肾上腺皮质激素减轻脑水肿；呼吸衰竭时，给氧及呼吸兴奋剂，必要时行气管切开及应用人工呼吸机辅助呼吸。

（三）慢性菌痢

全身和局部治疗相结合。

1. 一般治疗 生活规律，进食易消化、无刺激性食物，积极治疗胃肠道疾病。

2. 病原治疗 根据粪便培养及药敏结果选择有效抗生素，必要时联用两种不同类型的抗菌药物，延长疗程，必要时多个疗程。肠道菌群失衡时，慎用抗菌药物。肠道黏膜病变经久不愈者，用 5%的大蒜液、0.5%庆大霉素、0.3%小檗碱等药物保留灌肠，每次 100～200 ml，每晚 1 次，每疗程 10～14 天。灌肠液内可加 0.25%普鲁卡因或加小剂量肾上腺皮质激素。

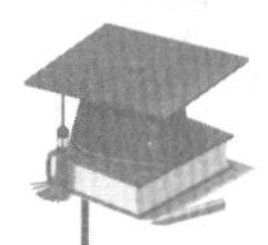

案例 5-4-1

患者男性，38 岁，3 天前出差，有不洁饮食，回来后突然发热，体温 38.2℃，畏冷，无寒战，下腹部阵发性疼痛和腹泻，大便每天 10 余次至数十次，为少量脓血便，无特殊恶臭味，伴里急后重，无恶心和呕吐，自服小檗碱和退热药无好转。小便正常。

既往体健，无慢性腹痛、腹泻史，无药物过敏史。无疫区接触史。

【查体】 T 38.5℃，P 96 次/分，R 20 次/分，BP 120/80 mmHg。急性热病容，无皮疹和出血点，浅表淋巴结未触及，巩膜无黄染，咽（—）、心肺（—）、腹平软，左下腹有压痛，无肌紧张和反跳痛，未触及肿块，肝脾肋下未触及，移动性浊音（—），肠鸣音 5 次/分。

【实验室检查】 血常规：血红蛋白 124 g/L，白细胞 16.4×10^9/L，中性粒细胞 88%，淋巴细胞 12%，血小板 200×10^9/L。粪便常规：黏液脓性便，每高倍视野白细胞多数，红细胞 3～5 个。尿常规（—）。

问题与思考

1. 最可能的诊断及诊断依据是什么？为明确诊断应做哪些检查？
2. 如何进行治疗？

案例 5-4-1 解析

九、预防

切断传播途径为主要措施。早发现患者，接触者医学观察1周。从事饮食、供水等服务行业人员应定期作粪便培养，发现带菌者应积极治疗并暂时调离工作岗位。加强饮食、饮水和粪便的管理、改善环境和个人卫生。易感人群口服多价痢疾减毒活菌苗。

（韩永霞）

第五节　其他细菌感染性腹泻

其他细菌感染性腹泻是指除霍乱、菌痢、伤寒、副伤寒以外的细菌感染性腹泻，临床表现以胃肠道症状为主，轻重不一，少数可发生严重并发症。一般散发，也可暴发流行。

一、病原学

常见细菌为沙门菌属、志贺菌属、大肠埃希菌、弯曲菌、耶尔森菌属、金黄色葡萄球菌、副溶血弧菌和艰难梭菌等。

（一）大肠埃希菌

肠杆菌科埃希菌属，革兰氏阴性菌，有鞭毛。15～46℃均能生长，水中可存活数月。耐酸，对热和化学消毒剂敏感。与人类腹泻有关的大肠埃希菌包括：肠致病性大肠埃希菌、肠产毒性大肠埃希菌、肠侵袭性大肠埃希菌、肠出血性大肠埃希菌、肠黏附性大肠埃希菌和弥散黏附性大肠埃希菌。近年来造成许多国家暴发流行的出血性结肠炎主要为肠出血性大肠埃希菌O157∶H7所致，该菌能产生志贺样毒素，对非洲绿猴肾异倍体细胞（Vero细胞）有毒性，称为VT毒素（verotoxin），具有神经毒、细胞毒和肠毒素作用。

（二）弯曲菌

革兰氏阴性，有鞭毛，42℃生长良好。常见腹泻致病菌80%～90%为空肠弯曲菌。

（三）耶尔森菌

革兰氏阴性，常见的腹泻致病菌是小肠结肠炎耶尔森菌，有嗜冷性，是“冰箱肠炎”致病菌。可产生肠毒素，121℃ 30 min不被破坏，对酸、碱稳定，对一般消毒剂敏感。

（四）变形杆菌

肠杆菌科，革兰氏阴性，有周鞭毛和菌毛，能产生肠毒素，37℃生长繁殖迅速，广泛存在于土壤、水、垃圾、腐败有机物及人或动物的肠道内。

（五）艰难梭菌

梭菌属厌氧菌，是肠道正常菌群，产生A和B两种肠毒素，酶作用24 h仍保留活性，B毒素细胞毒性较强。

（六）类志贺邻单胞菌

肠杆菌科革兰氏阴性菌，兼性厌氧。存在于淡水、温血及冷血动物体内。

（七）嗜水气单胞菌

弧菌科气单胞菌属，革兰氏阴性杆菌，单鞭毛，条件致病菌。能产生毒性很强的溶血素、组织毒素、坏死毒素、肠毒素和蛋白酶等外毒素。

二、流行病学

(一) 传染源

患者和携带者。一些动物如家禽、家畜、鸟类可成为空肠弯曲菌的贮存宿主。

(二) 传播途径

进食或饮用污染的食物或水经口传染。人与动物的密切接触、苍蝇和蟑螂的机械携带也可传播。通过医务人员的手或污染公共物品可引起院内感染。

(三) 人群易感性

普遍易感，无交叉免疫，病后可获得短暂免疫力。

(四) 流行特征

欧美国家细菌性腹泻病菌以沙门菌属、弯曲菌和志贺菌属为主。发展中国家以志贺菌属、沙门菌属、大肠埃希菌为主。我国沿海地区以沙门菌属、副溶血弧菌常见。夏秋季高发。儿童和老年人为高危人群。

三、发病机制与病理学表现

(一) 发病机制

1. 分泌性腹泻 病原菌进入肠道后在小肠内繁殖，释放肠毒素与肠黏膜表面的受体结合，刺激肠黏膜大量分泌水和 Na^+，分泌超过吸收时导致腹泻。此类细菌包括产毒性大肠埃希菌、金黄色葡萄球菌、变形杆菌、气单胞菌、不凝集弧菌、艰难梭菌等。

2. 侵袭性腹泻 细菌通过菌毛侵入肠上皮细胞生长繁殖并分泌外毒素，致细胞蛋白质合成障碍，肠黏膜细胞坏死、溃疡及炎性渗出，肠内渗透压升高，使电解质和水吸收障碍，并产生前列腺素，增加肠动力，引起腹泻。沙门菌属、空肠弯曲菌、耶尔森菌、侵袭性大肠埃希菌、肠出血性大肠埃希菌等均能引起侵袭性腹泻。

耶尔森菌能引起侵袭性和分泌性腹泻。

肠出血性大肠埃希菌 O157∶H7 毒力强，对黏膜细胞破坏力大，侵入肠黏膜后生长繁殖释放 VT 毒素，可引起肠上皮细胞损伤，并可入血，导致肠道、中枢神经系统以及肾损伤。

(二) 病理学表现

1. 分泌性腹泻 毒素作用于空肠和十二指肠，黏膜病变轻微，绒毛顶端黏膜下水肿，隐窝细胞有伪足样突起。上皮杯状细胞的黏膜分泌增加，黏膜上皮固有层毛细血管充血，上皮细胞线粒体肿胀和嵴消失。

艰难梭菌病变主要在大肠。病变段黏膜充血、水肿、糜烂、溃疡，随后形成点片状假膜。

2. 侵袭性腹泻 小肠末端和结肠黏膜处肠上皮细胞肿胀，线粒体消失。部分病原菌可侵入黏膜固有层和肠系膜淋巴结内繁殖，引起全身感染或菌血症。

肠出血性大肠埃希菌 O157∶H7 除作用于肠上皮细胞外，还作用于血管内皮细胞、肾、脾和神经组织细胞等，引起微血管病性溶血性贫血、血小板减少和广泛肾小管坏死等。

四、临床表现

潜伏期数小时至数天、数周。常见类型如下所述。

（一）大肠埃希菌感染

肠产毒性大肠埃希菌有低热、恶心、腹痛和水样便；肠侵袭性大肠埃希菌与菌痢相似；肠致病性大肠埃希菌有发热、呕吐、腹泻，粪便中有大量黏液但无血；肠黏附性大肠埃希菌以腹泻为主；肠出血性大肠埃希菌常有突发性腹部痉挛，水样便，数天后出现血便，严重者可合并溶血性尿毒综合征和血栓性血小板减少性紫癜等多器官损害。

（二）弯曲菌感染

初期有头痛、发热、肌肉酸痛，随后出现腹泻、恶心、呕吐，腹部痉挛性绞痛，初为水样稀便，继而脓血黏液便。

（三）耶尔森菌感染

小肠结肠炎耶尔森菌为人畜共患病，急起发热、腹泻、水样便，带黏液或脓血，右下腹腹痛。

（四）变形杆菌感染

医院感染的机会性致病菌。可引起化脓性感染、尿路感染、胃肠炎、急性胃炎、心内膜炎、败血症等多种感染。主要表现为发热、恶心、呕吐、腹泻及腹痛。

（五）医院内感染

医院感染性腹泻多由艰难梭菌引起，称为艰难梭菌相关性腹泻，即假膜性肠炎，表现为发热、腹胀、腹部痉挛性疼痛，轻到中度水样腹泻或黏液便。

（六）旅行者腹泻

细菌感染占61%，见于肠产毒性大肠埃希菌、肠集聚性大肠埃希菌、志贺菌属、沙门菌属、弯曲菌属、耶尔森菌、气单胞菌及非霍乱性弧菌等。起病急，约半数患者症状轻微，重者腹泻明显，伴有腹部绞痛、恶心、呕吐及发热等。

五、实验室检查

（一）血常规

白细胞总数升高或正常，中性粒细胞增多。

（二）粪便检查

不同细菌感染后，粪便的性状不同，可呈稀水样便、洗肉水样便、脓血便、血便或黏液便。粪便培养是确诊依据。为提高培养阳性率，可采取以下措施：①应用抗生素之前取材；②取新鲜粪便的黏液脓血部分；③标本保温及时送检；④根据可疑致病菌选用相应的培养基与培养条件。

（三）免疫学检查

常用乳胶凝集试验、酶联免疫吸附试验、被动血凝集试验、免疫荧光法、免疫磁球法、酶免疫荧光法等，检测粪便中细菌及毒素、血清中特异性抗原抗体。

（五）核酸检测

常用基因探针技术和聚合酶链反应技术，检测病原菌特异性基因片段。

六、诊断

根据发病季节、不洁饮食史、集体发病史、动物接触史等，结合症状、体征、病程及粪便特点考虑可能的病原菌。确诊依赖粪便中病原菌的分离培养及特异性检查。

七、治疗

（一）一般及对症治疗

卧床休息，清淡流食或半流食。腹泻伴有呕吐或腹痛剧烈者用阿托品类药物。

（二）液体疗法

1. 口服补液 用于急性腹泻轻、中度脱水及重度脱水的辅助治疗。WHO推荐的口服补液配方含 Na^+ 75 mmol/L、Cl^- 65 mmol/L、K^+ 20 mmol/L、枸橼酸根 10 mmol/L、葡萄糖 75 mmol/L，总渗透压为 245 mOsm/L。

2. 静脉补液 重度腹泻伴脱水、电解质紊乱、酸中毒或休克者用乳酸林格液，继发酸中毒者静脉给予5%碳酸氢钠或11.2%乳酸钠，注意补钾和钙。

（三）抗菌治疗

耶尔森菌感染的轻症患者多为自限性，不必应用抗菌药物。重症根据药敏试验选用氨基糖苷类抗生素、氯霉素、磺胺类和氟喹诺酮类药物等。

侵袭性、致病性或产肠毒素性大肠埃希菌引起的腹泻可选用氟喹诺酮类或磺胺类药物口服。

肠出血性大肠埃希菌感染，禁用抗生素，以免促使O157∶H7菌释放VT毒素。

艰难梭菌感染，轻症停用抗生素即可缓解症状，停药后腹泻持续48 h以上者选用甲硝唑和万古霉素。较重病情的腹泻患者可联合用药或根据药敏试验选用敏感抗菌药物治疗。

（四）微生态疗法

益生菌（双歧杆菌、乳酸菌、粪球菌等）和益生元（乳果糖、果寡糖、菊糖等）可恢复肠道正常菌群，拮抗病原菌定植侵袭。口服活菌制剂应与抗生素间隔 2 h，以免被杀灭，影响疗效。

八、预防

隔离、治疗患者，对从事饮食业人员、保育员和给水人员定期体检，以检出慢性患者和带菌者。处理好污水、污物，患者排泄物消毒，防止医源性交叉感染。采用预防接种和其他预防措施保护易感者。

（韩永霞）

第六节 流行性脑脊髓膜炎

流行性脑脊髓膜炎（epidemic cerebrospinal meningitis）简称流脑，是由脑膜炎奈瑟菌（*Neisseria meningitidis*）引起的急性化脓性脑膜炎。主要临床特征为突起高热、头痛、呕吐、脑膜刺激征及皮肤和黏膜瘀点、瘀斑，重症患者可出现感染性休克、脑实质损害导致呼吸衰竭，常可危及生命。冬春季节高发，6个月至2岁的婴幼儿发病率最高。

一、病原学

病原体为脑膜炎奈瑟菌，属奈瑟菌属（*Neisseria*）。革兰氏染色阴性球菌，故又称脑膜炎球菌。呈肾形或卵圆形，直径为0.6～0.8 μm，常成对排列或四个相连，有荚膜，无鞭毛，不形成芽孢。该菌为专性需氧菌，培养条件要求比较高，用血液琼脂或巧克力培养基，在37℃、含5%～10% CO_2、pH 7.4环境下容易生长。细菌能产生自溶酶，在体外易自溶而死亡，该菌裂解可释放内毒素，是致病的重要因子。

脑膜炎奈瑟菌含有多种抗原成分，主要有荚膜多糖抗原、外膜蛋白抗原、脂寡糖抗原、菌毛抗原等。根据荚膜多糖抗原的不同，将本菌分为A、B、C、D、X、Y、Z、29E、W135、H、I、K、L等13个血清群。其中A、B、C三群多见，占流行病例的90%以上，近30年我国流行株主要是A群，B、C群次之。

人是脑膜炎奈瑟菌唯一的天然宿主，在带菌者的鼻咽部和患者血液、脑脊液、皮肤瘀点中能检出脑膜炎奈瑟菌。该菌抵抗力较弱，对干燥、冷、热均比较敏感，温度低于30℃或加热至50℃以上及一般消毒剂处理均极易使其死亡。

二、流行病学

1. 传染源 带菌者及患者是本病的主要传染源。患者在潜伏期末至发病10日内具有传染性。本病隐性感染率高，流行期间人群带菌率高达50%，人群带菌率超过20%时有发生流行的可能，所以带菌者作为传染源的意义更大。

2. 传播途径 主要通过呼吸道传播。病原菌借咳嗽、喷嚏等由飞沫直接从空气中传播。该菌在体外的抵抗力极弱，故间接传播的机会很少。对于2岁以下儿童，同寝、哺乳、接吻等密切接触亦有重要意义。

3. 人群易感性 人群普遍易感。人群感染后主要表现为隐性感染。据统计在流行季节60%～70%为无症状带菌者，仅约1%表现为典型流脑症状。6个月以内的婴儿可自母体获得抗体而很少发病。发病人群主要为15岁以下儿童，其中以6个月至2岁的婴幼儿发病率最高。人患流脑后可获得持久免疫力，再次患病者罕见。

4. 流行特征 本病呈世界性分布，呈散发或流行性。全年均可发病，但主要发生于冬春季节。11月至次年5月为流行期，3—4月为发病高峰期。我国各地均有病例报告，早些年呈周期性流行。自1985年广泛接种A群多糖疫苗后，发病率逐年下降，未再出现全国性大流行。

三、发病机制与病理学表现

（一）发病机制

脑膜炎奈瑟菌侵入人体后，最终是否发病及病情轻重取决于人体与病原菌之间的相互作用。细菌自鼻咽部侵入脑脊髓膜分三个步骤：细菌黏附并透过黏膜（上呼吸道感染期）、进入血流（败血症期）、侵犯脑膜（脑膜炎期）。

如果机体缺乏特异性杀菌抗体，或者细菌的毒力强、侵入的数量多，病原菌则从鼻咽部侵入血液循环形成菌血症，此时患者可无明显症状或仅在皮肤上出现瘀点，少数患者进展为败血症，出现高热、休克及全身中毒症状。细菌释放的内毒素是本病致病的重要因素。内毒素引起全身非特异性细胞免疫反应，即施瓦茨曼反应（Shwartzman reaction），产生循环障碍和休克。脑膜炎奈瑟菌的内毒素相比其他内毒素更易激活凝血系统，临床上在休克早期便出现弥散性血管内凝血（DIC）及继发性纤溶亢进，进一步加重微循环障碍、出血和休克，最终造成多器官功能衰竭。

病原菌如果通过血脑屏障侵入脑脊髓膜则形成化脓性脑脊髓膜炎，表现为高热、头痛、脑膜刺激征，甚至呼吸衰竭。

（二）病理学表现

1. 败血症期 主要病变为血管内皮损害，血管壁炎症、坏死和血栓形成，血管周围出血。小血管腔内有纤维蛋白、中性粒细胞、血小板混合而形成的血栓。肺、心、胃肠道和肾上腺等器官亦有广泛出血。

2. 脑膜炎期 病变部位主要位于蛛网膜和软脑膜。早期可见充血、少量浆液性渗出及局灶性出血，后期有大量纤维蛋白、血浆及中性粒细胞渗出，引起脑脊液浑浊和颅内压升高。颅底由于渗出液黏稠及化脓性病变的侵袭，可引起视神经、动眼神经、面神经等脑神经损害。暴发型脑膜炎病变以脑实质为主，有明显的充血、水肿、出血及坏死。少数患儿由于脑室膜炎，大脑导水管阻塞，致脑脊液循环受阻而发生脑积水。

四、临床表现

潜伏期为1～7天，一般2～3天。按临床表现不同可分为四种临床类型。

（一）普通型

最常见，占全部病例的90%左右。典型病例病程可分为四期。

1. 前驱期（上呼吸道感染期） 部分患者有咽痛、鼻咽部黏膜充血及分泌物增多等上呼吸道感染症状。此期持续1～2天。该期患者无特异性表现，常被忽视。

2. 败血症期 多数患者常无前驱症状，迅速出现畏寒、高热，体温可达40℃以上，伴有全身乏力、头痛、肌肉酸痛、食欲缺乏、神志淡漠或烦躁不安等毒血症症状。幼儿常有哭闹、烦躁不安及惊厥等表现。70%以上的患者皮肤和黏膜可见瘀点或瘀斑，分布不均，常见于四肢末端和肩、肘、臀部等易于受压部位。病情严重者瘀点、瘀斑可迅速扩大，甚至出现坏死，为此期的特征性表现。此期血培养多为阳性，脑脊液检查可正常，持续1～2天后进入脑膜炎期。

3. 脑膜炎期 多与败血症期症状同时出现，此期患者持续高热，伴剧烈头痛、喷射性呕吐、烦躁不安，严重者出现惊厥、谵妄、嗜睡或昏迷等。有颈项强直、克氏征和布氏征阳性等脑膜刺激征。婴幼儿发病临床表现多不典型，除高热、拒乳、哭闹及躁动不安外，尚可见腹泻、咳嗽等症状，部分患儿由于前囟尚未闭合，脑膜刺激征可缺如。此期如经有效治疗多于2～5天进入恢复期。

4. 恢复期 体温逐渐降至正常，皮肤瘀点、瘀斑消失，神经系统症状恢复正常，约10%的患者恢复期可出现唇周疱疹。此期持续1～3周。

（二）暴发型

此型患者起病急骤，病情凶险且发展迅速，如不及时抢救，常于24 h内危及生命，儿童多见。根据其临床特点可分为以下三型。

1. 休克型 患者多突起高热、寒战，伴全身毒血症表现，精神极度萎靡或烦躁不安。短时间内出现瘀点、瘀斑，且迅速融合成大片。随后出现面色灰白，唇周及指（趾）端发绀，四肢厥冷，皮肤呈花纹状，脉搏细速，血压下降甚至测不出等循环衰竭表现，可并发弥散性血管内凝血或急性呼吸窘迫综合征，数小时内危及生命。此型患者脑膜刺激征大多缺如，脑脊液清亮，细胞数正常或轻度增加，血培养常为阳性。

2. 脑膜脑炎型 以脑膜及脑实质受损为主要表现。严重脑水肿、颅内高压为本型的突出特征。主要表现为剧烈头痛、呕吐、频繁抽搐或惊厥，可迅速进入昏迷状态。严重者可发生脑疝。

3. 混合型 兼有上述两型临床表现，可先后或同时出现，病情最重，病死率极高。

（三）轻型

多见于流行后期，部分感染者仅表现为暂时性的菌血症，有低热、头痛、鼻咽部不适，皮肤和黏膜有少许瘀点，脑膜刺激征轻微或缺如，无意识障碍，脑脊液正常或轻微异常。多数患者可以自愈。咽拭子培养可获得脑膜炎奈瑟菌阳性结果。

（四）慢性型

本型较少见，多发生于成人，病程迁延数周或数月。临床表现为间歇性发冷、发热，每次发作历时 12 h 后缓解，间隔 1～4 天再次发作。每次发作后可出现皮疹、皮肤瘀点，关节疼痛，少数患者有脾大。需多次血培养才能检测到病原菌，易误诊或漏诊。

五、并发症与后遗症

早期抗生素治疗，并发症和后遗症均已少见。并发症见于流脑菌血症或败血症期间继发感染所致中耳炎、化脓性关节炎、心内膜炎、心包炎、肺炎、脓胸等。此外，还可以出现脑膜炎对脑实质及周围组织所造成的损害及变态反应性疾病。

后遗症可以有动眼神经麻痹、耳聋、失明、瘫痪、癫痫和精神障碍等。

六、实验室检查

1. 血常规 白细胞总数明显升高，一般在 $(10\sim20)\times10^9/L$，中性粒细胞在 80%～90%，严重者可出现类白血病反应，若合并 DIC，血小板可减少。

2. 脑脊液检查 脑脊液检查是明确诊断的重要方法。脑脊液在早期仅有颅内压升高，外观清亮，而后出现浑浊。细胞数常达 $1000\times10^6/L$ 以上，以多核细胞为主，蛋白质显著增高，糖及氯化物明显降低。暴发型败血症者脑脊液常清亮，细胞数、蛋白质、糖及氯化物含量亦可正常。

3. 细菌学检查

（1）涂片检查：包括皮肤瘀点或脑脊液离心沉淀涂片检查，可作为早期快速诊断方法。皮肤瘀点检查的阳性率可达 80%左右，脑脊液沉淀涂片的阳性率为 60%～70%。

（2）细菌培养：是确诊最重要的方法，可做瘀斑组织液培养、血培养或脑脊液培养。血培养阳性率较低，但对慢性败血症型的诊断非常重要。

4. 免疫学检查 用于协助确诊，是近年来开展的快速诊断方法。

（1）特异性抗原检测：主要有对流免疫电泳、乳胶凝集试验、金黄色葡萄球菌 A 蛋白协同凝集试验、ELISA 法等，检测血液、脑脊液中的特异多糖抗原。一般在发病 1～3 天内可出现阳性。该方法快速、灵敏，特异性强，有助于早期诊断。

（2）特异性抗体检测：可用间接血凝实验、ELISA、固相放射免疫分析等方法检测血清特异性抗体，但不能作为早期诊断的方法，常作为回顾性诊断或流行病学调查方法。

5. 其他 脑膜炎奈瑟菌特异性核酸检测、鲎试验等。

七、诊断及鉴别诊断

（一）诊断

典型患者根据冬春季突然起病，高热、头痛、呕吐，皮肤黏膜瘀点、瘀斑，脑膜刺激征阳性即可做出初步临床诊断；脑脊液检测可以进一步明确诊断，最终确诊有赖于细菌学检查。

1. 疑似病例

（1）有流脑流行病学史。冬春季发病，既往未接种过流脑疫苗，1 周内有流脑患者接触史或当地有流脑的发生或流行。

（2）临床表现及脑脊液检查符合化脓性脑膜炎的表现。

2. 临床诊断病例

（1）有流脑流行病学史。

（2）临床表现及脑脊液检查符合化脓性脑膜炎的表现，伴有皮肤黏膜瘀点、瘀斑。或虽无化脓性脑膜炎表现，但在感染中毒性休克表现的同时伴有迅速增多的皮肤黏膜瘀点、瘀斑。

3. 确诊病例 在符合临床诊断病例的基础上，细菌学或流脑特异性血清免疫学检查阳性。

（二）鉴别诊断

1. 其他细菌引起的化脓性脑膜炎、败血症或感染性休克。

（1）肺炎球菌脑膜炎：多见于成人，常继发于肺炎球菌肺炎、中耳炎、颅脑外伤、副鼻窦炎，易反复发作。

（2）流感嗜血杆菌脑膜炎：多发生于 2 岁以下婴幼儿，发病与呼吸道感染相关，有咳嗽、流涕等前驱症状。

（3）金黄色葡萄球菌脑膜炎：患者多有皮肤疖、痈、金黄色葡萄球菌败血症或心内膜炎等脓毒症感染。

（4）铜绿假单胞菌脑膜炎：多发生于医源性操作如腰椎穿刺或颅脑手术后，脑脊液呈黄绿色改变，较容易鉴别。

以上细菌性脑膜炎发病无明显季节性，一般无瘀点、瘀斑，确诊有赖于细菌学检查。

2. 结核性脑膜炎 多有结核病史或密切接触史。起病缓慢，病程长，初始有低热、乏力、消瘦、盗汗等结核中毒症状。神经系统症状出现晚，无皮肤瘀点、瘀斑。检查颅内压明显升高，脑脊液细胞数在 500×10^6/L 以下，蛋白质升高，糖和氯化物降低。脑脊液涂片见抗酸染色阳性杆菌。

3. 流行性乙型脑炎 通过蚊虫叮咬传播，有严格的季节性，主要发病于 7—9 月。表现为突起高热，频繁惊厥或抽搐、意识障碍，易出现中枢性呼吸衰竭。脑脊液检查为典型病毒性脑炎改变。血清乙脑病毒特异性 IgM 抗体检测有助于早期诊断。

4. 中毒性细菌性痢疾 夏秋季发病，起病急骤，突起高热、腹痛、腹泻、黏液脓血便、里急后重。部分患儿无明显肠道症状，迅速出现循环障碍，脉搏细弱、皮肤湿冷、口唇或指（趾）端发绀、皮肤花纹，大便或肛拭子检查可见大量白细胞。

八、预后

普通型流脑患者大多预后良好，可以治愈，很少发生并发症和后遗症。暴发型流脑的死亡率较高，存活病例可出现不同程度的后遗症。

九、治疗

（一）普通型流脑的治疗

1. 一般治疗 早期诊断，就地住院呼吸道隔离治疗，卧床休息，清淡饮食，昏迷者给予鼻饲。做好护理，防止褥疮及呕吐物吸入等并发症。适量补充液体，保证热量供给，维持水、电解质和酸碱平衡。

2. 病原治疗 这是治疗流脑最重要的措施。一旦高度怀疑流脑，应尽早（30 min 以内）给予抗菌治疗，首选杀菌药物和容易透过血脑屏障的抗生素。

（1）青霉素 G：为治疗首选药物之一。青霉素通过抑制细菌细胞壁的合成而起杀菌作用，对脑膜炎奈瑟菌高度敏感，虽然不易透过血脑屏障，脑脊液中的浓度仅为血液药物浓度的 10%～30%，但加大剂量也能在脑脊液中达到有效治疗浓度。成人剂量 800 万 U，每 8 h 一次。儿童剂量为 20～40 万 U/(kg・d)，溶入 5%葡萄糖溶液内，分 3 次静脉滴注，疗程为 5～

7天。自20世纪80年代中期欧洲首次报道对青霉素耐药的脑膜炎奈瑟菌以来，已经陆续有多个国家报道类似病例。

（2）头孢菌素：抗菌谱广，对脑膜炎奈瑟菌有强大的抗菌活性。第三代、第四代头孢菌素在脑脊液中可以达到有效治疗浓度，对β-内酰胺酶稳定，不良反应少，适用于不能用青霉素或氯霉素治疗及青霉素耐药菌株感染者。常用药物有：头孢噻肟，成人2 g，儿童50～75 mg/kg，溶于生理盐水，每6 h静脉滴注一次；头孢曲松，成人2 g，儿童50～100 mg/kg，每12 h静脉滴注1次，头孢曲松可每日应用一次，疗程7天。

（3）磺胺药：近年来B群脑膜炎奈瑟菌耐药率逐年增高。我国流脑以A群为主，耐药率为10%左右，仍可选用磺胺类药物治疗，但一般不宜作为暴发型流脑的首选抗生素。磺胺嘧啶易通过血脑屏障，其在脑脊液中的浓度可达血药浓度的50%～80%；剂量为成人6～8 g/d，分3～4次应用，首剂加倍，儿童100～150 mg/(kg・d)。复方磺胺甲噁唑（每片含磺胺甲噁唑400 mg、甲氧苄啶80 mg）3片，每日2次，疗程5～7天。同时给予等量碳酸氢钠以碱化尿液，充分饮水，防止结晶的形成，减少对肾的损害。

（4）氯霉素：对脑膜炎奈瑟菌、肺炎球菌、流感嗜血杆菌脑膜炎均有较强的抗菌活性，易通过血脑屏障。剂量：成人2～3 g，儿童50～75 mg/(kg・d)，分次静脉滴注，疗程5～7天。氯霉素有骨髓抑制等严重的不良反应，对婴幼儿及老年患者应权衡利弊，慎重使用。通常用于对青霉素或磺胺类药过敏者，或用于病原不明的重症患者。

3. 对症治疗　高热可用物理降温和药物降温。颅内压增高时可予20%甘露醇1～2 g/kg，快速静脉滴注，根据病情需要4～6 h一次，重复使用，应用过程中注意对肾的损害。

（二）暴发型流脑的治疗

1. 休克型的治疗

（1）病原治疗：应尽早应用抗菌治疗，可以联合用药，用法及用量同前所述。

（2）抗休克治疗

1）扩充血容量：这是纠正休克的首要措施。补液原则为先快后慢、先晶后胶、见尿补钾。最初1 h成人1000 ml，儿童10～20 ml/kg，快速静脉滴注，输注液体为5%碳酸氢钠液5 ml/kg和低分子右旋糖酐液。常用的晶体液有生理盐水、复方氯化钠注射液、2∶1液（2份生理盐水和1份1.4%碳酸氢钠液）和5%葡萄糖注射液等。胶体液常用的有低分子右旋糖酐、羟乙基淀粉（706代血浆）、新鲜血浆和白蛋白等。在扩充血容量时，最好监测中心静脉压，以判断补充液体量是否合适及心功能情况。

2）纠正酸中毒：休克时细胞缺血、缺氧出现代谢紊乱，常伴有酸中毒。成人患者可首先补充5%碳酸氢钠200～250 ml，儿童每次5 ml/kg，亦可根据血气分析结果分次适量补充。

3）血管活性药物的应用：经扩充血容量和纠正酸中毒后，如果休克仍未纠正，可应用血管活性药物。①抗胆碱能药物：有阻断交感神经、解除微血管痉挛和扩张血管的作用。山莨菪碱（654-2），成人每次10～20 mg，儿童每次0.3～0.5 mg/kg，每15～30 min一次，静脉注射，直至血压上升、面色红润、四肢转暖等。东莨菪碱，每次0.01～0.02 mg/kg，静脉注射，每10～30 min一次。阿托品，每次0.03～0.05 mg/kg（不超过2 mg）静脉注射，每10～30 min一次。②多巴胺：多巴胺主要与多巴胺受体结合，对内脏血管有扩张作用。经上述处理，休克仍未纠正，可选用多巴胺，剂量为2～6 μg/(kg・min)，根据治疗反应调整速度和浓度。

（3）肾上腺皮质激素的使用：具有减轻毒血症状、稳定溶酶体膜、增强心肌收缩力、扩张痉挛血管等作用。地塞米松，成人每天10～20 mg，儿童0.2～0.5 mg/kg，分1～2次静脉滴注，疗程2～3天。目前对于应用糖皮质激素治疗休克的确切疗效尚有争议，临床上应谨慎使用。

（4）DIC的治疗：暴发型流脑休克型常并发DIC，早期应用肝素可有效减轻出血倾向及皮肤瘀斑的扩大。成人首剂 0.5～1 mg/kg，根据情况每 4～6 h 重复一次，多数 1～2 次即可见效，重者 3～4 次。用肝素时应监测出、凝血时间。要求凝血时间维持在正常值的 2.5～3 倍为宜。用肝素后可输新鲜血液或冷沉淀以补充被消耗的凝血因子。如果有继发纤溶亢进，可应用 6-氨基己酸，剂量为 4～6 g，或氨甲苯酸 0.1～0.2 g 加入 5%葡萄液内静脉滴注。

（5）强心药物：心功能不全亦是休克的原因之一，表现为心率加快、咳嗽、双肺可闻及湿啰音等症状，给予静脉推注强心剂。如毛花苷 C 每次 0.2～0.4 mg 加入 50%葡萄糖注射液 20 ml，缓慢推注。

（6）其他：注意吸氧、保暖、心肺功能监测等。

2. 脑膜脑炎型的治疗

（1）尽早、足量应用有效抗菌药物，用法同前。

（2）减轻脑水肿，防治脑疝。①20%甘露醇每次 1～2 g/kg，静脉快速滴注，根据脑水肿的严重程度，每 4～8 h 一次。应用甘露醇时应注意电解质紊乱，肾功能不全时应慎用。②地塞米松：成人 10～20 mg/d，儿童 0.2～0.5 mg/(kg·d)，分次静脉推注，疗程 2～3 天。③呋塞米：配合 20%甘露醇用于降颅压，减轻脑水肿，每次 20～40 mg，静脉推注；或选用托拉塞米，每次 10～20 mg，静脉注射，注意电解质平衡。

（3）防治呼吸衰竭：对于中枢性呼吸衰竭要保持呼吸道通畅、吸氧，在应用脱水、降颅压的同时，可应用呼吸兴奋剂洛贝林、尼可刹米等。如果症状无好转，甚至有加重或呼吸停止的趋势，应及时气管切开，应用呼吸机机械通气。

（4）高热、惊厥：应用物理降温，疗效不佳时可给予药物降温，可选用复方氨基比林、布洛芬，持续高热者可应用亚冬眠疗法。出现烦躁、惊厥或抽搐者，可应用地西泮，成人每次 10～20 mg，儿童每次 0.2～0.3 mg/kg，肌内注射或静脉推注；苯巴比妥，成人每次 0.1 g，儿童每次 3～5 mg/kg，肌内注射。

3. 混合型的治疗 此型病情复杂严重，既要积极抗休克，又要注意脑水肿的治疗，应针对具体情况，有所侧重，两者兼顾。

（三）慢性型流脑的治疗

根据血培养及药敏试验结果，应用敏感抗生素治疗。

十、预防

（一）管理传染源

对患者进行呼吸道隔离和治疗，做好疫情报告工作。隔离至症状消失后 3 天，一般不少于病后 7 天。密切接触者医学观察 7 天。

（二）切断传播途径

流行期间搞好个人及环境卫生，居室开窗通风，多晒太阳，避免到拥挤的公共场所，减少大型集会和集体活动。

（三）保护易感人群

我国普遍采用 A 群多糖菌苗预防接种，保护率达 90%以上。国外有 A 群、A+C 群双价及 A+C+Y+W135 四价多糖菌苗，可使发病率减少 90%以上。

对于密切接触者可采取药物预防，一般采用磺胺甲噁唑，成人 2 g/d，儿童 50～100 mg/(kg·d)，分次服用，连服 3 天。在耐磺胺药地区口服利福平，成人每日 0.6 g，儿童 10 mg/(kg·d)，连服 2 天。此外，头孢曲松、氧氟沙星也有很好的预防作用。

案例 5-6-1

患者，男性，7 岁，因发热、头痛、频繁呕吐 3 天就诊。患者 3 天前无诱因突然出现发热，体温达 39℃，伴畏寒和寒战，同时出现剧烈头痛，频繁呕吐，呈喷射性，呕吐物为胃内容物。无腹痛、腹泻，二便正常。既往体健，无结核病史，无药物过敏史，所在学校有类似患者发生。

【查体】 T 39.3℃，P 108 次/分，R 22 次/分，BP 110/75 mmHg，急性病容，神志清楚，周身皮肤散在出血点，浅表淋巴结未触及，巩膜无黄染，咽部充血，扁桃体无肿大，颈有抵抗，两肺叩诊清音，未闻及干湿性啰音，心界叩诊不大，心率 108 次/分，律齐，腹平软，肝脾肋下未触及，双下肢无水肿，Brudzinski 征（+），Kernig 征（+），巴宾斯基征（-）。

【实验室检查】 血红蛋白 120 g/L，白细胞 15.2×10^9/L，中性粒细胞 80%，淋巴细胞 20%，血小板 240×10^9/L，尿常规（-），大便常规（-）。

问题与思考

1. 本病例的诊断及诊断依据是什么？
2. 应和哪些疾病进行鉴别？进一步要做哪些检查？
3. 治疗原则是什么？

案例 5-6-1
解析

（张国民）

第七节　炭　疽

炭疽（anthrax）是由炭疽杆菌（*Bacillus anthracis*）引起的人畜共患的传染病。临床上以皮肤炭疽为主，表现为皮肤坏死、溃烂、焦痂、周围组织水肿。其次为肺炭疽和肠炭疽。可以继发炭疽杆菌败血症及炭疽杆菌脑膜炎，病死率较高。炭疽为自然疫源性传染病，由于经济的发展和卫生条件的改善，自然发生的炭疽病例已有明显降低，主要发生于食草动物，人主要通过接触动物及畜产品加工或误食病畜肉被感染。

一、病原学

炭疽杆菌为需氧芽孢杆菌。

（一）形态及染色

革兰氏染色阳性，菌体粗大，（1～3）μm×（5～10）μm，两端平截，呈竹节状排列，无鞭毛。有毒株在体内或含血清的培养基中可形成荚膜，具有抗吞噬作用和致病性。

（二）分型和抗原性

炭疽杆菌主要有 4 种抗原。①荚膜多肽抗原：抗吞噬，与毒力有关。②菌体多糖抗原：无毒性，有种特异性。③芽孢抗原：有特异的免疫原性和血清学诊断价值。④保护性抗原（菌体蛋白抗原）：抗吞噬作用和免疫原性，动物注射后可起保护作用。

炭疽杆菌有毒株繁殖体产生的炭疽毒素含有水肿因子（edema factor，EF）、保护性抗原（protective antigen，PA）及致死因子（lethal factor，LF）三种物质。单独作用不致病，当联合两种或三种时才会致病。保护性抗原加水肿因子或致死因子则可分别引起水肿或动物死亡。

三种成分混合注射可出现炭疽典型中毒症状。

（三）生物学特性

炭疽杆菌繁殖体外界抵抗力弱，对日光、热和常用浓度的消毒剂均敏感。在体外不适宜的环境下可形成芽孢，抵抗力极强，在自然条件或在腌渍的肉中能长期生存，在土壤和皮毛制品中能存活数十年。煮沸 40 min、110℃高压蒸汽 60 min，10％甲醛溶液浸泡 15 min 和 20％漂白粉溶液数日以上，才能杀灭芽孢。

二、流行病学

1. 传染源 主要是患病的牛、羊、马、骆驼等食草动物，其次是猪和狗。

2. 传播途径 皮肤直接接触病畜及其皮毛而致皮肤炭疽。吸入带炭疽芽孢的尘埃、气溶胶等致肺炭疽。摄入被污染的食物或饮用水等致肠炭疽。

3. 人群易感性 普遍易感，主要取决于接触病原体的程度和频率。感染后有持久免疫力。

4. 流行特征 世界各地均有发生，呈地方性流行，夏秋季多发。农牧民、屠宰场和皮毛加工厂工人、兽医及实验室人员高发。

三、发病机制与病理学表现

（一）发病机制

炭疽杆菌从损伤的皮肤、胃肠黏膜及呼吸道进入人体后，首先在局部繁殖，产生毒素，引起感染组织出血、坏死和水肿，形成原发性皮肤炭疽、肠炭疽、肺炭疽等。当机体抵抗力降低时，细菌经淋巴侵入血流并大量繁殖，形成败血症和继发性脑膜炎。炭疽毒素直接损伤血管内皮细胞，致有效血容量减少，血压下降，最终出现 DIC 和感染性休克。

（二）病理学表现

本病主要病理改变为各脏器、组织的出血性浸润、坏死和水肿。

1. 皮肤炭疽 病变处皮肤中央隆起呈炭样黑色痂皮，四周为凝固性坏死区，呈痈样病灶。

2. 肠炭疽 病变主要在小肠。肠壁呈局限性痈样病灶及弥漫出血性浸润。病变周围肠壁有高度水肿及出血，肠系膜淋巴结肿大，腹膜也有出血性渗出，腹腔内有浆液性含血的渗出液，内有大量致病菌。

3. 肺炭疽 支气管及纵隔淋巴结肿大，均呈出血性浸润，胸膜与心包亦可受累。

4. 脑膜炭疽 软脑膜及脑实质均极度充血、出血及坏死。

四、临床表现

潜伏期 1～5 日（12 h～2 周）。按其表现和感染部位不同，炭疽分为以下类型。

（一）皮肤炭疽

约占 98％，皮损好发于面、颈、四肢等裸露部位。初为无痛性炎性红色丘疹，后形成水疱或脓疱，周围为硬性非凹陷性水肿，水疱溃疡处结成炭末样黑色干痂，痂下生成肉芽组织，伴有轻重不等的全身症状，重症者可有高热、呕吐、全身不适及全身中毒症状。中毒症状严重者可引起败血症和脑膜炎。

（二）肺炭疽

少见，病初有感冒样症状，2～4 日后寒战、高热、胸痛、呼吸窘迫、咳嗽、发绀、血样痰。肺部闻及散在的细小湿啰音，有胸膜炎体征。若诊治不及时，急性症状出现后 24～48 h

可因呼吸、循环衰竭而死亡。

（三）肠炭疽

1. 急性胃肠炎型　起病急，出现恶心、呕吐、腹痛、水样腹泻。多于数日内康复。

2. 急腹症型　持续性呕吐、腹泻、血水样便、腹胀、腹痛，有腹膜炎征象，常并发败血症和感染性休克。

（四）败血症型炭疽

多继发于肺炭疽或肠炭疽。伴高热、头痛、出血、呕吐、毒血症、感染性休克、DIC 等。

（五）脑膜型炭疽

多为继发性。急起剧烈头痛、呕吐、昏迷、抽搐，明显脑膜刺激症状，脑脊液多呈血性，患者可于起病 2～4 日内死亡。

五、实验室检查

1. 血常规　白细胞总数增高，一般（10～20）$\times 10^9$/L，少数可高达（60～80）$\times 10^9$/L，分类中性粒细胞增高。

2. 细菌学检查　取病灶渗出物、分泌物、呕吐物、痰、粪、血及脑脊液等作涂片或培养。病灶分泌物或组织液接种兔、豚鼠、小白鼠等动物皮下组织，24 h 内注射处出现典型水肿、出血为阳性反应，动物多于 36～48 h 死亡，动物体内可找到病原菌。

3. 血清学检查　血清中的荚膜抗体及血清抗毒性抗体，可用于追溯性诊断和流行病学调查。

六、诊断

有与患病动物及产品密切接触史。皮肤炭疽具一定特征性，一般不难做出诊断。确诊有赖于各种分泌物、排泄物、血、脑脊液等的涂片检查和培养。血清学检查可进一步确立诊断。

七、治疗

做到早发现、早诊断、早治疗，绝大多数患者能够治愈。

（一）一般治疗

给高热量流食或半流食，必要时于静脉内补液，对皮肤恶性水肿和重症患者，用氢化可的松（100～300）mg/d。

（二）局部处理

病变处切忌抚摸、挤压和切开引流，以免病原菌扩散致败血症。可用 1∶2000 高锰酸钾液或 2%过氧化氢液清洗，涂 1%甲紫液或抗生素软膏，并用消毒纱布包扎。

（三）病原治疗

病原体对青霉素敏感，及时足量应用青霉素是改善预后、取得根治的关键。

皮肤炭疽成人用量为（160～400）万 U，分次肌内注射，疗程 7～10 日。肺炭疽、肠炭疽及脑膜炭疽或并发败血症者，每日（1000～2000）万 U 静脉滴注，并联用链霉素（1～2）g/d 或庆大霉素（16～24）万 U/d 或卡那霉素（1～1.5）g/d，疗程在 2～3 周以上。

对青霉素过敏者可采用环丙沙星、四环素、链霉素、红霉素及氯霉素等抗生素。对毒血症严重者除抗生素治疗外，可同时应用抗炭疽血清肌内注射或静脉注射，应用前需作皮试。

八、预防

所有炭疽患者应隔离治疗。皮肤炭疽病例隔离至创口痊愈、痂皮脱落为止。其他类型病例应待症状消失、分泌物或排泄物培养2次阴性后出院。患者用具、分泌物、排泄物及敷料等均应严格消毒或烧毁。病、死畜严禁食用或剥皮。高危人群、疫区人群和流行区动物接种炭疽杆菌减毒活菌苗。

（韩永霞）

第八节　鼠　疫

鼠疫（plague）是由鼠疫耶尔森菌引起的甲类传染病。因起病急骤、传染性强、病死率高，易引起大流行，被列为国际检疫疾病。鼠疫主要通过鼠蚤叮咬传播，可引起人类腺鼠疫、肺鼠疫、败血症型鼠疫和鼠疫脑膜炎等，病死率高。鼠疫属于A类生物恐怖病原体。

一、病原学

鼠疫耶尔森菌（*Yersinia pestis*）（亦称鼠疫杆菌）为耶尔森菌属，革兰氏染色阴性短小杆菌，两端钝圆且染色深，无鞭毛和芽孢，有荚膜，在普通培养基28～30℃生长良好。鼠疫耶尔森菌在脓液、痰、蚤粪中可存活10天以上，在蚤体内可存活1个月，在尸体中可存活数周至数月。但鼠疫耶尔森菌的抵抗力较弱，对热、干燥、紫外线和常用消毒剂敏感。

鼠疫耶尔森菌至少有18种抗原，其中F、T和VW抗原为特异性抗原。F1抗原即荚膜抗原，有抗吞噬作用，与毒力有关；其抗体具有保护作用。V抗原有抗吞噬作用，亦与毒力有关。T抗原即鼠疫毒素，类似于外毒素，可导致局部组织坏死和毒血症。VW抗原为菌体表面抗原，仅见于毒力菌株，其含有的内毒素也参与致病过程。

二、流行病学

1. 传染源　携带鼠疫耶尔森菌的啮齿类动物（鼠和旱獭）及患者是主要传染源。旱獭和黄鼠是鼠间鼠疫的传染源，而褐家鼠是人间鼠疫的主要传染源。

2. 传播途径　主要由带菌的鼠蚤叮咬而感染，即“鼠-蚤-人”感染方式，是腺鼠疫的主要传播方式。肺鼠疫患者的呼吸道飞沫含鼠疫耶尔森菌，可通过呼吸道传播，是人与人之间传播的主要方式。鼠疫亦可通过进食被污染的食物或接触破损皮肤、黏膜而感染。

3. 人群易感性　人群普遍易感，病后可获得持久免疫力。

4. 流行特征　鼠疫在世界各地均有分布，曾引起世界三次大流行，至今仍有人间鼠疫流行，如2010—2015年全球共报告了3248例鼠疫，584例死亡。鼠疫发生于啮齿类野生动物如鼠、旱獭活动季节，牧民及猎人因接触（猎取旱獭或剥皮）机会多而成为高发人群。在人间鼠疫发生前已有鼠间鼠疫流行，故监测鼠间疫情有助于预防人间鼠疫的发生。我国西部青藏高原、天山和滇西北地区为鼠疫疫源地，偶有人鼠疫发生。

三、发病机制与病理学表现

鼠疫耶尔森菌经鼠蚤叮咬人体侵入，经淋巴至局部淋巴结生长繁殖，释放毒素引起出血坏死性炎症反应，即腺鼠疫；进一步侵入血流引起败血症型鼠疫；侵及脑组织引起脑膜炎；侵及肺部引起继发性肺鼠疫，亦可因吸入含菌飞沫感染引起原发性肺鼠疫。各型鼠疫均可发展至败血症，导致感染性休克和弥散性血管内凝血。

鼠疫的基本病理改变为淋巴管、血管内皮细胞损伤和急性出血坏死性炎症。腺鼠疫表现为淋巴结出血性炎症和凝固性坏死；肺鼠疫以肺部充血、水肿、出血为主；败血症型鼠疫则表现为全身组织脏器充血、水肿、出血及坏死改变，死后皮肤呈黑紫色，故被称为“黑死病”。

四、临床表现

鼠疫潜伏期为2～5天，原发性肺鼠疫为数小时至3天，曾接受预防接种者可长达9～12天。鼠疫的主要临床类型有腺鼠疫、肺鼠疫和败血症型鼠疫，脑膜炎型、皮肤型和肠型鼠疫等少见。

（一）腺鼠疫

该型最常见。表现为突起寒战、高热、极度乏力等毒血症状。局部表现为急性淋巴结炎，单个或成串的淋巴结肿大，以腹股沟部最多，其次在腋窝和颈部；皮肤红肿及剧痛而拒触摸，呈强迫体位。周围组织明显水肿。淋巴结化脓溃破后局部症状可缓解，可发展至败血症。

（二）肺鼠疫

肺鼠疫由腺鼠疫血行播散，或吸入带菌飞沫引起。表现为突起寒战、高热、烦躁不安等严重全身毒血症状，进展迅速，有咳嗽、咳血性痰、剧烈胸痛、呼吸急促及发绀，痰中可检出鼠疫耶尔森菌。肺部体征少，偶可闻及散在湿啰音或轻微胸膜摩擦音。肺部体征与全身症状严重程度不相称是其特征。胸片见支气管肺炎或实变，纵隔增宽及胸腔积液。常因休克、呼吸衰竭或多器官衰竭死亡。

（三）败血症型鼠疫

败血症型鼠疫多由腺鼠疫或肺鼠疫发展而来。主要表现为极严重的全身毒血症状，急起寒战、高热、谵妄、昏迷、皮肤和黏膜及脏器广泛出血、循环及呼吸衰竭、多器官衰竭，病死率极高。

五、实验室检查

1. 常规检查　外周血白细胞及中性粒细胞明显升高，严重者有类白血病反应，血小板降低。可有蛋白尿或血尿。

2. 细菌学检查　是确诊本病的依据。取淋巴结穿刺液、痰、血、脑脊液等涂片染色镜检及菌培养，或接种于豚鼠皮下或腹腔，做进一步细菌学鉴定。

3. 血清学检查　检测鼠疫F1抗体。急性期血清阳性，或双份血清抗体滴度升高4倍以上有诊断价值。

4. PCR技术　检测标本中鼠疫耶尔森菌基因（*fra*及*pla*）序列，具有敏感、特异和快速的优点。

六、诊断及鉴别诊断

（一）诊断

1. 流行病学资料　起病前10天内曾到过鼠疫流行区，或有鼠蚤叮咬史，或有鼠疫动物或患者接触史。

2. 临床表现　突起发病，有严重的毒血症状及淋巴结肿痛，或高热、咳嗽、咯血及出血倾向等。

3. 实验室检查 外周血白细胞及中性粒细胞明显升高。在疫区从淋巴结穿刺液、痰、血及组织等标本镜检见革兰氏染色阴性短小杆菌，应高度怀疑本病，鉴定为鼠疫耶尔森菌可确诊；或检测血清 F1 抗体阳性有诊断意义。

(二) 鉴别诊断

腺鼠疫应与急性淋巴结炎、恙虫病、钩端螺旋体病等鉴别。肺鼠疫需与肺炎、肺水肿、肺炭疽等鉴别。败血症型鼠疫需与其他细菌引起的败血症鉴别。

七、预后

预后与临床类型和抗生素治疗是否及时有关。如及时用抗生素治疗，病死率可降至 5%～10%。

八、治疗

(一) 一般治疗

早发现、早隔离和早治疗是预防和救治鼠疫的关键。

1. 严格隔离 发现鼠疫时按甲类传染病立即报告疫情，对患者严格隔离，对排泄物彻底消毒后排放。腺鼠疫隔离至炎症消失，肺鼠疫应置于负压监护病房按呼吸道隔离至痰菌隔日检测连续 3 次阴性；接触者需检疫 9 日。

2. 支持治疗 卧床休息，补充足够的液体和热量。局部疼痛可给予镇静或止痛剂。毒血症状重者可给予糖皮质激素。肺鼠疫、败血症型鼠疫应给予吸氧，休克者按感染性休克治疗。

(二) 病原治疗

及早采取抗菌治疗是救治的关键。链霉素为首选，对各型鼠疫均有效。成人剂量 2～4 g/d，儿童 30 mg/(kg · d)，分 2～4 次肌内注射；热退后减至 1 g/d，疗程 10 天为宜；可与磺胺类或四环素类联合应用。庆大霉素 3 mg/(kg · d) 分 3～4 次肌内注射或静脉滴注，疗程 7～10 天。多西环素首次 200 mg，12 h 后改为 100 mg，每 12 h 一次，疗程 10 天。肺鼠疫和败血症型鼠疫常用链霉素或阿米卡星与四环素联合应用，疗程 7～10 天。氯霉素 60 mg/(kg · d)，分 4 次口服或静脉滴注，热退后减量，疗程 10 天，尤其适用于脑膜炎型鼠疫。亦可选用第三代头孢菌素和喹诺酮类药物。

(三) 局部治疗

忌挤压腺鼠疫患者肿大的淋巴结，脓肿液化后可切开引流。

九、预防

采取灭鼠、灭蚤及预防接种为主的综合措施。严格隔离患者及接触者。患者死亡后应火葬处理。密切监控鼠间疫情，灭鼠、灭蚤。在疫区加强宣教，勿接触不明死因的啮齿类动物。进入疫区人员要做好个人防护。若遇鼠疫耶尔森菌生物恐怖袭击时，可口服多西环素（100 mg 每日 2 次，7 天）或环丙沙星预防。接触肺鼠疫时需戴合格口罩、穿隔离衣、戴手套和防护型眼镜等。如接触其他型鼠疫患者采用标准预防措施。现正在研制重组亚单位疫苗、减毒活疫苗等。

（张跃新）

第九节 白 喉

白喉（diphtheria）是白喉杆菌（*Bacillus diphtheriae*）引起的急性呼吸道传染病，常侵犯10岁以下的小儿，秋、冬两季多见。临床特点是咽、喉、鼻等处形成灰白色假膜，伴发热、乏力、恶心、呕吐、头痛等全身症状，严重者可并发心肌炎和神经瘫痪。

一、病原学

白喉杆菌为棒状杆菌属，革兰氏染色阳性，一端或两端膨大，内有异染颗粒。白喉杆菌分泌的外毒素，毒性强，是致病的主要原因。耐寒和干燥，对湿热及化学消毒剂敏感，5%苯酚（石炭酸）1 min可将其杀死，煮沸1 min或加热60℃ 10 min即可灭活。

二、流行病学

1. 传染源 为患者和带菌者。患者在潜伏期末即开始从上呼吸道分泌物中排菌。轻型、非典型及鼻白喉和皮肤白喉患者是白喉传播的重要传染源。

2. 传播途径 主要经呼吸道飞沫传播，也可通过衣服、玩具和用具间接接触传播。

3. 易感人群 人群普遍易感，儿童发病率高。6个月内的婴儿由于有来自母体的抗体，发病较少。病后可获得持久免疫力。

三、发病机制与病理学变化

白喉杆菌由上呼吸道侵入机体后，仅在黏膜组织内或体表皮肤内繁殖，常不侵入深部组织和血流。白喉杆菌分泌外毒素，使周围组织产生炎性、渗出性和坏死性反应。从血管渗出的纤维蛋白将炎症细胞、黏膜坏死组织和白喉杆菌凝固在一起形成白喉假膜。白喉杆菌外毒素自局部吸收入血后，可引起全身毒血症状。

白喉患者早期有心肌水肿、脂肪变性，继而有多发性、灶性玻璃样和颗粒样变性、细胞浸润及肌纤维断裂。外毒素损伤末梢神经，以眼、腭、咽、喉及心脏等处的神经损害最常见。肾可出现混浊肿胀，肾小管上皮脱落，肝有脂肪浸润和肝细胞坏死，肾上腺充血、浊肿。

四、临床表现

潜伏期1～7天，多为2～4天。按假膜所在部位分为四种类型：咽白喉、喉白喉、鼻白喉和其他部位白喉。

（一）咽白喉

咽白喉最常见，约占全部患者的80%。根据假膜范围的大小及病情的轻重分为四型。

1. 轻型 发热及全身症状轻，扁桃体稍红肿，有点状或小片状假膜，局限在扁桃体上。数日后症状消失。

2. 普通型 起病较慢，表现为乏力、食欲缺乏、恶心、呕吐、头痛、轻度或中度发热和咽痛，扁桃体红肿，表面可见乳白色或灰色大片假膜。假膜逐渐变厚，边缘较整齐，不易剥离。可有颌下及颈部淋巴结肿大。

3. 重型 中毒症状重，常出现高热、极度乏力、面色苍白、厌食、恶心、呕吐、咽痛等症状。假膜范围广而厚，可波及软腭、鼻咽部、咽后壁等处。假膜周围黏膜红肿，由于出血或继发其他细菌感染呈灰黄色或黑色，有口臭。颈部淋巴结明显肿大，颈部软组织水肿，多数伴有心肌炎或外周神经麻痹。

4. 极重型 起病急，假膜较重且迅速扩大，呈蓝绿色或污黑色，咽部及扁桃体高度肿胀，有时阻塞咽部引起吞咽及呼吸困难，口中伴有腐臭味。颈部淋巴结肿大，周围软组织高度水肿。患者中毒症状重，出现高热、烦躁不安、面色苍白、血压下降、呼吸急促、口唇发绀等症状，并可出现心律失常、心力衰竭等而危及生命。

（二）喉白喉

大多由重型咽白喉发展所致，亦可为原发。起病缓，伴发热，因喉部有假膜、水肿和痉挛，引起呼吸道阻塞症状，特征表现为“犬吠样”干咳和声音嘶哑，甚至失音。严重者出现吸气性呼吸困难，同时有烦躁不安、发绀等。假膜脱落可引起窒息。

（三）鼻白喉

较少见。多见于婴幼儿，病变范围小，全身症状轻，临床表现为流浆液性鼻涕，后转为厚脓鼻涕，有时伴鼻出血，鼻孔周围皮肤发红、糜烂及结痂，鼻前庭或中隔上可见白色假膜。

（四）其他部位白喉

皮肤白喉由皮肤黏膜直接或间接感染所致。伤口、眼结膜、耳、口腔、食管、外阴、新生儿脐带等部位均可发生白喉，常表现为局部假膜。症状不重，但病程迁延，易于播散。

五、并发症

中毒性心肌炎是常见的并发症，亦是本病死亡的主要原因。其他并发症包括周围神经麻痹、支气管炎、中毒性肾病，以及继发细菌感染如颈淋巴结炎、中耳炎、淋巴结周围炎等。

六、诊断及鉴别诊断

（一）诊断

白喉的诊断主要依靠流行病学资料和典型临床表现。若培养出白喉杆菌则可确诊。

（二）鉴别诊断

咽白喉应与咽峡炎、急性扁桃体炎、鹅口疮等相鉴别。喉白喉应与急性喉炎、气管内异物相鉴别。鼻白喉应与鼻腔内异物、先天性梅毒等鉴别。

七、治疗

（一）一般治疗

卧床休息，并发心肌炎患者应绝对卧床，一般不少于 3 周。躁动不安者可给予镇静剂。

（二）病原治疗

早期使用抗生素和抗毒素是治疗成功与否的关键。

1. 抗生素治疗 首选青霉素 80 万～320 万单位，疗程 7～10 天；或用红霉素口服；还可应用阿奇霉素或头孢菌素治疗。

2. 抗毒素治疗 白喉抗毒素可中和血中游离的外毒素，对已与细胞结合的外毒素无中和作用，故越早应用效果较好。咽白喉假膜局限在扁桃体者给予 2 万～4 万 U，假膜范围大、中毒症状重者给予 4 万～10 万 U；喉白喉、鼻白喉患者给予白喉抗毒素 2 万～4 万 U。病后 3 日开始治疗者加倍。

（三）并发症的治疗

并发心肌炎或中毒症状重者可用肾上腺皮质激素，并酌情用镇静剂。喉梗阻或脱落假膜堵塞气道者可行气管切开或喉镜取膜。咽肌麻痹者必要时呼吸机辅助治疗。

八、预防

白喉患者应隔离至症状消失，鼻咽部或其他病灶处培养连续2次阴性为止。3、4、5月龄的婴儿，每月接种“白百破”三联疫苗1针，1岁半至2岁时再加强1针。7岁和15岁时各接种精制白喉、破伤风二联类毒素1次。

（张国民）

第十节　猩红热

猩红热是A组溶血性链球菌感染引起的急性呼吸道传染病，临床表现为发热、咽峡炎、全身弥漫性鲜红色皮疹和疹退后脱屑，少数患者病后因变态反应出现心、肾、关节的并发症。

一、病原学

致病菌为A组β型溶血性链球菌，直径0.6～1.0 μm，呈链状排列。依据其表面抗原M的不同可分为90种血清型。该菌能产生A、B、C三种抗原性不同的红疹毒素，引起发热和猩红热皮疹，还能产生链激酶和透明质酸梅。链激酶可溶解血块并防止血液凝固；透明质酸酶可溶解组织间的透明质酸，便于细菌在组织内扩散。该菌产生的致热性外毒素可引起发热、头痛及全身中毒症状。对热及干燥抵抗力不强，60℃ 30 min可被杀死，对各种消毒剂敏感，在0℃环境中可存活数月。

二、流行病学

猩红热主要通过呼吸道传播，传染源为患者及带菌者，以3～7岁儿童居多。一年四季均可发病，但冬春季为发病高峰。

三、发病机制

A组β型溶血性链球菌主要造成机体3种病变：感染性病变、变态反应性病变及中毒性病变。

1. 感染性病变　细菌自呼吸道侵入并黏附于咽峡部，引起局部的炎症，咽部和扁桃体红肿，浆液性纤维蛋白性渗出物、溃疡形成。细菌还可以经淋巴间隙进入附近组织，引起扁桃体周围脓肿、鼻窦炎、中耳炎、乳突炎、颈淋巴结炎、蜂窝织炎等，少数重症患儿可有脓毒症和迁徙性化脓病灶。

2. 变态反应性病变　A组链球菌与被感染者的某些组织有相似的抗原，引起免疫反应；或因抗原抗体复合物沉积在某些组织引起病变，主要引起心、肾及关节的变态反应性病变。

3. 中毒性病变　红疹毒素可使皮肤血管充血、水肿，上皮细胞增生，白细胞浸润，以毛囊周围最为明显，形成典型的猩红热样皮疹，疹退后有明显的脱屑。红疹毒素进入血液循环后，可引起发热、头晕、头痛、食欲缺乏等全身中毒症状。

四、临床表现及分型

（一）临床表现

潜伏期 2～3 天，短者 1 天，长者 5～6 天。起病多急骤，以发热、咽峡炎和皮疹为主要临床表现，病程分为以下 3 期。

1. 前驱期 从发病到出疹为前驱期，一般不超过 24 h，少数可达 2 天。急性起病，畏寒、高热，热度的高低和持续时间与皮疹的轻重和变化一致，一般持续 1 周，可伴头痛、恶心、呕吐等症状。咽峡炎，咽痛，吞咽时加重。扁桃体肿大，有灰白色或黄白色点片状脓性渗出物，易于抹去。颈及颌下淋巴结肿大及压痛。

2. 出疹期 发病 1～2 天出疹。皮疹始于耳后、颈及上胸部，数小时波及胸、背、上肢，24 h 左右到达下肢。典型皮疹表现为在全身皮肤充血发红的基础上，散布着密集而均匀的点状充血性红疹，严重者可有出血性皮疹，皮疹有痒感，疹间无正常皮肤。在皮肤皱褶处，如腋窝、肘窝、腹股沟处，有皮下出血形成的紫红色线状，称为“线状疹”或“帕氏线”。舌面呈牛肉样深红色，舌刺红肿明显，即“杨梅”样舌。面部充血潮红，口鼻周围苍白，形成所谓“口周苍白圈”。

3. 恢复期 皮疹多于 48 h 后达到高峰，然后依出疹先后的顺序消退，2～4 天可完全消失，重症者可持续 1 周或更久，轻症者皮疹很少，数小时即消退。皮疹消退后开始脱皮，轻者为糠屑样，重者可成片状，手掌、脚底常为大片状，甚至呈手套、袜套状。此期一般持续 1 周，重症者更长。

（二）临床分型

1. 普通型 此型占 95%以上，病程 1 周左右。表现为发热、全身中毒症状，有咽峡炎和典型皮疹，伴颌下及颈部淋巴结非化脓性肿痛。

2. 轻型 近年轻型病例有所增多，病程短。表现为低热、轻度咽痛，皮疹稀少，仅见于躯干部，消退很快，无明显脱屑，但仍可出现变态反应性病变。

3. 中毒型 比较少见。中毒症状明显，高热、头痛、剧烈呕吐，甚至神志不清，可有中毒性心肌炎、中毒性肝炎及感染性休克，病死率高。咽峡炎不重，皮疹明显，可为出血性皮疹，但若发生休克，皮疹则稀少。

4. 脓毒型 较为罕见。表现为咽部严重的化脓性炎症，渗出物多，形成脓性假膜，局部黏膜可坏死而形成溃疡。细菌扩散到附近组织，形成鼻窦炎、化脓性中耳炎、乳突炎及颈淋巴结炎，甚至颈部软组织炎。可出现脓毒症和迁徙性化脓性病灶。

5. 外科型或产科型 因病原菌从伤口或产道侵入而致病，中毒症状较轻，预后一般较好。皮疹在伤口或产道周围首先出现，并向全身蔓延，无咽峡炎。

五、并发症

并发症多发生于病程的第 2～3 周，发生率 3%～20%。主要为变态反应所致，常见有以下 3 种。

1. 风湿病 风湿性关节炎，大小关节均可累及，为游走性，可有红肿，关节腔可积浆液性渗出液。部分患者可发生风湿性心肌炎、心内膜炎及心包炎，急性期后可出现瓣膜损害。

2. 急性肾小球肾炎 见于 A 组链球菌 1、4、12、18 和 25 型感染，尤其是 12 型感染后易发生肾炎，而被称为“致肾炎型”。疾病多持续 1 个月左右，大部分可完全恢复，少数可迁延成慢性肾炎。

3. 关节炎 主要表现为大关节肿痛。

六、实验室检查

1. 血常规 白细胞总数（10～20）×10^9/L或更高，中性粒细胞比例升高，胞质中可见中毒颗粒。

2. 尿液检查 可有一过性少量蛋白。并发肾炎时，尿蛋白增加，并出现红、白细胞和管型。

3. 分泌物培养和涂片 咽拭子或脓液培养A组β型溶血性链球菌阳性，或咽拭子涂片免疫荧光法快速检测A组β型溶血性链球菌。

4. 红疹退色试验呈阳性。

5. 多价红疹毒素试验在发病早期呈阳性，恢复期呈阴性。

七、诊断及鉴别诊断

（一）诊断

根据儿童、冬春季多发、有与猩红热患者接触史，有发热、咽峡炎和典型皮疹表现，可临床诊断猩红热，确诊需细菌学检查阳性。

（二）鉴别诊断

猩红热咽峡炎应与其他咽峡炎鉴别。猩红热皮疹应与能产生红斑毒素的金黄色葡萄球菌、C群链球菌、缓症链球菌感染、药疹以及其他发疹性疾病如麻疹、风疹等鉴别。

八、治疗

（一）一般治疗

呼吸道隔离7天，补充足够的水分和热量。

（二）病原治疗

首选青霉素。普通型，成人每次80万U，2～4次/日，儿童2万～4万U/kg，分2～4次，肌内注射或静脉滴注，疗程5天。中毒性或脓毒型者，成人200万～400万U/d，儿童为10万～20万U/(kg·d)，静脉滴注，热退后再用3天。青霉素过敏者可用红霉素，剂量20～40 mg/(kg·d)，分3次或4次口服；或可用氯霉素、林可霉素或头孢菌素等。

（三）对症治疗

感染性休克者，积极补充血容量，纠正酸中毒，给予血管活性药物等。并发风湿病患儿，给予阿司匹林0.1 g/(kg·d)，分3次或4次口服，症状控制后，药量减半。按内科治疗肾炎的方法处理肾炎并发症。

九、预防

无疫苗，故控制传染源是预防本病的关键。隔离患者直至咽培养连续2次阴性。在托儿所、幼儿园等集体单位流行时，可1次性注射长效青霉素120万U预防。带菌者应接受10天青霉素治疗。

（陆海英）

第十一节 布鲁菌病

布鲁菌病（brucellosis）简称布病，是由布鲁菌（*Brucella*）引起的人畜共患传染病。急性期病例以发热、乏力、多汗、骨关节炎、神经痛、睾丸肿痛和肝、脾、淋巴结肿大为主要表现。慢性病例多表现为关节损害等。心内膜炎、严重的神经系统并发症是致死的主要原因。

一、病原学

布鲁菌为革兰氏染色阴性球杆状菌，无鞭毛，不形成芽孢或荚膜。该菌为胞内寄生菌，专性需氧，对营养要求较高，培养生长缓慢。根据布鲁菌的自然宿主、抗原性、代谢特点和培养特性，将其分为 6 个种 19 个生物型：羊种（马耳他种，*B. melitensis*）有 3 个生物型，牛种（流产布鲁菌，*B. abortus*）有 8 个生物型，猪种（*B. suis*）有 5 个生物型，犬种（*B. canis*）、绵羊附睾种（*B. ovis*）和沙林鼠种（*B. neotomae*）各有 1 个生物型。羊、牛、猪、犬种对人致病，羊种的致病力最强，感染后症状较重。布鲁菌含 20 余种蛋白抗原和脂多糖（内毒素），后者在致病中起重要作用。

布鲁菌在外界环境中的抵抗力较强，在干燥土壤、皮毛、乳制品中可生存数周至数月，60℃ 10～30 min、日光下曝晒 10～20 min、3%漂白粉液数分钟可将其杀灭。

二、流行病学

本病呈全球性分布，我国主要流行于西北、东北、青藏高原及内蒙古等地区，男多于女，成人多于儿童，农牧区多于城市，与接触牛、羊及其产品有关。一年四季均有发病，春末夏初或夏秋之间家畜流产高峰后 1～2 个月最多。主要为羊种菌，其次为牛种菌，猪种和犬种菌仅见于少数地区。

1. 传染源 主要是羊、牛、猪，犬、鹿、骆驼等亦可成为传染源。虽已证实有人传人的可能，但人作为传染源的意义不大。

2. 传播途径 破损皮肤黏膜直接接触病畜或其排泄物、阴道分泌物、娩出物、病畜污染的环境及物品而感染；食用被病菌污染的食物、水、乳制品、生乳及未熟的肉、内脏受染；吸入含菌的气溶胶，可经呼吸道感染；母婴传播、性接触传播和医源性传播亦是可能的感染途径。

3. 易感人群 普遍易感，病后有一定免疫力，可发生再感染。农牧民、兽医、肉贩、屠宰场工人、皮毛肉奶制品加工厂工人及接触布鲁菌的实验室人员是高危人群。

三、发病机制与病理学表现

布鲁菌经皮肤黏膜侵入人体后，在局部淋巴结生长繁殖并被巨噬细胞吞噬，未被清除的细菌增殖后冲破淋巴结屏障进入血液循环，随血流至全身各组织脏器中继续生长繁殖并释放内毒素引起菌血症和毒血症。如机体免疫正常，通过细胞免疫和体液免疫消灭布鲁菌而痊愈，如机体免疫功能不全，则布鲁菌可随血液播散至肝、脾、骨髓等处形成新的感染灶，繁殖后释放入血再次引起菌血症而发热，如此反复，表现为典型的波状热。慢性期，布鲁菌主要局限在各器官组织中引起局部病变。布鲁菌寄生于细胞内，抗菌药物和抗体难以进入，故本病易复发且不易根治。

病理变化广泛，以单核-巨噬细胞系统病变最为显著，还可累及骨、关节、血管、神经、内分泌及生殖系统。急性期单核-巨噬细胞系统弥漫性增生，表现为肝、脾大，淋巴结肿大。慢性期形成由上皮样细胞、巨噬细胞、淋巴细胞等组成的肉芽肿，在肝、脾、淋巴结、骨髓中明显。

四、临床表现

潜伏期数日至数月，平均2～4周。临床表现轻重不一，羊种引起的常较重，猪种次之，牛种最轻，有时可无症状。据病程长短可分为急性期和慢性期，急性期病程在6个月以内，病程超过6个月为慢性期。

（一）急性期

常缓慢起病，也可突然发病，表现为发热、多汗、乏力、周身不适、肌肉关节疼痛。发热以波状热为特征，亦可表现为弛张热和不规则热，多发生在午后或夜间，常伴有寒战、头痛等症状。多汗是本病的突出症状，体温下降时大汗淋漓，可湿透衣被。多数患者有全身肌肉疼痛及关节痛，多见于骶髂、髋、膝、腰、肩、肘等大关节，呈多发性、游走性，其中以骶髂关节炎最常见，可有滑膜炎、腱鞘炎和关节周围软组织炎。多数患者可出现肝、脾大，淋巴结肿大主要见于颈部及腋下。神经系统症状以腰骶神经痛和坐骨神经痛多见，少数可发生脑炎、脑膜炎、脊髓炎等。男性可伴有睾丸炎，女性可见卵巢炎；少数患者可有眼、心、肺、肾受累表现。

（二）慢性期

多由急性期发展而来，亦可直接表现为慢性期。主要表现为疲劳、全身不适、消瘦、盗汗、低热、失眠、头痛、精神抑郁、骨关节痛、肌痛等非特异性症状，易误诊。此期可表现为局灶性感染，最常局限在骨、关节、中枢神经系统，表现为骶髂关节炎等骨关节病变，还可有脊柱（以腰椎为主）受累，表现为脊柱炎等，严重者可致关节畸形和功能障碍。累及神经系统可引起脑膜炎、脑炎、脊髓炎、神经根炎、周围神经炎等，累及心血管系统以心内膜炎多见，主要侵犯主动脉瓣，严重者可引起心功能不全。

（三）复发

常发生于初次抗菌治疗结束后3～6个月，与细菌在细胞内寄生、不规范治疗、细菌的耐药性等有关。

五、实验室及辅助检查

（一）一般检查

白细胞计数多正常或偏低，淋巴细胞相对或绝对增多，有时可出现异常淋巴细胞。少数病例有全血细胞、红细胞、血小板减少。急性期可出现红细胞沉降率加快，慢性期多正常。C反应蛋白增加，少数患者降钙素原轻度升高。部分患者可有转氨酶升高。累及心脏可出现心肌酶升高。合并脑膜炎时，脑脊液压力增高，白细胞计数升高，以淋巴细胞为主，蛋白质升高。

（二）病原学检查

1. 细菌培养是确诊布鲁菌病的金标准。获取血液、骨髓、关节液、脑脊液、淋巴组织等标本培养布鲁菌，急性期血液、骨髓、关节液阳性率较高，尤以病程初期2周内阳性率最高，骨髓培养的阳性率高于血培养。

2. 应用PCR技术检测组织标本中布鲁菌特异性基因序列，敏感性和特异性较高。

3. 血清学检查是临床常用的诊断方法。常用的有虎红平板凝集试验、试管凝集试验。

(1) 虎红平板凝集试验多用于初筛。

(2) 试管凝集试验：滴度≥1∶100，或病程1年以上且滴度≥1∶50，或半年内有布鲁菌疫苗接种史且滴度≥1∶100，均为阳性。

(三) 其他

1. X线检查可判断骨关节病变。
2. CT或MRI检查头颅、脊柱、骨关节有助于发现病变。
3. 心脏、血管超声检查有助于诊断心血管系统并发症。
4. 淋巴结活检有助于明确诊断。

六、诊断

有持续数日至数周的发热、多汗、乏力、肌肉和关节痛、神经痛、肝脾大和淋巴结肿大、睾丸炎等或类似神经官能症、精神抑郁及骨、关节系统表现者，结合是否在疫区居住，有无牛、羊、猪等接触史，是否为高危人群等流行病学史，可考虑本病。

从患者体液标本中分离培养出布鲁菌可确诊，血清学检查阳性或PCR检测出布鲁菌特异性核酸有诊断价值。

七、治疗

(一) 一般治疗

注意休息，补充营养，维持水及电解质平衡。高热者以物理降温为主，持续不退热者可用退热剂。中毒症状明显、有睾丸肿痛者，在病原治疗的同时适当应用糖皮质激素。

(二) 病原治疗

治疗原则为早期、联合、足量、足疗程用药，必要时延长疗程，以防止复发及慢性化。治疗过程中须监测血常规、肝肾功能等。

1. 急性期　首选多西环素（每次100 mg，每日2次，6周）合用链霉素（肌内注射15 mg/kg，每日1次，2～3周）或利福平（每次600～900 mg，每日1次，6周）。不能使用上述药物或效果不佳的患者可酌情选用多西环素合用复方磺胺甲噁唑或妥布霉素，或者利福平合用氟喹诺酮类。难治性病例可加用氟喹诺酮类或第三代头孢菌素类。8岁以下儿童及孕妇可采用利福平联合复方磺胺甲噁唑治疗，妊娠12周内可选用利福平联合第三代头孢菌素类药物治疗。

2. 慢性期　仍以抗菌治疗为主，用法同急性期，部分病例需要治疗2～3个疗程。

3. 并发症治疗　在上述抗菌治疗基础上加用第三代头孢菌素类药物，脑膜炎给予脱水等对症治疗措施，其他并发症必要时给予外科治疗。

八、预防

对流行区家畜普遍进行菌苗接种，对疫区的传染源进行检疫，治疗或捕杀病畜，加强畜类产品的消毒和卫生监督，做好高危职业人群的劳动防护和菌苗接种。

（马　臻）

第十二节 军团菌病

军团菌病（Legionellosis）是由军团菌属细菌引起的全身急性传染病。基本病变为多中心灶性非坏死性炎症。临床特点为以流感综合征为主要表现的庞蒂亚克热（Pontiac fever）和以非典型肺炎为突出表现的军团病（Legionnaires' disease）。

一、病原学

军团菌科仅有一属，即军团菌属。革兰氏染色阴性但不易着色，Dieterle 镀银染色呈黑褐色。有菌毛、微荚膜，有鞭毛，无芽孢。需氧，不能在普通培养基上生长，在缓冲炭酵母提取物琼脂（buffered charcoal yeast extract agar，BCYE）培养基上生长良好，最适生长温度 36℃。

已鉴定出 50 余种，70 多个血清型。与人类疾病相关的菌种有嗜肺军团菌（*Legionella pneumophila*）、长滩军团菌（*Legionella longbeachae*）、费里军团菌（*Legionella feeleii*）、阿尼萨军团菌（*Legionella anisa*）等。90%的患者由嗜肺军团菌 1 型、4 型和 6 型引起，其中 1 型占 50%～80%。

广泛存在于天然和人工淡水，可在 25～45℃水温下生长，60℃ 30 min 才死亡。在含氯自来水中可存活 1 年。对常用消毒剂敏感，对紫外线敏感。

二、流行病学

1. 传染源 水生原虫是主要传染源。军团菌为兼性胞内定植菌，在水中寄生于水生原虫如阿米巴、鞭毛虫、纤毛虫等。

2. 传播途径 水雾和气溶胶为主要传播媒介。冷热供水系统、空调冷却塔和装饰喷泉与疾病暴发有关。无人-人传播的充分证据。

3. 人群易感性 普遍易感，感染后无持久免疫。

4. 流行特征 全球分布。散发或点状暴发，夏秋季多发。涵盖所有年龄，50 岁以上多见；男性多于女性。

三、发病机制与病理学表现

军团菌随水雾或气溶胶进入细支气管和肺泡，被巨噬细胞吞噬，并在巨噬细胞内繁殖，导致巨噬细胞破裂，释放细胞因子和其他致炎物质，产生局部炎症。军团菌有多重机制阻止吞噬体与溶酶体的融合、抑制巨噬细胞的活化和促进巨噬细胞的溶解。细菌从死亡的巨噬细胞释放，再感染其他巨噬细胞。

肺为主要病变部位；也可引起全身多系统损害，系细菌随血流播散所致。肺外损害，以胃肠道、肾和神经系统多见，肝、心脏和皮肤少见。肺部基本病变为多中心急性纤维蛋白渗出性或伴化脓性肺泡炎。肺泡腔内见大量纤维蛋白和炎性细胞，肺泡间质有炎性细胞浸润。肺实质坏死少见。

四、临床表现

（一）庞蒂亚克热

潜伏期 1～3 天，半数 1～2 天。起病急，畏寒、发热，很少超过 39.5℃，伴头痛、疲倦和肌痛；呼吸道症状不突出，半数有轻咳、无痰，部分有咽干、咽痛，个别有腹泻、清水便或失眠、眩晕等。病程自限，很少超过1周，一般3～5天自愈。

（二）军团病

常称军团菌肺炎（Legionella pneumonia）。潜伏期2～14天，多数为2～10天。前驱症状为疲倦、乏力、头痛。1～2天后畏寒、发热，多为稽留热，可超过40℃，见于所有患者。多数患者有呼吸道症状，初为干咳，后有半数咳痰，非脓性黏痰，少数痰带血丝，个别有咯血。半数有呼吸困难，胸痛少见。肺部可闻及细湿啰音，继之可出现肺实变征。半数有胃肠道症状，恶心、呕吐及腹泻，清水便。半数有神经系统症状，认知障碍、意识障碍、肌张力增高、肌肉阵颤、步态不稳等；可有暂时性软瘫，但无神经系统定位体征。可有相对缓脉。发热多在8～10天缓解，呼吸道及其他症状随之好转。

五、并发症

可出现肺脓肿、呼吸衰竭、休克和急性呼吸窘迫综合征。个别可发生肝炎、心包炎、灶性心肌炎、肛周脓肿、皮肤蜂窝织炎、间质性肾炎等。

六、实验室及辅助检查

（一）一般检查

半数以上白细胞升高，中性粒细胞为主，可有核左移。可有低钠血症。

（二）病原检查

1. 细菌培养 用于确定诊断，鉴定菌种和血清型。将呼吸道标本直接接种于BCYE培养基。阳性结果通常在3～5天内出现，观察2周不生长方可报告阴性。

2. 抗原检测 常作为辅助诊断。采用ELISA法检测尿中嗜肺军团菌1型抗原的灵敏度和特异度分别为69%～100%和99%～100%。3 h内可获结果，但无法鉴别新近与既往感染，不能排除其他菌种和血清型感染。

3. 基因检测 能够快速诊断。

（1）PCR：检测呼吸道标本的灵敏度和特异度分别为17%～100%和95%～100%。

（2）环介导等温扩增（loop-mediated isothermal amplification，LAMP）：尚未用于临床，检测环境标本的灵敏度和特异度分别为91%和100%。

（三）抗体检测

多数在感染6～9周后，血清特异性抗体才达到有诊断意义的水平；仅25%～40%在病程第1周末，抗体能达到可诊断水平。抗体阳性可持续数月到数年。与急性期相比，恢复期血清升高4倍以上才有诊断意义。

（四）影像检查

初期为斑片状、结节状或节段性阴影，随病情进展，逐步出现肺实变。以中、下肺野为主，可为单侧和双侧。

七、诊断与鉴别诊断

1. 诊断依据 需结合流行病学资料、临床表现和实验室检查。确诊需获得病原学证据。

2. 鉴别诊断 应排除其他细菌性和病毒性肺炎、沙门菌肠炎、病毒性脑炎等。

八、预后

病死率约15%。年龄越大，病死率越高。死亡原因多为呼吸衰竭，其次为休克和肾衰竭。及时得到有效的病因治疗，病死率可降低。

九、治疗

（一）庞蒂亚克热

病情轻，病程自限，只需对症和支持治疗，无需病因治疗。

（二）军团病

病因治疗是关键。有效抗菌药物包括大环内酯类、四环素类和氟喹诺酮类。大环内酯类药物如阿奇霉素，可用于所有年龄，疗程3～5天；四环素类药物如多西环素，可用于12岁以上人群，疗程3～5天；氟喹诺酮类药物如左氧氟沙星，可用于18岁以上人群，疗程5～10天。利福平的疗效不确定。

十、预防

对冷热供水系统、空调冷却塔和装饰喷泉及其管道定期清洗、消毒和干燥，去除有机物和沉积物，是关键的预防措施。尚无可用疫苗。抗菌药物预防无效。

（张占卿）

第十三节 脓毒症

脓毒症（sepsis）指由感染引起的全身炎症反应综合征（systemic inflammatory response syndrome，SIRS），主要临床表现为严重感染、感染性休克或（和）多脏器功能损害或衰竭。全球每年有超过1800万严重脓毒症病例。脓毒症的病情凶险，病死率高达30%～70%。2001年欧洲重症学会、美国重症学会和国际脓毒症论坛发起“拯救脓毒症运动”（surviving sepsis campaign，SSC），2002年欧美国家多个组织共同发起并签署“巴塞罗那宣言”，基于对脓毒症研究的循证医学证据，制订并不断更新脓毒症治疗指南（即SSC指南），以改进脓毒症的治疗措施，降低其死亡率。

一、病原学

（一）革兰氏阳性球菌

革兰氏阳性球菌主要包括葡萄球菌、肠球菌和链球菌等，以金黄色葡萄球菌最常见，且多为耐甲氧西林金黄色葡萄球菌（*methicillin resistant Staphylococcus aureus*，MRSA），其次为凝固酶阴性葡萄球菌和肠球菌。近年来，耐青霉素肺炎链球菌（*penicillin resistant Streptococcus pneumoniae*，PRSP）、耐万古霉素肠球菌（*vancomycin resistant Enterococcus*，VRE）和耐万古霉素金黄色葡萄球菌（*vancomycin resistant Staphylococcus aureus*，VRSA）所致败血症的报道逐渐增多。

（二）革兰氏阴性杆菌

革兰氏阴性杆菌脓毒症近年来逐渐增多，常见病原菌为大肠埃希菌、肺炎克雷伯菌、铜绿假单胞菌、变形杆菌、阴沟肠杆菌、鲍曼不动杆菌、嗜麦芽窄食单胞菌等。

（三）厌氧菌

厌氧菌以脆弱类杆菌和消化链球菌最为常见，其次为产气荚膜梭菌等。

（四）真菌

真菌感染多发生于免疫功能低下、长期使用广谱抗生素或糖皮质激素、器官移植等患者。白假丝酵母菌多见，其次为曲霉菌和毛霉菌等。

二、发病机制与病理学表现

（一）发病机制

病原菌从不同途径进入血液循环后是否引起脓毒症取决于人体的免疫功能及细菌的种类、数量和毒力。

1. 人体的免疫功能

（1）局部屏障作用：当皮肤和黏膜损伤如疖、痈、蜂窝织炎，特别是挤压皮肤疖肿时，局部屏障作用被破坏，病原菌便容易进入体内导致脓毒症；严重烧伤造成的皮肤大面积创面，加之血浆渗出均有利于细菌繁殖与入侵，增加了发生脓毒症的危险性；肠黏膜可产生分泌型IgA，抵御肠道内的致病菌及毒素入侵肠黏膜，肠道感染可破坏肠道局部的免疫屏障作用；胆道和泌尿道的黏膜炎症和梗阻也利于细菌侵入血液循环。

（2）全身免疫反应：包括细胞免疫和体液免疫功能。免疫功能低下的慢性疾病患者，如肝硬化、糖尿病、慢性肾病、慢性阻塞性肺疾病、血液病、恶性肿瘤、器官移植和长期使用免疫抑制剂及接受放疗、化疗和各种插管的患者，均因局部和全身免疫功能的降低而易发生细菌感染，进一步发展为脓毒症。

2. 细菌的数量和毒力 金黄色葡萄球菌可产生多种外毒素，如血浆凝固酶、α-溶血素、杀白细胞素、肠毒素等，导致严重的毒血症症状。革兰氏阴性菌产生的内毒素，导致微循环障碍、感染性休克、弥散性血管内凝血和多脏器衰竭。

（二）病理学表现

病原菌毒素可致组织细胞混浊肿胀、变性、坏死和炎症细胞浸润。毛细血管损伤造成皮肤和黏膜瘀点、瘀斑和皮疹。细菌随血流播散至全身引起迁徙性脓肿，多见于肺、肝、肾、脾、骨及皮下组织。网状内皮系统增生，肝、脾大。

三、临床表现

（一）脓毒症的共同表现

1. 毒血症症状 常有寒战、高热，体温可达39～40℃，热型多为弛张热和间歇热，少数为稽留热或不规则热，伴有全身不适、头痛、肌肉关节痛、软弱无力，呼吸、脉搏加快。可有恶心、呕吐、腹胀、腹泻等症状。严重脓毒症患者可出现感染性休克、中毒性脑病、中毒性心肌炎、中毒性肝炎、肾衰竭、弥散性血管内凝血和多脏器衰竭。

2. 皮疹 部分患者可出现各种皮疹，以瘀点最常见，多分布在躯干、四肢、口腔黏膜和眼结膜等处；也可为荨麻疹、猩红热样皮疹、脓疱疹等。脑膜炎球菌脓毒症可见瘀点、瘀斑，铜绿假单胞菌脓毒症可出现坏死性皮疹。

3. 关节症状 多见于革兰氏阳性球菌和产碱杆菌败血症，表现为膝关节等大关节红肿、疼痛、活动受限，少数伴有关节腔积液或积脓。

4. 肝、脾大 常为轻度增大，质软，伴有压痛。

5. 原发病灶 常见感染病灶为毛囊炎、痈、蜂窝织炎、肺炎、胆囊炎和胆管炎、肾盂肾炎、肠道感染及开放性创伤感染等。

6. 迁徙病灶 多见于病程较长的革兰氏阳性球菌和厌氧菌脓毒症。从病程第2周起，不断出现转移性脓肿，常见有皮下脓肿、肺脓肿、关节炎、骨髓炎和心包炎等。

（二）常见脓毒症的临床特点

1. 革兰氏阳性菌脓毒症 以金黄色葡萄球菌脓毒症为代表。常伴有疖、痈和伤口感染，起病急、寒战、高热，可见猩红热样皮疹、荨麻疹、脓疱疹和瘀点。部分患者出现关节炎和迁徙性病灶如皮下和肌肉脓肿、肺脓肿、肝脓肿、化脓性关节炎、骨髓炎等。

2. 革兰氏阴性菌脓毒症 常由泌尿道感染、肠道感染、胆道感染和腹膜炎等引起。临床表现为寒战、高热、易发生感染性休克并可发生黄疸。铜绿假单胞菌脓毒症可出现坏死性皮疹，肺炎克雷伯菌脓毒症可出现迁徙性脓肿。严重者可发生弥散性血管内凝血和多脏器衰竭。

3. 厌氧菌脓毒症 多由胃肠道和女性生殖道入侵体内，其次为褥疮溃疡和坏疽。临床表现为寒战、高热、黄疸、溶血、脓毒性血栓性静脉炎和迁徙性病灶。病灶分泌物有恶臭，并产生假膜和气体。

4. 真菌脓毒症 多见于年老、体弱并伴有严重基础疾病的患者。长期使用抗生素、糖皮质激素、免疫抑制剂及留置导管等是发病的重要诱因。临床表现与革兰氏阴性菌脓毒症相似，病情重，可有寒战、发热、出汗、肝脾大等，偶可仅有低热，甚至不发热，毒血症被合并细菌感染所掩盖而不能发现和诊断。

四、实验室检查

（一）一般检查

外周血白细胞增多，达（10～30）×10^9/L，中性粒细胞明显增多，可有明显核左移现象，白细胞内有中毒颗粒。免疫反应差或少数革兰氏阴性杆菌脓毒症患者白细胞数可正常或降低，但中性粒细胞数升高。并发弥散性血管内凝血时血小板减少，病程长者可有贫血，尿中可见蛋白或少量管型。

（二）病原学检查

血培养阳性是确诊的依据。血培养应在寒战、高热时及抗生素使用前取血，每次采血量为5～10 ml，多次送检，以提高培养阳性率。骨髓中细菌受抗菌药物影响小，因此培养阳性率高于血培养。脓液、伤口分泌物、胸腔积液、腹水、脑脊液等也可作细菌培养。

（三）其他检查

血清降钙素原是判断全身严重感染和脓毒症的早期敏感指标。鲎试验可测定血清标本中革兰氏阴性菌的内毒素，对诊断革兰氏阴性杆菌脓毒症有一定意义。血清半乳甘露聚糖（GM实验）和1,3-β-D葡聚糖（G实验）检测阳性有助于真菌脓毒症的诊断。骨髓炎、化脓性关节炎等可通过X线等检查发现。

五、诊断及鉴别诊断

（一）诊断

1. 目前临床上诊断成人脓毒症要求有明确感染或可疑感染，加上以下指标。

(1) 全身情况：发热（>38.3℃）或低体温（<36℃）；心率增快（>90 次/分）；呼吸增快（>30 次/分）；意识改变；明显水肿或液体正平衡>20 ml/kg，持续时间超过 24 h；高血糖症（血糖>7.7 mmol/L）而无糖尿病史。

(2) 炎症指标：白细胞增多（$>12\times10^9$/L）或白细胞减少（$<4\times10^9$/L），或白细胞正常但不成熟细胞>10%；血浆 C 反应蛋白>正常值 2 个标准差；血浆降钙素原>正常值 2 个标准差。

(3) 血流动力学指标：低血压（收缩压<90 mmHg，平均动脉压<70 mmHg 或成人收缩压下降>40 mmHg，或低于年龄正常值之下 2 个标准差），混合静脉血氧饱和度（SvO_2）>70%，心脏指数（CI）>3.5 L/(min·m^2)。

(4) 器官功能障碍参数：氧合指数（PaO_2/FiO_2）<300；急性少尿［尿量<0.5 ml/(kg·h)］；肌酐增加>44.2 μmol/L；凝血功能异常［国际标准化比值（INR）≥1.5 或活化部分凝血活酶时间（APTT）>60 s］；肠麻痹，肠鸣音消失；血小板减少（$<100\times10^9$/L）；高胆红素血症（总胆红素>70 mmol/L）。

(5) 组织灌注参数：高乳酸血症（>3 mmol/L）；毛细血管再充盈时间延长，或皮肤出现花斑。

需要注意的是，新的诊断标准并未强调必须是在感染的基础上具有以上 5 条或其中几条以上表现才可以诊断为脓毒症，而更强调以异常的指标结合临床专科的具体病情变化来做出更符合临床实际的脓毒症临床诊断。

2. 严重脓毒症 合并出现器官功能障碍表现的脓毒症。

3. 脓毒性休克 其他原因不可解释的、以低血压为特征的急性循环衰竭状态，是严重脓毒症的一种特殊类型，包括以下特征。

(1) 收缩压<90 mmHg 或收缩压较原基础值减少>40 mmHg 至少 1 h，或依赖输液及药物维持血压，平均动脉压<60 mmHg。

(2) 毛细血管再充盈时间≥2 s。

(3) 四肢厥冷或皮肤花斑。

(4) 高乳酸血症。

(5) 尿量减少。

（二）鉴别诊断

临床上需与流行性脑脊髓膜炎、伤寒、疟疾、变应性亚败血症、恶性组织细胞增多症、粟粒型肺结核等鉴别。

六、治疗

（一）病原治疗

给药途径应选择静脉给药。疗程一般在 3 周以上或热退后 5～7 天，如有迁徙病灶，疗程应适当延长。

1. 革兰氏阳性细菌脓毒症 社区获得性革兰氏阳性细菌脓毒症多为不产青霉素酶的金黄色葡萄球菌或 A 组溶血性链球菌所致，可选用青霉素或苯唑西林等半合成青霉素，或选用头孢噻吩、头孢唑林等第一代头孢菌素。B 组溶血性链球菌脓毒症可选用第一代头孢菌素，或与氨基糖苷类抗生素联合。医院感染葡萄球菌脓毒症多为 MRSA 所致，可选用万古霉素或去甲基万古霉素、替考拉宁、利奈唑胺等。肠球菌脓毒症可用利奈唑胺、氨苄西林联合氨基糖苷类抗生素，或万古霉素联合氨基糖苷类抗生素。

2. 革兰氏阴性杆菌脓毒症 以第三代头孢菌素为主，或与氨基糖苷类抗生素或亚胺培南联合治疗。大肠埃希菌、克雷伯菌、肠杆菌属可选用头孢噻肟、头孢曲松或头孢吡肟。铜绿假单胞菌脓毒症可选用头孢哌酮、头孢他啶、亚胺培南或环丙沙星。不动杆菌脓毒症可选用头孢哌酮/舒巴坦、氨苄西林/舒巴坦或亚胺培南，可联合应用氨基糖苷类抗生素或氟喹诺酮类抗菌药物。

3. 厌氧菌脓毒症　可选用甲硝唑、替硝唑或奥硝唑，头孢西丁、头孢替坦及亚胺培南对脆弱类杆菌敏感，常可用来治疗需氧菌与兼性厌氧菌的混合感染。

4. 真菌脓毒症　可选用氟康唑、伊曲康唑、两性霉素B、氟胞嘧啶、伏立康唑及卡泊芬净等。

(二) 脓毒性休克的治疗

尽早明确并紧急控制感染源，实施去除感染源、给予抗菌药物等干预措施。当血管内植入设备是可能的感染源时，在建立其他血管通路的前提下，尽早迅速拔除可疑感染源设备。皮下或软组织脓肿形成时应切开引流，胸腔、腹腔或心包腔等脓液应酌情穿刺抽脓或引流。胆道或泌尿道梗阻者应及时手术治疗。如为导管相关脓毒症，应及早去除或更换导管。

1. 液体治疗　对于脓毒症以及脓毒性休克患者，在早期液体复苏以及随后的容量置换中，推荐首选晶体液；建议可以使用平衡液或者生理盐水进行液体复苏；当需要大量的晶体液时，额外使用白蛋白；不建议使用羟乙基淀粉进行血容量的扩充。

2. 血管活性药物的使用　推荐去甲肾上腺素作为首选的血管活性药物；不推荐使用低剂量多巴胺用于肾保护。在经过充分的液体复苏以及使用血管活性药物之后，仍然存在持续的低灌注，建议使用多巴酚丁胺。

3. 糖皮质激素　如果充分的液体复苏以及血管活性药物治疗后，患者能够恢复血流动力学稳定，则不建议使用静脉氢化可的松。如果无法达到血流动力学稳定，则建议静脉使用氢化可的松，剂量为每天200 mg。

4. 肾替代治疗　对于脓毒症患者出现急性肾损伤时，建议使用连续性或者间断性肾替代治疗。

5. 其他　包括使用血液制品、镇静、镇痛、抗凝及机械通气等。

七、预防

避免创伤和伤口感染，如有感染及时消毒处理，避免挤压和针挑皮肤疖疮和脓肿。合理使用抗生素、糖皮质激素和免疫抑制剂。进行手术、器械检查、静脉穿刺、留置导管等操作时，应严格消毒，注意无菌操作。注意免疫功能低下患者的护理和消毒隔离，预防继发感染。

（鲁晓擘）

第十四节　感染性休克

感染性休克（septic shock）亦称脓毒性休克，是由病原微生物及其毒素侵入血液循环，直接或间接地激活宿主的各种细胞和体液系统，产生各种细胞因子和内源性介质，作用于机体的各器官系统，引起急性微循环灌注不足、组织细胞缺血缺氧、代谢紊乱和功能障碍，甚至多脏器功能衰竭，导致以休克为突出表现的危重综合征。2016年在第45届危重病医学年会上，美国重症学会与欧洲重症学会联合发布脓毒症的最新定义及诊断标准。脓毒症是机体对感染的反应失调而导致危及生命的器官功能障碍。脓毒性休克是指脓毒症合并严重的循环障碍和细胞代谢紊乱，其死亡风险较单纯脓毒症显著升高。脓毒性休克的临床表现为持续性低血压，在充分容量复苏后仍需血管收缩药以维持平均动脉压≥65 mmHg，血清乳酸浓度>2 mmol/L。

一、病因学

（一）病原体

各种感染均可引起感染性休克，临床上常见的病原体包括：革兰氏阴性菌如肠杆菌科细菌（大肠埃希菌属、克雷伯菌属、肠杆菌属）、非发酵杆菌（假单胞菌属、不动杆菌属）、脑膜炎球菌和类杆菌属等；革兰氏阳性菌如葡萄球菌、链球菌、肺炎链球菌和梭状芽孢杆菌；真菌和某些病毒如汉坦病毒也可引起感染性休克。

（二）宿主因素

具有慢性疾病的患者如艾滋病、糖尿病、肝硬化、恶性肿瘤、白血病、烧伤、器官移植以及长期应用免疫抑制剂、细胞毒性药物、放疗或化疗、留置导尿管和静脉导管等情况，易并发各种感染而引发感染性休克。医院感染患者、老年人、婴幼儿、分娩妇女、大手术后体力恢复较差者更易发生感染性休克。

二、发病机制与病理学表现

感染性休克是由微生物及其毒素等产物所引起的全身炎症反应综合征伴休克，其发生和发展是多种因素相互作用、互为因果的综合结果。20 世纪 60 年代提出的微循环障碍学说为休克的发病机制研究奠定了基础，得到了多数学者的公认，目前对休克的研究已深入到细胞与分子水平。微生物及其毒素和胞壁组分激活机体的各种应答细胞（包括单核-巨噬细胞、中性粒细胞、内皮细胞等）以及体液系统（如补体、激肽、凝血和纤溶等系统），产生各种内源性介质和细胞因子等，在发病中起重要作用。

（一）微循环障碍

在休克的发生和发展过程中，微血管历经痉挛、扩张和麻痹三个阶段。休克初期，由于病原菌及毒素的作用，机体中儿茶酚胺、肾素-血管紧张素-醛固酮系统、血栓素 A_2、血小板活化因子、白三烯等缩血管因子产生增加，共同作用于微血管，使微血管强烈收缩、外周阻力增高、微循环灌注减少，导致缺血、缺氧。随着休克的进展，无氧代谢产物（乳酸）产生增多，组胺和缓激肽等血管活性物质释放，微动脉和毛细血管前括约肌舒张，而微静脉持续收缩，加之白细胞附壁黏着，使微循环内血流淤滞，流体静压增高，毛细血管通透性增加，血浆外渗、血液浓缩、有效循环血量减少、回心血量进一步降低、血压明显下降，缺氧和酸中毒加剧，氧自由基生成增多，引起广泛的细胞损伤。休克晚期，血液进一步浓缩、血液黏滞度增高、血管内皮损伤等导致凝血系统激活而发生弥散性血管内凝血（DIC），后者又可造成微血管血栓栓塞，加剧组织细胞缺血缺氧、大量坏死，致使心、脑、肺、肾等重要脏器功能障碍，甚至出现多脏器衰竭。

（二）休克发生的细胞及分子机制

革兰氏阴性菌内毒素、外毒素、蛋白酶，革兰氏阳性菌外毒素、肠毒素、病毒及其代谢产物等均可激活全身炎症连锁反应。内毒素可释放入血或直接作用于单核-巨噬细胞、中性粒细胞、内皮细胞等效应细胞，产生各种炎性介质，如肿瘤坏死因子（TNF-α）和白细胞介素-1（IL-1），两者又可进一步引起细胞因子 IL-6、IL-8、IL-12、α-干扰素及血栓素、白三烯、血小板活化因子等的释放，放大炎症反应。内毒素还可诱导产生趋化因子、黏附分子，激活补体系统和环氧化酶，使花生四烯酸代谢产物前列腺素 E、前列环素和血栓素增多。

炎症反应一旦启动，抗炎反应亦被激活，以调节炎症反应。炎症介质与抗炎介质之间的相互作用在机体抗感染中起着关键作用。炎症介质过度表达，可引起原发性细胞损伤，以及休克、多脏器衰竭；而当抗炎介质过度表达，则可导致细胞炎症反应下降，继发感染的风险增加，最终导致细胞的破坏和感染性休克的发生。

一氧化氮（NO）已被证实是导致低血压的重要介质。内毒素、肿瘤坏死因子、干扰素、血小板活化因子等可刺激巨噬细胞、内皮细胞、血管平滑肌细胞等，激活诱导型 NO 合酶，产生大量 NO。NO 激活鸟苷酸环化酶，使细胞内环鸟苷酸水平升高，引起血管平滑肌扩张及降低收缩的反应性，造成顽固性低血压和心肌收缩性的抑制，并可增加血管通透性、抑制线粒体呼吸、降低血管平滑肌反应性和增强内毒素对内皮细胞的损害。

中性粒细胞是引起组织损伤以及多脏器衰竭的重要因素。中性粒细胞在感染部位血管中的聚集可造成微循环的机械性阻塞，加重组织缺血、缺氧；其产生的各种介质如羟基自由基、过氧化氢、白三烯、弹性蛋白酶、胶原酶等在组织损伤中也起着重要作用。

（三）休克时的代谢改变

在休克的应激情况下，糖原和脂肪分解代谢亢进。初期血糖、脂肪酸和三酰甘油均升高。随着休克的进展，糖原耗竭，血糖降低，胰岛素分泌减少，胰高糖素分泌增多。休克初期，细菌毒素对呼吸中枢的直接刺激以及有效循环血量降低的反射性刺激引起呼吸加快、过度换气，导致呼吸性碱中毒；继而因脏器血液灌注不足、生物氧化过程发生障碍、三羧酸循环受抑制、ATP 生成减少、乳酸生成增多，出现代谢性酸中毒，呼吸深大而快；休克晚期，常因中枢神经系统或肺功能受损而导致混合性酸中毒，出现呼吸节律或幅度的改变。

（四）重要脏器的病理学表现

1. 肺　肺微血管收缩、阻力增加，动-静脉短路大量开放，肺毛细血管灌注不足，氧弥散功能障碍，血氧分压下降。肺毛细血管通透性增加，血浆外渗导致间质水肿。肺表面活性物质减少，肺顺应性降低，易出现肺不张。

2. 心脏　动脉压降至 40 mmHg 以下，冠状动脉灌注量明显减少，心肌缺血、缺氧，均可造成心肌损伤，亚细胞结构发生明显改变。代谢紊乱、酸中毒、高血钾等也可影响心功能。发生 DIC 时，心肌组织小血管内有微血栓形成。

3. 肾　休克时肾皮质血管痉挛，近髓质微循环短路大量开放，皮质血流减少而髓质血流相对得到保证。休克持续，肾小管因缺血、缺氧发生坏死，间质水肿，可并发急性肾衰竭。

4. 脑　动脉压降至 40 mmHg 以下时，脑灌注量不足，导致脑缺血、缺氧，星形细胞肿胀并压迫血管，血管内皮细胞肿胀，导致微循环障碍和血流异常，加重脑缺氧，ATP 耗尽后钠泵作用消失，引起脑水肿。

5. 肝　肝的微循环障碍、缺血、缺氧可引起肝功能异常、全身代谢紊乱和乳酸盐积聚、屏障功能减弱和 DIC 形成。

6. 肠　肠微循环障碍，致使肠黏膜缺血、水肿、出血、通透性增加，使得肠腔内毒素易于被吸收入血而加重休克。

三、临床表现

除引起感染性休克的原发感染疾病的表现外，主要表现为休克，表现为组织灌注不足及血乳酸增高，晚期可出现重要脏器功能衰竭。感染性休克根据血流动力学的不同分为两型：①低排高阻型：又称冷休克，血流动力学表现为心排血量降低，外周血管阻力增加。临床表现为面色苍白、四肢厥冷、脉搏细速、尿少等。②高排低阻型：又称暖休克，血流动力学表现为心排血量正常或升高，外周血管阻力降低。临床表现为颜面潮红、四肢温暖、脉搏有力，此类型较少见。

（一）休克早期

除少数高排低阻型休克外，多数表现为交感神经兴奋的症状，烦躁、焦虑、面色苍白、轻度发绀、肢端湿冷、恶心、呕吐、尿少、心率加快、呼吸急促、血压正常或偏低、脉压变小（≤20 mmHg）。

（二）休克中期

患者出现烦躁、嗜睡或昏迷，以及皮肤湿冷，可见花斑，还有呼吸加快、心音低钝、脉搏细速、浅静脉萎陷、血压下降，收缩压低于 80 mmHg，少尿或无尿。

（三）休克晚期

出现 DIC、多脏器功能障碍和衰竭等，常有顽固性低血压和广泛出血（皮肤、黏膜和/或内脏、腔道出血）。多脏器功能衰竭主要表现为：①急性肾衰竭；②急性心功能不全；③急性呼吸窘迫综合征（ARDS）；④中枢神经系统功能障碍；⑤胃肠道功能紊乱；⑥肝衰竭。

四、实验室及辅助检查

（一）血常规

外周血白细胞计数增高，中性粒细胞数升高并有核左移；血细胞比容和血红蛋白增高为血液浓缩的标志；并发 DIC 时血小板进行性减少。

（二）尿常规和肾功能检查

急性肾衰竭时，尿比重固定，尿渗透压降低，血尿素氮和肌酐升高，尿钠排泄量>40 mmol/L。

（三）病原学

在使用抗菌药物前应根据病情进行血、尿、痰、便、脑脊液、胸腔积液、腹水和化脓性病灶分泌物的培养（包括厌氧菌培养），分离到致病菌后作药敏试验。

降钙素原（procalcitonin，PCT）是一种蛋白质，当严重细菌、真菌感染以及脓毒症和多脏器功能衰竭时，PCT 在血浆中的水平升高。PCT 如超过 5 ng/ml，提示有细菌感染，严重感染性休克患者常超过 10 ng/ml。

内毒素是革兰氏阴性菌细胞壁上的一种脂多糖和蛋白质复合物，当细菌死亡或自溶后便会释放出内毒素。内毒素与多种感染性疾病密切相关，病情恶化往往伴随着内毒素含量的增加，病情缓解也常伴随着内毒素含量的减少。鲎试验用于检测内毒素。

（四）血气分析和血生化检查

休克时多存在酸碱平衡紊乱，血气分析可监测动脉血 pH、血氧饱和度、氧分压、二氧化碳分压和剩余碱等指标。休克患者常有血钠降低，有肾衰竭时血钾升高。患者也可出现肝功能异常。血乳酸含量测定对诊断和判断预后有一定意义。

（五）血液流变学检查及 DIC 检查

休克时血液黏滞度增高。早期呈高凝状态，随后纤溶亢进转为低凝状态。发生 DIC 时，血小板进行性降低，凝血酶原时间和凝血活酶时间延长，纤维蛋白原减少，纤维蛋白降解产物增多，D-二聚体明显升高。

（六）其他检查

根据病情还可做心电图、X 线、B 超、G 试验、GM 试验等检查。

五、诊断

感染性休克通常可根据患者具有原发性感染和休克的临床表现这两个方面做出诊断。对易于合并休克的一些感染性疾病患者，应密切观察病情变化。

（一）原发性感染的表现

多数患者能找到原发感染灶。临床上引起感染性休克的疾病主要有脓毒症、暴发型流行性脑脊髓膜炎、中毒性肺炎、化脓性胆囊炎和胆管炎、中毒性细菌性痢疾、急性肾盂肾炎、腹腔感染和肾综合征出血热等。患者通常可有寒战、发热、全身中毒症状、外周血白细胞和中性粒细胞升高等感染性疾病的一般表现，也有上述各种疾病的特殊临床表现。

（二）休克的表现

休克早期患者出现面色苍白、皮肤湿冷或花斑、血压下降、脉压减小（≤20 mmHg）、脉搏细速、心率加快、呼吸急促、尿少等。晚期可见皮肤瘀斑、出血、意识障碍，可出现 DIC 和心、肾、肺、脑等重要脏器的功能障碍和衰竭。

六、预后

按照目前新的感染性休克诊断标准，其病死率>40%。感染性休克的预后取决于下列因素：治疗是否及时，方法和措施是否正确，感染的控制是否及时有效。晚期休克患者表现为难治性休克，伴有严重酸中毒、DIC 和重要脏器衰竭的患者预后差。同时伴有其他基础疾病者预后差，病死率高。

七、治疗

感染性休克的治疗原则是去除病原菌和控制感染，纠正微循环障碍，改善血流动力学和组织灌注，纠正代谢紊乱和维护重要脏器的功能。

（一）抗感染治疗

控制感染是治疗感染性休克的重要措施，早期有效抗菌治疗（在识别感染性休克的 1 h 内静脉应用有效抗菌药物）是降低病死率的关键。在未获得病原菌前，应根据患者感染部位、临床表现以及当地病原菌的流行和耐药状况，根据可能的致病菌来进行经验性抗菌治疗。获得致病菌后，再结合药敏结果调整治疗方案。抗菌药物选择和应用的原则是：选用高效低毒抗菌谱广的抗菌药物联合用药；采用静脉给药，剂量和疗程足；根据药物的药代动力学/药效学特性来使用抗菌药物；每天评估疗效。通常给予抗菌谱较广的一种或两种药物联合治疗，可选择一种合适的广谱青霉素或第 2～4 代头孢菌素，也可再联合应用氨基糖苷类或氟喹诺酮类抗菌药物。若为严重免疫功能低下患者的医院感染，尤其是考虑到铜绿假单胞菌或肠球菌感染可能时，更应联合用药。对于持续粒细胞缺乏伴发热患者，疑有金黄色葡萄球菌感染时，还应加用万古霉素或去甲万古霉素治疗，治疗 4～7 天无效者，尚需考虑真菌败血症的可能。疗程通常为 7～10 天。可通过测定 PCT 水平来协助观察疗效以及是否停止经验性抗菌治疗。

在抗菌治疗的同时，还应积极治疗原发感染灶和迁徙性病灶，如充分引流脓肿、去除坏死组织、去除异物或植入物等。控制原发基础疾病对于病情的恢复也极为重要。

（二）抗休克治疗

1. 液体复苏治疗　有效循环血量的不足是感染性休克的突出矛盾，扩容治疗是抗休克的基本手段，复苏所用液体包括胶体液和晶体液。常用的晶体液有生理盐水、复方氯化钠溶液和平衡盐液（乳酸钠溶液和复方氯化钠溶液之比为1∶2）。常用的胶体液有低分子右旋糖酐、羟乙基淀粉、血浆、白蛋白和全血。扩充血容量的方法一般采用先快后慢、先多后少的原则，力争在短时间内改善休克状态。液体复苏初期首选晶体液而不推荐使用羟乙基淀粉，后续如仍需大量的晶体液输入时则可选择白蛋白输入。感染性休克早期液体复苏所需晶体液量至少为30 ml/kg。在早期复苏的最初6 h内，下述目标可以作为规范化治疗的一部分：①中心静脉压8～12 mmHg；②平均动脉压≥65 mmHg；③尿量≥0.5 ml/(kg·h)；④上腔静脉血氧饱和度或混合静脉血氧饱和度≥70%或65%。

2. 血管活性药物的使用 在早期液体复苏的情况下仍不能纠正低血压，平均动脉压仍低于65 mmHg，此时需考虑使用血管活性药物；但对于感染性休克，临床上也可考虑更早使用血管活性药物，即在液体复苏的同时使用血管活性药物。血管活性药物使用的目标是维持平均动脉压在65 mmHg以上。感染性休克首选的血管活性药物是去甲肾上腺素。如需额外药物维持足够的血压，肾上腺素可补充或替代去甲肾上腺素。血管加压素可作为感染性休克的一线治疗药物，可在使用去甲肾上腺素的同时加用小剂量的血管加压素（0.03 U/min），但小剂量的血管加压素不推荐单独用于初始治疗选择。对于心率较慢或心动过缓的患者，多巴胺可作为去甲肾上腺素的替代选择药物。

3. 正性肌力药物的应用 存在心功能不全或在取得充足的血管内容量和平均动脉压时仍存在低灌注的情况下，可使用或加用多巴酚丁胺［最大剂量为20 mg/(kg·min)］。

4. 糖皮质激素的应用 对于感染性休克，如液体复苏和血管活性药物能维持血流动力学稳定，则无须应用激素；反之，则可使用氢化可的松进行治疗（200 mg/d）。当血管活性药物不再需要使用时，激素可逐渐减量直至停用。不存在休克的脓毒症不推荐使用激素。

5. 支持对症治疗 组织低灌注已经纠正的患者如血红蛋白低于7.0 g/dl可输注红细胞。凝血功能异常如果没有侵入性操作或出血时，并不推荐输注新鲜冷冻血浆。血小板减少时可考虑输注血小板。不推荐使用丙种球蛋白。注意营养支持（尽量采用口服或肠内营养）和维持内环境稳定。对于存在ARDS的患者，建议采用小潮气量（6 ml/kg）的保护性肺通气策略来进行呼吸支持。注意血糖的监测和控制。对于存在急性肾衰竭的患者给予透析治疗。对于存在出血风险的患者，可使用质子泵抑制剂来预防应激性溃疡。低灌注所致的乳酸血症pH≥7.15时，不推荐使用碳酸氢钠来纠正血流动力学紊乱或用来减少血管活性药物的应用。

（沈银忠）

第6章 螺旋体病

第一节 钩端螺旋体病

钩端螺旋体病（leptospirosis）简称钩体病，是由一组致病性钩端螺旋体（*Leptospira*）引起的急性全身感染性疾病，属自然疫源性疾病。因人畜普遍易感，又称人畜共患病。主要传染源为鼠类和猪等，人接触疫水而感染。临床特征为起病急，畏寒、高热、头痛伴结膜充血、腓肠肌痛及淋巴结肿大，重症表现为黄疸、出血、肺出血，可因肝、肾衰竭死亡。该病在世界范围内均有散发或流行，在我国长江流域以南地区，较为多见。

一、病原学

钩端螺旋体长 6～20 μm，直径 0.1～0.2 μm，一端或两端弯曲呈钩状，且有 12～14 个细密规则的螺旋，可沿长轴旋转呈 C 或 S 状前进（图 6-1-1）。钩端螺旋体穿透力强，可经完整黏膜或破损皮肤侵入机体。钩端螺旋体染色为革兰氏阴性，也可用特殊的镀银染色。钩端螺旋体由菌体、轴丝及外膜组成，外膜有很强的抗原性，其相应的抗体为保护性抗体。

钩端螺旋体在需氧条件下生长，在含 5%～10%兔血清的柯氏培养基中，28～30℃需 1 周以上才能生长。钩端螺旋体在外界冷、湿及弱碱性的环境中抵抗力强，易于生存，在 69%～70%湿度的土壤中可存活整个冬季，甚至存活 270 余天仍具有致病能力，在－20℃中可存活 3 个月。但对干燥及热敏感，在干燥下易死亡。在 50～60℃环境中 10～20 min 即死亡。对常用消毒剂均敏感。

钩端螺旋体抗原结构较复杂，根据特异性抗原，钩端螺旋体可分为 23 个血清群、200 个以上血清型，目前新型仍在不断发现。我国已发现 19 个血清群及 74 个血清型，常见的致病

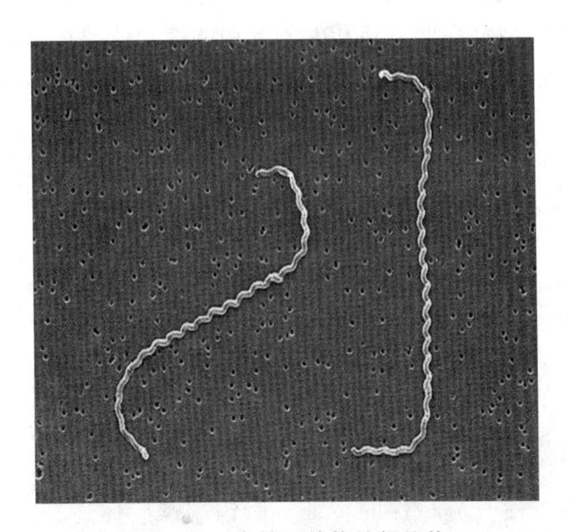

图 6-1-1 电镜下的钩端螺旋体

群、型见表6-1-1。钩端螺旋体分类主要以血清学反应为准。各型致病性钩端螺旋体外膜蛋白抗原及内鞭毛B蛋白抗原的编码基因之间有很高的保守系列，故为制造广谱的DNA疫苗提供了可能性。

表6-1-1 我国常见的钩端螺旋体致病群、型

群	型
黄疸出血群（*Icterohaemorrhagiae*）	赖（*Lai*）
犬群（*Canicola*）	犬（*Canicola*）
秋季热群（*Autumnalis*）	秋季热（*Autumnalis*）
澳州群（*Australis*）	澳州（*Australis*）
波摩拿群（*Pomona*）	波摩拿（*Pomona*）
流感伤寒群（*Grippotyphosa*）	流感伤寒型（*Grippotyphosa*）
七日热群（*Hebdomadis*）	七日热型（*Hebdomadis*）
巴达维亚群（*Bataviae*）	巴叶赞（*Paidian*）

上述群、型中以黄疸出血群毒力最强、病情最重，而波摩拿群分布最广。对钩端螺旋体进行研究所用实验动物包括豚鼠、金黄地鼠、家兔与小白鼠等。

二、流行病学

（一）传染源

鼠类是本病在自然界中的主要储存宿主及传染源，约20余种鼠类带菌，另有80余种动物可感染或带菌，多为储存宿主，家畜中猪、犬、马、牛、猫以及蛙类均易感。我国主要以黑线姬鼠、黄毛属、黄胸鼠、褐家鼠等为主要的传染源，其中南方以黑线姬鼠为主要传染源，北方以猪和犬类为主要传染源。动物带菌尿液污染环境（水、土壤）使人受染。患者由于尿液环境等因素经尿液排菌量非常少并且带菌时间短，故患者不是主要传染源。

（二）传播途径

该病的主要传播途径为直接接触。皮肤或黏膜有破损的人，直接接触含有钩端螺旋体的疫水即可感染。在南方接触到被黑线姬鼠含有钩端螺旋体的尿液污染的环境，农民或下田收割的人员均可能受染，称为稻田型；在北方猪和犬的含钩端螺旋体尿在雨季和洪水泛滥时可污染环境使人受染，称为雨水型或洪水型。以上两种特定的环境及特定的感染方式，在上述地区可出现局部流行或大流行。饲养或屠宰家畜、接触病畜排泄物及血液也可被感染。误食被鼠含钩端螺旋体尿污染的食物或水可经消化道黏膜感染。下水道作业者、矿工及渔民等受染则多为散发病例。人偶可经实验室感染。

（三）易感人群

人群普遍易感，感染后（包括隐性感染者）仅对同型钩端螺旋体产生较持久的免疫力，但型与型之间无交叉免疫。本病具有明显的职业性，农民、牧民（包括狩猎者）、屠宰工人、矿工、下水道工人及渔民等为重要的易感人群。

（四）流行特征

本病具有季节性、地方性及流行性的特征。因钩端螺旋体适宜在一定的温度与湿度中生存，钩端螺旋体病发病与洪涝灾害和降雨量多少有着密切关系，故流行季节多为多雨的夏秋季。南方因稻田型而发生流行甚至大流行，北方则多在暴雨或洪水之后，多为雨水型或洪水型，在非流行期间则多为散发病例。钩端螺旋体病在世界各大洲均有流行，尤以热带及亚热带地区多见；我国除新疆、甘肃、青海、宁夏外，其他地区均有病例报告。多数地区均有钩端螺旋体病的散发病例。每年 6—10 月份为发病的高峰季节。

三、发病机制与病理学表现

钩端螺旋体自破损的皮肤（黏膜）侵入，经淋巴或毛细血管直接进入血流，繁殖并产生毒素，导致全身毒血症症状，即钩端螺旋体败血症。在败血症期间疾病进展，钩端螺旋体可侵入所有组织、器官，尤以肺、肝、脑、肾等实质脏器损害更为多见，可出现肺弥漫性出血、黄疸、脑膜脑炎、肾衰竭等相应临床表现。靶器官的损害程度与钩端螺旋体的毒力和机体的免疫状态有关，与钩端螺旋体存在的数量并不平行。后期因抗钩端螺旋体抗体滴度的增加，血中的钩端螺旋体数量减少到消失，但机体可发生超敏反应而出现后发热、眼部及神经系统疾病等后发症；此时肾中的钩端螺旋体仍可继续繁殖而不受抗体的影响，且可随尿液排出体外。

钩端螺旋体病的基础病理改变为毛细血管感染中毒性损伤。肝、肺、肾等器官的功能障碍严重但病理形态改变轻微，故临床治疗后易逆转恢复而大多不留后遗症。肝可见肝细胞变性坏死、肿胀、肝实质炎性细胞浸润及肝内胆管胆汁淤积。肺可见广泛点状出血，如出血扩展成大片融合性出血时，外观似肝样实变；镜下肺微血管广泛充血，但电镜下仅见到毛细血管内皮连接处有红细胞溢出的缺口。肾则有间质水肿及炎性细胞浸润、肾小管退行性变，但肾小球变化不明显。脑和脑膜也可见血管损伤与炎性细胞浸润；眼部后发症表现为虹膜睫状体炎或全眼炎；肌肉以腓肠肌病变较为明显，表现为肿胀、横纹消失、出血等炎症表现。

四、临床表现

潜伏期 7～14 天（2～28 天），平均 10 日左右。临床表现轻重不等，疾病过程可分为 3 期 5 型。

（一）早期（钩端螺旋体败血症期）

此期是因钩端螺旋体进入血流后繁殖并产生毒素所致感染中毒，患者表现为全身感染中毒症状，是各型钩端螺旋体病早期共有的临床表现。起病急，热型多为稽留热，伴乏力、疼痛（头痛、腰肌痛及腓肠肌痛）。体检发现眼结膜充血、腓肠肌压痛及淋巴结肿大，淋巴结肿大以腹股沟淋巴结多见，以上称为“三症状”（发热、疼痛与乏力）及“三体征”（眼结膜充血、腓肠肌压痛及淋巴结肿大）。部分患者可出现咽部充血和疼痛，恶心、呕吐、腹泻及肝脾轻度增大等。

（二）中期（器官损害期）

在早期感染中毒败血症的基础上，出现组织、器官损害时，可呈现黄疸出血型、肺出血型、脑膜脑炎型及肾衰竭型。

1. 感染中毒型（流感伤寒型） 仅有全身感染中毒症状，不伴有明显的组织、器官损害，也可直接发展到免疫反应阶段（后发症表现）。此型最多见。少数人可经败血症期后出现不同器官损害而表现为以下各临床类型。

2. 黄疸出血型（又称外耳病） 初期表现为全身感染中毒症状，持续 3～5 天，出现明显的恶心、食欲缺乏、进行性黄疸、出血倾向，如皮肤黏膜的瘀点或瘀斑、鼻出血、咯血、便血等肝损害的表现，肝功能检查明显异常。约 90%的病例同时出现不同程度的肾损害，如蛋白尿、镜下血尿、氮质血症直至发生急性肾衰竭。肾衰竭是黄疸出血型的主要死亡原因，肝衰竭及大出血（如肺出血及消化道出血）为次要的死亡原因。黄疸出血型钩端螺旋体是本型主要的致病钩端螺旋体。轻型黄疸患者如无出血倾向和肾衰竭，也可自行恢复。如有肺出血表现则与肺出血型同时存在，预后凶险。

3. 肺出血型 为钩端螺旋体病致死的主要类型，肺出血多发生在钩端螺旋体败血症的基础上，在病程的第3～4日表现为肺出血。轻者仅痰中带血，肺部体征不明显或有少许湿性啰音，X线显示两肺散在点状或小片状阴影。严重者表现为肺弥漫性大出血，可痰中带血或咯血，因咯出血液不易凝固，重者口鼻涌血导致窒息，亦有肺弥漫出血严重但无咯血。在广泛肺微血管出血的基础上，患者伴严重的呼吸、循环功能障碍，出现烦躁、气促、心悸、发绀、面色苍白、脉搏增快等，肺部可闻广泛的湿啰音，肺部X线可见融合的大片阴影。该期病程短则数小时，偶有暴发起病者，患者迅速出现肺弥漫性出血后死亡。

4. 脑膜脑炎型 本型少见，在初期毒血症的基础上，出现头痛、颈部抵抗、克氏征等脑膜炎表现，以及昏睡、昏迷、谵妄等神志改变，还可出现抽搐及瘫痪。重症患者出现脑水肿甚至脑疝，脑脊液检查压力升高、蛋白质增高、白细胞小于500×10^6/L，以单核细胞为主，脑脊液可培养出钩端螺旋体。脑膜炎同时伴脑炎（脑实质损害）表现者预后较差。

5. 肾衰竭型 本型很少单独出现，多与黄疸出血型同时出现，且成为患者的主要死亡原因。轻者仅出现蛋白尿、红白细胞和管型，重症则出现少尿、氮质血症直至尿闭、肾衰竭。

（三）后期（恢复期或后发症期）

1. 后发热 多在热退后3～4日再次发热，多轻微，不伴有钩端螺旋体败血症，体温38℃左右，1～3日可自愈，血中嗜酸性粒细胞增多，但血中钩端螺旋体培养阴性。

2. 后发性反应性脑膜炎 多与后发热同时或先后出现脑膜炎的症状和体征，但脑脊液中钩端螺旋体培养阴性，末梢血中嗜酸性粒细胞增多。

3. 闭塞性脑动脉炎 出现较晚，多于隐性感染后2～6个月出现，因脑缺血造成进行性瘫痪或失语，脑血管造影示基底动脉炎，经1～2个月多数可恢复。

4. 眼部后发症 多在热退后1周至1个月时出现，可有虹膜睫状体炎、葡萄膜炎、球后视神经炎、脉络膜炎、玻璃体混浊甚至全眼炎，多见于波摩拿型钩端螺旋体感染者。

五、实验室检查

1. 常规检查 白细胞总数正常或轻度增高，中性粒细胞增高，红细胞沉降率增快，尿中有蛋白、管型或红白细胞。肝功能异常。

2. 特异性检查

（1）病原分离：发病1周内做血培养阳性率20％～70％，应用含兔血清的柯氏培养基，但至少1周才能生长，培养阳性即为确诊依据。也可作脑脊液、尿液及淋巴结穿刺培养。

（2）动物接种：发病1周内采血接种于幼龄豚鼠或仓鼠。

3. 血清学检查

（1）显微镜凝集试验是目前国际公认的血清学检验方法，它是以活菌（钩端螺旋体）作为抗原加入待测血清，如发生凝集且效价＞1∶400即为阳性；也可以急性期及恢复期双份血清检测抗体，如效价增高4倍以上同样为阳性可确定诊断。本试验有特异性，但非早期诊断方法。

（2）酶联免疫吸附试验阳性出现较早，敏感性较高。

（3）酶免疫斑点法为国内首创，敏感性与特异性均较高，操作简单，仅需1.5～2.5 h即可出结果，适合于基层治疗单位推广。

4. 分子生物学检测 DNA探针杂交检测钩端螺旋体抗原增加了试验的敏感性，以PCR

法检测钩端螺旋体的 DNA，可作为早期诊断。

六、诊断及鉴别诊断

（一）诊断

1. 流行病学　主要考虑流行地区、职业、发病季节、接触疫水或接触病畜史。

2. 临床表现　患者表现有全身疼痛、腓肠肌压痛、淋巴结肿大、肺出血、黄疸、肾损害、脑膜炎等表现。流行期间诊断较易，但对散发病例，应注意鉴别。

3. 实验室检查　显微镜凝集试验阳性可确诊。

（二）鉴别诊断

感染中毒型应该与流行性感冒、伤寒、败血症、伴有肾综合征的流行性出血热等疾病鉴别。黄疸出血型应与病毒性肝炎、肾综合征出血热鉴别。肺出血型应与大叶性肺炎、中毒休克型肺炎、肺结核等鉴别。脑膜脑炎型应与结核性脑膜炎、病毒性脑膜炎鉴别。

七、治疗

钩端螺旋体病表现复杂，病情轻重悬殊，应密切观察病情变化，强调“三早一就”（早发现、早诊断、早治疗、就地治疗）。绝对卧床，应保证营养与热量，维持水与电解质的平衡，供给多种维生素，防止继发感染。治疗包括病原治疗与对症治疗。

（一）病原治疗

早期应用抗生素是治疗的关键。青霉素为首选药物，目前尚未发现对其耐药的钩端螺旋体。赫氏反应可发生于部分患者，多发生在首剂应用青霉素后 2～4 h，乃因钩端螺旋体在短期内被药物杀灭，菌体裂解释放大量菌体异体蛋白和毒素所致，表现为高热、寒战、血压下降甚至休克等。赫氏反应极易诱发肺弥漫性大出血。故病原治疗宜从小剂量青霉素开始：首剂量 40 万～80 万 U，每 6～8 h 一次，肌内注射，每日总量 160 万～240 万 U，同时可静推地塞米松 5～10 mg，8 h 一次，疗程 5～7 天或热退后 3 天停药；首剂用药后应加强监护。重型患者可给青霉素 600 万～800 万 U/d，分次静脉滴注，同时加用氢化可的松以避免发生赫氏反应，对病程已 4 天的钩端螺旋体病患者给予抗生素治疗仍可奏效。对青霉素过敏者可换用其他抗生素（链霉素、庆大霉素、四环素、氯霉素、多西环素、吉他霉素及头孢菌素类）。

（二）对症治疗

1. 激素的应用

（1）重症钩端螺旋体病患者高热＞40℃、血压下降或极重症黄疸出血型钩端螺旋体病患者可酌情使用 1～3 天。

（2）先兆肺大出血患者，可给予地塞米松 30～40 mg 或氢化可的松 100～200 mg 静推，每 1 h 一次，以后地塞米松 40 mg 或氢化可的松 200 mg 维持 2～3 天。

2. 其他　包括降温、镇静、吸氧、强心等综合对症治疗。

（三）各型钩端螺旋体病的处理

1. 黄疸出血型　可参照急性重型肝炎的治疗。避免使用对肝、肾有损害的药物；有出血倾向者可给予维生素 K 治疗（30～40 mg/d），也可给予新鲜血及人血白蛋白、激素。肾功能不全者可行透析治疗，注意水、电解质及酸碱平衡。

2. 肺出血型　给予异丙嗪、氯丙嗪或水合氯醛、地西泮等予以镇静；输液速度小于 1 ml/min，心率大于 100～120 次/分，给予血管活性药以免引起肺动脉高压诱发肺出血；肺弥漫性大出血时，准备气管切开及呼吸机，可给予输血、激素等。

3. 脑膜脑炎型 防止和治疗脑水肿，防止脑疝。可用20%甘露醇250 ml静脉注射脱水，配合地塞米松10～20 mg/d以减轻脑水肿。

4. 后发症 后发热及轻症的眼部后发症常无需特殊治疗可自行缓解，闭塞性脑动脉炎及严重后发症可针对机体变态反应给予激素治疗。

八、预防

1. 控制传染源 灭鼠防鼠，对家养的猪及犬加强管理（避免粪、尿对环境的污染）。

2. 切断传播途径 加强个人防护，减少或避免与疫水的接触。

3. 保护易感人群 应用多价钩端螺旋体菌苗对疫区重点人群接种，应在流行季节前1个月（4—5月份）完成。第1次皮下注射1 ml，7～10天后注射2 ml，以后每年需注射2次，当年保护率可达95%；未注射菌苗但接触疫水者，可口服多西环素200 mg，每周1次，保护率约为90%。目前已研制活菌苗和纯化苗及广谱的DNA疫苗。

（袁　宏）

第二节　莱姆病

莱姆病（Lyme disease）又称蜱媒螺旋体病（tick borne spirochetosis），是由伯氏疏螺旋体（*Borrelia burgdorferi*）引起的自然疫源性传染病，蜱为传播媒介，鼠类为传染源。临床主要表现有发热和皮肤游走性红斑，可导致心脏、神经及关节等多器官系统损害，病程长，致残率高。

一、病原学

病原为伯氏疏螺旋体，属于螺旋体科，疏螺旋体属。

（一）形态及染色

体长10～40 μm、直径0.2～0.4 μm的大而稀疏的有3～10个粗浅而不规则螺旋的螺旋体。电镜下观察其末端有数条鞭毛。革兰氏染色弱阳性，吉姆萨染色为淡红的蓝色，镀银及免疫荧光染色显色良好，可在暗视野及位相显微镜下检出。

（二）分型和抗原性

分型主要采用基因分型方法，目前分为10个基因型，其中狭义疏螺旋体、伽氏疏螺旋体和阿弗西尼疏螺旋体3个基因型对人有致病力。伯氏疏螺旋体有30多种蛋白，其中鞭毛蛋白（分子量41 000）使人体产生特异性IgM抗体，感染后6～8周达高峰，以后下降，可用于早期诊断。外膜蛋白（分子量31 000及34 000）致机体产生特异性IgG及IgA抗体，感染后6～8周产生，可保存多年，可用作诊断及流行病学调查。

（三）生物学特性

伯氏疏螺旋体在微需氧环境下生长，在含兔血清的培养基上生长良好，亦可用BSK（barbour-stoenner killy）培养基或我国用来培养脾上皮细胞的培养基，在33～35℃下缓慢生长，约12 h繁殖一代。对潮湿、低温抵抗力强，对热、干燥及一般消毒剂敏感。

二、流行病学

1975年美国康涅狄格州莱姆（Lyme）镇首次发生此病，1978年确定硬蜱为其传播媒介，1980年以其最初流行地区正式命名为莱姆病，1982年从蜱体内分离出螺旋体，1984年将其病原体命名为伯氏疏螺旋体。螺旋体病呈全球分布，我国在1985年首次在黑龙江省海林县发现本病，以后在黑龙江省其他地区、新疆、安徽、河南、内蒙古、宁夏、广西、福建、云南及北京等19个省、市、自治区有病例报告，人群平均感染率为5.33%。

（一）传染源

目前发现鼠、鹿、兔、狐及狼等30多种野生动物、49多种鸟类和多种家畜均可为伯氏疏螺旋体的贮存宿主，但啮齿动物鼠为主要传染源，我国报告的鼠类有黑线姬鼠、大林姬鼠、褐家鼠及白足鼠等。患者由于仅在病程早期有短暂的病毒血症，故认为不是主要传染源。

（二）传播途径

本病通过虫媒传播，硬蜱（主要是雌性）为其传播媒介。感染后伯氏疏螺旋体在其肠道内繁殖，蜱叮咬人或动物时，随其粪便或反流经唾液传播。伯氏疏螺旋体可存在于蜱的脑、输卵管、阴道及卵巢内，且可在蜱体内经卵传代，故蜱亦是贮存宿主。传媒蜱类可因不同地区而异，美国主要是达敏硬蜱和太平洋硬蜱，欧洲主要是篦子硬蜱，我国则主要是全沟硬蜱及嗜群血蜱。蚊、马蝇及鹿蝇等亦可感染传播而成为本病的传播媒介，此外亦发现有输血或母婴垂直传播。

（三）人群易感性

人群普遍易感，在林区及农村居住和工作的人感染机会多，故本病发生常与旅游、野营及狩猎有关。隐性感染与显性感染之比例约为1∶1，其中5%～8%为亚临床型感染。感染后血中存在高滴度抗体且持续多年，但仍可见重复感染发病，故认为其产生的特异性IgG抗体不具保护性。

（四）流行特征

本病全年均可发病，6—10月份多发，尤其在6、7月为高发。青壮年发病率高，且与职业相关，室外工作者多发。

三、发病机制与病理学表现

（一）发病机制

人被受染的雌性蜱叮咬后，数小时伯氏疏螺旋体由皮肤原发灶向其周围扩散，引起多个环形的皮肤损害。伯氏疏螺旋体侵犯淋巴结引起淋巴结肿大，并可通过微血管及淋巴管进入血循环引起螺旋体血症，大量繁殖并释放内毒素样物质，引起发热及全身中毒症状；侵犯单核-巨噬细胞系统及多个脏器，引起肝脾大及多脏器、多系统损害。伯氏疏螺旋体可长期潜伏在入侵部位皮肤及受累的组织器官中，并持续造成病变。

螺旋体脂多酯具有内毒素的许多生物学活性，可非特异性激活单核细胞、巨噬细胞、滑膜纤维细胞、B细胞和补体，并产生多种细胞因子（IL-1、TNF-α、IL-6等）。此外，病原体黏附在细胞外基质、内皮细胞和神经末梢上，诱导产生交叉反应，并能活化与大血管闭塞发生相关的特异性T和B淋巴细胞，引起脑膜炎、脑炎和心脏受损。因此，免疫复合物也参与其组织损伤形成过程，血清IgM和含有IgM的冷球蛋白升高提示神经系统、心脏和关节等器官受累。并且，免疫遗传因素如HLA-DR2、HLA-DR3及HLA-DR4也与本病的发生相关。

（二）病理学表现

1. 早期皮肤损害 受损皮肤血管充血，周围有浆细胞及淋巴细胞浸润，晚期则以浆细胞浸润为主，并有内皮细胞增生、上皮增厚及轻度角化，表现为移行性红斑（erythema migrans，EM），皮损出现早、持续时间长而称之为慢性移行性红斑（erythema chronicum migrans，ECM）。

2. 中期 中枢神经系统尤其是脑神经和心脏病变为主要病变，可有进行性脑脊髓膜炎及脱髓鞘病变，脑皮质血管周围、脑神经（如动眼神经、面神经）及心肌均有单核细胞浸润。

3. 晚期 病变主要由免疫病理损伤引起，可检出血清循环免疫复合物。神经病变处血管壁增厚，周围淋巴细胞浸润，并有脱髓鞘病变；关节损害，以膝关节损害最多见，关节滑膜囊呈软组织增生、皮肤脱色萎缩、胶原增粗而类似硬皮病样表现。

四、临床表现

潜伏期7～9天（3～30天）。典型临床经过分3期，可依次或重叠出现。

（一）第Ⅰ期（皮肤损害期或早期）

本期主要特征是ECM，约90%患者于蜱叮咬后数日至数周内出现ECM，首先在蜱叮咬处出现斑疹或丘疹，数日后向周围扩散为一个大的圆形或椭圆形充血性皮损，外周为鲜红色，中央苍白并可有水疱或坏死，随着病程延长逐渐扩大，直径可达6～68 cm（平均16 cm），多见于大腿、腹股沟及腋窝处，伴有瘙痒、烧灼感。25%～50%患者有多个ECM（2～100个以上）。皮肤病变一般在3～4周（可1天至数月）消退，多不留痕迹，偶留有瘢痕或色素沉着。同时有发热、头痛、全身肌肉关节痛及呕吐等流感样症状，淋巴结增大及肝脾大。此期平均持续1周。

（二）第Ⅱ期（感染扩散期或中期）

神经系统病变多在ECM后2周出现，主要有脑神经炎、脑膜脑炎和神经根炎三大症状。15%～20%患者有脑膜炎表现，亦可有脑炎、脑神经炎及运动感觉神经炎，多表现为面瘫和（或）动眼神经瘫痪，及单或双侧运动或感觉障碍，亦可有舞蹈病、小脑共济失调及脊髓炎等。症状可持续数周至数月或更长。还可有健忘、注意力不集中、嗜睡等精神异常表现。发病3～5周后，8%～10%患者可出现心血管系统损害，表现为心音低钝、心动过速或房室传导阻滞，以Ⅰ度或Ⅱ度房室传导阻滞最多见，严重者可发生完全性房室传导阻滞。少数患者有心房颤动或心包炎等表现，可持续数日至数周，心脏病变多较轻，持续时间短可完全恢复。少数病例可有结膜炎、虹膜炎及全眼炎等眼病变。

（三）第Ⅲ期（持续感染期或晚期）

本期为机体的迟发型变态反应所致，病程已数月以上，不易检出伯氏疏螺旋体，且抗生素治疗疗效差。此期主要病变是关节损害、反复发作的对称性多关节炎，以大关节如膝、踝或肘关节病变最常见，偶见指、趾关节。关节痛并伴肿胀和积液，积液内嗜酸性粒细胞及蛋白质均升高，并可检出伯氏疏螺旋体。病程可持续数年。同时，神经系统病变继续加重，表现为痴呆、嗜睡、昏迷、共济失调及痉挛性下肢瘫痪，还可有吉兰-巴雷综合征、肢体远端感觉异常或根性疼痛。局部皮肤病变处可有类似硬皮病样改变，有的呈慢性萎缩性肢皮炎（acrodermatitis chronica atrophicans，ACA），手、腕、足或踝部皮肤紫红色或青紫色，伴皮肤萎缩。并可有肝、脾、淋巴结肿大，肝功能异常及间质性肾炎。还可偶见疏螺旋体淋巴细胞瘤（borrelia lymphocytoma，BLC），多发生在蜱叮咬处，常见于儿童耳郭或成人乳头、乳晕处，为直径1～5 cm的蓝红色小结节或斑，伴压痛及局部淋巴结肿大。病程长，可持续数月甚至1年以上。

亦可与 ECM 及本病的其他皮肤、神经系统或关节病变同时存在。此外，亦有伯氏疏螺旋体引起的脂膜炎、骨髓炎、葡萄膜炎和肺炎的个例报告。

本病可有母婴传播引起的先天感染，可有早产或死胎，婴儿可有先天性心脏病、指（趾）畸形及中枢性失明等。从死亡者的脾、肾及骨髓中可检出伯氏疏螺旋体。

五、实验室检查

1. 血象　WBC 计数多正常，红细胞沉降率增快。

2. 病原学检查

（1）涂片染色：取病损皮肤、淋巴结或脑脊液等标本涂片，镀银染色用暗视野显微镜，可检出伯氏疏螺旋体，检出率低。

（2）病原体培养：病程早期取血或皮损处取材做伯氏疏螺旋体培养，在特殊培养基上缓慢生长，阳性率低。

（3）PCR 法检测伯氏疏螺旋体 DNA：可取血、尿、脑脊液或皮肤检测，敏感性可高达 2×10^4 pg，但应除外假阳性。

3. 免疫学检查　检测血清或脑脊液中特异性抗体，为目前确诊本病的依据。特异性 IgM 抗体在 ECM 出现 2～4 周即可检出，6～8 周达高峰。特异性 IgG 抗体于病后 6～8 周开始升高，4～6 个月达高峰，可持续数年。可用间接免疫荧光法（IFA）、ELISA 或免疫印迹法（Western blot）检测，后者更敏感。单份血清 IgM 或 IgG 效价≥1∶128 或双份血清抗体效价有 4 倍以上增高者，均有诊断价值。但注意病程早期可有假阴性反应，或在其他螺旋体感染或自身免疫性疾病时可出现假阳性反应。

六、诊断及鉴别诊断

（一）诊断

1. 流行病学史　去过流行疫区，有蜱咬史。

2. 临床表现　皮肤出现 ECM 有重要诊断价值，其后出现神经系统、心脏及关节炎病变，应高度怀疑本病。如无 ECM，但有反复发作的关节炎，且有上述流行病学资料，亦应做相应的病原学和（或）血清学检测。血或脑脊液中检出特异性 IgM 和（或）IgG 抗体即可确诊。

（二）鉴别诊断

1. 皮肤损害　应与其他原因引起的红斑及硬皮病鉴别。

2. 神经系统病变　应与其他病原引起的无菌性脑膜炎、脑神经炎、神经根炎及吉兰-巴雷综合征等鉴别。

3. 心脏病变　应与其他原因引起的心肌炎、心律失常及房室传导阻滞等鉴别。

4. 关节炎　应与其他原因引起的关节炎鉴别。

七、预后

轻者为自限性，可痊愈。慢性和重症可致残，致残率可高达 60%。

八、治疗

（一）病原治疗

应尽早应用抗螺旋体药物治疗，以防止慢性化。

1. 早期治疗 以 ECM 为主要表现者，成人用多西环素 100 mg，每日 2 次，疗程 10～20 天；或阿莫西林 500 mg，每日 4 次，儿童 50 mg/(kg·d)，疗程 10 天。亦可用红霉素或阿奇霉素等。

2. 中期治疗 神经系统及心脏病患者，应用头孢曲松（ceftriaxone），2 g/d，静脉注射；或青霉素 2000 万 U/d，分次静脉注射。疗程 3～4 周。

3. 晚期治疗 关节炎患者则采用多西环素和阿莫西林联合治疗，疗程 30 天。

首剂病原治疗后，6%～15%患者可发生赫氏反应，故抗生素应从小剂量开始应用。

（二）支持及对症治疗

患者应卧床休息，高热及疼痛者可予以解热镇痛剂。症状严重、房室传导阻滞不能缓解或抗菌药物治疗后出现赫氏反应者，可短期应用肾上腺皮质激素治疗。

九、预防

主要措施是个人防护，防止蜱叮咬。在疫区如被蜱叮咬，应用抗生素可有预防作用。预防用疫苗正在研制过程中，包括全细胞菌苗和表面蛋白（OspA）菌苗，基因工程重组 OspA 菌苗亦正在研究。

（陆海英）

第三节 梅 毒

梅毒（syphilis）是由梅毒螺旋体引起的一种慢性全身性传染病。主要传播途径有性接触传播和垂直传播。临床表现复杂，可侵犯全身各器官。

一、病原学

梅毒螺旋体（*Treponema pallidum*，TP）属螺旋体目，密螺旋体科，密螺旋体属。大小为长 6～15 μm，宽 0.15 μm。TP 为厌氧微生物，体外不易生存。易被煮沸、干燥、日光、肥皂水和普通消毒剂杀灭，但耐寒力强。

二、流行病学

1. 传染源 患者是唯一的传染源。TP 主要存在于患者的皮损、血液、精液、乳汁和唾液中。

2. 传播途径 95%以上患者通过性接触传播，少数可因输血、接吻、哺乳或接触污染的衣物、用具感染。此外，TP 还可通过胎盘及脐静脉由母体传染给胎儿，也可在分娩过程中新生儿通过产道时皮肤擦伤处发生接触性感染。

3. 易感人群 普遍易感，人类对梅毒无先天免疫。

三、发病机制与病理学表现

梅毒的基本病变为闭塞性动脉内膜炎、小血管周围炎以及树胶样肿。闭塞性动脉内膜炎指小动脉内皮细胞及纤维细胞增生，使管壁增厚、血管腔狭窄闭塞。小血管周围炎指围管性单核细胞、淋巴细胞和浆细胞浸润。树胶样肿又称梅毒瘤（syphiloma），该肉芽肿质韧而有弹性，如树胶，故得名树胶样肿。树胶样肿后期可被吸收、纤维化，最后使器官变形，但绝少钙化。

四、临床表现

（一）梅毒的临床分型与分期

梅毒可分为后天获得性梅毒和胎传梅毒（先天梅毒）。后天获得性梅毒又分为早期和晚期梅毒。早期梅毒指感染梅毒螺旋体在 2 年内，包括一期、二期和早期隐性梅毒；2 年以上者为晚期梅毒，包括三期梅毒、心血管梅毒、晚期隐性梅毒。神经梅毒早、晚期均可发生。先天梅毒也可分为早期和晚期，前者为出生后 2 年内发病，后者为出生 2 年后发病。

（二）临床症状

1. 潜伏梅毒 无症状、脑脊液正常，但梅毒血清学检查阳性。可分为早期潜伏梅毒（病程＜2 年）和晚期潜伏梅毒（病程＞2 年）。

2. 一期梅毒 主要表现为硬下疳，潜伏期为 2～4 周，常为单个，也可多发，初为丘疹或浸润性红斑，继之发展成直径为 1～2 cm 的圆形或椭圆形浅表性溃疡，界限清楚，边缘隆起，基底部平坦、清洁。下疳出现后 1～2 周，可出现局部淋巴结肿大，可为单侧或双侧，无痛、相互孤立而不粘连，质中等，不化脓破溃。

3. 二期梅毒 下疳发生后 4～8 周，病期 2 年内。①皮肤黏膜损害。皮损类型多样化，可为红斑、丘疹、斑丘疹、斑块、鳞屑性皮损、脓疱疹或溃疡等，分布于躯体和四肢等部位，常泛发对称，不痒或轻微瘙痒。掌跖部暗红斑及脱屑样斑丘疹，外阴及肛周的湿丘疹或扁平湿疣为其特征性损害。还可出现口腔黏膜斑、虫蚀样脱发。②全身浅表淋巴结肿大。③梅毒性关节炎及眼、内脏、神经系统损害等。

4. 三期梅毒 可有一期或二期梅毒史，病程 2 年以上。

（1）晚期梅毒：①皮肤黏膜损害。表现为头面部及四肢伸侧的结节性梅毒疹，大关节附近的结节，皮肤、口腔、舌咽的树胶样肿；上腭及鼻中隔黏膜树胶样肿可导致上腭和鼻中隔穿孔和马鞍鼻。②骨梅毒、眼梅毒、其他内脏梅毒，累及呼吸道、消化道、肝脾、泌尿生殖系统、内分泌腺及骨骼肌等。

（2）心血管梅毒：主要侵犯主动脉弓部位发生主动脉瓣闭锁不全，即梅毒性心脏病，还可发生单纯性主动脉炎、主动脉瘤等。

（3）神经梅毒：发生率约 10%，多发生于感染 TP 后 10～20 年。可无症状，也可发生梅毒性脑膜炎、脑血管梅毒、脑膜树胶样肿、麻痹性痴呆。

5. 先天性梅毒 先天性梅毒不发生硬下疳，常有严重的内脏损害，对患儿的发育及健康影响很大。

（1）早期先天性梅毒：出生后 2 年内发病。类似获得性二期梅毒。皮肤损害可表现为红斑、丘疹、扁平湿疣、水疱-大疱，也可能出现梅毒性鼻炎、骨软骨炎及骨膜炎、全身淋巴结肿大、肝脾大、贫血等。

（2）晚期先天性梅毒：出生 2 年后发病，类似获得性三期梅毒，发育不良，智力低下。

（3）胎传潜伏梅毒：先天性梅毒未经治疗，无临床症状，梅毒血清学试验阳性，脑脊液检查正常。

五、实验室检查

（一）暗视野显微镜检查

暗视野显微镜检查可从病灶渗出物或组织中检测出梅毒螺旋体，对早期梅毒的诊断有一定的价值。

（二）梅毒血清学检查

包括非梅毒螺旋体血清试验和梅毒螺旋体血清试验，前者可作为临床筛选，并可作定量，用于疗效观察。后者特异性高，主要用于诊断试验。

（三）梅毒螺旋体-IgM 抗体检测

一期梅毒经治疗后，约2～4周梅毒螺旋体-IgM消失。二期梅毒治疗后约2～8个月之内IgM消失。IgM抗体分子较大，不能通过胎盘，因此如果婴儿梅毒螺旋体-IgM阳性则表示已被感染。

（四）脑脊液检查

检查项目应包括：细胞计数、总蛋白测定、VDRL试验及胶体金试验。

六、诊断及鉴别诊断

（一）诊断

1. 流行病学史 有不安全性行为，多性伴侣或性伴侣感染史或有输血史；先天梅毒患儿其生母为梅毒患者。

2. 一、二、三期梅毒

（1）疑似病例：符合临床表现，同时非梅毒螺旋体血清试验阳性或梅毒螺旋体血清试验阳性，可有或无流行病学史。

（2）确诊病例：符合疑似病例的要求，并且暗视野显微镜检查检出梅毒螺旋体；或符合疑似病例要求，并且两类梅毒血清学试验均为阳性。

3. 神经梅毒

（1）疑似病例：符合临床表现，两类梅毒血清学试验均为阳性，脑脊液检查中的常规检查异常。

（2）确诊病例：符合疑似病例的要求，并且脑脊液梅毒血清学试验阳性。

（二）鉴别诊断

1. 一期梅毒 硬下疳需与杜克莱嗜血杆菌感染所致的软下疳鉴别，还需与生殖器疱疹、固定性药疹、创伤性溃疡等鉴别。

2. 二期梅毒 其鉴别诊断涉及很多疾病，如玫瑰糠疹、药疹、扁平苔藓、疥疮、鹅口疮、传染性单核细胞增多症等。

3. 三期梅毒 需与银屑病、深部真菌病、结节病、性病淋巴肉芽肿等鉴别。

七、预后

一、二期梅毒经过规范治疗可治愈。三期梅毒对机体组织的破坏性大，部分可致功能障碍。

八、治疗

（一）治疗原则

强调早期诊断，早期治疗，疗程规则，剂量足够。

（二）治疗方案

1. 早期梅毒 普鲁卡因青霉素80万U/d肌内注射，连续15天；或苄星青霉素240万U，分为两侧臀部肌内注射，1次/周，共2次。青霉素过敏者可选用头孢曲松0.5～1.0 g，1次/日，肌内注射或静滴，连续10天；或口服多西环素100 mg，2次/日，连服15天；或连续口服大环内酯类药物（阿奇霉素0.5 g 1次/日或红霉素0.5 g 4次/日）15天。

2. 晚期梅毒　苄星青霉素240万U，分两侧臀部肌内注射，1次/周，连续3次；或普鲁卡因青霉素80万U/d肌内注射，连续20天为1个疗程，也可考虑给第2个疗程，疗程间间隔2周。青霉素过敏者可选用四环素类、大环内酯类药物30天，剂量同上。

3. 心血管梅毒　如有心力衰竭者，应控制心力衰竭后再进行治疗。为避免赫氏反应，应从小剂量开始。水剂青霉素：第1天10万U，1次肌内注射；第2天20万U，分2次肌内注射；第3天40万U，分2次肌内注射。第4天起按以下方案：普鲁卡因青霉素80万U/d，连续20天为1个疗程，共2个疗程，疗程间停药2周；或苄星青霉素240万U，分两侧臀部肌内注射，1次/周，连续3次。青霉素过敏者处理同上。

4. 神经梅毒　首选水剂青霉素1800万～2400万U/d，每4 h一次，连续10～14天，必要时继以苄星青霉素240万U肌内注射，1次/周，连续3次；或普鲁卡因青霉素240万U/d肌内注射，同时口服丙磺舒（0.5 g，4次/日）连续10～14天，继以苄星青霉素240万U肌内注射，1次/周，连续3次。青霉素过敏者处理同上。

5. 妊娠期梅毒　按相应分期治疗，治疗原则与非妊娠期相同，但禁用四环素、多西环素，治疗后每月做一次定量非梅毒螺旋体试验。推荐妊娠初3个月及妊娠末3个月各进行1个疗程的治疗。青霉素过敏者选用红霉素类药物口服（红霉素500 mg，4次/日，早期梅毒患者连服15天，晚期患者连服30天）。

6. 先天梅毒

（1）早期先天梅毒：脑脊液异常者选用水剂青霉素10万～15万U/(kg·d)，分2～3次静滴，连续10～14天；或普鲁卡因青霉素5万U/(kg·d)肌内注射，连续10～14天。脑脊液正常者选用苄星青霉素5万U/kg，1次分两侧臀部肌内注射。无条件检查脑脊液者按脑脊液异常者的方案进行治疗。

（2）晚期先天梅毒：水剂青霉素15万U/(kg·d)，分次静滴，连续10～14天；或普鲁卡因青霉素5万U/(kg·d)肌内注射，连续10天为1个疗程。较大儿童的青霉素剂量不应超过成人同期患者剂量。青霉素过敏者可选用头孢曲松250 mg，1次/日肌内注射，10～14天。

九、随访及预防

1. 随访　通常在早期梅毒治疗后1、3、6、12个月进行复查，晚期梅毒需终生监测。

2. 预防　杜绝不正当的性行为，提倡洁身自爱，提倡使用安全套。若有可疑梅毒接触史，应及时进行梅毒血清试验，以便及时发现，及时治疗。

（张立婷）

第7章 原虫病

第一节　阿米巴病

阿米巴病（amebiasis）是溶组织内阿米巴原虫感染人体所致的一种寄生虫病。按其病变部位及临床表现可分为阿米巴肠病和肠外阿米巴病，前者引起痢疾样症状，后者引起肠外组织脓肿，以阿米巴肝脓肿最常见。

一、阿米巴肠病

（一）病原学

阿米巴原虫属叶足冈内阿米巴科（*Entamoebidae*）。在肠道寄生并对人有致病性的阿米巴原虫有溶组织内阿米巴（*Entamoeba histolytica*）、迪斯帕内阿米巴（*Entamoeba dispar*）和莫氏内阿米巴（*Entamoeba moshkovskii*）三种。其中，溶组织内阿米巴致病性最强，最常见；后两种以共栖寄生，有潜在致病性。这三种阿米巴原虫的形态和流行特征基本相同，但各自的基因组有差别。溶组织内阿米巴有滋养体和包囊两个发育时期。

1. 滋养体　具有侵袭性，是致病形态，寄生于结肠肠腔或肠壁内，以二分裂法繁殖。滋养体直径10～60 μm，含内质和外质。其外质向外突出形成伪足，做定向变形运动，可吞噬细胞、破坏组织。内质有胞核及核仁，含有吞噬的红细胞及组织碎片，借此可鉴别阿米巴原虫是否有致病性。当环境不利时，滋养体自肠壁落入肠腔，运动迟钝，不吞噬红细胞。当宿主免疫功能及肠道环境恢复正常时，滋养体伪足消失，活动停止，形成包囊，随大便排出体外。滋养体抵抗力很弱，离体后很快死亡，易被胃酸杀灭。滋养体在肠腔以外的脏器或外界不能形成包囊。

2. 包囊　是溶组织内阿米巴的感染型，由肠腔内滋养体形成。成熟包囊为4核圆球形，碘染色呈棕色，直径10～20 μm。包囊不能在组织器官中生长，但对外界抵抗力强，余氯和胃酸不能杀灭，在大便中可存活5周，在冰冻或干燥环境下可存活数日至数周。但加热至50℃数分钟或10%苯酚溶液中30 min可灭活，在50%乙醇中即刻死亡。

（二）流行病学

1. 传染源　无症状排包囊者、慢性患者及恢复期患者为主要传染源，尤以前者最为重要。因滋养体在体外易死亡或被胃酸杀灭，故急性期患者不能成为传染源。

2. 传播途径　主要经粪口传播。包囊污染食物、水、手，经口被摄入而感染。苍蝇、蟑螂促进传播。水源污染可引起暴发流行。男同性恋可经口-肛性活动感染，故欧美及日本将其列为性传播疾病。

3. 人群易感性　人群普遍易感。感染后人体产生的阿米巴凝集素抗体无保护性，故可重复感染。营养不良、免疫功能低下及接受免疫抑制剂治疗者易发病。

4. 流行特征　本病遍及全球，以热带、亚热带和温带地区多见。多为散发，夏秋季高发，农村高于城市，成人高于儿童，但无性别差异。感染率高低与卫生状况及生活习惯有关。全球约有5亿多阿米巴感染者，每年有5000万人发病，约7万人死于阿米巴病，是第三位重要的寄生虫病。

（三）发病机制与病理学表现

1. 发病机制　包囊被吞食后在小肠胰蛋白酶的作用下脱囊逸出滋养体，在结肠内滋养体侵入肠壁，吞噬红细胞及组织引起肠壁溶解性坏死，并不断向纵深发展，形成口小底大的溃疡病灶，并引起腹泻、血便等症状。侵入血管可随血流寄生于肠外的肝、脑、肺等脏器，形成阿米巴脓肿。

溶组织内阿米巴滋养体对宿主的侵袭是一个复杂的过程。首先，滋养体黏附于宿主细胞，致细胞膜发生孔状破坏和细胞溶解。在此过程中滋养体可分泌特异性凝集素、穿孔素、蛋白酶等物质。特异性凝集素为分子量260的半乳糖-乙酰氨基半乳糖凝集素，协助滋养体黏附于肠壁上皮细胞；穿孔素则诱导靶细胞溶解和凋亡；蛋白酶（如β-氨基葡糖苷酶、表面膜相关神经氨酸酶、钙依赖的原虫蛋白激酶、胶原酶、中性蛋白酶等）参与溶解细胞和细胞外基质。这些物质协同作用引起组织炎症反应和细胞凋亡，导致肠壁组织溃疡。滋养体亦有肠毒素样活性，可引起腹泻。溶组织内阿米巴对宿主免疫系统有一定抵抗力。滋养体的凝集素可降解分泌型IgA、血清IgG和抑制C3、C4补体活性，从而阻止补体介导的抗炎反应。

2. 病理学表现　病变主要在盲肠和升结肠，严重时可累及直肠、乙状结肠、阑尾和回肠末端。初期为细小散在的浅表糜烂，继而形成小脓肿，破溃后形成边缘不整、口小底大的烧瓶样溃疡。溃疡呈圆形或不规则，大小不等，溃疡间黏膜正常。溃疡周围炎症较轻，但继发细菌感染时黏膜广泛充血水肿，大片黏膜坏死脱落，累及肌层及浆膜层可致肠出血或肠穿孔。慢性期病变可见组织破坏与增生并存，引起局部肠壁肥厚，可形成瘢痕性狭窄、肠息肉、肉芽肿等病变。

（四）临床表现

潜伏期1～2周。亦可短至数日或长达1年以上。

1. 无症状型（包囊携带者）　无临床症状，多次大便检查发现阿米巴包囊。当免疫力低下时可转变为急性阿米巴痢疾。

2. 急性阿米巴痢疾

（1）轻型：临床症状较轻，表现为间歇腹痛、腹泻。肠道病变轻，当机体抵抗力下降时，可发生痢疾症状。

（2）普通型：起病缓，全身症状轻，多无发热或有低热，腹部不适，腹泻。典型表现为腹痛、腹泻，排果酱样黏液血便，每日十余次，量中等，粪质较多，有腥臭味，内含滋养体。右下腹轻压痛。症状持续数日或数周后可自行缓解。症状轻重与病变的严重程度有关，病变仅局限于盲肠和升结肠，而黏膜溃疡较轻时，仅有便次增多，偶有血便。若病变累及直肠可有里急后重。未治疗或治疗不彻底易复发或转为慢性。

（3）重型：少见，多发生于严重感染、营养不良及接受免疫抑制剂等免疫功能低下者及同性恋者中。起病急骤，中毒症状重，有高热及极度衰竭，剧烈腹痛，伴恶心、呕吐及频繁腹泻，每日数十次，大便为水样或洗肉水样，有奇臭，里急后重及腹部压痛明显。有不同程度的脱水与电解质紊乱，有时可出现休克，易并发肠出血、肠穿孔或腹膜炎。病死率高。

3. 慢性阿米巴痢疾　多因未经彻底治疗引起。常有腹痛、腹泻，或与便秘交替出现。大便呈糊状，带少量黏液及血液，有腐臭，每日3～5次。体检可扪及增厚的结肠并有压痛。反复发作致贫血、乏力、腹胀、排便规律改变或肠道功能紊乱。疲劳、受寒、饮食不当等均可诱发。可并发阑尾炎、阿米巴瘤、肠道狭窄等。在幼儿可引起肠套叠、肠穿孔、坏死性肠炎、腹膜炎、中毒性巨结肠等。大便镜检可见滋养体和包囊。

（五）并发症

1. 肠道并发症

（1）肠出血：多为便血，大量出血少见。

（2）肠穿孔：见于暴发型或溃疡深者。慢性穿孔多见，表现为进行性腹胀、肠鸣音消失及局部腹膜刺激征，无剧烈腹痛。穿孔部位常在盲肠、阑尾和升结肠。X线检查可见膈下游离气体，肠粘连时可形成局部脓肿或内瘘。

（3）阑尾炎：症状似阑尾炎，易发生穿孔或形成脓肿。

（4）结肠病变：因反复黏膜增生引起肉芽肿及阿米巴瘤，多见于盲肠、乙状结肠及直肠处。表现为腹痛、大便习惯改变或间歇性痢疾样发作，可发生肠梗阻或肠套叠。

2. 肠外并发症

溶组织内阿米巴滋养体侵入血流、淋巴，或直接蔓延播散至肝、肺、胸膜、心包、脑、泌尿生殖道等脏器或邻近皮肤，形成脓肿或溃疡，尤以阿米巴肝脓肿最常见。

（六）实验室及辅助检查

1. 血象 外周血白细胞和分类正常。重型或伴细菌感染时，白细胞和中性粒细胞增高。慢性期有贫血。

2. 大便检查

（1）常规检查：为果酱样血便，粪质多，腥臭。镜检见溶组织内阿米巴滋养体、少量白细胞和夏科-雷登晶体。

（2）病原学检查：取血便直接涂片镜检，见病原体有伪足，能活动，胞质内有吞噬的红细胞，是确定溶组织内阿米巴滋养体的证据。需取新鲜标本并在30 min内送检，勿与尿液混合。慢性患者的粪便直接涂片碘染色后镜检查找包囊。取粪便接种培养，48 h后涂片镜检。

3. 血清学检查 用ELISA、间接血凝试验、间接荧光抗体试验、单克隆抗体等检测血中溶组织内阿米巴抗原及抗体。IgG抗体阳性有助于诊断，阴性可排除本病。IgM抗体持续时间短，阳性提示现症或近期感染，阴性不能排除本病。用ELISA检测粪便和血清中阿米巴凝集素抗原，可区别迪斯帕内阿米巴和莫氏内阿米巴，较镜检敏感。

4. 基因诊断 DNA探针杂交技术、PCR技术具有特异性强和灵敏性高的优点，可用于检测或鉴定虫种。

5. 其他辅助检查 纤维肠镜检查可见大小不等的散在溃疡，取溃疡边缘部分涂片及病理活检可查到滋养体。B超、CT或MRI有助于发现肠外阿米巴脓肿等并发症。

（七）诊断与鉴别诊断

1. 诊断 根据流行病学资料、临床表现和实验室检查结果综合分析判断后，得出疑似诊断或临床诊断，确诊需有病原学证据。缓慢起病，腹痛、腹泻、果酱样血便、粪质多、有腥臭味及慢性腹泻或肠功能紊乱者，应考虑本病的可能；大便镜检找到吞噬红细胞的溶组织内阿米巴滋养体可确诊。若症状典型但大便镜检未检出病原体，可借助血清学、基因诊断技术检查，或应用特效杀阿米巴原虫的药物进行诊断性治疗，如有效可做出临床诊断。

2. 鉴别诊断

（1）细菌性痢疾：急起发热，腹痛、腹泻，黏液脓血便伴里急后重，有感染中毒症状。大便镜检见大量白细胞及脓细胞，志贺菌培养阳性。

（2）血吸虫病：有疫水接触史。有发热、尾蚴皮炎、腹泻或长期不明原因的腹痛、腹泻、肝脾大，外周血嗜酸性粒细胞升高，粪便中检出血吸虫卵或孵出毛蚴，肠黏膜活检虫卵阳性可确诊。

（3）肠结核：有午后低热、盗汗、消瘦等结核中毒症状，腹泻与便秘交替。有原发结核病灶，红细胞沉降率加快，结核菌素试验阳性或 TB-SPOT 试验强阳性等有助于诊断。

（4）结肠癌：排便习惯及粪便性状改变，伴有消瘦、进行性贫血，晚期可扪及腹块，应与阿米巴瘤鉴别。纤维肠镜检查及病理可确诊。

（5）慢性非特异性溃疡性结肠炎：有腹痛、腹泻或脓血便、右下腹压痛等表现。病原体检查阴性，抗菌治疗无效，纤维肠镜检查及组织活检有助于诊断。

（八）预后

无并发症及得到有效病原治疗者预后良好。重型及并发严重肠出血、肠穿孔、弥漫性腹膜炎者预后差。

（九）治疗

1. 一般治疗 急性期应卧床休息，流质或少渣饮食。慢性期应加强营养，生活规律，避免刺激性食物。腹泻严重时补液及纠正水与电解质紊乱。重型患者需绝对卧床，给予补液、输血等支持治疗。

2. 病原治疗 抗阿米巴药有两类，杀灭肠内和组织内滋养体的硝基咪唑类和杀灭肠道内包囊的二氯沙奈。可联合应用以彻底消灭阿米巴原虫。

（1）急性阿米巴肠病：首选甲硝唑 0.4 g，每日 2 次，儿童 35 mg/(kg · d)，疗程 10 天。重型患者用甲硝唑静脉滴注，首剂 15 mg/kg，继之 7.5 mg/kg，每 8～12 h 一次。替硝唑，成人 2 g，每日 1 次，疗程 5 天。巴龙霉素 0.5 g，每日 3 次，疗程 7 天。通过抑制肠道共生菌影响阿米巴原虫生长。

（2）慢性阿米巴病及无症状带虫者：用二氯沙奈 0.5 g，每日 3 次，疗程 10 天。

3. 并发症治疗 肠出血患者给予抗阿米巴药和抗生素联合治疗，及时补液或输血。肠穿孔患者尽快手术治疗，同时给予抗阿米巴药及抗生素治疗。

（十）预防

彻底治疗患者和无症状排包囊者，养成良好的卫生习惯，消灭苍蝇和蟑螂，注意饮食、饮水卫生，加强粪便管理等。

二、阿米巴肝脓肿

阿米巴肝脓肿是最常见的肠外阿米巴病。肠壁的溶组织内阿米巴滋养体侵入血流定植于肝，导致肝细胞溶解坏死，形成脓肿。男性多于女性，儿童较少。

（一）发病机制与病理学表现

寄生在肠壁的溶组织内阿米巴滋养体侵入血流，经门静脉、淋巴管或直接蔓延定植于肝。若侵入的原虫数量少或机体抵抗力强，可将其消灭。若机体抵抗力弱，则存活的原虫在肝内繁殖，引起小静脉炎和静脉周围炎，形成微静脉栓塞，使肝组织缺血、坏死。滋养体的溶组织作用可使病灶组织坏死、液化，形成肝脓肿。因肝右叶占肝体积的 4/5，且盲肠、升结肠血流大部分进入肝右叶，故 80%的肝脓肿位于肝右叶，亦可见于左叶或左右叶。早期为多发性小脓肿，逐渐融合形成单个大脓肿，中央为液化坏死灶，脓液呈巧克力色，含红细胞、白细胞、脂肪、坏死组织及夏科-雷登结晶。脓肿壁薄，见阿米巴滋养体，但无包囊。脓肿继发感染时，脓液转为黄绿色，有臭味，可分离到细菌，坏死物质易被吸收入血，引起全身中毒症状。脓肿向邻近组织穿破可引起各种并发症。

（二）临床表现

患者的临床表现与脓肿的位置、大小及有无感染等因素有关。起病缓慢，体温渐升高，以弛张热居多，伴盗汗、食欲缺乏、恶心、呕吐、腹胀、腹泻及消瘦。继发细菌感染时可出现寒战、高热、严重毒血症，脓液呈黄绿色，有恶臭味。

肝大伴肝区叩击痛或挤压痛为重要体征。肝区疼痛可为钝痛、刺痛、胀痛、烧灼痛等，深呼吸及体位变化时加重。当脓肿位于肝顶部时可刺激膈肌，疼痛向右肩部放射，亦可出现反应性胸膜炎或右侧胸腔积液，有相应的表现和体征。脓肿表浅时，可有局限性压痛点、局限性凹陷性水肿或局限性隆起，且有波动感。脓肿位于肝前下缘时，表现为右上腹痛、肌紧张、压痛及反跳痛；脓肿位于右叶中央时症状不明显；位于肝后面时脓肿常无疼痛，可穿破后壁蔓延至肾周围，出现肾周脓肿的症状。左叶的肝脓肿疼痛出现早，可扪及剑突下或上腹部包块。肝脓肿可向邻近器官或组织穿破而并发脓胸、肺脓肿、膈下脓肿、心包积液、弥漫性或局限性腹膜炎等。

（三）实验室及辅助检查

1. 血常规 急性期白细胞计数及中性粒细胞增多。慢性期白细胞计数大多正常，贫血明显，红细胞沉降率加快。合并细菌感染时，白细胞及中性粒细胞升高。

2. 肝脓肿穿刺液检查 典型脓液为巧克力果酱样，黏稠并带腥味。合并细菌感染时，可见黄白色脓液伴恶臭。脓液中找到阿米巴滋养体或检出其抗原可明确诊断。

3. 粪便检查 碘染色检出溶组织内阿米巴包囊有助于诊断。

4. 肝功能检查 有轻度肝损伤表现，如白蛋白下降、碱性磷酸酶升高、胆碱酯酶活力降低等，但 ALT 多正常。

5. 血清学检查 血清溶组织内阿米巴特异性抗体阳性有助于本病的诊断。因 IgG 型抗体阳性率高，故当 IgG 抗体阴性时一般可排除本病。

6. X 线检查 肝脓肿较大时可见右侧膈肌抬高、胸膜反应或胸腔积液。

7. B 超 见肝内液性病灶，可了解脓肿的数量、大小、部位以及进行定位穿刺。

8. 其他 CT、MRI、肝动脉造影、放射性核素肝扫描均可发现肝内占位性病变。

（四）诊断及鉴别诊断

1. 诊断

（1）临床表现：发热、右上腹痛、肝大及肝区叩痛，有痢疾或腹泻史有助于诊断。

（2）实验室及辅助检查：肝脓肿穿刺液找到阿米巴滋养体或检出其抗原可确诊。

2. 鉴别诊断

（1）细菌性肝脓肿：表现为寒战、高热、肝区疼痛伴显著毒血症状。肝脓肿为多发性，脓液呈黄白色。外周血白细胞计数及中性粒细胞显著增多，穿刺液细菌培养阳性可确诊。抗生素治疗有效。

（2）原发性肝癌：有肝炎或肝硬化病史，肝进行性增大，有结节、质硬，无压痛及叩击痛。AFP 升高及影像学检查见占位性病灶有助于诊断，病理检查可确诊。

（3）其他：应与肝包虫病、肝血管瘤、肝囊肿、膈下脓肿、胆囊炎、继发性肝癌鉴别。

（五）预后

早期诊治预后佳。晚期及并发多处穿孔则预后较差。治疗不彻底易复发。

（六）治疗

1. 病原治疗 首选甲硝唑 400 mg，每日 3 次，疗程 10 天。必要时重复治疗。也可用替硝唑，对硝基咪唑类无效者可换用氯喹或依米丁（吐根碱），但必须加强监测。

2. 肝穿刺引流 肝脓肿较大行肝穿刺引流，应于抗阿米巴药治疗 2～4 天后进行。用抗阿米巴药治疗后症状无改善或有局部隆起、疼痛加重，预示有穿破可能，应立即在 B 超定位下行肝穿刺引流。脓液过多时可采用闭式引流。

3. 抗生素治疗　继发细菌感染时应加用敏感的抗生素治疗。

4. 外科治疗　肝脓肿穿破引起化脓性腹膜炎或内科治疗效果欠佳时可手术治疗。

（七）预防

预防阿米巴肝脓肿以彻底治疗慢性患者及排包囊者和切断传播途径为主。

三、原发性阿米巴脑膜脑炎

原发性阿米巴脑膜脑炎（primary amebic meningoencephalitis，PAM）是由福氏耐格里阿米巴侵入中枢神经系统导致的致命性疾病。1961 年在澳大利亚首先报道，此后陆续在世界各地报道，但发病率低。本病经鼻腔吸入感染，以夏季多见。临床表现以突起高热、头痛、呕吐、嗅觉异常或消失、脑膜刺激征、昏迷等为特征。本病病死率极高，中枢性呼吸、循环衰竭为主要死因。

（一）病原学

福氏耐格里阿米巴（*Naegleria fowleri*）是自由生活阿米巴的一种，广泛存在于土壤和温水中，在海水中不能生存，但可在氯浓度低于 1 mg/ml 的温水中生存。其生活史有滋养体、鞭毛体和包囊三种形态。滋养体一端有圆形或钝性伪足，运动活泼。在不适环境中可变成梨形鞭毛体，有一对或多根鞭毛，泳动快，可变回到滋养体，但不能形成包囊。滋养体有嗜热性，能在 40～45℃环境下正常生长，以细菌或有机物为食，具有致病性。环境不利时可形成圆形包囊，抵抗力强。

（二）流行病学

福氏耐格里阿米巴呈世界性分布，我国也有病例报道。主要在接触受染的水（游泳、洗鼻）时经鼻腔感染，多见于儿童和青年，男孩多于女孩。流行学调查显示，部分地区人群中有较高水平的抗福氏耐格里阿米巴抗体，提示可能有亚临床感染。

（三）发病机制与病理学表现

福氏耐格里阿米巴原虫经鼻腔侵入嗅神经细胞，可沿嗅神经上行至脑内，形成出血性坏死和脓肿。原虫进入脉络膜神经丛，引起脉络膜神经炎及急性室管膜炎，脊髓也可受累，亦可引起第Ⅲ、Ⅳ、Ⅵ对脑神经损伤。

主要病理改变为化脓性脑膜炎和出血坏死性脑炎，伴化脓性渗出。脑组织及脑脊液中可见到滋养体，但无包囊。因病情发展迅速，无保护性的细胞和体液免疫应答。

（四）临床表现

潜伏期一般为 5 天，最长 2 周。早期因嗅神经受损表现为味觉和嗅觉异常。随后急起高热、剧烈头痛、呕吐，继而表现为癫痫发作、抽搐、昏迷和脑膜刺激征。病情发展迅速，多在 2 周内因严重脑水肿致中枢性呼吸、循环衰竭而死亡（病死率达 97%）。

外周血白细胞及中性粒细胞增高。脑脊液为脓性或血性，压力增高，早期细胞数正常，后期细胞数增高，以中性粒细胞为主，糖降低或正常，蛋白质增高。

（五）诊断及鉴别诊断

1. 诊断　病前 1 周有在温水中游泳史。先有味觉和嗅觉改变，随后高热、剧烈头痛、呕吐及脑膜刺激征。外周血白细胞及中性粒细胞增高，脑脊液呈脓性或血性，压力增高。培养时无细菌生长应考虑本病，脑脊液及脑组织中查到福氏耐格里阿米巴滋养体可确诊。

2. 鉴别诊断　应与化脓性或结核性脑膜炎、病毒性脑炎、阿米巴脑脓肿及肉芽肿性阿米巴脑炎等疾病鉴别。

(六) 治疗

目前尚无理想治疗药物。国外曾报道用大剂量两性霉素 B [1.5 mg/(kg·d)] 缓慢静脉注射或鞘内注射（每次 0.5 mg）成功治疗的病例。亦可用两性霉素 B 联合咪康唑，或氟康唑、利福平、磺胺甲噁唑治疗。抗阿米巴药物对本病无效。应加强重症监护、对症治疗和抗生素治疗。

(七) 预防

现尚无疫苗。避免在被污染的温水中游泳，使用鼻夹可减少感染机会。加强水体监测和消毒，余氯消毒能有效杀灭福氏耐格里阿米巴。

（张跃新）

第二节 疟 疾

疟疾（malaria）是由人类疟原虫感染引起的、通过雌性按蚊叮咬传播的寄生虫病。临床特点为反复发作的间歇性寒战、高热、继以大汗后缓解为特点，常有脾大与贫血。间日疟及卵形疟可复发，恶性疟发热常不规则，病情较重，易引起脑型疟等重症疟疾。

一、病原学

疟疾的病原体为疟原虫。感染人类的疟原虫有四种：间日疟原虫（*Plasmodium vivax*）、恶性疟原虫（*Plasmodium falciparum*）、三日疟原虫（*Plasmodium malariae*）和卵形疟原虫（*Plasmodium ovale*），分别引起间日疟（vivax malaria）、恶性疟（falciparum malaria）、三日疟（malarial malaria）和卵形疟（ovale malaria），以间日疟和恶性疟较为常见。

疟原虫的生活史包括在人体内和在按蚊体内两个阶段。四种疟原虫的生活史基本相同。

(一) 人体内的阶段

疟原虫在人体内的裂体增殖阶段为无性繁殖期，人为其中间宿主。当含有疟原虫子孢子的雌性按蚊叮咬人时，子孢子随按蚊的唾液进入人体，随血流迅速侵入肝细胞进行裂体增殖，此为红细胞外无性繁殖周期。子孢子在肝细胞内增殖为裂殖子，感染后 1 周左右发育为成熟的裂殖体，其内含大量的裂殖子。当被寄生的肝细胞破裂时，大量的裂殖子释放入血，一部分裂殖子被吞噬细胞吞噬消灭，一部分侵入红细胞内发育增殖，开始红细胞内的无性繁殖周期。裂殖子侵入红细胞内，发育为早期滋养体，称为环状体。然后发育为成熟裂殖体。裂殖体内含数个至数十个裂殖子，当被寄生的红细胞破裂时，释放出大量裂殖子及其代谢产物，引起临床上典型的疟疾发作。释放的裂殖子一部分被吞噬细胞吞噬，一部分再侵入未被感染的红细胞，开始新一轮的无性繁殖，形成疟疾临床的周期性发作。各种疟原虫在红细胞内裂体增殖的时间各不相同，间日疟、卵形疟约为 48 h，三日疟约为 72 h，恶性疟则为 36～48 h，且发育先后不一，故临床发作亦不规则。

间日疟原虫和卵形疟原虫既有速发型子孢子，又有迟发型子孢子。速发型子孢子在肝细胞内的发育较快，经 12～20 天可发育为成熟的裂殖体。迟发型子孢子发育较缓慢，经 6～11 个月发育为成熟的裂殖体。迟发型子孢子经过休眠后，在肝细胞内增殖，释放裂殖子入血，即造成疟疾的复发。由于恶性疟原虫与三日疟原虫无迟发型子孢子，故无复发。

部分进入红细胞的裂殖子经过 3～5 代裂体增殖后逐渐发育成为雌性及雄性配子体。配子体在人体内可存活 30～60 天，此期间如被雌性按蚊吸入胃内，则在蚊体内进行有性增殖。

（二）按蚊体内的阶段

疟原虫在按蚊体内的交合繁殖阶段为有性繁殖期，蚊为其终末宿主。当雌性按蚊叮咬疟疾患者吸血时，雌、雄配子体进入蚊体内并分别发育为雌、雄配子，两者结合成为偶合子，发育为动合子，侵入按蚊的消化道组织发育为囊合子，每个囊合子中含数千个子孢子母细胞，发育后形成具感染能力的子孢子。子孢子可主动移行于按蚊的唾液腺中，当按蚊再次叮咬人时，子孢子即随唾液进入人体，开始在人体内的无性繁殖期（图 7-2-1）。

二、流行病学

（一）传染源

疟疾患者及疟原虫携带者为主要传染源，当末梢血中存在成熟的雌、雄配子体时才具有传染性。

（二）传播途径

1. 蚊媒传播 传播媒介为雌性按蚊，经叮咬人体传播。中华按蚊、嗜人按蚊、微小按蚊、大劣按蚊是我国疟疾传播的主要媒介。最重要的是中华按蚊，为平原地区间日疟的主要传播媒介，山区以微小按蚊为主，丘陵地区以嗜人按蚊为主，海南省山林地区以大劣按蚊为主。

2. 血液传播 输入带疟原虫的血液或使用含疟原虫的血液污染的注射器也可传播疟疾。

3. 母婴传播 感染疟疾的孕妇可通过胎盘将疟原虫传播给胎儿，引起先天性疟疾，但很罕见。

（三）人群易感性

人群对疟疾普遍易感。感染后可获得一定程度的免疫力，但不持久。一般认为疟疾的免疫只是带虫免疫，即随着体内疟原虫的消失，免疫力亦消失。各型疟疾之间无交叉免疫。疟疾流

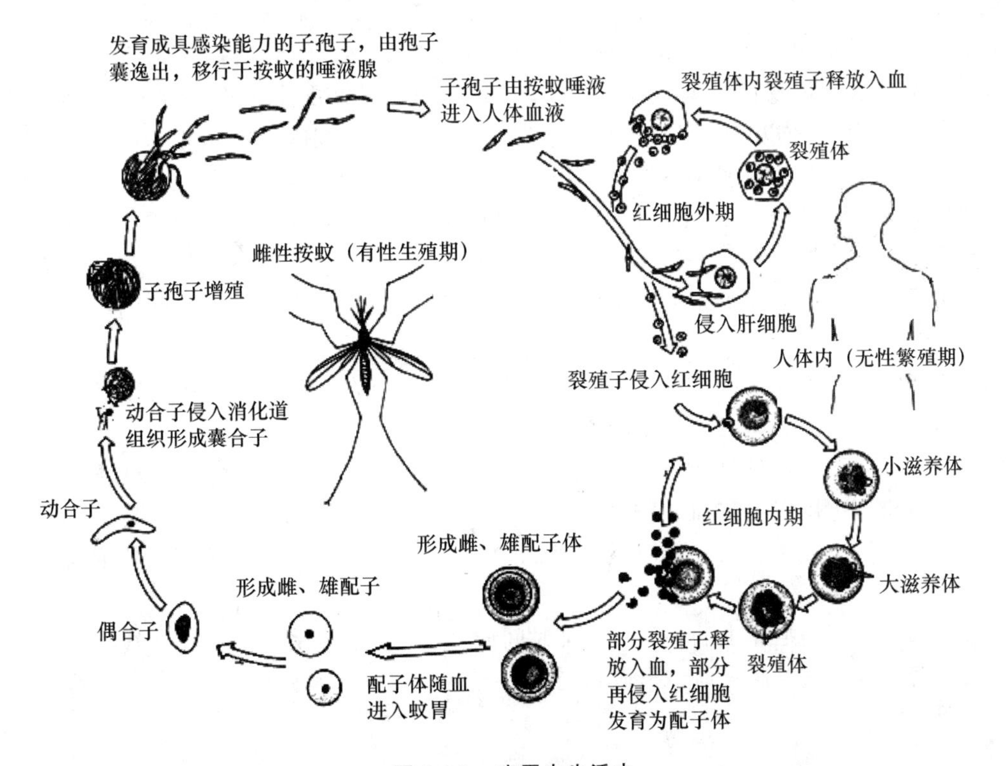

图 7-2-1 疟原虫生活史

行区人群因隐性感染而具有一定的免疫力，再发症状轻微或无症状。当非疟疾流行区的外来人员进入流行区被感染后，其临床表现常较严重。妊娠期的妇女免疫力较低，对疟疾易感。而母亲通过胎盘传递给胎儿的免疫力只能维持 6～9 个月。

（四）流行特征

疟疾分布广泛，主要流行于非洲撒哈拉沙漠以南的大部分国家以及东南亚、中南美洲等热带国家或地区。不同种类疟原虫引起的疟疾分布不同。间日疟分布最广，见于热带、亚热带与部分温带地区，是温带地区的主要类型。恶性疟在热带和亚热带的湿热地区非常普遍，主要见于非洲、印度和东南亚。三日疟和卵形疟相对较少见。我国以间日疟分布最广，主要发生在云南边境、海南以及中部的安徽、湖北、河南等省，少数恶性疟仅在云南和海南的局部地区流行。随着国际交往频繁，外出经商、旅游、务工的流动人口日益增多，境外输入性疟疾病例明显增加。

疟疾的流行受温度、湿度、雨量以及按蚊生长繁殖情况的影响。适宜的温度、相对湿度在 60%～85%和充足的雨量有利于按蚊孳生。因此，发病以夏秋季较多，在热带地区季节性不明显。社会因素如经济状况、生活水平、住房条件、社会职业、文化程度、环境卫生、医疗保健设施和居民生活习惯等对疟疾流行也有重要影响。

三、发病机制与病理学表现

疟原虫在肝细胞和红细胞内增殖时不引起临床症状。当红细胞被裂殖子胀破后，大量裂殖子、代谢产物进入血液后刺激机体产生内源性致热原，引起临床发作。大部分裂殖子被吞噬细胞吞噬，一部分裂殖子侵入未受感染的红细胞内，进行裂体增殖而引起周期性疟疾发作。经反复发作或重复感染后机体可获得一定免疫力，此时虽有少量疟原虫增殖，可无疟疾发作的临床症状，成为疟原虫携带者。

宿主的病变程度与疟原虫的种株、数量及繁殖的速度等因素有密切的关系。间日疟原虫和卵形疟原虫常仅侵犯较年幼的红细胞，红细胞受感染率较低，血液中受感染的红细胞常低于 25 000/μl。三日疟原虫仅感染较衰老的红细胞，血液中受感染的红细胞常低于 10 000/μl，故贫血和其他临床表现都较轻。恶性疟原虫繁殖速度最快，原虫数量最多，能侵犯任何日龄的红细胞，可使血液中 20%以上红细胞受感染。恶性疟原虫在红细胞内繁殖时，可使受感染的红细胞体积增大成为球形，胞膜出现微孔，彼此黏附成团，并较易黏附于微血管内皮细胞上，引起微血管管腔变窄或堵塞，使相应部位的组织细胞发生缺血性缺氧而引起变性、坏死。若此种病理改变发生于脑、肺、肾、心等重要器官时，可引起相应的严重临床表现，如脑型疟。低血糖及细胞因子也可能在脑型疟中起一定作用。低血糖的发生与患者寒战、高热消耗过多及进食少有关。

细胞因子在疟疾发病机制中的作用尚未完全明确，但已发现 TNF-α 在恶性疟患者的血清中含量明显升高，并与脑型疟的发生和死亡呈正相关。

大量被疟原虫寄生的红细胞在血管内裂解，可引起高血红蛋白血症，出现腰痛、酱油色尿，严重者可出现中度以上贫血、黄疸，甚至发生急性肾衰竭，称为溶血性尿毒综合征（hemolytic uremic syndrome），亦称黑尿热（black water fever）。此种情况亦可由抗疟药，如伯氨喹所诱发。

疟疾的病理改变随疟原虫的种类、感染时间而异，主要表现为：肝脾大、软脑膜充血、脑组织水肿，肾、胃肠道黏膜充血、出血和变性。

四、临床表现

（一）潜伏期

各种疟原虫引起疟疾的潜伏期各不相同。间日疟、卵形疟的潜伏期为13～15天，恶性疟为7～12天，三日疟为24～30天。

（二）前驱期

发作前数天有轻度的畏寒、低热，伴疲乏、头痛、全身不适等前驱症状。具有高免疫力的患者可直接从前驱期进入带虫状态而不出现临床症状。恶性疟的前驱期较短，无免疫力患者较快发展为重症疟疾。

（三）临床发作期

1. 典型发作 包括周期性发冷、发热和出汗退热三个阶段。

（1）发冷：骤感畏寒、寒战、面色苍白，唇、指发绀，伴头痛、恶心、呕吐、肌肉和关节酸痛，此期历时10 min至1 h，随后体温开始迅速上升。

（2）发热：体温常可达40℃以上，伴有头痛、全身酸痛、颜面潮红、恶心、呕吐等全身毒血症状，甚至烦躁、谵妄。此期历时4～8 h。

（3）出汗：全身大汗淋漓，体温迅速下降，常降至正常水平以下。发热时的各种症状随之消失。此期历时2～3 h。

（4）发作间歇：为前一次发作结束至后一次发作开始之间。此间患者自感良好，体温常在正常范围内，偶见低热者。早期间歇期可不规则，但经数次发作后逐渐变得规则。间日疟和卵形疟的间歇期约为48 h，三日疟约为72 h，恶性疟为36～48 h。反复发作可出现不同程度的脾大、贫血。

2. 恶性疟 一般1天1次发作或无明显规律，起病缓急不一，临床表现多变。其特点为：①起病后多数仅有冷感而无寒战；②早期热型不规则，后期持续高热；③退热出汗不明显或不出汗；④脾大、贫血严重；⑤易发展至重症疟疾；⑥前驱期血中即可检出恶性疟原虫；⑦无复发。

3. 重症或凶险型疟疾 88.3%～100%由恶性疟引起，偶可由间日疟或三日疟引起，多见于儿童和外来人口。来势凶猛，病情险恶，病死率高。当疟疾患者出现昏迷、严重贫血、肝和肾功能损害、肾衰竭、肺水肿或急性呼吸窘迫综合征、低血糖、循环衰竭或休克、自发出血、反复惊厥、重度酸中毒和肉眼可见的血红蛋白尿等表现中的一项或多项时，可诊断为重症疟疾。

（1）脑型：最常见。主要由恶性疟原虫引起。主要临床表现为发热，体温可达39～40℃，伴剧烈头痛、恶心、呕吐；出现意识障碍、昏迷、抽搐等神经系统症状，如治疗不及时，易发展为脑水肿、脑干损害、中枢性呼吸衰竭和脑疝；往往伴重度贫血和高疟原虫血症，易发生代谢性酸中毒和低血糖，病情严重，常见肝、肾功能损害。脑型疟疾的发生率占疟疾总发病数的0.5%～1%，但病死率高，可达20%～50%。

（2）胃肠型：以胃肠道症状为主要特征，除发冷、发热外，伴有频繁恶心、呕吐、腹痛、腹泻，泻水样便或血便，可似痢疾样伴里急后重。有的仅有剧烈腹痛而无腹泻，易被误诊为急腹症。吐泻重者可发生休克、肾衰竭而死亡。

（3）过高热型：疟疾发作时，体温迅速上升达≥42℃，伴气促、烦躁不安、谵妄、抽搐、昏迷，常于数小时后死亡。

（4）溶血性尿毒综合征：又称黑尿热。发生急性血管内溶血，引起血红蛋白尿和溶血性黄疸，重者发生急性肾功能不全。其原因可能是自身免疫反应，多数是因为先天性葡萄糖-6-磷酸脱氢酶（G-6-PD）缺乏，且使用了伯氨喹、氨基比林、奎宁等药物而诱发。临床以骤起寒战高热、腰痛、排酱油色尿，以及严重贫血、黄疸，出现蛋白尿、管型尿为特点。多由恶性疟引起。

4. 特殊类型疟疾

（1）输血型疟疾：潜伏期7～10天，临床症状与蚊传疟疾相似。只有红细胞内期，治疗后无复发。

（2）婴幼儿疟疾：5岁以下婴幼儿因免疫系统发育尚未健全，感染后临床多不典型，常出现发热，但热型不规则。患恶性疟易发展成重症疟疾，病死率高。

（3）孕妇疟疾：由于孕妇免疫力下降，临床症状常较重。若患恶性疟易发展为重症疟疾伴低血糖，常造成早产或死胎、出生婴儿体重偏低等。

5. 再燃和复发

（1）再燃：指经治疗后，虽临床症状得到控制，但血中仍有疟原虫残存，当抵抗力下降时，残存的疟原虫再次大量增殖，出现临床发作。寄生于人体的4种疟原虫均可出现再燃，多见于病愈后的1～4周，可多次出现。

（2）复发：是由寄生于肝细胞内的迟发型子孢子所引起。患者经治疗后，临床症状得以控制，血中疟原虫完全消除，但肝细胞内迟发型子孢子经过一段休眠期，再次在肝细胞内进行裂体增殖，产生的裂殖子再进入血流并侵入红细胞，引起发作。复发仅见于间日疟和卵形疟，一般多见于病愈后的3～6个月。

五、实验室检查

1. 血象 红细胞和血红蛋白在多次发作后下降，恶性疟尤为明显；白细胞正常或稍低，白细胞分类单核细胞常增多，并见吞噬有疟色素颗粒；可出现血小板下降。

2. 疟原虫检查

（1）血液的厚、薄涂片经吉姆萨染色后用显微镜、油镜检出疟原虫是明确诊断的最直接证据，厚涂片阳性率高，但鉴定虫种需薄涂片。

（2）骨髓涂片染色查疟原虫，阳性率较血片高。

3. 血清学检查 检测血液中疟原虫的特异性抗原与特异性抗体。早期诊断价值较小，一般用于流行病学检查。

4. 特异性DNA的聚合酶链反应（PCR） 灵敏度高，可检测出每毫升血液中含10个以上疟原虫的水平。

六、诊断及鉴别诊断

（一）诊断

1. 流行病学史 曾有疟疾流行区居住或旅行史，或近2周内有输血史，或有既往病史。

2. 临床表现 典型的寒战、发热、出汗呈周期性发作，发作多次后可出现脾大和贫血。重症疟疾可出现神志不清、抽搐、昏迷等症状。

3. 实验室检查 血液涂片疟原虫阳性即可确诊。血片找疟原虫应该在寒战发作时及发作6 h内采血，此时原虫数量多、易检出。需要时应多次重复查找。必要时行骨髓穿刺涂片查找疟原虫。

4. 治疗试验 临床表现疑似疟疾，但血液检查未发现疟原虫，可以给予抗疟药作为治疗试验，48 h内症状得到控制可考虑疟疾诊断，但下结论宜审慎。

（二）鉴别诊断

典型疟疾应与发热性疾病相鉴别，如败血症、钩端螺旋体病、流行性出血热、伤寒、副伤寒、急性血吸虫病、胆道感染、尿路感染、结核等。脑型疟疾应与流行性乙型脑炎、中毒性细菌性痢疾、散发性病毒性脑炎、脑脓肿等相鉴别。

七、治疗

疟疾的治疗包括病原治疗和支持对症治疗，病原治疗最重要。

（一）抗疟药的使用原则

应遵循安全、有效、合理和规范的原则。根据流行地区的疟原虫虫种及其对抗疟药物的敏感性以及患者的临床表现，合理选择药物，严格掌握药物剂量、疗程和给药途径，以保证治疗效果和延缓抗药性的产生。

1. 间日疟

（1）杀灭红细胞内裂殖体与配子体的药物：首选氯喹。

（2）抗复发及防止传播：伯氨喹。治疗无效时，可选用以青蒿素类药物为基础的复方或联合用药的口服剂型进行治疗。

（3）主要方案：氯喹加伯氨喹。氯喹口服总剂量为 1200 mg。第 1 日 600 mg 顿服，或分 2 次服，每次 300 mg；第 2、3 日各服 1 次，每次 300 mg。部分患者服后有头晕、恶心。如过量可引起房室传导阻滞、心律失常、血压下降。伯氨喹口服总剂量为 180 mg。本品过量或者红细胞缺乏 G-6-PD，则易导致溶血反应。从服用氯喹的第 1 日起，同时服用伯氨喹，每日 1 次，每次 22.5 mg，连服 8 日。此疗法也适用于卵形疟和三日疟的治疗。

2. 恶性疟　以青蒿素类药物为基础的复方或联合用药（artemisinin-based combination therapy，ACT）（选用以下一种方案）。

（1）青蒿琥酯片加阿莫地喹片：口服总剂量为青蒿琥酯和阿莫地喹各 12 片（青蒿琥酯每片 50 mg、阿莫地喹每片 150 mg），每日顿服青蒿琥酯和阿莫地喹各 4 片，连服 3 日。阿莫地喹可引起粒细胞缺乏，治疗时注意监测血常规。

（2）双氢青蒿素哌喹片：口服总剂量 8 片（每片含双氢青蒿素 40 mg、磷酸哌喹 320 mg），首剂 2 片，首剂后 6～8 h、24 h、32 h 各服 2 片。

（3）复方磷酸萘酚喹片：口服总剂量 8 片（每片含萘酚喹 50 mg、青蒿素 125 mg），一次服用。萘酚喹可引起血尿，服用时如出现不良反应，应立即停药。

（4）复方青蒿素片：口服总剂量 4 片（每片含青蒿素 62.5 mg、哌喹 375 mg），首剂 2 片，24 h 后再服 2 片。

3. 重症疟疾（选用以下一种方案）

（1）青蒿琥酯注射液：静脉注射每日 1 次，每次 60 mg，连续 7 日，首剂加倍。若病情严重时，首剂给药后 4～6 h，可再静脉注射 60 mg。必要时可延长用药疗程。

（2）蒿甲醚注射液：肌内注射每日 1 次，每次 80 mg，连续 7 日，首剂加倍。若病情严重时，首剂给药后 4～6 h 可再肌内注射 80 mg。

采用上述两种注射疗法治疗，患者病情缓解并且能够进食后，改用 ACT 口服剂型，再进行一个疗程治疗。此疗法也可用于卵形疟和三日疟的治疗。

4. 孕妇疟疾　孕期 3 个月以内的恶性疟患者可选用磷酸哌喹，孕期 3 个月以上的恶性疟患者采用 ACT 治疗。孕妇患重症疟疾应选用青蒿琥酯或蒿甲醚注射治疗。

5. 间日疟休止期　休止期的根治采用伯氨喹，口服总剂量 180 mg，每日 1 次，每次 22.5 mg，连服 8 日。

（二）用药注意事项

1. 氯喹、磷酸哌喹和伯氨喹的剂量均以基质计。

2. 方案中剂量均为成人剂量，儿童剂量按体重或年龄递减。

3. 孕妇、1岁以下婴儿、有溶血史者或其家属中有溶血史者应禁用伯氨喹；G-6-PD缺乏地区的人群应在医务人员的监护下服用伯氨喹。

（三）对症与支持治疗

脑型疟常出现脑水肿、颅内压增高与昏迷，应及时予以20%甘露醇脱水治疗；监测血糖，及时发现和纠正低血糖；高热者给予物理、药物降温；脑型疟及合并急性肾功能不全者可予以血液净化治疗。黑尿热应停用奎宁及伯氨喹，并给予应用糖皮质激素、碱化尿液、利尿等措施。

八、预防

1. 控制传染源 健全疫情报告，根治现症患者和带虫者。

2. 切断传播途径 消灭按蚊，防止被蚊虫叮咬，个人防护应使用防蚊剂及防蚊设备。灭蚊措施除大面积应用灭蚊剂外，最重要的是消除积水、根除蚊子孳生场所。

3. 保护易感人群 药物预防是目前较常应用的措施。对高疟区的健康人群及外来人群可酌情使用。成人常用磷酸哌喹片或氯喹。在耐氯喹疟疾流行区，可用甲氟喹，亦可选用乙胺嘧啶。

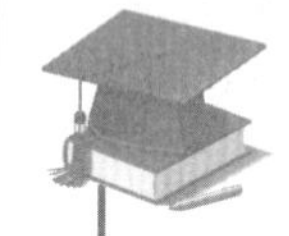

案例 7-2-1

患者，男，50岁，自由职业，以“反复畏冷、发热3天”为主诉就诊。入院前3天自觉发热，未测体温，发热前畏冷、寒战，伴乏力、全身酸痛，食欲减退，食量减少，无烦躁、嗜睡、抽搐、眼花、耳鸣、胡言乱语、行为异常，无胸闷、心悸，无鼻塞、流涕、咽痛、咳嗽、咳痰，尿色变黄如茶水样，无尿频、尿急、尿痛，无关节痛、皮疹，未重视及诊治，发热持续3 h伴大汗后热退，上述症状亦缓解，但隔日症状再发。为进一步诊治就诊我院。既往2年来于非洲喀麦隆居住工作，1个月前回国。

【入院查体】 T 38.0℃，P 89次/分，R 20次/分，BP 101/65 mmHg，神志清楚，皮肤、巩膜无黄染，未见皮疹及出血点，全身浅表淋巴结未触及肿大，心肺查体无异常。腹软，无压痛及反跳痛，肝脾肋下未触及，Murphy征阴性，移动性浊音阴性，神经系统查体无异常。

【实验室检查】 肝功能正常，外周血白细胞 7.73×10^{9}/L，中性粒细胞 4.40×10^{9}/L，红细胞 4.5×10^{12}/L，血红蛋白105 g/L，血小板 131×10^{9}/L。

问题与思考

1. 最可能的诊断及诊断依据是什么？为明确诊断应做哪些检查？
2. 如何进行治疗？

案例7-2-1
解析

（林明华）

第三节　黑热病

黑热病是由杜氏利什曼原虫（*Leishmania donovani*）引起、经白蛉传播的慢性地方性传染病，又名内脏利什曼病。以长期不规则发热、肝脾大、消瘦、全血细胞减少、血浆球蛋白增多为主要临床特点。

新中国成立前黑热病是五大寄生虫病之一。最近几年，在西部六省区（新疆、甘肃、内蒙古、陕西、山西和四川）仍呈散发态势，其中新疆、甘肃和四川三省区新发病例占全国新发病例的90%左右。新疆地区，尤其南疆地区，近年来部分地区有暴发流行的趋势，并且在部分地区出现新增散发案例。

一、病原学

利什曼原虫属于动基体目（*Order Kinetoplastida*）锥体亚目（*Suborder Trypanosomatina*）锥体科（*Genus Leishmania*），为细胞内寄生的鞭毛虫。利什曼原虫生活史包括前鞭毛体（promastigote）和无鞭毛体（amastigote）两个时期。前鞭毛体在节肢动物（白蛉）的消化道内寄生；无鞭毛体在哺乳动物或爬行动物的细胞内寄生，主要通过白蛉传播。前鞭毛体在22～25℃培养基中，呈纺锤形，前端有一游离鞭毛，其长度与体长相仿，约11 μm×16 μm。无鞭毛体见于人和哺乳动物细胞内，在37℃组织培养中呈卵圆形，大小约4.4 μm×2.8 μm。

黑热病的传播媒介主要为白蛉。当雌性白蛉叮刺患者或受感染的动物时，血液或皮肤内含无鞭毛体的巨噬细胞被吸入胃内，无鞭毛体在白蛉体内发育为前鞭毛体。当白蛉叮刺健康人或未受感染的动物时，前鞭毛体即随白蛉唾液进入人体，前鞭毛体被人体巨噬细胞吞噬，在巨噬细胞内分化成大量无鞭毛体，既利杜体，被利杜体严重寄生的巨噬细胞最终破裂并释放出无鞭毛体，无鞭毛体再被巨噬细胞吞噬，如此反复。

二、流行病学

（一）分布

黑热病流行于全球88个国家。新中国成立前我国黑热病流行的地区广泛。目前主要流行于新疆、甘肃和四川三省区。近年来我国黑热病疫情有所回升。新疆喀什地区自20世纪90年代以来，黑热病发病数呈逐年上升的趋势，2002年患病人数达到历年来的最高水平。2005年喀什地区莎车县出现黑热病暴发流行。2005—2006年对喀什地区黑热病疑似病例进行黑热病抗体检测，显示黑热病疫情呈上升势头。在20世纪70年代已无病例报告的新疆阿克苏地区乌什县近几年又出现了新的病例，2000年4月该县报告5例黑热病患者，至2004年共报告黑热病患者42例。

（二）传染源

从流行病学上黑热病分为以下三种主要类型。

1. 平原型（人源型）　患者是主要传染源。

2. 山区及丘陵型（人犬共患型）　犬是主要传染源，患者以5岁以下儿童多见。

3. 荒漠型（动物源型）　野生动物间易传播，可波及人类。荒漠型所属地区是黑热病的自然疫源地。在20世纪60—70年代，先后在新疆塔里木阿拉尔荒漠垦区和内蒙古额济纳旗荒漠发现黑热病自然疫源地。1973年在新疆吐鲁番也发现黑热病自然疫源地。

（三）传播途径

主要通过白蛉叮刺进行传播。白蛉是传播媒介。此外，在疫源地又发现了野生白蛉自然感染前鞭毛体，并证实它来自野生动物，但野生动物宿主迄今仍未查明。

（四）易感人群

人群普遍易感，病后有持久免疫力。

（五）流行特征

本病为人兽共患的地方性传染病，全球分布较广。发病无明显季节性。人源型黑热病多见于平原，分布在山东、江苏、陕西关中和新疆喀什等地，患者为主要传染源，常出现大的流行。患者主要是成人和青少年，婴儿感染少。野生动物源型黑热病分布在新疆和内蒙古的荒漠地带，病原体为婴儿利什曼原虫。传染源为动物宿主，患者多为婴幼儿。新疆至今尚未证实有犬利什曼病，只有人源型和荒漠型。

三、发病机制与病理学表现

当受染白蛉叮咬人时，将前鞭毛体注入皮下组织，少部分被中性粒细胞破坏，大部分则被巨噬细胞所吞噬，单核巨噬细胞大量增生，因此脾大最为常见。因网状内皮系统不断增生，浆细胞大量增加，故血浆球蛋白增高。

主要病理改变为：脾显著增大，增生的巨噬细胞内含大量利杜体，浆细胞增生。肝轻、中度增大。骨髓组织内巨噬细胞明显增生，其中可见大量利杜体。淋巴结肿大，皮质、髓质与窦道内可找到含利杜体的巨噬细胞，浆细胞增多。

四、临床表现

潜伏期长短不一，平均3个月到1年，最长者可达9年以上。

（一）典型黑热病

1. 发病早期 主要症状为发热，起病常缓慢，症状轻且不典型。

2. 典型症状与体征 长期不规则发热，乏力、食欲缺乏、消瘦等。临床可表现为脾大、肝大和淋巴结增大。脾呈进行性增大，半年可平脐，甚至可达盆腔。

近年来，利什曼原虫与HIV合并感染屡见报道，使得临床表现复杂化。可以有典型黑热病的一些表现如脾大、发热等，还有腹泻、肝大、咳嗽、呕吐、出血、水肿等表现。

（二）皮肤型黑热病

可与典型黑热病的临床表现同时存在。皮肤型黑热病的临床表现相对较轻，一般情况好，能照常劳作。最初在白蛉叮咬的皮肤处出现丘疹或结节，进展缓慢。溃疡出现在6个月后，溃疡周边组织含有大量利什曼原虫。个别患者可出现局部淋巴结增大。

五、实验室检查

（一）血常规及血清蛋白

全血细胞减少，其中白细胞减少明显，一般为（1.5～3.0）$\times 10^9$/L，严重者可少于1.0$\times 10^9$/L；中性粒细胞减少明显。贫血常为中度；血小板降低明显，一般为（40～50）$\times 10^9$/L。红细胞沉降率可增快。血清总蛋白大多正常，但球蛋白明显增加，而白蛋白减少常见。

（二）病原学检查

1. 穿刺检查

（1）涂片法：以骨髓穿刺涂片法最为常用，原虫检出率可为80%～90%。脾穿刺涂片法检出率高达90%～99%，但存在一定的风险性而不用或很少采用。周围血涂片法简单且易于操作，出现寒战或高热时外周血厚涂片阳性率高达60%。

（2）培养法：将上述穿刺物接种于培养基进行培养，经7～10天可有阳性结果。

（3）动物接种法：把穿刺物接种于易感动物，1～2个月后取肝、脾作印片涂片，瑞氏染液染色镜检。

2. 皮肤刮片检查 在皮肤结节处用消毒针头刺破皮肤，取少许组织液，或用手术刀刮取少许组织作涂片，染色镜检。

（三）免疫学检测

1. 检测血清循环抗原 单克隆抗体-抗原斑点试验（McAb-AST），诊断黑热病的阳性率高达97.03%，假阳性率仅0.2%。该法可确定现行感染及疗效考查。

2. 检测血清抗体 如酶联免疫吸附试验（ELISA）、间接血凝试验、直接凝集试验等均可采用。

3. 免疫层析试纸条法 利什曼原虫的基因存在基因片段K39，此基因片段的重组抗原（rk39）制备的免疫层析试纸条（Dipstick）是一种简便、不需任何仪器和设备、适用于基层使用的快速检测手段，简称rk39试纸条法。临床黑热病诊断的阳性率达到96.07%。

（四）分子生物学检测

用聚合酶链反应（PCR）、DNA探针等技术检测利杜体DNA，敏感性及特异性高。

六、诊断及鉴别诊断

（一）诊断

1. 流行病学资料 居住地区是否为流行区或是否在流行区内有逗留史或旅游史，是否为白蛉活动季节（5—9月份）。

2. 临床表现 缓慢起病，长期不规则发热，进行性脾大甚至巨脾、肝大、全血细胞减少等，一般情况尚可，中毒症状轻。

3. 实验室检查 全血细胞减少，白细胞常在$(1.5\sim3.0)\times10^9/L$之间，甚至出现中性粒细胞缺乏；贫血呈中度；血小板明显减少。血生化提示血浆球蛋白明显增高。血清特异性抗原抗体检测阳性有助诊断，如rk39试纸条法。骨髓穿刺涂片找到利杜体或穿刺物培养查见前鞭毛体可确诊。

（二）鉴别诊断

本病需与其他长期发热、脾大及白细胞降低的疾病进行鉴别诊断，如结核病、伤寒、疟疾、布鲁菌病、白血病、恶性组织细胞病、血液系统霍金奇淋巴瘤、慢性血吸虫病及其他病因所致肝硬化、急性/亚急性感染性心内膜炎等疾病。

七、治疗

（一）对症治疗

休息与营养，以及针对出现的并发症进行积极对症治疗。如贫血可给予输注红细胞改善贫血，必要时积极抗感染治疗等。

（二）病原治疗

2016年12月，美国感染病学会、美国热带医学和卫生学会共同发布了黑热病的治疗指南。

1. 推荐使用两性霉素B脂质体。用法和用量：第1～5天、14天、21天静脉给予3 mg/(kg・d)，总剂量为21 mg/kg。

2. 年龄≥12岁、体重≥30 kg、非妊娠期或哺乳期患者，可以选择口服米替福新2.5 mg/(kg・d)，最高剂量150 mg，分三次服用，治疗28天。

3. 对于不能耐受两性霉素B脂质体或米替福新的患者，可以选择五价锑，首选葡萄糖酸锑钠（斯锑黑克），用量为20 mg/(kg・d)，静脉输注或肌内注射，疗程28天。五价锑疗效迅速而显著，副作用少。规范化治疗后1年无复发者视为治愈。但病情危重患者或存在心肝疾病患者慎用。

（三）对症治疗

患者出现巨脾或伴有明显脾功能亢进时，或多种治疗均无效时可考虑脾切除术。术后可再次给予病原治疗。

八、预防

应采取以管理传染源为主的综合预防措施。

（一）管理传染源

进行全民教育，在白蛉生长繁殖季节之前普查及根治患者。山丘地带应及时查出病犬，并捕杀和掩埋病犬。对参加黑热病普查及治疗的专业人员进行专业培训。

（二）消灭传播媒介

消灭传播媒介白蛉是实施重点，更是难点。在新疆喀什等人源性黑热病流行区，白蛉属于近家栖，用敌敌畏、美曲膦酯（敌百虫）、菊酯类（溴氰菊酯、氯菊酯、氯氰菊酯、三氟氯氰菊酯等）进行喷洒消灭白蛉，但在居住场所喷洒药物灭蛉效果不佳。诸多因素的存在导致我国黑热病流行区的防治成效难以巩固，因此决定了这类流行区黑热病防治工作的持续性和长久性。

（三）加强个人防护

用细孔纱门、纱窗及蚊帐。用邻苯二甲酸二甲酯涂皮肤，以减少或避免白蛉的叮刺。

（鲁晓擘）

第四节 弓形虫病

弓形虫病（toxoplasmosis）是由刚地弓形虫（*Toxoplasma gondii*）引起的人畜共患寄生原虫病，又称弓形体病，感染的哺乳动物和禽类为重要传染源，人类急性获得性感染多为隐性感染。发病者临床表现多样，免疫力正常的感染者主要表现为淋巴结病和视网膜脉络膜炎，免疫缺陷的感染者主要表现为中枢神经系统、肺、眼和心脏受累的相关症候群。

一、病原学

弓形虫寄生于以猫为主的动物体内，为严格细胞内寄生。它有三种存在形式：①囊合子，从粪便排泄出来，在特定温度和湿度下经 2～5 天发育形成孢子，具有传染性，可在土壤中存活数月。②速殖子，为无性侵袭形式，在细胞内繁殖，能感染所有哺乳类细胞。③包囊，含有缓殖子，可见于所有脏器，但多见于中枢神经系统和心肌、横纹肌、平滑肌。在人体内可终生寄生。

二、流行病学

1. 传染源　猫或猫科动物为重要的传染源，此外，猪、牛、羊等亦可作为传染源。弓形虫感染的孕妇可为胎儿和新生儿的传染源。

2. 传播途径

（1）先天性感染：母体垂直传播，胎儿可经胎盘感染，也可因胎儿羊水或产道分泌物而感染。

（2）获得性感染：密切接触家猫或家畜、进食含有包囊的生食和未熟的肉类、器官移植和输入血制品等。

3. 易感人群　人群普遍易感，免疫功能缺陷者、孕妇、宠物饲养员及屠宰人员均为高危人群。

三、发病机制

人体感染后，速殖子从胃肠道向全身组织细胞播散，在宿主细胞内繁殖，造成细胞破裂，感染周围细胞，形成由炎症反应包围的坏死灶是本病的发病机制。免疫缺陷者急性感染可以引起多脏器的严重损害，如心、肺、肝、脑等组织、器官坏死性炎症。细胞免疫和体液免疫在防御弓形虫感染中发挥重要作用。弓形虫鼠感染模型研究显示，遗传易感性与本病的发病相关。艾滋病患者中，HLA-DQ3 为弓形虫脑炎的遗传易感性标志，HLA-DQ1 为弓形虫脑炎发生的遗传标志物。

四、临床表现

弓形虫病通常为亚临床感染，显性感染为 10%左右。由于病原体可以侵袭各个组织和器官，所以临床表现复杂多样。

（一）先天性弓形虫病

先天性弓形虫病表现多种多样，主要有以下五种表现。

1. 新生儿全身性疾病　包括皮疹、黄疸、血小板减少性紫癜、肝和脾大、肺炎、渐进性葡萄膜炎、脑脊液中蛋白质含量增高、脑室扩张和脑膜脑炎。

2. 神经性疾病　脑积水或小头畸形、小眼畸形、视网膜脉络膜炎和脑钙化。

3. 单发视网膜脉络膜炎或轻度脑钙化，不伴有任何脑损害的临床征象。

4. 亚临床感染　对妊娠期感染的妇女，70%受感染婴儿为亚临床感染。区分亚临床感染弓形虫病和感染缺失是医师面临的挑战。

5. 复发　即经治疗视网膜病变痊愈后，视网膜脉络膜炎突然加剧，可能发生于婴儿、儿童、青少年和成人，发生率高达 85%。

（二）后天获得性弓形虫病

1. 淋巴结病　对于免疫功能正常的宿主，弓形虫感染最常见的临床表现是淋巴结病，以颈部淋巴结受累最常见。表现为非化脓性淋巴结炎，可有疼痛，淋巴结光滑、有活动性，可持续数月。可伴有发热，常为低热至中等发热，乏力、肌痛、短暂皮疹，少数有肝大、脾大。需与传染性单核细胞增多症、淋巴瘤等鉴别。

2. 视网膜脉络膜炎 弓形虫视网膜脉络膜炎一般是作为先天性感染的晚期症候出现的，表现为视物模糊、盲点、畏光、流泪、疼痛等。黄斑受累可影响中心视力。

3. 中枢神经系统 在获得性弓形虫病中，中枢神经系统受累最常见于免疫缺陷患者。临床表现复杂多样，有发热、头痛、嗜睡或昏迷；有“假性脑肿瘤”症状，类似脑肿瘤或脑脓肿占位影像。脑内多发大块病变。重型患者可表现为意识错乱、精神病症状、癫痫发作、脑干和脊髓受损的体征，病情进展可引起死亡。

五、实验室检查

1. 病原检查

（1）直接涂片：主要用于免疫缺陷宿主。取患者的血液、脑脊液、骨髓，或取淋巴结活检切片，进行瑞氏染色或吉姆萨染色，镜下可见滋养体或包囊。

（2）分离弓形虫：取患者的血液、脑脊液、支气管肺泡灌洗液、玻璃体液或组织样本接种小鼠，或做细胞培养分离弓形虫。小鼠接种比细胞培养敏感，但时间较慢。

（3）分子生物学检测：PCR 或分子杂交方法检查患者体液或组织悬液中弓形虫 DNA，具有很高的敏感性和特异性。

2. 免疫学检测 用 Sabin-Feldman 染色试验检测 IgG 抗体（金标准），用间接荧光试验、凝集试验或 ELISA 等检测其循环抗原或特异性抗体。

六、诊断及鉴别诊断

1. 诊断 根据患者临床表现和（或）特异性体征，病原学检查阳性或血清学检测循环抗原或特异性抗体阳性，可作出诊断。

2. 鉴别诊断 先天性弓形虫病应与 TORCH 综合征（由风疹病毒、巨细胞病毒、单纯疱疹病毒和弓形虫感染引起的疾病）鉴别。弓形虫脑病应与其他病原体感染引起的脑病相鉴别。

七、治疗

（一）病原治疗

1. 免疫功能正常患者 首选乙胺嘧啶联合磺胺嘧啶治疗，两者对速殖子有协同作用，但对组织包囊无效。乙胺嘧啶首日负荷量为 200 mg，分 2 次服用，以后每日 25～100 mg 口服；磺胺嘧啶剂量为 75 mg/(kg · d)，首剂加倍，疗程持续至症状消失后 1～2 周。服用乙胺嘧啶治疗的患者，每日应口服亚叶酸（甲酰四氢叶酸）5～20 mg。服用磺胺类药物的患者，应等剂量服用碳酸氢钠，防止结晶对肾的损害。

2. 免疫功能缺陷患者 对艾滋病患者弓形虫脑炎急性期治疗可用乙胺嘧啶，首日 200 mg，分 2 次口服，以后 50～70 mg，每日 1 次；联合磺胺嘧啶 1～1.5 g，每 6 h 1 次；或联合克林霉素 600 mg，口服或静脉输注，每 6 h 1 次。同时服用亚叶酸 10～20 mg，每日 1 次。疗程持续至症状消失后 4～6 周。

3. 孕妇及新生儿患者的治疗 ①孕妇可用乙酰螺旋霉素 1 g，每日 3～4 次，疗程 2～3 周；克林霉素 10～30 mg/(kg · d)，分 3 次服用，疗程 2 周；阿奇霉素 5 mg/(kg · d)，分 4 次服用，疗程 10～14 天。以上药物在妊娠早期建议应用 2 个疗程，妊娠中、晚期应用 1 个疗程。②新生儿可选用乙酰螺旋霉素 20～30 mg/(kg · d) 联合磺胺嘧啶 25～30 mg/(kg · d)，分 2～4 次，口服，或阿奇霉素 10 mg/(kg · d)，每日 1 次，口服。

4. 眼弓形虫病的治疗 ①乙胺嘧啶联合磺胺嘧啶治疗，每疗程至少 4 周，总疗程 6～12

个月。②单用克林霉素或联合乙胺嘧啶或磺胺嘧啶，亦可取得较好疗效。③突发眼弓形虫病或炎症累及黄斑区者，须用乙胺嘧啶联合磺胺嘧啶及糖皮质激素治疗。

（二）支持治疗

支持治疗可应用增强免疫功能的药物，如胸腺素、γ-干扰素、白细胞介素Ⅱ、左旋咪唑、转移因子等。

八、预防

做好个人卫生，进食干净的蔬菜、水果，食用充分烹饪的肉类，易感者应避免接触猫或猫粪。

（邓　兰）

第五节　隐孢子虫病

隐孢子虫病（cryptosporidiosis）是由隐孢子虫（*Cryptosporidium*）感染引起的以水样腹泻为主要临床表现的一种人兽共患寄生虫病，呈全球性分布，属新发传染病，被世界卫生组织列为世界六大腹泻病之一。隐孢子虫病是导致艾滋病患者腹泻甚至死亡的主要原因之一，也是亚非国家2岁以下儿童腹泻第二常见的病因，同时亦常引起旅游者腹泻。

一、病原学

隐孢子虫为孢子虫纲，属于原虫。人类感染的隐孢子虫主要是微小隐孢子虫（*Cryptosporidium parvum*）。隐孢子虫的生活史包括无性生殖（裂体增殖和孢子增殖）和有性生殖（配子生殖）两个阶段，生活周期为5～11天，均在同一宿主体内完成。成熟卵囊是隐孢子虫的感染形态，呈圆形或卵圆形，直径4～6 μm，抵抗力较强，对常用消毒剂不敏感。1%甲醛、5%氨水2 h及3%过氧化氢30 min可以使其灭活。65℃条件下，30 min可使其感染力消失。卵囊在潮湿、寒冷的环境中可以存活数月至1年，仍具有感染性。

二、流行病学

1. 传染源　隐孢子虫病患者、隐孢子虫感染的人或动物均为主要传染源。

2. 传播途径　主要经水和食物等途径传播，粪-口途径是主要的传播方式。水源污染是引起隐孢子虫病暴发流行的主要原因，密切接触宠物（如犬、猫、鸟类等）、家畜（如猪、牛、羊）等动物，尤其是幼畜和野生动物等可感染。免疫功能缺陷或免疫功能抑制患者亦可通过呼吸道分泌物传播。

3. 易感人群　人群对隐孢子虫普遍易感。婴幼儿、艾滋病患者、接受免疫抑制剂治疗的患者，以及先天或后天免疫功能低下者更易感染隐孢子虫。

4. 流行特征　隐孢子虫感染呈世界性分布，迄今已有除南极洲外100多个国家的300多个地区有隐孢子虫病的病例报道。美国等发达国家将隐孢子虫列为腹泻症候群监测的重要病原。我国于1987年在南京首次报道人体感染病例，有10多个省、市、自治区证实有隐孢子虫病存在。通常全年都有发病，温暖潮湿季节发病率较高。感染人群男女性别无明显差异。

三、发病机制与病理学表现

（一）发病机制

人体感染隐孢子虫后，是否发病主要与机体的免疫功能、营养状况和卵囊的数目等因素相关。具有感染性的成熟卵囊进入人体的肠道后，子孢子逸出，黏附于肠上皮刷状缘层内，在其膜下形成的寄生空泡中完成生活史。虫体侵犯部位的肠上皮细胞绒毛萎缩、变短变粗、融合、移位、脱落，黏膜表面积缩小，局部营养吸收障碍，对食物的耐受性降低，分泌性颗粒增加，从而引起水样腹泻。近年研究发现，隐孢子虫患者血清多种细胞因子水平明显升高，如 IL-1、IL-6、IL-8、TNF-α 等。细胞因子诱导肠上皮细胞内源性前列腺素表达上调，使细胞内 cAMP 水平升高，肠上皮细胞分泌亢进，同时对水、电解质的吸收减少，引起类似于霍乱的分泌性腹泻。

（二）病理学表现

隐孢子虫感染多常见于空肠、回肠末端。免疫功能缺陷者可累及整个肠道，但以小肠下段病变为主。病变部位黏膜充血、上皮细胞水肿，并有淋巴细胞、单核细胞浸润。

四、临床表现

本病潜伏期 2～28 天，平均 7～10 天。临床表现严重程度和病程长短取决于宿主的免疫功能与营养状况。

（一）急性期

免疫功能正常者主要表现为急性自限性水样腹泻，一般无脓血，每日排便 2～20 余次，可伴低至中度发热、肌肉酸痛、乏力、腹痛、腹胀、恶心、呕吐、食欲减退等症状。病程通常 7～14 天，最短 1～2 天。免疫功能缺陷患者腹泻程度严重，常表现为霍乱样水泻，可迅速出现脱水及水电解质紊乱的相应症状，并发其他病原体感染。重症幼儿排便量多，可为喷射性水样腹泻。

（二）慢性期

主要见于免疫功能缺陷者，特别是艾滋病患者。病程多为 20～60 天，长者可达数年。起病缓慢，持续腹泻，每日数次或数十次，大便呈糊状或带有黏液的水样便，偶有血便。患者也可表现为霍乱样腹泻，每日便量常见为 3～6 L，最多可达 17 L；常伴有严重脱水和电解质紊乱，严重者可出现循环衰竭而死亡。儿童营养不良以及某些病毒性感染，如麻疹、水痘和巨细胞病毒感染，也会因暂时的免疫功能异常而并发隐孢子虫病，引起严重的慢性腹泻。

（三）肠外表现

免疫功能缺陷者，尤其是艾滋病患者可出现隐孢子虫体内广泛感染，并发呼吸道、胆道或胰腺等肠外器官隐孢子虫病，表现为肺炎、胆囊炎、胆管炎或胰腺炎等症状。

五、实验室检查

1. 病原学检查　主要是收集患者大便在荧光显微镜下检测隐孢子虫卵囊，常用改良抗酸染色法或金胺-酚染色法。另可用 PCR 法对大便进行核酸检测。

2. 免疫学检测　可应用酶联免疫吸附试验检测患者大便、血清和肠液的特异性 IgM、IgG。

六、诊断及鉴别诊断

1. 诊断 有流行病学史，以水样腹泻为主要表现的患者，尤其是免疫缺陷患者，应多次进行大便、血清等病原体或特异性抗体检测，除外其他引起腹泻的疾病后可诊断。

2. 鉴别诊断 需要与其他引起腹泻的疾病鉴别，如阿米巴痢疾、贾第虫病、微孢子虫病、细菌性痢疾、霍乱等鉴别。

七、治疗

免疫功能正常的成年人隐孢子虫感染多呈自限性，一般只需要对症及支持治疗即可。免疫缺陷或营养不良儿童感染隐孢子虫后，病情较重，病程较长，预后较差，除给予对症及支持治疗外，还要进行针对病原体的治疗。

1. 对症与支持治疗 对严重腹泻患者，首要应纠正脱水、电解质和酸碱平衡紊乱，补充液体和电解质，可选用生理盐水、葡萄糖氯化钠注射液、5%碳酸氢钠等。适当应用蒙脱石散等收敛剂，也可选用益生菌制剂以改善肠道微环境。如患者出现发热、腹痛、恶心、呕吐时可给予相应的对症治疗。

2. 病原治疗 目前尚无疗效确切的抗隐孢子虫药物。螺旋霉素、阿奇霉素、巴龙霉素、克林霉素及复方磺胺甲噁唑等有一定疗效。可配合使用免疫疗法。

八、预防

隐孢子虫病为人畜共患寄生虫病，传播途径广泛，应控制传染源，防止患者、病畜粪便污染食物和饮水，并注意个人卫生。医疗卫生单位应注意防止医源性传播。选用有效消毒剂如1%甲醛、5%氨水等杀灭隐孢子虫卵囊。

（邓 兰）

第六节 锥虫病

锥虫病（trypanosomiasis）是由锥虫所致的人畜共患的原虫感染性疾病，分为非洲锥虫病（African trypanosomiasis）和美洲锥虫病（American trypanosomiasis）两种。非洲锥虫病以神经系统病变为主，又称昏睡病（sleeping sickness）；美洲锥虫病常累及多器官如心、脑、食管和结肠等，又称为Chagas病（Chagas disease）。

一、病原学与流行病学

非洲锥虫病由属于布氏锥虫亚种的冈比亚锥虫和罗得西亚锥虫引起。布氏锥虫在人体主要寄生于血液和组织间隙，锥鞭毛体在人体内形态多变，根据形态分为细长型与粗短型。舌蝇叮咬患者时，锥虫随血到达蝇胃中，繁殖发育后移行到唾液腺发育成为感染性锥虫，通过叮咬正常人传播本病。此病流行于36个撒哈拉沙漠以南非洲国家。冈比亚锥虫病分布于非洲西部和中部，主要传染源是人，传播媒介为须舌蝇，98%的昏睡病病例由冈比亚锥虫引起，并造成慢性感染。患者可感染数月甚至数年，但没有患病的明显体征或症状。出现症状时，患者常常已到疾病晚期，中枢神经系统受到影响。罗得西亚锥虫病分布于非洲东部，动物和人均为传染源，传播媒介为刺舌蝇。这种类型主要造成急性感染。在感染之后数月或数周可观察到最初的体征和症状。疾病迅速发展并侵入中枢神经系统。目前只在乌干达同时存在这两种类型的锥虫病病例。非洲锥虫病也可通过输血传播、母婴传播或性传播引起。

美洲锥虫病由克氏锥虫引起，后者有三种形体：无鞭毛体、上鞭毛体和锥鞭毛体。主要传播媒介为锥蝽属昆虫，主要流行于中南美洲。锥鞭毛体经皮肤创口感染侵入人体血液，也可通过母乳、胎盘、输血、器官移植或食入传染性锥蝽粪便污染的食物而感染。

锥虫病的发病季节和流行地区与吸血昆虫的出现时间和活动范围相一致。主要流行于热带和亚热带地区。在牛和一些耐受性较强的动物，吸血昆虫传播后，动物常感染但不发病，待到枯草季节或抵抗力下降时才发病。锥虫有广泛的宿主群，很多种野生动物对此虫有易感性，本病的传染源是带虫动物，包括隐性感染和临床治愈的病畜。此外，狗、猪、某些野生动物及啮齿类动物都可以作为保虫者。

二、发病机制与病理学表现

锥虫病的发病机制主要是锥虫毒素对机体的毒害作用。虫体侵入机体后，经淋巴管和毛细血管进入血液和造血器官发育繁殖，产生大量有毒的代谢产物；而锥虫死亡释放出毒素，这些毒素作用于中枢神经系统，引起功能障碍如体温升高、运动障碍以及精神症状；进而侵害造血器官-网状内皮系统和骨髓，使红细胞溶解和再生障碍，导致红细胞减少，出现贫血。随着红细胞溶解，不断游离出来的血红蛋白大部分积滞在肝中，转变为胆红素进入血流，引起黏膜和皮下组织黄染。心肌受到侵害，引起心功能障碍；毛细血管壁被侵害，通透性增高，导致水肿。

三、临床表现

（一）非洲锥虫病

非洲锥虫病的潜伏期通常为2～3周，可短至7天。舌蝇叮咬后1～2周，局部皮肤出现暗红色疼痛性结节，质地较硬，称锥虫下疳，数周后消退，局部淋巴结常肿大。在第一阶段，锥虫在皮下组织、血液和淋巴中繁殖，此期称为血液淋巴期，患者表现为阵发性发热、头痛、关节疼痛和瘙痒。在第二阶段，锥虫穿过血脑屏障感染中枢神经系统，此期称为脑膜脑炎期。此期患者会出现明显的临床表现：行为改变、意识模糊、感觉障碍和动作协调性差、睡眠周期障碍。如不进行治疗，昏睡病常是致命的。

（二）美洲锥虫病

美洲锥虫病的潜伏期为1～3周，此期无鞭毛体在细胞内繁殖，所产生的锥鞭毛体在细胞之间传播，并存在于血液中。临床上分为急性期和慢性期两个阶段。急性期持续约2月，此期血液循环中存在大量的锥虫，但此期可无临床表现或仅出现轻微的非特异性临床表现。部分病例在叮咬部位可出现较为特异的皮肤发红和肿胀或单眼出现略带紫色的肿胀。患者可表现有发热、淋巴结肿大、肌痛、呼吸或吞咽困难、腹痛或胸痛。慢性期锥虫主要藏匿于心肌和消化道肌肉中，约30%的患者表现为心功能障碍（心律失常或心脏扩大），约10%的患者表现为消化系统病变（如食管和结肠扩张等）和神经系统病变。晚期患者可因心律失常和进行性心力衰竭而猝死。

四、实验室检查

（一）非洲锥虫病

外周血白细胞总数正常，淋巴细胞相对增多，红细胞沉降率显著增快。血浆白蛋白降低，以 IgM 增高为主的免疫球蛋白增多，脑脊液蛋白质及细胞数明显升高。血液、脑脊液、淋巴结穿刺液、下疳渗出液和骨髓作涂片，可发现病原体。罗得西亚锥虫相对较易在血液中检出，而冈比亚锥虫则不易在血液中检出。血清学试验的敏感性及特异性均不稳定，主要用于流行病学调查。

（二）美洲锥虫病

急性期可用血涂片查找锥虫。慢性期可用肿大淋巴结活检查找无鞭毛锥虫体；脑膜脑炎患者脑脊液内单核细胞增多，蛋白质轻度增加，偶可查见锥虫。血清学检查多用间接荧光抗体试验与 ELISA 法，急性期检测 IgM 抗体，慢性期检测 IgG 抗体。

五、诊断

（一）非洲锥虫病

应使用血清学试验以及根据临床表现（如颈部淋巴结肿大）来筛选出可能的感染者，确诊有赖于在体液或组织中查见锥虫。通过腰椎穿刺进行脑脊液检查来判断疾病的分期。曾在流行地区居住者，有硬性下疳、反复发热、心动过速、颈后淋巴结肿大、剧烈头痛、嗜睡、昏迷表现者，应考虑本病的可能。

（二）美洲锥虫病

临床上急性期以发热、全身淋巴结肿大及心脏扩大为主要特征。慢性期则以心脏扩大、食管或结肠扩张为主要特征。诊断依据血片或体液中找到克氏锥虫，血清免疫学检查对诊断也具有一定价值。

六、治疗

（一）非洲锥虫病

非洲锥虫病的治疗选择取决于疾病的分期。第一阶段治疗药物包括喷他脒和舒拉明；第二阶段的成功治疗要求药物能透过血脑屏障，此类药物包括有机砷制剂（美拉胂醇）、依氟鸟氨酸和硝呋替莫。舒拉明与喷他脒不能透过血脑屏障，对于晚期冈比亚锥虫病选用依氟鸟氨酸，晚期罗得西亚锥虫病选用有机砷制剂。治疗后锥虫仍可长时间保持活性而导致病情复发，因此，治疗后需要随访 24 月，包括脑脊液的检查。

（二）美洲锥虫病

治疗药物包括苯并乙唑和硝呋替莫，对于急性期患者 100%有效，但是对于慢性期患者疗效降低。对于无症状者也应给予治疗。这两种药物不能用于孕妇和肝、肾衰竭者。此外，针对心脏和消化系统病变的治疗也是必需的。

七、预防

1. 传播媒介的控制。
2. 献血员加强筛查，减少输血和器官移植传播。

（沈银忠）

第8章 蠕虫病

第一节　日本血吸虫病

日本血吸虫病（Schistosomiasis Japonica）是日本血吸虫（*Schistosoma Japonicum*）寄生于门静脉系统所引起的人畜共患寄生虫病。人的皮肤、黏膜因接触含有尾蚴的疫水而感染，主要病变为虫卵沉积于肝和结肠等部位而引起的虫卵肉芽肿。急性期患者可有发热、腹痛、腹泻或脓血便、肝大及血中嗜酸性粒细胞明显增多等表现。慢性期主要表现为肝脾大或慢性腹泻。晚期因病情发展至肝硬化，可表现为巨脾与腹水等。有时可发生血吸虫病异位损害。

一、病原学

血吸虫又称裂体吸虫。寄生于人体的血吸虫种类较多，主要有日本血吸虫、曼氏血吸虫、埃及血吸虫、间插血吸虫、湄公血吸虫和马来血吸虫。日本血吸虫成虫雌雄异体，寄生在人或其他哺乳动物的门静脉-肠系膜静脉系统。雌虫产卵于肠黏膜下层静脉末梢内，大部分虫卵沉积在肠肝组织内，一部分虫卵经过破溃的肠壁进入肠腔，随粪便排出体外入水，在适宜温度（25～30℃）下孵出毛蚴，毛蚴侵入中间宿主钉螺体内，经母胞蚴、子胞蚴而生成大量尾蚴。尾蚴从螺体逸出，在水面漂浮游动。当人或动物与含有尾蚴的水接触，即可经皮肤或黏膜感染。尾蚴侵入皮肤脱去尾部，发育为童虫，并随血流或淋巴液到达全身。进入肝内门静脉分支的童虫在此暂时停留，并继续发育。当性器官初步分化时，遇到异性童虫即开始合抱，并移行到门静脉-肠系膜静脉系统寄居，逐渐发育成熟并交配产卵，完成其生活史。

二、流行病学

1. 传染源　为患者和保虫宿主。保虫宿主主要有牛、猪、羊、马、犬、猫及鼠类等。

2. 传播途径　造成传播必须具备三个条件：带虫卵的粪便入水，钉螺孳生，人或畜接触疫水。

（1）感染方式：人们通过田间劳动、游泳等各种活动，皮肤、黏膜接触疫水受到感染。

（2）传播媒介：钉螺是日本血吸虫唯一的中间宿主，只有存在钉螺才会造成血吸虫病的传播和流行。

3. 易感人群　人群普遍易感，以男性青壮年农民和渔民感染率最高，感染后有部分免疫力。

4. 流行特征　日本血吸虫病流行于中国、日本、菲律宾、印尼等亚洲国家。在我国已有2000多年的历史，主要分布于江苏、浙江、安徽、江西、湖北、湖南、广东、广西、福建、四川、云南及上海12个省、市、自治区。我国血吸虫病流行区分别为湖沼、水网和山丘三种类型。疫情以湖沼型最为严重。水网型主要分布在江苏、浙江两省。山丘型患者虽然少而分散，呈点状分布，但却给防治工作带来困难。

三、发病机制与病理学表现

（一）发病机制

血吸虫病是由血吸虫感染人体后引起的一种以虫卵肉芽肿及随后发生的纤维化为最基本病变的免疫性疾病。血吸虫不同发育阶段的尾蚴、童虫、成虫和虫卵均可引起宿主的系列免疫反应并造成损害。

尾蚴自皮肤侵入后，可引起尾蚴性皮炎，表现为毛细血管扩张充血，伴有出血、水肿及中性粒细胞和单核细胞浸润。童虫移行过程中经过的器官可因机械性损伤出现血管炎，毛细血管栓塞、破裂，局部细胞浸润和点状出血。成虫的代谢产物、虫体分泌物、排泄物、虫体外皮层更新脱落的表质膜等，在机体内作为循环抗原与相应抗体形成免疫复合物，引起免疫复合物性（Ⅲ型）超敏反应。虫卵是引起宿主免疫反应和病理变化的主要因素。虫卵发育成熟后，卵内毛蚴释放的可溶性虫卵抗原经卵壳上的微孔渗透到组织中，致敏 T 淋巴细胞，产生各种淋巴因子，如白细胞介素-2、干扰素-γ、嗜酸性粒细胞刺激素、成纤维细胞刺激因子以及中性粒细胞趋化因子等，吸引大量巨噬细胞、单核细胞、嗜酸性粒细胞、成纤维细胞等聚集于虫卵周围，形成虫卵肉芽肿（Ⅳ型超敏反应）。肉芽肿内由浆细胞分泌的抗体与虫卵抗原结合后，在虫卵周围出现的浆细胞伴以抗原-抗体复合物沉着的现象，称何博礼现象（Hoeppli phenomenon）。急性血吸虫病体液免疫与细胞免疫同时存在，慢性血吸虫病被认为是迟发型变态反应。

人体感染血吸虫后可获得部分免疫力，这种免疫对再感染的童虫有一定的杀伤作用，但对原发感染的成虫无作用，这种原发感染继续存在而对再感染有一定免疫力的现象称为“伴随免疫”。

（二）病理学表现

血吸虫虫卵肉芽肿在组织血管内形成，堵塞血管，破坏血管结构，导致组织纤维化，这类病变主要见于虫卵沉积较多的器官，如肝和结肠。

1. 结肠　结肠病变主要发生在直肠、乙状结肠和降结肠。急性期病变为黏膜充血、水肿、坏死，黏膜下层有虫卵结节，破溃后形成浅溃疡，排出脓血便。慢性期表现为纤维组织增生，肠壁增厚，可有息肉样增生和肠腔狭窄，还可有肠系膜增厚、网膜粘连形成团块，发生肠梗阻。

2. 肝　早期有充血肿胀，表面可见黄褐色粟粒样虫卵结节，病程晚期门静脉周围出现广泛纤维化，窦前静脉阻塞，导致门静脉高压，出现肝脾大，腹壁、食管及胃底静脉曲张，易发生上消化道出血与腹水等并发症。

3. 异位损害　寄生于门静脉系统以外的静脉内的血吸虫虫卵和（或）成虫称异位寄生，见于门静脉系统以外的器官或组织的血吸虫虫卵肉芽肿称为异位损害或异位血吸虫病，以脑和肺较多见。

四、临床表现

潜伏期大多为 30～60 天，平均 40 天。血吸虫病临床表现复杂多样，轻重不一。我国将血吸虫病分为四型。

（一）急性血吸虫病

多发生于夏秋季，常为初次重度感染。主要有以下表现。

1. 发热　患者均有发热，轻者发热数天，重者可迁延数月。热型以间歇热、弛张热多见，一般不伴有寒战。高热时偶有烦躁不安等中毒症状，严重病例可出现贫血、消瘦和营养不良等。

2. 消化系统症状 多伴有食欲下降、腹痛、腹泻、呕吐等。大便每日3～5次，个别可达十余次，初为稀水样便，继而出现黏液、脓血。热退后腹泻次数减少。危重患者可出现高度腹胀、腹水和腹膜刺激征。经治疗退热后6～8周，上述症状可显著改善或消失。

3. 呼吸系统表现 病后2周内多数患者有咳嗽、气喘、胸痛。危重患者咳嗽较重、咯血痰，并有胸闷、气促等。

4. 变态反应 主要是尾蚴性皮炎，在尾蚴入侵的局部皮肤出现红色丘疹或疱疹。其他还包括荨麻疹、血管神经性水肿等。

5. 肝脾大 90%以上患者出现肝大伴压痛，以左叶较显著。半数患者轻度脾大。

（二）慢性血吸虫病

以急性血吸虫病起病且病程超过半年以上，称慢性血吸虫病，因急性期未得到治疗或反复轻度感染所致，在流行区绝大多数患者为慢性血吸虫病。

感染轻者大多无症状，仅大便检查中发现虫卵，或体检时发现肝大，称为无症状型。有症状型主要表现为血吸虫性肉芽肿肝病和结肠炎。常见症状为慢性腹泻，大便每日2～3次，以稀便为主，偶有黏液血便，症状时轻时重。病程长者可有贫血、消瘦、营养不良、肠梗阻及内分泌紊乱，表现为性欲减退、月经紊乱、不孕不育等。病程早期常有肝大，表面光滑，质地中等。进入肝硬化阶段时，表现为肝质硬、表面不平，有结节。脾逐渐增大。下腹部可触及增厚的结肠系膜、大网膜和肿大的淋巴结。

（三）晚期血吸虫病

1. 巨脾型 最常见，脾进行性增大，下缘平脐甚至达盆腔，表面光滑，质坚硬，可有压痛，常伴有脾功能亢进的表现。

2. 腹水型 腹水进行性增多，表现为腹胀、腹部膨隆、呼吸困难、难以进食。常因上消化道出血、肝衰竭、肝性脑病或感染死亡。

3. 结肠肉芽肿型 表现为腹痛、腹泻、便秘，或腹泻与便秘交替出现。大便可以是水样便、血便或黏液脓血便，有时出现腹胀和肠梗阻。查体左下腹可触及压痛的肿块，少数可以发生癌变。

4. 侏儒型 极少见，因幼年时慢性反复感染引起内分泌腺萎缩、功能减退所致。

（四）异位血吸虫病

1. 肺型血吸虫病 多见于初次感染的急性期患者，由于虫卵沉积引起肺间质病变，患者可有发热、轻度咳嗽、胸痛、痰少。肺部体征可以不明显，有时可闻及干、湿啰音。重型患者肺部有广泛病变时，胸部X线检查可见中下肺野有弥漫云雾状、点片状、粟粒样浸润阴影，边缘模糊。肺部病变经病原治疗3～6个月可逐渐吸收消失。

2. 脑型血吸虫病 临床上分为急性与慢性两型。急性型发生在感染早期，临床表现酷似脑膜脑炎，常与肺部病变同时发生，出现意识障碍、脑膜刺激征、瘫痪、抽搐、腱反射亢进和锥体束征等。脑脊液嗜酸性粒细胞和蛋白质可升高。慢性型多发于感染后半年以上，主要表现为癫痫发作，以局限性癫痫多见，颅脑CT检查可在顶叶或枕叶发现单侧多发性高密度结节阴影，周围有广泛脑水肿，病原治疗后多数可以治愈。

3. 其他类型 人体其他部位也可发生血吸虫病，如胃、胆囊、肾、睾丸、子宫、心包、甲状腺、皮肤等，临床上出现相应症状，但非常罕见。

五、并发症

1. 上消化道出血 以食管下段与胃底静脉曲张破裂出血较为常见，表现为呕血、黑便、血压下降和失血性休克，为晚期患者严重并发症，发生率约为10%。

2. 肝性脑病　多由于上消化道大出血、大量放腹水、过度利尿等诱发。

3. 感染　由于患者免疫功能减退、低白蛋白血症、门静脉高压等，易并发感染，如自发性细菌性腹膜炎等。

4. 肠道并发症　严重纤维增生性病变可致肠腔狭窄，引起不完全性肠梗阻，结肠的慢性炎症还可诱发结肠癌。

六、实验室及辅助检查

（一）血象

急性血吸虫病患者外周血象以嗜酸性粒细胞显著增多为主要特点，嗜酸性粒细胞一般占20%～40%，多者可高达90%以上。白细胞总数轻至中度增高。晚期患者常因脾功能亢进出现全血细胞减少。

（二）大便检查

从大便中检出虫卵和毛蚴是确诊血吸虫病的直接依据，取新鲜脓血便反复送检可提高阳性率。一般急性期检出率较高，而慢性期和晚期患者的阳性率不高。

（三）肝功能试验

急性血吸虫病患者血清ALT、AST轻度升高。晚期患者血清白蛋白减少，球蛋白升高，A/G比值倒置。

（四）免疫学检查

1. 皮内试验　该试验简便、快速，常用于现场筛查可疑病例，阳性者需进一步检查。

2. 血清抗体检测　常用方法有环卵沉淀试验（circumoval precipitin test，COPT）、间接血细胞凝集试验（indirect hemagglutination test，IHA）和酶联免疫吸附试验（ELISA）等，具有较高的敏感性与特异性，可作为辅助诊断的方法。

3. 血清循环抗原检测　具有高度的敏感性和特异性，循环抗原的存在表明有活动性感染，对血吸虫病的诊断和疗效考核有重要价值。

（五）直肠黏膜活检

通过直肠镜或乙状结肠镜，从距肛门8～10 cm背侧黏膜处取米粒大小黏膜压片，在光镜下检查有无虫卵。活检时应注意防止直肠出血和穿孔。

（六）影像学检查

1. B超检查　可判断肝纤维化程度，并可定位行肝穿刺活检。

2. CT扫描　晚期血吸虫病患者肝包膜与肝内门静脉区常有钙化现象，CT扫描可显示肝包膜增厚钙化等特异图像，重度肝纤维化可表现为龟背样图像。

七、诊断及鉴别诊断

（一）诊断

1. 有血吸虫疫水接触史是诊断的必要条件。

2. 有急性、慢性或晚期血吸虫病的症状和体征，如发热、皮炎、荨麻疹、腹痛、腹泻、肝脾大等。

3. 结合寄生虫学与免疫学指标进行诊断，如患者大便检出虫卵或孵出毛蚴或直肠黏膜活检找到虫卵即可确诊。

（二）鉴别诊断

急性血吸虫病需与伤寒、阿米巴肝脓肿、粟粒型肺结核等鉴别，血嗜酸性粒细胞显著增多有重要的鉴别价值。慢性血吸虫病应与慢性病毒性肝炎、阿米巴痢疾、慢性细菌性痢疾、结肠癌、直肠癌等鉴别。晚期血吸虫病注意与其他原因导致的肝硬化鉴别。另外，在流行区的癫痫患者均应除外脑型血吸虫病的可能。

八、预后

急性患者如能得到及时有效的抗病原治疗多可痊愈。慢性早期患者接受抗病原治疗后，大多数患者临床症状消失，病情好转，大便及血清学检查转阴。晚期患者病情已发展至肝硬化，常出现顽固性腹水、消化道出血、肝性脑病、自发性腹膜炎及并发结肠癌等，预后较差。

九、治疗

（一）病原治疗

吡喹酮是目前治疗日本血吸虫病最有效的药物，具有疗效好、毒性低、使用方便等特点，对血吸虫各个发育阶段均有不同程度的杀虫作用，适用于各期各型血吸虫病患者。

1. 急性血吸虫病 成人总剂量为 120 mg/kg，儿童为 140 mg/kg，分 4～6 天服用，每日量分 2～3 次口服，其中 50%需在前 2 天服完，体重超过 60 kg 者按 60 kg 计算。治疗结束后大便检查转阴率可达 90%以上。

2. 慢性血吸虫病 成人总量按 60 mg/kg 计算，儿童体重在 30 kg 以内者总量按 70 mg/kg 计算，30 kg 以上者与成人相同。疗程 2 天，每日剂量分 3 次服用。

3. 晚期血吸虫病 成人总剂量 40～60 mg/kg，分 2 天服完，每日剂量分 3 次口服。

4. 预防性服药 蒿甲醚和青蒿琥酯能杀灭 5～21 天的血吸虫童虫。服用方法：接触疫水后 15 天口服蒿甲醚，剂量为 6 mg/kg，以后每 15 天一次，连服 4～10 次；或者在接触疫水后 7 天口服青蒿琥酯，剂量为 6 mg/kg，以后每 7 天一次，连服 8～15 次。

（二）对症治疗

1. 急性期血吸虫病 高热、中毒症状严重时给予退热、补液治疗，维持水和电解质平衡，加强营养及支持治疗。

2. 慢性和晚期血吸虫病 加强对症支持治疗，同时积极处理各种并发症。出现脾功能亢进、门静脉高压、上消化道出血时，可根据病情考虑手术治疗。

十、预防

（一）控制传染源

在流行区每年对患者、病畜进行普查普治。在重流行区应用吡喹酮对人、畜进行预防性服药。

（二）切断传播途径

1. 消灭钉螺是预防本病的关键，可采取物理灭螺法和化学灭螺法。
2. 无害化处理粪便（杀死虫卵），防止污染水源。
3. 保护水源，进行饮水消毒。

（三）保护易感人群

加强宣传教育，普及防治知识，严禁在疫水中游泳、戏水。接触疫水时应穿防护衣裤等。

案例 8-1-1

患者，男，28岁，工人。因发热2周入院。2周前出现发热，体温最高39.2℃，伴畏寒，无寒战，伴腹胀、上腹痛、腹泻，大便每日3～4次，糊状，无黏液脓血。既往体健，1个月前曾有下河捕鱼史。

【查体】 T 39.8℃，P 90次/分，R 20次/分，BP 125/75 mmHg。急性病容，周身皮肤未见皮疹，皮肤巩膜无黄染，浅表淋巴结不大，咽无充血。双肺听诊未闻及干湿性啰音。腹平软，肝肋下2 cm，剑突下3 cm可触及，质中等，轻压痛。脾肋下未触及。

【实验室及辅助检查】 白细胞 16×10^9/L，嗜酸性粒细胞50%。胸片无异常。

问题与思考

1. 最可能的诊断及诊断依据是什么？
2. 为明确诊断需要做哪些检查？
3. 如何进行治疗？

案例 8-1-1
解析

（刘耀敏）

第二节　华支睾吸虫病

华支睾吸虫病（Clonorchiasis sinensis）又称肝吸虫病，是因华支睾吸虫（*Clonorchis sinensis*）寄生于人体肝内胆管而引起的寄生虫病。主要临床特征为肝大、上腹隐痛、腹泻等，严重病例可发生胆管炎、胆石症及肝硬化等。

一、病原学

华支睾吸虫的成虫体型狭长，背腹扁平，状似葵花籽，前端稍窄，后端钝圆，大小为（10～25）mm×（3～5）mm，有口吸盘及腹吸盘各一个，雌雄同体，有一对前后排列的分枝状睾丸，其前方有子宫和卵巢，成熟后产卵。虫卵形似芝麻，淡黄褐色，大小为（27～35）μm×（12～20）μm，卵内含有毛蚴。

成虫寄生在人或哺乳动物的肝内胆管中，虫多时可移居至大的胆管、胆总管或胆囊内，产卵后虫卵随胆汁进入消化道，随粪便排出，进入水中被第一中间宿主淡水螺吞食后，在螺消化道内孵出毛蚴，毛蚴经胞蚴、雷蚴两个阶段增殖产生许多尾蚴。成熟尾蚴从螺体逸出，在水中遇到第二中间宿主淡水鱼或淡水虾后，侵入其体内形成囊蚴。囊蚴被终宿主人或哺乳动物吞食后，在消化液的作用下，囊壁被软化，囊内幼虫在十二指肠内破囊而出，然后从胆总管或穿过肠壁进入肝，在中小胆管内经过1个月左右发育为成虫并产卵。成虫的寿命为20～30年。

二、流行病学

华支睾吸虫病主要分布于东亚和东南亚，包括中国、朝鲜、韩国、日本、越南等。我国除西北地区外，全国24个省、市、自治区有本病的发生或流行。

1. 传染源 感染华支睾吸虫的人和哺乳动物（猫、狗、猪等）为主要传染源。

2. 传播途径 进食生或未煮熟的含有华支睾吸虫囊蚴的淡水鱼或虾而感染。另外，用切生鱼肉的刀及砧板切熟食、饮用囊蚴污染的生水也可感染。

3. 人群易感性 人对本病普遍易感，感染率高低与居民的生活、卫生习惯及饮食嗜好密切相关。

三、发病机制与病理学表现

（一）发病机制

华支睾吸虫主要寄生于肝内中小胆管，虫体的分泌物、代谢产物和机械刺激等因素，可引起胆管内膜及胆管周围炎性反应，引起胆管黏膜损伤和上皮细胞脱落。继发细菌感染时可发生胆管炎和胆囊炎。细菌感染、死亡虫体碎片、胆管上皮脱落细胞和虫卵等可诱发胆石形成。当大量成虫随胆汁流至胆总管时，可造成胆总管阻塞发生阻塞性黄疸，成虫偶尔寄生于胰腺管内，可引起胰管炎和胰腺炎。

（二）病理学表现

病理学改变主要有胆管上皮增生，严重时呈腺瘤样病变，胆管壁增厚，管腔逐渐狭窄导致胆汁淤积。胆管周围淋巴细胞浸润和纤维组织增生。本病一般不引起肝硬化，但严重感染病例可发生肝细胞变性坏死，长期反复感染可发展为肝硬化。华支睾吸虫感染可导致胆管癌。

四、临床表现

潜伏期1～2个月。

轻度感染者无症状或症状轻微。普通感染者可有食欲缺乏、腹胀、腹泻、上腹不适等，查体可有肝大，以左叶明显。重度感染时常急性起病，患者突发寒战及高热，体温达39℃以上，呈弛张热，食欲下降、厌油腻食物、腹胀、乏力、肝区痛、肝大伴压痛，可有轻度黄疸，少数出现脾大。

临床上以慢性感染多见，表现为食欲缺乏、消化不良、腹痛、腹泻、乏力、肝区隐痛、肝大，以左叶明显，质软，有轻压痛。严重感染者常伴有贫血、营养不良和水肿等全身症状。反复感染的严重病例可发展为肝硬化。儿童和青少年患者临床表现常较重，可出现营养不良和生长发育障碍，极少数患者甚至引起侏儒症。

五、并发症

常见的并发症有急、慢性胆囊炎及胆管炎、胆石症。成虫阻塞胆总管可导致阻塞性黄疸及胆汁性肝硬化，阻塞胰管可引起胰腺炎。长期反复感染病例可并发门静脉性肝硬化。另外，本病与原发性肝细胞癌和胆管细胞癌密切相关。

六、实验室及辅助检查

1. 血常规 急性期患者白细胞总数轻中度增加，以嗜酸性粒细胞增加明显，可达10%～40%。可有轻度贫血。

2. 肝功能 肝功能可轻度受损。重度感染及有肝、胆并发症时，碱性磷酸酶及胆红素等可升高。

3. 虫卵检查 大便和十二指肠引流胆汁检查找到虫卵是确诊华支睾吸虫病的依据。十二指肠引流胆汁检出虫卵的概率接近100%，大于粪便检查。

4. 免疫学检查　常用的方法有酶联免疫吸附试验（ELISA）、间接血凝试验和间接荧光抗体试验等。

5. 影像学检查　包括B超、CT和磁共振等。

七、诊断与鉴别诊断

（一）诊断

华支睾吸虫病的主要诊断依据有：①居住或到过流行区，有生食或食用未煮熟的淡水鱼虾史；②临床表现有食欲减退、腹胀、腹泻、肝区疼痛等症状，查体有肝大特别是左叶增大等表现；③大便或胆汁中找到华支睾吸虫虫卵是确诊的依据。

（二）鉴别诊断

急性华支睾吸虫病应与急性血吸虫病、急性病毒性肝炎、急性胆囊炎、胆石症等鉴别。慢性华支睾吸虫病应与慢性血吸虫病、慢性病毒性肝炎、慢性肠炎、肝炎后肝硬化等鉴别。

八、预后

轻症患者经驱虫治疗预后良好。已发展至肝硬化者，经驱虫治疗后病情亦可缓解。

九、治疗

（一）一般治疗和对症治疗

对重症感染和伴有营养不良及肝硬化的患者，应先给予对症支持治疗，包括加强营养、护肝、纠正贫血等，待患者一般情况改善后再予以驱虫治疗。

（二）病原治疗

病原治疗是本病的主要治疗，首选药物是吡喹酮。

1. 吡喹酮　该药具有疗效好、毒性低、不良反应轻，在体内吸收、代谢、排泄快等优点。剂量为每次20 mg/kg，每日3次，连服2～3天，虫卵阴转率几乎达100%。

2. 阿苯达唑　又名肠虫清，对本病也有较好疗效。剂量为每天10～20 mg/kg，分2次口服，7天为1疗程。

十、预防

采取综合措施，通过普查及时发现和治疗患者及病畜。加强粪便及水源管理。开展健康教育，改变不良饮食习惯，不食生或未煮熟的淡水鱼、虾。

（刘耀敏）

第三节　并殖吸虫病

并殖吸虫病（paragonimiasis）又称肺吸虫病（lung fluke disease），是由并殖吸虫（*Paragonimus*）感染所致的一种人畜共患的慢性寄生虫病。主要表现为咳嗽、胸痛、咳铁锈色痰、咯血及出现皮下游走性结节等。

一、病原学

目前已报道的并殖吸虫有50余种，其中32种是在中国报道的。在亚洲对人体具有致病性的虫种有：卫氏并殖吸虫、斯氏并殖吸虫、异盘并殖吸虫、宫崎并殖吸虫、墨西哥并殖吸虫等，其中卫氏与斯氏并殖吸虫分布较广泛，是我国最重要的致病虫体。

卫氏并殖吸虫成虫雌雄同体，外形椭圆，长7～12 mm，宽4～6 mm，厚2～4 mm，有口、腹吸盘各一个，卵巢6叶，与子宫并列于腹吸盘之后，2个睾丸并列于虫体后1/3处。虫卵金黄色，椭圆形，大小为（80～110）μm×（48～60）μm，卵内含有1个卵细胞和10多个卵黄细胞。斯氏并殖吸虫成虫虫体窄长，前宽后窄，两端较尖，大小为（3.5～6.0）mm×（1.0～18.5）mm。虫卵为椭圆形，大小平均21～48 μm。

卫氏并殖吸虫的成虫常寄生于人或多种肉食类哺乳动物的肺内，虫卵可经气管随痰咳出，或随痰吞咽后进入消化道随粪便排出。虫卵入水后在适宜温度（25～30℃）下，约经3周虫卵孵出毛蚴，侵入适宜的第一中间宿主淡水螺类体内，经胞蚴、母雷蚴、子雷蚴发育成尾蚴，成熟的尾蚴从螺体逸出侵入或被第二中间宿主——溪蟹或蝲蛄吞食，尾蚴在第二中间宿主的肌肉或内脏中形成有感染性的囊蚴，人或动物因食入含有活囊蚴的溪蟹或蝲蛄而感染，囊蚴在小肠上段经消化液作用后尾蚴逸出，穿过肠壁，在腹腔各器官间移行，并逐渐发育成童虫。1～3周后向上穿过膈进入胸腔，侵入肺，在肺部形成虫囊，童虫在虫囊中发育为成熟的成虫并产卵。斯氏并殖吸虫的童虫在人体各组织、器官间游走，不进入肺部。

二、流行病学

1. 传染源 能够排出虫卵的患者、带虫者和哺乳动物是本病的传染源。斯氏并殖吸虫病的主要传染源是病畜、病兽。

2. 中间宿主 第一中间宿主是生活在山区淡水中的一些螺类，第二中间宿主为淡水蟹和蝲蛄。

3. 转续宿主 猪、羊、鼠类、家兔、鸡、鸭、鹅等是并殖吸虫的不适宜宿主，体内可携带童虫，称为转续宿主。

4. 传播途径 生食或半生食含并殖吸虫囊蚴的溪蟹或蝲蛄是导致人感染的主要原因，饮用含囊蚴的生水或食用含活囊蚴的转续宿主的肉也可造成感染。

5. 人群易感性 人群普遍易感，以儿童和青少年感染率最高，病后免疫时间短暂，可再次感染。

6. 流行特征 并殖吸虫病广泛分布于世界各地，主要流行于中国、朝鲜、日本、泰国等亚洲国家。我国24个省、市、区有病例报道，浙江和东北各省以卫氏并殖吸虫病为主，四川、云南、广西等地以斯氏并殖吸虫病为主。

三、发病机制与病理学表现

并殖吸虫囊蚴被吞食后，在小肠上段内脱囊，脱囊后尾蚴穿过肠壁到达腹腔，在腹腔内发育为童虫。尾蚴穿过肠壁时可引起肠黏膜、肠壁浆膜的炎症与出血，导致浆液纤维素性腹膜炎和粘连，出现浑浊或血性积液，内含大量嗜酸性粒细胞。多数童虫穿过膈肌，进入胸腔引起胸膜炎症或胸腔积液。童虫钻入肺形成肺吸虫囊肿。卫氏并殖吸虫主要寄生于人或动物的肺组织，而斯氏并殖吸虫的童虫在移行过程中造成的损害较卫氏并殖吸虫显著，常在寄生部位形成嗜酸性肉芽肿，极少进入肺，而以游走性皮下包块、渗出性胸膜炎和肝损害为主要病变。

并殖吸虫病的基本病理学改变分为脓肿期、囊肿期和纤维瘢痕期三个时期。

四、临床表现

潜伏期一般为3～6个月，短者数日，长者可达10年以上。患者大多起病缓慢，临床表现与感染的时间、程度及宿主免疫力相关。

（一）急性并殖吸虫病

初发症状为腹痛、腹泻、食欲减退，继之出现畏寒、发热、咳嗽、咳痰、胸痛、荨麻疹等症状。血常规白细胞总数增高，嗜酸性粒细胞升高达20%～40%。胸部X线检查可见肺部病变、胸腔积液等。

（二）慢性并殖吸虫病

由于虫体在移行过程中可以造成不同器官的损伤，且受损程度轻重不一，因此，临床表现较复杂。依据受损器官的不同，慢性并殖吸虫病可分为如下类型。

1. 胸肺型 最常见，以咳嗽、胸痛、气短、咯铁锈色或烂桃样血痰等为主要表现，痰中可见虫卵。胸膜受累时可出现渗出性胸膜炎、胸膜增厚或粘连。

2. 腹型 约占1/3，主要表现为腹痛、腹泻、恶心、呕吐等。腹痛为全腹痛或以右下腹痛为主，多为隐痛。虫体侵犯肝时可形成嗜酸性肝脓肿，出现肝功能异常。偶可触及腹部结节与肿块。

3. 皮肤型 主要为皮下结节或包块，常位于胸背部、腹部、大腿等深部皮下，大小1～3 cm，常呈单个散发，触之活动，有隐痛或痒感。一处包块消失后，间隔数日又在附近或其他部位出现。

4. 脑脊髓型 以卫氏并殖吸虫病患者特别是儿童多见，常同时合并肺或其他部位病变，患者常有颅内压增高表现，也可出现反复癫痫发作，视、幻觉及肢体感觉异常，或有瘫痪、失语、偏盲等症状。脊髓型可出现下肢麻木感或刺痛，随后出现肢体瘫痪、大小便失禁等表现。

5. 其他类型 并殖吸虫还可侵犯心包、眼、肾和膀胱等，出现相应的临床表现。

五、实验室及辅助检查

1. 血常规 急性并殖吸虫病患者外周血白细胞总数增多，嗜酸性粒细胞比例明显增高，可达30%～40%。红细胞沉降率明显加快。

2. 病原学检查 取患者痰液、大便、脑脊液、胸腔积液、腹水等检查，如查到并殖吸虫虫卵即可确诊。对患者皮下结节或包块做活体组织检查，发现成虫或虫卵亦可确诊。

3. 免疫学检查 皮内试验常用于现场流行病学调查。血清特异性抗体检测、血清循环抗原检测具有敏感性高和可考核治疗效果等优点。

4. 影像学检查 X线胸片检查对胸肺型病例有重要参考价值。早期可见中下肺野大小不等、边缘不清的类圆形炎性浸润阴影，病程后期可见囊肿及胸腔积液，同时伴胸膜粘连或增厚。对脑脊髓型患者可给予头部CT或MRI检查。

六、诊断及鉴别诊断

1. 诊断 根据流行病学史、临床表现可做出初步诊断。痰、粪、体液等标本中查到并殖吸虫虫卵或成虫即可确诊。

2. 鉴别诊断 并殖吸虫病需与肺结核、结核性胸膜炎、颅内肿瘤、脑型血吸虫病、肝脓肿及原发性癫痫等疾病相鉴别。

七、预后

一般病例预后较好，但以中枢神经系统损害为主的患者预后较差，可致残或死亡。

八、治疗

（一）病原治疗

1. 吡喹酮 副作用少而轻，疗程短，服用方便，是目前治疗并殖吸虫病的首选药物。剂量为25～30 mg/kg，每天3次口服，2～3天为1疗程。脑脊髓型患者应间隔1周后重复1疗程。

2. 三氯苯哒唑 为新型咪唑类驱虫药，剂量为5 mg/kg，每天1次口服，3天为1疗程。

3. 硫氯酚 成人3 g/d，儿童50 mg/(kg·d)，分3次口服。连续应用10～15天为1疗程，或间日服用20～30天为1疗程。脑脊髓型常需2～3个疗程。

（二）对症治疗

颅内高压者使用脱水剂。咳嗽、胸痛时给予镇咳、镇痛剂。癫痫发作时可给予苯妥英钠等治疗。

（三）外科治疗

脑脊髓型并殖吸虫病患者若出现压迫症状，经内科治疗无效可考虑外科手术。皮下包块可手术切除。胸膜粘连明显时可行胸膜剥离术等。

九、预防

1. 控制传染源 彻底治疗患者及病猫、病犬等家畜，捕杀保虫宿主及转续宿主。
2. 切断传播途径 不吃生的或未煮熟的溪蟹、蝲蛄，不喝生水，不随地吐痰。
3. 保护易感者 在流行区广泛宣传防治知识，加强猫、犬管理，加强粪便和水源管理。

（刘耀敏）

第四节 姜片虫病

姜片虫病（fasciolopsiasis）是由布氏姜片吸虫（*Fasciolopsis buski*）寄生在人体小肠内所引起的一种人畜共患寄生虫病。临床上主要表现为消化功能紊乱、腹痛、腹泻等，严重病例可出现全身症状。

一、病原学

姜片虫又称布氏姜片吸虫，雌雄同体。成虫长20～75 mm，宽8～20 mm，厚0.5～3 mm，是人体寄生虫中最大的吸虫之一，虫体扁平，椭圆形，状如鲜姜切片。成虫有口、腹吸盘各一个，腹吸盘呈漏斗状，肌肉发达，有助于姜片虫吸附于宿主小肠上。2个睾丸前后排列于虫体后半部，卵巢位于虫体中部稍前方。子宫盘曲在腹吸盘和卵巢间。虫卵呈椭圆形，大小为（130～140）μm×（80～85）μm，是人体寄生虫中最大的蠕虫卵。虫卵随粪便排出体外落入水中，在适宜的温度下（26～32℃）经3～7周发育为毛蚴。毛蚴在水中游动，钻入扁卷螺体内，经1～2个月时间经胞蚴、母雷蚴、子雷蚴阶段，发育成许多尾蚴。尾蚴离开螺体后，吸附在菱角、荸荠、茭白、水浮莲等水生植物上，于数小时内形成囊蚴。囊蚴被人或猪吞食后，在小肠经消化液和胆汁作用，尾蚴逸出，并吸附于十二指肠或空肠上段黏膜上，吸取肠内营养，经 1～3 个月发育为成虫并排卵。

二、流行病学

1. 传染源 患者和受感染的猪是本病的主要传染源。

2. 传播途径 人因生食含有囊蚴的水生植物而被感染，饮用含囊蚴的水也可被感染。流行区多以水浮莲作为猪饲料，故猪的感染率也很高。

3. 人群易感性 人群普遍易感，儿童与青少年发病率最高。病后无明显保护性免疫，可反复感染。

三、发病机制与病理学表现

姜片虫成虫的致病作用包括机械性损伤及虫体代谢产物被宿主吸收后引起的变态反应。成虫吸附在十二指肠和空肠上段的黏膜上，引起被吸附的黏膜发生炎症、充血、水肿、点状出血，甚至形成溃疡或脓肿。病变部位黏膜与黏膜下层可见中性粒细胞、淋巴细胞和嗜酸性粒细胞浸润，肠黏膜分泌增加。虫体大量摄取肠道内营养，导致患者消化功能障碍和营养不良。在营养不良、反复感染的病例中，特别是儿童，可出现低热、消瘦、贫血、腹水以及智力减退、发育障碍等。大量姜片虫聚集在肠道中可堵塞肠腔，造成肠梗阻。

四、临床表现

潜伏期为 1～3 个月。

轻症感染者大多无症状或症状轻微，如上腹不适、消化不良等。中、重度感染者可出现间歇性上腹隐痛、恶心、呕吐、食欲减退等胃肠道症状。可有腹泻，或腹泻与便秘交替出现。大便每日数次，量多、奇臭，内含未消化的食物。严重感染者可出现乏力、精神萎靡不振、消瘦、贫血等。儿童常有夜眠差、磨牙、抽搐等。少数患者由于长期慢性腹泻可引起严重营养不良，甚至发展为全身衰竭而死亡。大量虫体堵塞肠腔时可并发肠梗阻。

五、实验室检查

1. 血象 白细胞计数轻度升高，嗜酸性粒细胞增多，可有轻度贫血。

2. 大便检查 直接涂片法或沉淀集卵法可找到姜片虫虫卵。

六、诊断

在姜片虫流行区有饮用生水或生食植物史，伴有消化不良、慢性腹泻、上腹部隐痛、食欲减退等胃肠道症状及营养不良者，应考虑到本病的可能。大便中查到姜片虫虫卵或在呕吐物中发现成虫即可确诊。

七、治疗

1. 一般治疗 加强支持疗法，改善营养，纠正贫血。

2. 病原治疗 吡喹酮为病原治疗的首选药物，常用剂量为 10～20 mg/kg，分 3 次口服。本药具有高效、低毒、使用方便等优点，且副作用轻微。另外，还可选择阿苯达唑和硫氯酚。

八、预防

1. 管理传染源 普查和普治患者，直至痊愈。流行区内的猪应圈养，对患姜片虫病的猪应给予药物治疗。

2. 切断传播途径 不生食菱角、荸荠等水生植物，不喝生水。喂猪的水生植物应煮熟后喂食。对大便进行无害化处理。积极开展养鱼灭螺或化学灭螺。

（刘耀敏）

第五节 丝虫病

丝虫病（filariasis）是由丝虫寄生于人体淋巴系统、皮下组织、腹腔、胸腔和心血管等部位引起的一种慢性消耗性寄生虫病，经蚊虫叮咬传播。急性期主要表现为反复发作的淋巴管炎和淋巴结炎，慢性期表现为淋巴管阻塞及其引起的不同部位的淋巴水肿、象皮肿和睾丸鞘膜积液。

一、病原学

我国仅有班氏丝虫（*Wuchereria bancrofti*）和马来丝虫（*Brugia malayi*），两者可混合感染。两种成虫形态相似，呈白色细丝线状，体长<1 cm，体表光滑，头端钝圆略膨大，尾部细而弯曲，雌雄异体，常缠绕在一起。受精卵在雌虫子宫内直接发育为幼虫称为微丝蚴，白日隐藏于肺部毛细血管，夜间进入周围血液循环，呈夜现周期性。

当蚊虫叮咬携带微丝蚴的患者时，微丝蚴随血进入蚊胃，经 1～7 h 脱壳并穿过胃壁经腹腔侵入胸肌，发育为寄生期幼虫，两次蜕皮后成为感染期幼虫，移行至蚊下唇。当蚊虫再次叮咬人时，幼虫从蚊下唇逸出经伤口侵入皮下淋巴管，并移行至大淋巴管及淋巴结，经两次蜕皮发育为成虫。雌、雄成虫交配后，雌虫产出微丝蚴。微丝蚴随淋巴液经胸导管进入血液循环。

微丝蚴在蚊体内发育至感染期幼虫的时间为：班氏丝虫 10～14 天，马来丝虫 6～6.5 天。从感染期幼虫侵入人体至成虫产生的微丝蚴出现于外周血需 8～12 个月。成虫在人体内可存活 10～15 年。人体感染班氏丝虫后 3 个月可在淋巴组织中查见成虫。

班氏丝虫常寄生于浅表淋巴系统及下肢、阴囊精索、腹股沟、腹腔、肾盂等处的深部淋巴系统，还可在眼前房、乳房、肺、脾、心包等处出现异位寄生。马来丝虫则多寄生于上、下肢浅部淋巴系统。

二、流行病学

本病呈全球性分布，班氏丝虫病主要流行于亚洲、非洲、大洋洲和美洲，马来丝虫病仅流行于亚洲。多发于 5—10 月份。我国曾有 16 个省、市、自治区流行本病，已于 2007 年成为全球第一个消除丝虫病的国家。

1. 传染源 主要为血中含微丝蚴的患者和无症状的带虫者。马来丝虫可寄生于猫、犬、猴等多种脊椎动物体内，受感染的动物亦可作为传染源。

2. 传播途径 主要通过蚊虫叮咬传播。淡色库蚊、致乏库蚊是班氏丝虫的主要传播媒介，中华库蚊是马来丝虫的主要传播媒介。

3. 易感人群 人群普遍易感，以 20～25 岁人群感染率和发病率最高。

三、发病机制与病理学表现

丝虫的成虫、感染期幼虫、微丝蚴对人体均有致病作用，但以成虫为主。丝虫病的发生、发展与宿主的机体反应性、感染的虫种、频度、继发感染以及虫体发育阶段、寄居部位和成活情况等因素有关。幼虫和成虫的分泌物及代谢产物可引起局部淋巴系统反应与全身过敏反应，与Ⅰ型或Ⅲ型变态反应有关。后期表现为淋巴管阻塞性病变及继发感染，与Ⅳ型变态反应有关。

病理改变以淋巴管和淋巴结为主。急性期为渗出性炎症、淋巴结充血、淋巴管壁水肿、嗜酸性粒细胞浸润和纤维蛋白沉积。继之可出现淋巴管和淋巴结内增生性肉芽肿，形成类结核结节，严重者形成嗜酸性脓肿。慢性期淋巴管纤维化导致闭塞性淋巴管内膜炎，远端淋巴管内压增高，淋巴液外流刺激周围组织，导致纤维组织大量增生，皮下组织增厚、变硬，形成象皮肿。深部淋巴系统阻塞可出现阴囊象皮肿、淋巴腹水、乳糜腹泻、乳糜尿等。

四、临床表现

本病潜伏期4～12个月，临床表现轻重不一，约半数以上为无症状感染者。

（一）急性期

主要表现为淋巴管炎、淋巴结炎及丹毒样皮炎等，多发于下肢。淋巴管炎为可逆性，发作时皮下一条红线离心性发展，俗称“流火”或“红线”。皮内毛细淋巴管炎可出现局部红肿、压痛，重者患肢皮肤呈弥漫性红肿，即为丹毒样皮炎。精索炎、附睾炎或睾丸炎主要见于班氏丝虫病。可出现丝虫热，即周期性寒战、高热、头痛、关节酸痛等。可见肺嗜酸性粒细胞浸润综合征，表现为夜间阵发性咳嗽、哮喘、畏寒、发热等。

（二）慢性期

以淋巴系统增生、阻塞的表现为主。腹股沟肿大淋巴结和曲张淋巴管可形成肿块，穿刺淋巴液可找到微丝蚴。精索及睾丸淋巴管阻塞可出现鞘膜积液，为草绿色液体或乳糜液，亦可找到微丝蚴，多见于班氏丝虫病。乳糜尿为班氏丝虫病的晚期临床表现，常骤然出现，持续数日或数周可自行好转，劳累或进食油腻后可复发。因淋巴回流不畅出现淋巴水肿及象皮肿，皮肤增厚、变粗，皮褶加深，易继发感染，好发部位依次为肢体（尤以下肢多见）、外生殖器和乳房。

五、实验室检查

外周血白细胞总数（10～20）$\times 10^9$/L，嗜酸性粒细胞显著增多，占白细胞比率20%以上。血清IgG、IgE升高。外周血、淋巴液、乳糜尿、鞘膜积液、淋巴系统炎症结节抽液或病理直接镜检寻找微丝蚴和成虫。血清中特异性抗体或循环抗原检查有助于诊断和流行病学调查。

六、诊断

1. 存在流行区旅居史及蚊虫叮咬史。
2. 周期性发热，反复发作的淋巴结炎、逆行性淋巴管炎、乳糜尿、象皮肿等症状和体征。
3. 外周血中找到微丝蚴，即可确诊。

4. 白天诱出法　即微丝蚴阴性的疑似患者可口服乙胺嗪，若出现发热、淋巴系统反应和淋巴结节，有助于诊断。

七、治疗

（一）病原治疗

1. 乙胺嗪 又名海群生，为丝虫病首选治疗药物，对微丝蚴和丝虫均有作用。治疗过程中因大量微丝蚴或成虫死亡可出现过敏反应。具体用法如下。

（1）短程疗法：成人1.5 g一次顿服，或0.75 g每日2次，连服2天。该疗法反应较大，适用于体质较好的马来丝虫病患者。

（2）中程疗法：成人每日0.6 g，分2次口服，疗程7天，常用于班氏丝虫病患者。

（3）间歇疗法：成人每日0.5 g，每周1次，连服7周为1疗程，连用3个疗程。该疗法微丝蚴阴转率高，反应小。

2. 伊维菌素 成人100～200 μg/kg，一次服用。

3. 其他 左旋咪唑与乙胺嗪合用可提高疗效，呋喃嘧酮可作为乙胺嗪的替代药。

（二）对症治疗

1. 乳糜尿 发作期间不宜高脂、高蛋白饮食，应多饮水，注意卧床休息。可应用中医中药治疗。对顽固性患者可行肾蒂淋巴管结扎剥脱术或淋巴转流术。

2. 淋巴管炎或淋巴结炎 可口服解热镇痛剂或泼尼松，继发感染者加用抗生素。

3. 象皮肿与淋巴水肿 注意局部护理，预防感染，可采用绑扎为主的综合疗法。巨大阴囊或乳房象皮肿可手术治疗。

八、预防

在流行区整治环境卫生，消灭蚊虫孳生地，灭蚊、防蚊，切断丝虫病传播途径。加强个人防护意识，全民服用乙胺嗪进行群众性普治。

（南月敏　李文聪）

第六节　钩虫病

钩虫病（ancylostomiasis，hookworm disease）是钩虫（*Hookworm*）寄生于人体小肠引起的疾病，主要临床表现为贫血、胃肠功能紊乱和营养不良。

一、病原学

寄生于人体的钩虫主要是十二指肠钩口线虫（*Ancylostoma duodenale*，简称十二指肠钩虫）和美洲板口线虫（*NecatorAmericanus*，简称美洲钩虫）。成虫长约1 cm，雌虫粗长，雄虫细短，尾部有交合伞。成虫寄生于空肠，十二指肠钩虫雌虫每日产卵15 000～30 000个，美洲钩虫每日产卵6000～10 000个，两者虫卵相似，呈椭圆形，无色透明，卵壳薄，内含2～8个细胞。虫卵随粪便排出，在温暖潮湿的疏松土壤中，24～48 h内发育成杆状蚴，后经5～7天发育成丝状蚴。当接触人体皮肤、黏膜时，丝状蚴通过毛囊、汗腺或破损处迅速侵入人体，经淋巴管或微血管随血流经右心至肺，穿破肺微血管进入肺泡，沿支气管上行至会厌部，随吞咽活动经食管进入小肠，形成口囊，3～4周发育为成虫，吸附于肠黏膜寄生于小肠上段。自幼虫侵入至发育为成虫产卵为5～7周，十二指肠钩虫可长达6～9个月。成虫寿命可长达5～7年，70%成虫在1～2年内被排出体外。

二、流行病学

钩虫感染呈全球性分布，以热带和亚热带地区高发。我国除西藏等少数高寒地区外，各地均有不同程度流行。

1. 传染源 主要为钩虫病患者及感染者。

2. 传播途径 主要经毛囊、汗腺或皮肤破损处感染，亦可因生食带钩蚴（即杆状蚴和丝状蚴）的蔬菜等食物经口腔黏膜感染。青壮年感染多见于接触粪便污染的土壤，儿童可通过接触被钩蚴污染的地面感染。

3. 易感人群 人群普遍易感，青壮年农民感染率较高，高流行区儿童感染率高于成人。夏秋季高发，可重复感染。

三、发病机制与病理学表现

1. 皮肤损害 丝状蚴侵入皮肤后数分钟至 1 h，局部出现红色丘疹，1～2 天出现粒细胞浸润性炎症反应，局部充血、水肿，形成水疱。感染后 24 h，多数幼虫仍可滞留在真皮层及皮下组织，或经淋巴管或微血管到达肺部。

2. 肺部病变 当幼虫穿过肺微血管至肺泡，可引起肺间质和肺泡点状出血与炎症，严重者可致支气管肺炎。当幼虫沿支气管向上移行至咽部时，可引起支气管炎与哮喘。

3. 小肠病变 钩虫口囊咬附小肠黏膜绒毛上皮，以摄取血液、黏膜上皮、肠液为食，且不断更换咬附部位，排泌抗凝物质，引起黏膜伤口渗血，导致小肠黏膜散在点状或斑状出血，重者出现大片状瘀斑，甚至消化道大出血。慢性失血是钩虫病贫血的主要原因。长期严重贫血可引起心肌脂肪变性、心脏扩大、食管与胃黏膜萎缩等。儿童严重感染可致生长发育障碍。

四、临床表现

多为轻度感染，临床症状不明显。感染严重者可于幼虫和成虫两个感染阶段呈现轻重不一的临床表现。

（一）幼虫引起的症状

1. 钩蚴性皮炎 钩蚴侵入皮肤，局部初期瘙痒、水肿、红斑，然后出现丘疹，奇痒，以足趾间、足缘、手背及指间常见。数日内可消退。如皮肤抓破，可继发细菌性感染。

2. 呼吸系统症状 钩蚴移行过肺，可致肺部点状出血及炎症反应，出现咳嗽、咳痰、发热等，严重者可有阵发性哮喘、痰中带血等。一般数天至数十天后症状消退。

（二）成虫引起的症状

1. 消化道症状 感染后 1～2 个月出现上腹隐痛或不适、食欲减退、消化不良等。严重感染者有异嗜癖，如吃生米、生豆、泥土等。肠壁受虫体损伤，形成慢性炎症，则有恶心、腹痛、腹泻、黑便等。

2. 血液循环系统症状 重度感染后 3～5 个月可出现进行性贫血，表现为头晕、耳鸣、心悸、气促等。长期严重贫血可发生贫血性心脏病，表现为心脏扩大、心率加快等，甚至出现心力衰竭。严重贫血常伴有低白蛋白血症，出现下肢或全身水肿。

3. 其他 婴儿钩虫病多见于 1 岁以内，贫血较严重，病死率较高。严重感染的孕妇易并发妊娠高血压综合征及缺铁性贫血，引起流产、早产或死胎，新生儿死亡率升高。

五、实验室及辅助检查

1. 血常规 常有不同程度的贫血，属小细胞低色素性贫血；嗜酸性粒细胞计数初期可增高。血清铁含量降低，一般在 9 μmol/L 以下。

2. 骨髓象 红细胞系增生，以中幼红细胞显著增多为主，含铁血黄素与铁粒细胞减少或消失。

3. 大便检查 便潜血试验可呈阳性。粪便虫卵检查应用直接涂片法、饱和盐水漂浮法、虫卵计数法、钩蚴培养法及淘虫法等。

4. 胃肠镜检查 在十二指肠、盲肠等部位可见活虫体吸附于肠壁，周围有少量新鲜渗血，虫体头段埋入黏膜内，游离部分可见蠕动。

5. X线胸片 可出现肺纹理增多，散在片状影，肺间质呈网状结构等改变。

六、诊断

根据流行区赤足下田及可疑性皮炎史，贫血、营养不良等临床表现，大便检查见钩虫卵或钩蚴、胃肠镜检查见活钩虫体可确诊。

七、治疗

（一）病原治疗

1. 苯咪唑类药物 阿苯达唑（肠虫清）400 mg，每日 1 次，连服 2～3 天；甲苯咪唑 200 mg，每日 1 次，连服 3 天，儿童与成人剂量相同。

2. 噻嘧啶 每日 1.2～1.5 g，睡前顿服，连服 3 日，儿童按 10 mg/kg 计算。与左旋咪唑或甲苯咪唑联合治疗，可提高疗效。

（二）对症治疗

1. 钩蚴皮炎 感染后 24 h 局部涂松香碘剂、15％阿苯达唑冷霜或 0.75％左旋咪唑霜剂可消肿止痒。

2. 营养不良及贫血 给予高蛋白质和富含维生素的营养饮食，补充铁剂，可酌情输血。

八、预防

加强粪便管理，流行地区做好个人防护，加强宣传教育，避免赤手裸足操作。普查普治，选择性人群重点查治，如对中小学生每年口服驱虫药，以阻断钩虫病的传播。

（南月敏 李文聪）

第七节 蛔虫病

蛔虫病（ascariasis）是由蛔线虫（*Ascaris lumbricoides*）寄生于人体小肠或其他器官所引起的传染病。临床症状常不明显，部分患者有腹痛和肠道功能紊乱表现。除肠蛔虫症外，虫体可阻塞小肠，进入胆道、胰腺管、阑尾引起胆道蛔虫症、蛔虫性肠梗阻等严重并发症。此外，犬弓首线虫（简称犬蛔虫）是犬类常见的肠道寄生虫，其幼虫能在人体内移行，引起内脏幼虫移行症。

一、病原学

蛔虫寄生于小肠上段，是人体内最大的线虫之一，形似蚯蚓，活体为乳白色或粉红色。雄虫长15～31 cm，尾部弯曲；雌虫长20～35 cm。雌虫每日产卵13万～30万个，虫卵分受精卵和未受精卵，未受精卵不能发育。受精卵随粪便排出，在适宜环境里发育为含杆状蚴虫卵（感染性虫卵）。感染性虫卵如被吞食，幼虫可在小肠孵出，经第1次蜕皮后侵入肠壁静脉，经门静脉至肝、右心、肺。在肺泡及支气管经第2次、第3次蜕皮逐渐发育成长。感染后8～10天向上移行，随唾液或食物吞入，在空肠经第4次蜕皮发育为童虫，再经数周发育为成虫。成虫多寄生在空肠。从误食感染性蛔虫卵到发育为成虫产卵需10～12周。

蛔虫卵对化学物质抵抗力较强，对高温、干燥及日光抵抗力较弱。蛔虫在人体内的生存时间通常为1年，在流行区反复感染常见。

二、流行病学

蛔虫的分布呈世界性。农村高于城市，儿童高于成人，蛔虫病是人体最常见的寄生虫病。

1. 传染源　粪便中含受精蛔虫卵的人是唯一传染源。

2. 传播途径　感染期虫卵主要经口感染，即人因生食含有感染性虫卵的不洁蔬菜、瓜果和水而受到感染。粪便致庭院地面污染是儿童感染的主要途径。

3. 人群易感性　普遍易感。多发于夏、秋季，学龄期儿童感染率高。有生食蔬菜习惯者易感染。

4. 流行情况　本病是最常见的寄生虫病，世界各地温带、亚热带及热带均有流行。发展中国家发病率高。根据WHO专家委员会流行区分级，我国大部分农村属重度（感染率超过60%）和中度（感染率为20%～60%）流行区。常为散发，也可发生集体性感染。

三、发病机制与病理学表现

蛔虫病的致病可由蛔虫的幼虫和成虫引起，包括蛔虫幼虫在人体内移行和成虫在小肠内寄生引起的宿主免疫反应、机械性损伤和成虫夺取宿主营养的作用。感染期虫卵被吞入后，在小肠孵出幼虫，随血流经肺时其代谢产物和幼虫死亡可产生炎症反应。幼虫损伤肺毛细血管导致出血及细胞浸润，严重感染者肺病变可融合成片状，支气管黏膜也有嗜酸性粒细胞浸润、炎性渗出与分泌物增多，导致支气管痉挛与哮喘。成虫寄生在空肠及回肠上段，分泌消化物质附着在肠黏膜，可引起上皮细胞脱落或轻度炎症反应。大量成虫可缠结成团引起不完全性肠梗阻。蛔虫有钻孔习性，可导致异位性损害及相应表现，如胆道蛔虫症、胆结石、胰管蛔虫症、阑尾蛔虫症等，胆道蛔虫症可并发急性胰腺炎或慢性胰腺炎。

四、临床表现

多数人感染后无临床症状，其临床表现与蛔虫发育不同阶段引起的病理生理改变有关。有症状者以儿童和体弱者为主，多数患者有并发症才就诊。

（一）蛔虫移行症

短期内吞食大量感染性虫卵污染的食物，蛔虫幼虫于肺移行时常有低热、乏力、咳嗽或哮喘样发作，痰少，偶有血丝。继发细菌感染双肺可闻及干啰音。胸片可见肺门阴影增粗、肺纹理增多、絮状炎症浸润影，阴影不固定，一般于1～2周内可消失。

（二）肠蛔虫症

成虫多寄生于空肠和回肠，大多数无症状，少数出现腹痛与脐周压痛，有时呈绞痛，不定时反复发作。严重感染者有食欲减退、体重下降、贫血，甚至有异嗜癖。可排出或吐出蛔虫。

（三）异位蛔虫症

蛔虫离开寄生部位至其他器官引起相应病变与临床表现，称为异位蛔虫症。蛔虫可侵入胸腔、肾、眼、耳、鼻、膀胱、尿道、输卵管、子宫以及皮肤肌肉等处，造成异位寄生，引起各器官和组织的发炎、阻塞、坏死和穿孔。蛔虫的某些分泌物作用于神经系统可引起头痛、失眠、智力发育障碍，严重时出现癫痫、脑膜刺激征或昏迷。蛔虫性脑病多见于幼儿，经驱虫治疗后病情多迅速好转。

（四）过敏反应

蛔虫的代谢产物可引起肺、皮肤、结膜、肠黏膜过敏，表现为哮喘、荨麻疹、结膜炎或腹泻等。

五、并发症

（一）胆道蛔虫病

胆道蛔虫病是最常见的并发症，以中青年居多，女性多于男性，系肠内蛔虫进入胆管所致。表现为突发阵发性上腹部钻顶样疼痛，疼痛向右肩、腰背或下腹部放射。间歇期如常人。体检腹部体征不明显，与腹痛剧烈程度不相称。发热、甚至出现黄疸，可出现化脓性胆管炎、急性胆囊炎、胆道出血、胆囊破裂致胆汁性腹膜炎、败血症等严重的并发症，病死率高。

（二）蛔虫性肠梗阻

以学龄儿童多见。因蛔虫体扭结堵塞肠管而引起机械性肠梗阻，有时蛔虫虽不多，也可因虫体机械刺激或其所分泌的毒素使肠蠕动发生障碍而导致梗阻。肠壁的痉挛和水肿可加重梗阻的程度，严重的梗阻可造成肠扭转或肠套叠。临床特点为突起发病，腹部阵发性绞痛，以脐周或右下腹部为甚，伴呕吐、腹胀等，常吐出蛔虫，停止排气和排便。多数病例在脐部右侧可触及软、无痛的可移动团块或香肠形索状物，常随肠管收缩而变硬。早期可有低热、白细胞增多，晚期可出现严重脱水或酸中毒，甚至休克。小儿蛔虫病肠梗阻的发病率较高。

（三）蛔虫性阑尾炎

蛔虫钻入阑尾可引起阑尾炎。临床特点为：突然发生阵发性腹部绞痛伴频繁呕吐，缓解时则安然如常；疼痛部位初起在全腹或脐周，以后则转移至右下腹部；早期症状重而体征较轻，仅在麦氏点附近有压痛或在右下腹可触及有压痛的活动性条索状物；病程进展较快，多在 8 h 后局部出现不同程度肌紧张，压痛和反跳痛明显以及皮肤痛觉过敏，穿孔发生较早，继发腹膜炎，重症者迅速陷入感染性休克和衰竭状态。

（四）蛔虫病肠穿孔

蛔虫可使病变或正常的肠壁发生穿孔，如十二指肠溃疡、肠梗阻、肠伤寒、阑尾炎病变处或阑尾切除、胃切除后的缝合口，或经梅克尔憩室进入腹腔。其临床表现为弥漫性或局限性腹膜炎。

（五）肝蛔虫病

肝蛔虫病为蛔虫钻入肝所致。在患有重症全身感染性疾病（如肺结核或败血症等）、十二指肠炎、胆总管炎、胆结石以及反射性障碍使壶腹口松弛等患者中，蛔虫易钻入胆管进入肝，尤其是较小的蛔虫。本病是胆道蛔虫病的严重并发症，易被误诊为胆道蛔虫病、胆石症、胆囊炎、中毒性肝炎、肝癌、阿米巴或细菌性肝脓肿。本病临床特点是：持续性右上腹痛，较胆道蛔虫症缓和，且病程越长症状越减轻，可造成病情好转的假象；高热，体温持续在38℃以上；肝大；恶心、呕吐、周期性呕血、便血，或继腹痛之后发生呕血、便血；呼吸困难和咳脓血痰；有吐蛔虫史及胆道蛔虫病史。

（六）胰腺蛔虫病

胰腺蛔虫病是蛔虫钻入壶腹或整个胰管引起梗阻感染所致。主要体征是上腹部出现阵发性剧痛，可放射至左肩背部和腰部，疼痛间歇时间较短。化验血淀粉酶及尿淀粉酶均高于正常，粪检蛔虫卵阳性或者近期有排蛔虫史。

（七）气管和支气管蛔虫病

蛔虫可由肠道上窜至食管并经喉头钻入气管。主要表现为突发性呼吸急促、呼吸困难，甚至呼吸停止。喉头有鸣音，严重者呈支气管哮喘持续状态。

（八）肺动脉及心脏蛔虫病

本病是蛔虫钻入心脏和肺动脉所致。这是最严重而难以确诊的致命性疾病。主要表现为高热、寒战、上腹部疼痛、腹肌紧张、呼吸困难、中枢性发绀或昏迷。

（九）蛔虫性肉芽肿

雌蛔虫侵入肝、腹腔或肺等处均可排虫卵。虫卵若遗留在某些脏器组织中，所引起的早期病变为嗜酸性脓肿，进而转变为由组织细胞、上皮细胞和多核巨细胞等形成的肉芽肿病变。常见的有腹腔蛔虫卵肉芽肿、肝蛔虫卵肉芽肿、胰腺蛔虫卵肉芽肿、横结肠蛔虫卵肉芽肿、肺蛔虫卵肉芽肿、胆囊管蛔虫卵肉芽肿和阑尾尖部蛔虫卵肉芽肿等。

六、实验室及辅助检查

1. 血常规　幼虫移行、异位蛔虫症、并发感染时血常规显示白细胞和嗜酸性粒细胞增多。

2. 病原学检查　粪涂片或饱和盐水漂浮法可查到虫卵。改良加藤法（Katokatz）虫卵查出率高。B超及逆行胰胆管造影对胆、胰、阑尾蛔虫症的诊断有帮助。

3. 影像学检查　胆道蛔虫病腹部彩超可见蛔虫位于扩张的胆总管内或见一至数条双线状强回声带。十二指肠蛔虫病X线检查可见弧形、环形等影像。胃蛔虫病X线钡餐检查，胃内有可变性圆条状阴影。CT和MRI检查主要有助于胰管内微小蛔虫的诊断。

七、诊断及鉴别诊断

（一）诊断

1. 流行病学史　如近期有无生食未洗净的瓜果及蔬菜史。

2. 临床表现　患者有脐周疼痛，近期排虫、吐虫史，以及肺部炎症、嗜酸性粒细胞增高等表现。出现胆绞痛、胆管炎、胰腺炎时应注意异位蛔虫症的可能，B超及逆行胰胆管造影有助于诊断。

3. 实验室检查　粪便发现虫卵即可诊断。成虫感染期可用直接涂片法、厚涂片法以及饱和盐水浮聚法检查患者粪便。粪便排出或呕出蛔虫者及胃肠钡剂检查发现蛔虫阴影均可诊断。

（二）鉴别诊断

1. 胆道蛔虫病　易误诊为急性胆囊炎、胆石症、胃和十二指肠溃疡穿孔等。

2. 蛔虫性肠梗阻　易误诊为胆道蛔虫病、胆石症、急性阑尾炎和肠套叠。

3. 脏器蛔虫性肉芽肿 常被误诊为肿瘤，肝蛔虫病易误诊为胆道蛔虫病、胆石症、胆囊炎、肝癌以及阿米巴或细菌性肝脓肿等。这些误诊可造成严重后果，应引起高度警惕。

八、治疗

（一）驱虫治疗

1. 阿苯达唑 成人 400 mg 一次顿服，2 岁以上儿童和成人剂量相同，但轻度感染儿童剂量可减半，或分 2 天服，孕妇禁用。2 岁以下儿童不宜服用。虫卵阴转率达 90%。广谱驱虫药伊维菌素每天口服 100 μg/kg，连续 2 天，治愈率近 100%。

2. 甲苯咪唑 每次 100 mg，每天 2 次，连服 3 天，或 200 mg 顿服。4 岁以上儿童和成人剂量相同，4 岁以下儿童剂量减半。有神经系统疾病、癫痫史、过敏史的患者及孕妇禁用，肝、肾功能不全者慎用，2 岁以下儿童也不宜使用。

（二）异位蛔虫症及并发症的治疗

胆道蛔虫症以解痉止痛、驱虫、抗炎等内科治疗为主；蛔虫性肠梗阻可服豆油或花生油，蛔虫团松解后再驱虫治疗。上述措施无效应及时手术治疗。阑尾蛔虫病、急性化脓性胆管炎、肝脓肿、出血坏死性胰腺炎均需及早外科治疗。

九、预防

养成良好的卫生习惯，尤其在儿童、托幼机构、学校应广泛开展卫生知识宣传。做到饭前、便后洗手，不吃未洗净的蔬菜、瓜果。在学校、托幼机构实行普查普治。对粪便进行无害化处理，有利于控制蛔虫病。

（袁 宏 陈 琳）

第八节 蛲虫病

蛲虫病（enterobiasis）是由蠕形住肠线虫（*Enterobius vermicularis*；蛲虫）寄生于人体结肠和回盲部而引起的传染病。儿童常见，可有肛门及会阴部皮肤瘙痒及继发感染，患儿烦躁不安为主要临床表现。

一、病原学

蛲虫成虫呈乳白色，细小。雌虫长 8～13 mm，宽 0.3～0.5 mm。成虫通常寄生于人体的盲肠、结肠、阑尾及回肠下段。重度感染时，也可到达胃和食管等处。雄虫交配后死亡，雌虫发育成熟后向下移动，夜间爬出肛门产卵，产卵后多数雌虫死亡，少数可再回到肛门内，可进入尿道、阴道等，引起异位损害。刚排出的虫卵在宿主体温条件下，6 h 即发育为含杆状蚴的感染性虫卵，蛲虫不需中间宿主。虫卵随污染的手、食物等进入人体肠道并发育为成虫。这种自身感染是蛲虫病的特征，可使感染持续多年，也是需多次治疗才能治愈的原因。虫卵也可在肛门周围孵化，幼虫经肛门逆行进入肠内并发育为成虫，这种感染方式称为逆行感染。蛲虫虫卵对外界环境的抵抗力较强，一般消毒剂不易将其杀死。在室内阴凉、潮湿不通风的环境中可存活 2～3 周以上。煮沸、5%苯酚、10%甲酚等处理可杀灭虫卵。

二、流行病学

蛲虫感染为世界性分布，发展中国家发病率高于经济发达国家，国内较为普遍。儿童感染显著高于成人，具有儿童集体机构聚集性和家庭聚集性的分布特点。据流行病学调查，幼儿园儿童的感染率为40%左右。

1. 传染源 人是蛲虫的唯一宿主，患者是唯一的传染源，排出体外的虫卵即具有传染性。

2. 传播途径 蛲虫主要经消化道传播。

（1）直接感染虫卵：多经手从肛门至口进入消化道而被感染。

（2）间接感染虫卵：经生活用品及受污染的食品而感染。

（3）通过呼吸道感染：吸入漂浮于空气尘埃中的虫卵引起感染。

（4）逆行感染：幼虫从肛门逆行入肠内而感染。

3. 易感人群 人对本病普遍易感，以儿童感染率偏高。

三、发病机制与病理学表现

蛲虫头部可刺入肠黏膜，偶尔可深入黏膜下层，引起炎症及微小溃疡。由于蛲虫寄生期短暂，故肠黏膜病变轻微。蛲虫偶尔可穿破肠壁，侵入腹腔或阑尾，诱发急性或亚急性炎症反应。极少数女性患者可发生异位寄生，如侵入阴道、子宫、输卵管等，引起相应部位的炎症。雌虫在肛门周围爬行、产卵导致局部瘙痒，长期慢性刺激及搔抓可产生局部皮肤损伤、出血和继发感染。异体感染是通过被虫卵污染的食物、玩具经口感染，也可经口鼻、吸入飞扬的虫卵再咽下而感染，这是造成集体和家庭间传播的主要方式。

四、临床表现

约1/3的蛲虫感染者可完全无症状。

1. 肛门周围或会阴部瘙痒 这是由蛲虫产生的毒性物质和机械刺激所产生，夜间尤甚，影响睡眠，小儿哭闹不安。由于奇痒抓破后造成肛门周围皮肤脱落、充血、皮疹、湿疹，甚至诱发化脓性感染。

2. 消化道症状 蛲虫钻入肠黏膜，以及在胃肠道内机械或化学性刺激可引起食欲减退、恶心、呕吐、腹痛、腹泻等症状。

3. 精神症状 寄生虫在体内排出的代谢产物，导致精神兴奋、失眠不安、小儿夜惊咬指等。蛲虫病患者异嗜症状最为常见，如嗜食土块、煤渣、食盐等。

4. 其他症状 由于蛲虫的异位寄生所引起，如阴道炎、输卵管炎、子宫内膜炎等。也可侵入阑尾发生阑尾炎，甚至发生腹膜炎。

五、实验室检查

1. 肛拭法检查 虫卵常用的方法有透明胶纸肛拭法、牛皮纸圆形孔胶带纸粘贴法及棉拭漂浮法等。因为雌虫是在夜间移行至肛门外排卵，所以检查的最佳时间是在清晨便前进行。蛲虫的检出率和检查次数有关，检查次数多则检出率增加。一般采用3次。

2. 粪便检查蛲虫卵 粪便检查蛲虫卵的检出率很低。

3. 成虫检查 在夜间如发现患儿睡后用手搔抓肛门等处，可在手电筒照射下观察肛门皱襞及会阴，常可检获白色线头状成虫。

六、诊断

肛门周围或会阴部经常奇痒，患儿夜间烦躁不安时，应注意有蛲虫病的可能，若能查到虫体、虫卵即可确诊蛲虫病。诊断蛲虫病常采用透明胶纸肛拭法等方法，于清晨解便前或洗澡前检查肛周。此法操作简便，检出率高，若检出虫卵即可确诊。

七、治疗

（一）一般治疗及护理

本病必须采取预防与药物驱虫相结合，才能根治。由于感染途径和生活史的特性，重复感染十分普遍，驱蛲虫治疗快速有效，故本病的特点是易治难防。患儿须穿满裆裤，防止手指接触肛门，每天早晨用肥皂温水清洗肛门周围皮肤；换下的内衣内裤应予蒸煮或开水浸泡后日晒杀虫，连续 10 天。

（二）药物治疗

1. 阿苯达唑 成人 400 mg、儿童 200 mg 顿服。2 周后重复 1 次，几乎可全部治愈。

2. 甲苯咪唑 成人和 4 岁以上儿童 200 mg 顿服或每次 100 mg，每天 2 次，连服 3 天。治愈率达 95%以上。

（三）局部治疗

睡前清洗肛门，用蛲虫膏、2%氧化氨基汞（白降汞）软膏或 10%氧化锌软膏涂于肛门周围，具有杀虫止痒作用。

八、预防

加强卫生宣教，养成良好的卫生习惯。教育儿童养成不吸吮手指、勤剪指甲、饭前便后洗手的习惯，定期烫洗被褥和清洗玩具，或用 0.05%碘液处理玩具 1 h，可杀死蛲虫卵。

（袁 宏 陈 琳）

第九节 鞭虫病

鞭虫病（trichuriasis）是由毛首鞭形线虫（*Trichuris*）寄生于人体盲肠及阑尾部所致寄生虫病。该病在热带与亚热带地区的发病率最高，我国普遍存在，尤以农村多见。患者以儿童为主，严重感染可影响儿童的生长与发育。轻、中度感染者可无症状，重度感染者有腹泻、便血、里急后重、直肠脱垂、贫血与营养不良。

一、病原学

成虫的形态前细后粗，形似马鞭。雄虫长 30～45 mm，后段明显粗大，大部分卷曲，末端有交接刺。虫卵呈纺锤形，大小为（50～54）μm×（22～23）μm，在纵轴的两端各有一个透明的结节，卵壳较厚，由脂层及壳质层组成。外层的蛋白质膜被胆色素染成棕黄色，内层为真壳透明。雌虫每日产卵 1000～7000 个。虫卵随患者的粪便排出体外，在外界温度、湿度适宜的条件下经 3～5 周发育为感染期虫卵。人们吞食被虫卵污染的食物或水进入胃肠道后，感染期虫卵在小肠内孵出幼虫，在向大肠移行中发育为成虫。成虫一般寄生在盲肠及阑尾，偶尔可在大肠的其他部位寄生。自吞入感染期虫卵至成虫产卵需 1～3 个月。成虫在人体中存活可达 5 年左右。

鞭虫卵对外界抵抗力较强，在温暖、潮湿、阴暗和氧气充足的土壤中，可保持感染能力达数月至数年。对干燥、低温的抵抗力稍差。干燥地区感染率低。

二、流行病学

鞭虫广泛分布于温暖、潮湿的热带至温带广阔地区，常与蛔虫感染同时存在。

1. 传染源　鞭虫患者和感染者是本病的传染源。

2. 传播途径　人因生食含有感染性虫卵的不洁蔬菜、瓜果和水而受到感染。也可通过污染的手经口受到感染。家蝇体表及鸡粪可作为传播媒介。

3. 易感人群　儿童的感染率高于成人，女性感染率高于男性。

三、发病机制与病理学表现

鞭虫成虫以其细长的前段插入肠黏膜及肠黏膜下层，从组织及血液中摄取营养，加上分泌物的刺激作用，肠壁黏膜组织呈现轻度炎症或点状出血，亦可见到上皮细胞变性、坏死。少数患者由于肠壁炎症、细胞增生、肠壁增厚而形成肉芽肿。一般患者无贫血症状，当重度感染时（即寄生虫数超过 800 条）由鞭虫引起的慢性失血可导致缺铁性贫血发生。人体感染鞭虫后可产生一定的免疫力。

四、临床表现

轻、中度感染者临床多见，一般无症状，偶有右下腹痛、恶心、呕吐、低热等。重度感染多见于儿童，有以下临床表现。

1. 消化系统　结肠不同程度的充血、水肿、弥漫性出血点、溃疡形成。患者表现为腹泻、脓血便、里急后重、脱肛。腹部触诊常有右下腹明显压痛。部分患者可表现为慢性阑尾炎症状。

2. 血液系统　血常规检查嗜酸性粒细胞增加、缺铁性贫血等。严重贫血者导致心脏扩大。

3. 神经系统　常头昏、头晕。极少数可有脑膜炎的症状。

五、实验室检查

1. 血常规　嗜酸粒细胞计数可升高，小细胞低色素性贫血。

2. 大便常规　通过饱和盐水漂浮法寻找虫卵来确诊。

3. 直肠镜检　通过直肠镜检或在脱垂的直肠上，查见鞭虫成虫亦可确诊。

4. 乙状结肠镜或纤维结肠镜　可见虫体附着于肠黏膜上，虫体旁可见黏液。黏膜轻度充血且易出血。肠镜检查亦可作为鉴别诊断的手段，排除其他肠道疾病。

六、诊断

粪便中找到鞭虫卵或查见鞭虫成虫即可确诊。乙状结肠镜或纤维结肠镜检查是本病诊断、分型及判断疗效和鉴别诊断的首选方法。

七、治疗

重度感染者应给予高蛋白质易消化饮食，纠正贫血给予铁剂。

（一）药物驱虫治疗

1. 阿苯达唑 胶囊或片剂顿服，连服2天，虫卵阴转率为43.2%～52.7%，不良反应轻微；重度感染的疗程为5～7天，未见明显不良反应，偶有头昏、恶心、腹痛、吐虫或一过性转氨酶升高等轻微反应，可自行缓解。

2. 甲苯咪唑 连服3天，治愈率为60%～80%，未治愈者虫卵显著减少，儿童剂量减半，重度感染可治疗6天或重复一个疗程，患者耐受性良好，仅有轻微胃肠反应。孕妇禁忌，12岁以下儿童慎用。甲苯咪唑和左旋咪唑（复方甲苯咪唑）片疗效为80%～83.8%。

3. 奥克太尔 口服，2天疗法，治愈率为57%。或连服5天，治愈率达100%。不良反应轻而短暂，可自行缓解。

4. 复方噻嘧啶 每片含噻嘧啶和奥克太尔，顿服，送服2天，虫卵阴转率达93.8%，并对蛔虫、钩虫、蛲虫均有良好效果。

（二）纤维结肠镜治疗

感染严重时，使用药物治疗常不能完全治愈，可用内镜钳取法，在直视下用活检钳轻轻夹住虫体，从肠黏膜内拉出。

八、预防

加强粪便管理，注意个人卫生，保护水源和环境卫生。开展集体驱虫，既保护健康又消除传染源。

（袁 宏 陈 琳）

第十节 肠绦虫病

肠绦虫病（intestinal cestodiasis）是由绦虫寄生于人体小肠引起的肠道寄生虫病。以猪带绦虫病和牛带绦虫病最为常见，因进食含活囊尾蚴的猪肉或牛肉而感染。

一、病原学

我国以猪带绦虫（*Taenia solium*）和牛带绦虫（*Taenia saginata*）最常见，其次为短膜壳绦虫，人是其终宿主。肠绦虫为雌雄同体。猪或牛带绦虫的成虫为乳白色，扁长如带，分为头、颈、体节。成虫寄生于人体小肠上部，头节埋于黏膜内，妊娠节片充满虫卵，可随粪便一同排出。中间宿主猪或牛吞食虫卵后，在十二指肠经消化液作用24～72 h后孵出六钩蚴，六钩蚴钻破肠壁，随淋巴、血流散布全身，主要在骨骼肌内经10周左右发育成囊尾蚴。人进食含活囊尾蚴的猪肉（俗称“米猪肉”）或牛肉后，囊尾蚴在体内经10～12周发育为成虫。人误食虫卵后，可患囊尾蚴病，故人亦是猪带绦虫的中间宿主。牛带绦虫与猪带绦虫生活史相同。猪带绦虫在人体内可存活25年以上，牛带绦虫寿命可达30～60年。短膜壳绦虫成虫长约数十至数百毫米，无需中间宿主，能直接经虫卵污染食物感染，可致人与人间传播，也可引起人体内源性自身感染。虫卵被吞入后经2～4周发育成熟，寿命2～3个月。

二、流行病学

1. 传染源 猪或牛带绦虫病患者为传染源。鼠可能是短膜壳绦虫的保虫宿主。

2. 传播途径 人进食生的或未熟的含活囊尾蚴的猪肉或牛肉受染。生、熟炊具不分也可致熟食被污染。

3. 易感人群 普遍易感，猪或牛带绦虫病以青壮年居多，男多于女，短膜壳绦虫病多见于儿童。

4. 流行情况 呈世界性分布，我国分布较广。猪带绦虫病散发于华北、东北、西北等地，云南有地方性流行。牛带绦虫病于西南各省、西藏、内蒙古、新疆等地有地方性流行。短膜壳绦虫病主要见于华北和东北地区。肠绦虫病有家庭聚集现象。

三、发病机制与病理学表现

猪带绦虫以小钩和吸盘附着在小肠黏膜上，对肠黏膜损害较重，可穿透肠壁致腹膜炎。牛带绦虫以吸盘吸附于小肠黏膜，导致局部损伤和炎症。成虫移行可致异位寄生。多条绦虫寄生可致不完全肠梗阻。短膜壳绦虫成虫可致肠黏膜坏死、出血、浅表溃疡，幼虫可引起微绒毛肿胀而引起小肠吸收与运动功能障碍。本病可致反复自身感染，故感染严重。

四、临床表现

猪或牛带绦虫病潜伏期为8～12周，短膜壳绦虫病潜伏期为2～4周。常无症状，大便中出现白色带状节片常为最初和唯一的表现。部分患者有上腹部或脐周疼痛，有消化不良、恶心、呕吐、腹泻、食欲改变，偶有失眠、头晕、神经过敏及磨牙、贫血等表现。牛带绦虫的脱落节片蠕动能力较强，常从患者肛门自行脱出，患者多伴有肛门瘙痒不适感。短膜壳绦虫感染症状较轻，重症感染者除上述消化系统症状外，常有头晕、失眠、烦躁、易激动、惊厥、食欲减退及乏力等症状。2.3%～25%猪带绦虫病患者因自身感染而并发囊尾蚴病，牛带绦虫病严重的并发症为肠梗阻和阑尾炎。

五、实验室检查

1. 血象 白细胞总数大多正常，病程早期嗜酸性粒细胞可轻度增高。

2. 大便检查 在患者大便中可以找到节片，粪便或肛拭子检测虫卵阳性率低，不能鉴别虫种。驱虫治疗24 h后，留取全部粪便检查头节被驱出表明治疗彻底，据头节形状和有无小钩可区分虫种。

3. 免疫学和分子生物学检查 用于绦虫病诊断，具有较高的敏感性和特异性。

六、诊断

有食生或未熟的猪、牛肉史，来自流行区者尤应注意，呕吐物或粪便排出白色带状节片即可诊断。粪便或肛拭子涂片检查找到绦虫卵可确诊。

七、治疗

以驱虫治疗为主。

1. 吡喹酮 为首选药物，猪带或牛带绦虫15～20 mg/kg，短膜壳绦虫25 mg/kg，清晨空腹顿服。有效率达95%。不良反应轻，停药后自行缓解。

2. 苯咪唑类 甲苯咪唑剂量为每次300 mg，每天2次，疗程3天，疗效好，不良反应少。阿苯达唑剂量为8 mg/(kg·d)，疗程3天，不良反应轻。动物实验表明该类药物有致畸作用，故孕妇不宜使用。

八、预防

1. 管理传染源 在流行区开展普查普治，对患者进行早期、彻底驱虫治疗，加强人粪管理，防止猪、牛感染。

2. 切断传播途径 加强肉类检疫，严禁出售含囊尾蚴的肉类。改变生食肉类、烹饪生熟不分的不良习惯。在绦虫病地方性流行区，对猪和牛采用氯硝柳胺进行预防性治疗。

（马 臻）

第十一节 囊尾蚴病

囊尾蚴病（cysticercosis）又称囊虫病，是猪带绦虫幼虫（猪囊尾蚴）寄生于人体所致的较常见人畜共患病。囊尾蚴可侵犯人体各器官组织引起病变，以侵犯脑部最为严重。

一、病原学

猪带绦虫卵经口感染人后，在胃和小肠经消化液作用，六钩蚴脱囊而出，钻入肠壁，经血液散布全身，经 9～10 周发育为囊尾蚴。寿命 3～10 年，最长可达 20 年以上，虫体死后多发生纤维化和钙化。囊尾蚴按其形态和大小可分为：纤维素型、葡萄状型和中间型。纤维素型最常见，脑囊尾蚴患者以该型最多。葡萄状型仅见于人脑部，直径 4～12 cm，不含头节。中间型在人脑中发现，呈分节状，体节较大，可见头节为其特征。

二、流行病学

1. 传染源 猪带绦虫病患者为传染源。

2. 传播途径

（1）异体感染：食用被猪带绦虫卵污染的食物、水经口感染。

（2）自体感染：①外源性感染，即患者粪便中虫卵污染本人手后经口感染；②内源性感染，即呕吐引起胃肠逆蠕动，致使内容物返入胃或十二指肠中造成感染。

3. 易感人群 普遍易感。男女患病比为（2～5）∶1，青壮年多见，农民居多，近年来儿童和城市居民患病率有所增加。

4. 流行情况 呈世界性分布，特别是在有吃生猪肉习惯的地区或民族中流行，与卫生和饮食习惯密切相关。我国 34 个省、市、自治区均有不同程度的发生和流行。农村发病率高于城市，散发病例居多。

三、发病机制与病理学表现

猪带绦虫卵进入胃和小肠后，在消化液作用下，六钩蚴自胚膜孵出，钻入肠黏膜，通过小血管进入血液循环至全身各组织器官，侵入组织后引起局部炎症反应。初期为中性粒细胞和嗜酸性粒细胞浸润，之后以浆细胞和淋巴细胞为主，伴炎症介质释放，成纤维细胞增生，随后出现巨噬细胞和上皮样细胞，在炎性细胞外层出现结缔组织增生，炎症介质和细胞因子进入虫体囊壁，囊壁增厚，囊液变浑浊，头节消失，虫体进一步胀大、死亡，被纤维被膜包绕，形成肉芽肿或液化为脓肿，最终钙盐沉着形成钙化灶。囊尾蚴不断向宿主排泄代谢产物及释放毒素类物质，对宿主产生损害。囊尾蚴在生长发育过程中不断从宿主体内获取营养物质，影响宿主正常生长发育。

脑组织是囊尾蚴寄生的常见部位，病变多发生在灰质、白质交界处，以额、颞、顶、枕叶为多，常引起癫痫发作。可分为大脑型、脑室型、脑膜型、混合型四型。囊尾蚴可由脉络丛进入脑室及蛛网膜下腔，致脑室扩大、脑积水及蛛网膜炎，严重者出现脑疝。颅底的葡萄状型囊尾蚴易破裂引起脑膜炎，炎症引起脑膜粘连，可阻塞脑底池导致脑积水。寄生于皮下、肌肉时形成囊尾蚴结节，寄生于眼部的囊尾蚴常在玻璃体、视网膜、眼肌及眼结膜处引起相应病变。

四、临床表现

潜伏期约 3 个月至数年，5 年内居多。根据囊尾蚴寄生的部位，可分为以下三种临床类型。

（一）脑囊尾蚴病

脑囊尾蚴病占囊尾蚴病的 60％～90％。临床表现复杂，癫痫发作最常见，可分为以下四型。

1. 皮质型　占脑囊尾蚴病的 84％以上。囊尾蚴若寄生在运动区，以癫痫为突出症状，可出现局限性或全身性短暂抽搐或癫痫持续状态。严重感染可出现恶心、呕吐、头痛等颅内压升高症状。

2. 脑室型　以第四脑室多见，囊尾蚴阻塞脑室孔，早期表现为颅内高压，囊尾蚴悬于室壁，患者在急转头时可突发眩晕、呕吐或呼吸循环障碍而猝死，或发生小脑扁桃体疝，称活瓣综合征（Bruns 征）或体位改变综合征。

3. 蛛网膜下隙型或颅底型　主要病变为囊尾蚴性脑膜炎，局限在颅底后颅凹，有低热、头痛、呕吐、颈强直、眩晕、耳鸣、视力减退、共济失调等症状，预后较差。

4. 混合型　以上三型混合存在，以皮质型和脑室型混合存在的症状最重。

（二）眼囊尾蚴病

眼囊尾蚴病占囊尾蚴病的 1.8％～15％。囊尾蚴可寄生在眼内任何部位，以玻璃体和视网膜下多见，常为单侧感染。可有视力减退、视野改变、结膜损害、虹膜炎、角膜炎等症状，重者可致失明。囊尾蚴存活时症状轻微，若虫体死亡则产生强烈刺激，引起视网膜炎、脉络膜炎、化脓性全眼炎等。

（三）皮下组织和肌肉囊尾蚴病

近 1/2 的患者有皮下囊尾蚴结节，直径 0.5～1.0 cm，圆形或卵圆形，质地较硬有弹性，与周围组织无粘连，无压痛，无色素沉着和炎症反应。数目多少不一，从几个到成百上千个，头颈和躯干较多，四肢较少，手足罕见。少数严重感染者可感觉肌肉酸痛、发胀，并引起假性肌肥大。

五、实验室及辅助检查

1. 外周血象　大多正常，少数患者可有轻度嗜酸性粒细胞增高。

2. 脑脊液　可有脑脊液压力增高，细胞数（10～100）$\times 10^6$/L，以淋巴细胞增多为主，蛋白质含量增高，糖和氯化物多正常。

3. 免疫学检查　检测患者血清和脑脊液中特异性猪囊尾蚴抗体，具有较好的敏感性和特异性，对囊尾蚴病诊断具有重要的参考价值，但亦有假阳性和假阴性结果，临床诊断应慎重。常用方法有间接血细胞凝集试验（IHA）、酶联免疫吸附试验（ELISA）等。

4. 影像学检查　头颅 CT 及 MRI 对脑囊尾蚴病的诊断与定位有重要价值，CT 阳性率高达

90%以上，对钙化的检出优于MRI。头颅MRI较CT更易发现脑室及脑室孔处病灶，还可鉴别囊尾蚴的死活，并据此分期，对指导治疗和疗效考核具有重要价值。检眼镜、裂隙灯或B超检查发现视网膜下或眼玻璃体内蠕动的囊尾蚴可确诊。B超检查皮下组织和肌肉囊尾蚴结节可显示圆形或卵圆形液性暗区，对确定结节的数量和大小有帮助。

5. 病理检查 对皮下结节应常规做活组织检查，病理切片中见到囊腔中含囊尾蚴头节可确诊。

六、诊断

注意患者是否来自流行区，有无进食生的或未熟透猪肉史，有无肠绦虫病史，或大便中发现虫卵或节片史。囊尾蚴病的临床表现多样，且无特异性，临床诊断困难，尤其是脑囊尾蚴病更易误诊、漏诊。凡有癫痫发作、头痛、精神障碍等症状者，特别是在流行区有生活史者应考虑本病。皮下结节活组织检查可确诊皮下组织和肌肉囊尾蚴病。眼囊尾蚴病的确诊有赖于检眼镜或裂隙灯检查。头颅CT或MRI检查及各项免疫学检查有助于脑囊尾蚴病的诊断。

七、治疗

（一）病原治疗

1. 阿苯达唑 为治疗囊尾蚴病的首选药物，对皮下组织和肌肉、脑囊尾蚴病的疗效确切。15～20 mg/(kg·d)，分2次口服，疗程10天，脑型患者需服用2～3个疗程，每疗程间隔2～3周。不良反应多发生于服药后2～7天，持续2～3天，主要有头痛、低热，少数有视力障碍、癫痫等。

2. 吡喹酮 可杀死囊尾蚴，疗效较阿苯达唑强而迅速，但不良反应发生率高且严重。皮肤肌肉型总剂量为120 mg/kg，每天量分3次口服，3～5日为一疗程。脑型总剂量为200 mg/kg，每天量分3次口服，10天为一疗程。脑囊尾蚴病患者用吡喹酮治疗的不良反应较阿苯达唑多且重，主要有头痛、恶心、呕吐、皮疹、精神异常等。个别患者也可发生过敏性休克或脑疝。原有癫痫的患者也可被诱发而加重脑水肿。

（二）对症治疗

对颅内压增高者，可先给予20%甘露醇250 ml静脉滴注，加用地塞米松5～10 mg，连用3天后再行病原治疗，用药期间亦应常规使用地塞米松和降颅压药物，必要时需行颅脑开窗减压术或脑室分流术降低颅内压。对癫痫发作频繁者，可酌情使用地西泮、异戊巴比妥等药物。发生过敏性休克时可用0.1%肾上腺素1 mg皮下注射，儿童酌减，同时用氢化可的松200～300 mg加入葡萄糖液中静脉滴注。

（三）手术治疗

眼囊尾蚴病必须手术治疗，禁止杀虫治疗，以免虫体被药物杀死后引起全眼球炎而失明。脑囊尾蚴病，尤其是第三、四脑室内单个囊尾蚴者应手术摘除。对于浅表、数量不多的皮下组织和肌肉囊尾蚴可采用手术摘除。

八、预防

1. 控制传染源 在流行区开展普查普治。对感染猪带绦虫的猪进行驱虫治疗。

2. 切断传播途径 不生吃猪肉，注意个人卫生，严禁“米猪肉”流入市场。

3. 提高人群免疫力 疫苗接种是解决猪囊尾蚴病的一种有效途径，但目前尚处于基础研究阶段。

案例 8-11-1

患者，女，14 岁，学生。2015 年 9 月突然神志不清，右上肢抽搐，眼球上翻，持续 1 h 后出现恶心、呕吐伴头晕、头痛和全身酸痛，即送医院诊治，诊断为癫痫。对症治疗后病情缓解。但 8 h 后再次复发，即送某市医院就诊，MRI 检查提示脑脓肿，给予降颅压和抗感染治疗，未见好转。第 5 天转省级医院诊治，磁共振仍提示脑脓肿伴脑膜炎，给予头孢曲松钠 0.5 g 静脉滴注，每日一次；20%甘露醇每次 250 ml，每日 2 次，治疗 17 天之后癫痫仍频繁发作。2014 年其父亲粪便中曾发现伸缩活动的白色虫体。

问题与思考

1. 最可能的诊断及诊断依据是什么？为明确诊断应做哪些检查？
2. 如何进行治疗？

案例 8-11-1 解析

（马　臻）

第十二节　棘球蚴病

棘球蚴病（echinococcosis）又称包虫病，是棘球绦虫的幼虫寄生于人体引起的人畜共患寄生虫病。棘球绦虫种类较多，其中致病的有 4 种：细粒棘球绦虫、多房泡球绦虫、少节棘球绦虫和伏氏棘球绦虫，我国主要流行的是前两种。

一、细粒棘球蚴病

（一）病原学

细粒棘球绦虫的终宿主是犬、狼和豺等食肉动物，中间宿主是羊、牛、骆驼等偶蹄类动物，人摄入虫卵也可成为中间宿主。虫卵在外界对低温、干燥、化学药物抵抗力较强，75%的乙醇不能杀灭，在 2℃水中可存活 2.5 年以上。成虫寄生于犬的小肠，孕节和虫卵随犬粪排出体外，污染环境，被羊或人摄入后经消化液作用，从虫卵中孵出的六钩蚴钻入肠壁末梢静脉，随血流入肝、肺等，发育为棘球蚴。受染动物的新鲜内脏被犬吞食后，棘球蚴在犬小肠内经数周发育为成虫，完成其生活史。

（二）流行病学

1. 传染源　主要是感染细粒棘球绦虫的犬，孕节和虫卵随犬粪排出体外，污染环境。

2. 传播途径　虫卵污染环境、食物、水、餐具和手后经口感染。偶可经呼吸道吸入虫卵感染。

3. 易感人群　普遍易感，牧区感染率高，多在儿童期感染，青壮年发病。饲养牛羊的农牧民、兽医、肉食、皮毛加工厂工人等职业感染者居多。

4. 流行情况　呈世界性分布，以中东、亚洲、非洲、南欧和南美洲等畜牧业为主的地区多见。我国是高发区之一，新疆、青海、西藏、宁夏、内蒙古、甘肃、四川等多见，河北、东北各省等也有散发病例。

（三）发病机制与病理学表现

虫卵或孕节被吞入后，经胃液和胆汁作用脱壳为六钩蚴并在十二指肠孵出，钻入肠壁微小血管经门静脉循环至肝（约75%）、肺（约20%）和全身其他脏器，或经肺循环进入体循环播散至腹腔、脾、骨、脑、肾、肌肉等脏器寄生并发育成包囊（棘球蚴），也称囊型包虫。棘球蚴致病主要是机械性压迫、棘球蚴囊液溢出诱发宿主过敏反应、包囊破裂引起继发感染或阻塞胆道引起梗阻性黄疸，或囊液内的原头节进入腹腔引起播散种植。

（四）临床表现

潜伏期为5～30年。根据棘球蚴寄生的部位分为肝棘球蚴病、肺棘球蚴病、脑棘球蚴病、骨棘球蚴病等，症状与寄生部位、囊肿大小及并发症有关。

1. 肝棘球蚴病　最常见，多位于肝右叶近肝表面。可有上腹部胀满感，肝大，或囊性包块部分突出于肝表面。肝下部的包囊可压迫胆道引起梗阻性黄疸，压迫下腔静脉或门静脉出现下肢水肿、腹水、脾大。包虫破入胆管、阻塞胆道和（或）合并感染，可引起反复发热、绞痛、黄疸等胆管炎表现；破入腹腔、胸腔，可引起弥漫性腹膜炎、胸膜炎及过敏反应，甚至过敏性休克，囊液中原头节播散移植至腹腔或胸腔内可产生多发性继发棘球蚴病。

2. 肺棘球蚴病　好发于右肺下、中叶。无症状或表现为干咳、胸痛、刺激性咳嗽或咯血，与支气管相通时可咳大量液体，并带粉皮样囊壁和囊砂。继发感染时可有高热、胸痛、咳脓痰。偶因大量囊液溢出与堵塞而引起窒息。

3. 脑棘球蚴病　儿童多见，顶叶常见，主要表现为慢性颅内压增高和癫痫，因包虫压迫脑或血管所致，多继发于肝或肺棘球蚴病。

脾、肾、心肌、心包等偶可寄生细粒棘球蚴，引起相应症状。

（五）实验室及辅助检查

1. 一般检查　白细胞计数多正常，嗜酸性粒细胞可轻度增高。继发感染时白细胞计数及中性粒细胞比例增高。

2. 免疫学检查　包括皮内试验（Casoni Test）、血清免疫学试验等，应注意与猪囊尾蚴病等有交叉反应。血清学试验是重要的辅助诊断方法。

3. 病原学检查　在手术活检标本、切除的病灶等发现棘球蚴囊壁、子囊、原头节或头钩，可确诊。

4. 影像学检查　B超检查对肝、肾棘球蚴病的诊断有重要价值，可见边界清楚的囊状液性暗区，其内有散在光点或小光圈。CT扫描对肝、肺、脑、肾棘球蚴病的诊断有重要意义。腹部X线平片见囊壁的圆形钙化阴影及骨X线片上囊性阴影有助于诊断。

（六）诊断

对来自流行区且发现肝、肺、肾、脑有囊性占位病变者，应首先考虑本病并进行相关检查。影像学检查发现囊性病变、血清免疫学试验阳性有助于诊断。显微镜下查到粉皮状物、头节或小钩可确诊。

（七）治疗

1. 手术治疗　目前仍以手术摘除为主，术中可吸出部分囊液后向囊内注入20%高渗盐水以杀灭原头节，手术时将内囊剥离完整取出，严防囊液外溢。手术前后30天口服阿苯达唑以抑制原头节生长。

2. 药物治疗　适用于有手术禁忌证或术后复发而无法手术者。常用阿苯达唑，剂量为20 mg/(kg·d)，分2次服用，疗程4周，间歇2周后再服1疗程，共6～10个疗程。不良反应少而轻，偶可引起可逆性白细胞减少与一过性ALT升高。该药有致畸作用，孕妇禁用。

3. 对症治疗　肝、肺、脑、肾棘球蚴病出现相应器官损害时，需维护器官功能；继发感染时给予抗菌治疗；过敏反应时对症处理。

（八）预防

1. 控制传染源　对流行区的犬进行预防接种、普查普治，带虫犬服驱虫药。
2. 宣传教育　避免与犬密切接触，注意饮食卫生和个人防护。
3. 加强屠宰管理　深埋病畜内脏，防止被犬吞食。避免犬粪中虫卵污染水源。

二、泡型棘球蚴病

泡型棘球蚴病又称多房棘球蚴病（Echinococcosis multilocularis）。

（一）病原学

泡型棘球蚴常寄生于肝，由许多小囊泡组成，埋在致密结缔组织内，无纤维包膜。囊泡内含黏液性基质。囊壁分为外层的角质层和内层的生发层。角质层有裂隙。生发层主要向外芽殖，也可向内芽殖。生发层未分化细胞繁殖时向外突出，形成胚芽，呈侵袭性增生。泡型棘球蚴呈管状，光镜下可见许多微泡内含大量原头节。狐、狼和犬等为终宿主，中间宿主为鼠，人因偶然摄入虫卵感染而成为中间宿主。

（二）流行病学

我国青海、宁夏、新疆、甘肃、西藏、内蒙古、黑龙江及四川省等均有病例报告，多为散发。野犬、狐、狼等为终末宿主，人因误食被虫卵污染的食物、水或接触犬、狐而感染。

（三）发病机制与病理学表现

虫卵被吞食后在小肠孵出六钩蚴，穿过肠黏膜进入门静脉，到肝后发育为泡型棘球蚴。小囊泡的生发层不断以出芽的方式产生更多的小囊泡，呈浸润性生长，可破坏肝实质、胆管和血管，导致胆管阻塞和门脉高压。小囊泡可侵入血管或淋巴管，转移至其他组织器官，类似于恶性肿瘤，故称为“癌性包虫”。大体表现为囊泡状团块或由许多小囊泡形成的海绵状团块，与周围组织分界不清，无纤维组织包绕，借此与囊型包虫区别。肝病理学检查见小囊泡周边以单核巨噬细胞、成纤维细胞和 T 淋巴细胞浸润形成的肉芽肿为特征。

（四）临床表现

潜伏期可达 10～20 年以上。病程进展缓慢。早期无症状，可有右季肋部疼痛、食欲缺乏、腹胀、胆绞痛和消瘦等；多有肝大，质硬，表面有结节，少数可有黄疸，以及腹水、脾大等门静脉高压征。肝衰竭与脑转移是死亡的主要原因。

（五）实验室及辅助检查

1. 一般检查　血红蛋白轻至中度降低，部分患者嗜酸性粒细胞轻度增高。红细胞沉降率明显加快。晚期 ALT、ALP 升高，白蛋白与球蛋白比例倒置。

2. 免疫学检查　皮内试验常为阳性，ELISA 检测泡型棘球蚴的 Em2、Em18 抗原具有高度敏感性和特异性，交叉反应少，可用于鉴别泡型棘球蚴病与囊型包虫病。

3. 其他检查　B 超检查肝内病灶呈实质性强回声，边缘极不规则，内部结构紊乱，可见点状、小圈状或小结状钙化。CT 扫描可见肝内界限模糊、密度不均的低密度浸润灶，增强扫描时周围浸润灶可强化，呈密集颗粒状。特征性 CT 影像是大量颗粒状钙化区。

（六）诊断

根据流行病学史、临床特点、免疫学检查、影像学资料可做出本病诊断。

（七）治疗

早期手术切除病灶或肝部分切除。术后给予阿苯达唑 10 mg/(kg·d)，分 2 次服用，疗程视病变大小而异，一般为1～2年或更长。晚期病灶侵及肝门部及肝后下腔静脉，需肝移植治疗。

（八）预防

加强对流行区人群的宣传教育，加强饮食卫生管理，流行区居民应避免与犬、狐及其皮毛接触。

（马 臻）

第十三节 管圆线虫病

广州管圆线虫病（Angiostrongyliasis）又名嗜酸性粒细胞增多性脑脊髓膜炎。该病是人畜共患的寄生虫病，因进食含有广州管圆线虫（*Angiostrongylus cantonensis*）幼虫的生或半生的螺肉而感染。其幼虫主要侵犯人体中枢神经系统，表现为脑膜炎和脑炎、脊髓膜炎和脊髓炎，可使人致死或致残。

一、病原学

广州管圆线虫的成虫呈线状，细长型，体表具微细环状横纹。头端钝圆，中央头顶有一小圆的缺口囊。雄虫交合伞对称，呈肾形。雌虫尾端呈斜锥形，子宫双管形，白色，在肠管缠绕成红、白相间的螺旋纹，阴门开口于肛孔之前。幼虫分成5期，其中第3期幼虫可经皮肤主动侵入宿主而感染，另外人因生食或半生食含有第3期幼虫的中间宿主，如福寿螺等而感染，有时人生吃被幼虫污染的蔬菜、瓜果或含幼虫的生水也可以感染。常见的中间宿主有福寿螺和蛞蝓、鱼、虾、沼水虾和蟹等，终宿主有褐家鼠、黄胸鼠和黑家鼠等。成虫寄生于终宿主鼠的肺动脉内。研究发现1条雌虫平均每日可产卵15 000个。由于人体是本虫的非适宜宿主，人体内的幼虫通常滞留在中枢神经系统，但也可出现在眼的各个部位。幼虫在潮湿环境中抵抗力强，能在体外潮湿或有水的环境中存活3周，但不耐干燥。

二、流行病学

广州管圆线虫病主要分布于热带和亚热带地区，包括东南亚地区、太平洋岛屿、日本和美国，我国主要在台湾、广东、浙江、福建、海南等南方地区，但天津、黑龙江、辽宁、北京等地也有报道。迄今为止，全世界有超过3000多例病例报道，多数呈散在分布，近年也有群体暴发流行的报道。例如，北京地区2006年因食用未煮熟的螺肉暴发群体感染的广州管圆线虫病，确诊患者达到160例；云南大理地区2007—2008年确诊了广州管圆线虫病患者30多例。因此，此病同样成为威胁我国人民健康的重要食源性寄生虫病。

1. 传染源 各种鼠类为主要传染源，中间宿主包括水生螺类，包括福寿螺、褐云玛瑙螺和蛞蝓等。

2. 传播途径 生吃污染的食物而感染，包括生吃或半生吃含有幼虫的淡水螺类或转续宿主蛙、蟾蜍等，生吃被感染期幼虫污染的蔬菜和水等。婴幼儿也可以因在地上爬玩或玩弄这些被感染的动物后而发病。

3. 易感人群 人群普遍易感，儿童的感染率高于成人，女性感染率高于男性。

三、发病机制与病理学表现

广州管圆线虫病的发病基础是幼虫移行症，能引起多个器官损伤。其幼虫在体内移行通过人体的肠壁、肺、肝、脑等时可引起机械性损伤及各种炎症反应；部分分泌物，尤其是脱落产物具有较强的毒性作用。最典型且最严重的是侵犯中枢神经系统，引起嗜酸性粒细胞增多性脑膜脑炎或脑膜炎，特征是脑脊液中嗜酸性粒细胞显著升高。病变范围包括大脑、脑膜，也可波及小脑、脑干和脊髓、脑神经或脊神经等。

主要病理特点为充血、出血、脑组织损伤，以及由巨噬细胞、嗜酸性粒细胞、淋巴细胞和浆细胞所组成的肉芽肿性炎症。

四、临床表现

广州管圆线虫感染主要表现为神经系统受损的症状和体征，如急性脑膜炎或脊髓炎或神经根炎的表现。症状为急性剧烈头痛、颈项强直等脑膜脑炎的表现，可伴有中低度发热和颈部运动疼痛、恶心、呕吐。头痛性质一般为胀裂性乃至不能忍受，起初为间歇性，其后发作渐频或发作期延长，乃至持续性头痛。头痛部位多见于额部、颞部、枕部，可同时多部位发生。严重病例可出现发热伴有神经系统异常，包括麻木、针刺感、疼痛、烧灼感，也有痛觉过敏、暂时性的面部或肢体麻痹、自主神经功能紊乱。重症病例早期往往出现间歇性嗜睡或昏睡，也可出现病理反射。少数患者可出现昏迷，一旦发生昏迷，病情凶险，死亡率高。本虫偶可见于眼内，造成视力障碍，乃至失明。也可侵犯肺部出现咳嗽等症状，肺部X线检查可见肺部阴影。另外，如侵犯消化系统可有腹痛、腹泻、便秘，部分患者肝大。多数患者预后良好，极个别感染严重者留有后遗症甚至死亡。

五、实验室检查

1. 血常规检查　可见白细胞总数增加，嗜酸性粒细胞轻至中度增多。

2. 脑脊液检查　可见脑脊液压力增高，嗜酸性粒细胞增多（可达10%以上），蛋白质、糖、氯化物可正常或轻度升高。

3. 免疫学检查　用酶联免疫吸附试验（ELISA）检测患者血清中特异性抗体是目前诊断本病的最重要方法。也可用间接荧光抗体试验（IFA）或金标法检测血液及脑脊液中的抗体或循环抗原。

六、诊断

一般通过脑脊液中或眼内等部位查出幼虫或成虫来确诊，但阳性率不高。临床上诊断该病需要综合依据流行病学史、临床表现及实验室相关检查进行分析。流行病学史包括近期4～8周内进食了生的或半生的淡水螺肉或未清洗干净的蔬菜或生饮用水等。有中枢神经受损的症状和体征，血常规提示白细胞总数增加、嗜酸性粒细胞轻至中度增多，脑脊液检查可见脑脊液压力增高、嗜酸性粒细胞增多。头颅磁共振成像检查（MRI）表现多样，特别是脑、脊髓内可见多发长条形影或结节状强化病灶、软脑膜强化等。

七、治疗

阿苯达唑是治疗本病常用的有效药物之一。一般成人和2岁以上儿童均为100 mg，每日2次，3～4天为一疗程，虫卵转阴率高达73.7%～96.4%，不良反应少。但眼部有虫者，应先经眼科治疗后，再进行驱虫治疗。驱虫前必须先行腰穿检查，评估颅内压，如颅内压过高需先进行降颅压治疗，以防出现脑水肿、脑疝等严重并发症。驱虫药一般应联合激素，如地塞米松等治疗，以预防虫体死亡崩解所诱发的严重炎症反应。

八、预防

加强卫生宣传工作，提高群众自我保护意识。严禁食用生的或半生中间宿主（螺类）及转续宿主的肉，改变我国部分地区常常食用生鱼片等不良习惯。对淡水螺食物要监测和管理，从事螺肉加工人员要避免污染。加强环境卫生或灭鼠工作，灭鼠对于控制传染源和预防本病有十分重要的意义。

（夏瑾瑜）

第9章 医院内感染

医院内感染（nosocomial infection，hospital infection，healthcare associated infection）又称医院获得性感染（hospital acquired infection），是指住院患者在医院内获得的感染，包括在住院期间发生的感染和在医院内获得但在出院后发生的感染，以及医务人员在医院内获得的感染，但不包括入院前已开始或入院时已存在的感染。

医院内感染分为内源性感染和外源性感染。内源性感染又称自身感染，是指患者自身皮肤或腔道等处定植的正常菌群或从外界获得的定植菌由于数量或定植部位的改变而引起的感染。外源性感染又称获得性感染，是指由医院环境中或医院内患者、工作人员或探视者携带的病原微生物所引起的感染。

一、病原学

医院内感染的病原体包括细菌、真菌、病毒、支原体、立克次体和寄生虫等。医院内感染可以是一种病原体感染，也可是多种病原体混合感染。

（一）细菌

90%以上的医院内感染是由细菌引起的，多为条件致病菌，甚至是人体正常菌群。诸多原因引起的菌群失调，既可导致外来菌群定植，又可能引起正常菌群过度繁殖。手术、侵袭性操作、营养不良和肠道外营养等因素造成黏膜屏障的破坏，为医院内感染创造了条件。

1. 革兰氏阳性球菌 常可引起严重的医院感染。其中耐甲氧西林金黄色葡萄球菌、耐甲氧西林凝固酶阴性葡萄球菌及耐万古霉素肠球菌等的临床分离率有明显上升的趋势，且通常表现为多重耐药。近年来，医院内感染的耐万古霉素金黄色葡萄球菌菌株已经出现。难辨梭菌是抗生素相关腹泻的主要病原菌。

2. 革兰氏阴性杆菌 占60%以上，主要为肠杆菌科的埃希菌属、克雷伯菌属、肠杆菌属、沙雷菌属、沙门菌属、变形杆菌属；近年来，非发酵菌中的假单胞菌属、嗜麦芽窄食单胞菌属、不动杆菌属、产碱杆菌属等呈上升趋势。铜绿假单胞菌和鲍曼不动杆菌在非发酵细菌引起的医院内感染中分离率增高，是烧伤创面、呼吸道、泌尿道等医院内感染的常见细菌。军团菌导致肺部感染，弯曲菌多引起肠道感染。同革兰氏阳性菌类似，革兰氏阴性杆菌的耐药菌检出率明显增高。甚至有报道携带 *NDM-1* 基因的“超级细菌”具有更强的耐药性，成为医院内感染治疗的一大难题。

（二）真菌

由于超广谱抗菌药物和免疫抑制剂的大量应用，内置医用装置的大量使用，各种介入性操作、手术和移植治疗的开展，医院内真菌感染的发病率明显上升，其中深部真菌感染的发生比例不断增加。病原体以念珠菌属最常见，其中白念珠菌约占80%。

（三）病毒

病毒也是医院内感染的重要病原体。医院内感染常见的病毒有合胞病毒、副流感病毒、柯萨奇病毒、轮状病毒、巨细胞病毒、单纯疱疹病毒、肝炎病毒等。在器官和骨髓移植患者中，多见巨细胞病毒感染，柯萨奇病毒常在新生儿中造成暴发流行，合胞病毒常引起呼吸道感染，医院内乙型、丙型病毒性肝炎和艾滋病主要与输血、血制品及血液透析等因素密切相关。轮状病毒和诺瓦克病毒引起的腹泻多发生在老年人和婴幼儿。

（四）其他病原体

沙眼衣原体所致的结膜炎和肺炎常见于新生儿，解脲支原体和阴道加德纳菌可寄生于肾移植后患者，在条件允许时出现感染。在艾滋病患者及器官移植后长期大量应用免疫抑制剂等重度免疫低下的患者，常可发生肺孢子菌、奴卡菌、弓形虫等感染。

与社区感染的病原体相比，医院内感染的病原体具有以下特点：①大多数病原体为条件致病菌或机会病原体，毒力弱或无毒力；②病原体的变迁受抗生素普及和应用的影响；③病原体多为耐药菌，甚至多重耐药，泛耐药；④病原体的种类与患者免疫状况密切相关，严重者多发生真菌、病毒或寄生虫感染。

二、流行病学

（一）感染源

医院环境中任何带病原体的物体都可能成为感染源，包括携带病原体的患者、病原体携带者或医务人员及病原微生物自然生存和滋生的环境或场所。

（二）传播途径

1. 接触传播

（1）直接接触传播：病原体从患者或带菌者直接传给接触者，如直接接触到患者感染病灶的体液或分泌物等。

（2）间接接触传播：感染源的病原体通过医务人员的手或室内各种物品等传播给其他患者。

2. 呼吸道传播　通过感染者咳嗽、打喷嚏时形成带病原体的飞沫，空气中含有病原体的尘埃以及空调、雾化吸入和吸氧装置而传播。

3. 血液传播　乙型和丙型病毒性肝炎或艾滋病等主要通过输血或注射而传播。

4. 消化道传播　主要见于因饮水与食物污染造成的肠道感染。

5. 医疗器械或设备传播　因医疗器械和插管、导管、内镜、人工呼吸等侵袭性诊疗设备受到病原体污染所致。

（三）易感人群

住院患者对条件致病菌的易感性较高，住院时间越长越容易感染。但以下人群更易发生医院内感染：①所患疾病严重影响或损伤机体免疫功能，如造血系统疾病、恶性肿瘤、尿毒症、糖尿病、肝硬化、重症肝炎、艾滋病、严重烧伤等；②老年及新生儿、婴幼儿患者；③营养不良者；④接受免疫抑制剂治疗、移植治疗、各种侵袭性操作、异物的植入、长期使用广谱抗生素及手术污染患者。

三、发病机制

1. 宿主的免疫功能减退　烧伤、创伤造成皮肤和黏膜屏障的损伤，病原体易于侵入。全身免疫功能减退，如艾滋病、严重的糖尿病及恶性肿瘤放射治疗、抗肿瘤治疗及长期使用免疫抑制药物等均能造成宿主的免疫功能低下，易引起医院内感染。

2. 各种侵袭性诊疗措施　如留置尿管、各种内镜检查和人工呼吸等侵袭性操作均可破坏屏障结构，病原体可经导管内腔上行侵入，引起医院内感染。

3. 不合理使用抗菌药物 长时间、大剂量或多种抗菌药物盲目联合应用可破坏宿主的微生态平衡，使耐药并有毒力的菌株被选择而得以繁殖并引起医院内感染。

四、临床表现

（一）常见部位感染

1. 肺部感染 肺部感染的感染率、病死率位于医院内感染首位。常因呼吸道操作、麻醉、气管切开、呼吸机及药物使用导致吞咽功能与呼吸道防御功能减弱而感染。多见于外科手术患者及肿瘤、白血病、慢性阻塞性肺疾病、长期卧床或行气管切开术、放置气管插管等危重患者。以重症监护病房（intensive care unit，ICU）的患者感染率最高。其病原体以革兰氏阴性杆菌为主，约占60%，常见的有大肠埃希菌、铜绿假单胞菌、不动杆菌属、克雷伯菌属及肠杆菌属等。革兰氏阳性球菌约占28.5%，主要以金黄色葡萄球菌为主，此外尚有凝固酶阴性葡萄球菌、肺炎链球菌和嗜肺军团菌等。危重患者和免疫功能低下者可见念珠菌属、曲霉菌属、卡氏肺孢子菌、巨细胞病毒的感染。临床表现有咳嗽、脓痰、胸痛、发热、肺部湿啰音等，可有发绀。确诊需经胸部X线片检查和痰标本病原体培养。

2. 尿路感染 尿路感染在我国医院内感染中占第二位，发病率为20.8%～31.7%。病原体以大肠埃希菌为主，其他尚有肠球菌、铜绿假单胞菌、变形杆菌、假丝酵母菌等。导尿、尿路器械检查如膀胱镜检查、保留尿管等均是导致尿路感染的主要原因。临床上分为有症状尿路感染、无症状菌尿症和其他尿路感染。

（1）有症状尿路感染：有尿频、尿急、尿痛等尿道刺激症状，或有下腹触痛、肾区叩痛，伴或不伴发热。尿常规白细胞，男性≥5个/高倍视野，女性≥10个/高倍视野，并符合下述之一者可诊断：①清洁中段尿或导尿留取尿液（非留置导尿）培养革兰氏阳性球菌菌数≥10^4 CFU/ml、革兰氏阴性杆菌菌数≥10^5 CFU/ml、耻骨联合上膀胱穿刺留取尿液培养细菌菌数≥10^3 CFU/ml。②新鲜尿标本经离心应用相差显微镜检查（1×400）在每30个视野中有半数视野见到细菌。③重复两次导尿标本的尿培养得到相同的病原学结果（革兰氏阴性菌或腐生葡萄球菌），菌落计数≥10^5 CFU/ml。④抗生素治疗2周后尿中细菌转阴者。

（2）无症状菌尿症：患者无明显的临床表现和体征，但尿培养革兰氏阳性球菌菌数≥10^4 CFU/ml、革兰氏阴性杆菌菌数≥10^5 CFU/ml，且在留取尿标本前的7天内有留置导尿或内镜检查史。

（3）其他尿路感染：如肾、输尿管、膀胱、尿道或肾周围组织的感染。

3. 消化道感染 主要有伪膜性肠炎和胃肠炎。

（1）伪膜性肠炎：又称抗菌药物相关性腹泻。其最重要的致病菌是难辨梭状芽孢杆菌。症状轻者大便为黄色水样，或呈糊状、蛋花样或海水样；重者为黏液血便，可有假膜，伴腹痛、里急后重、发热、休克或肠穿孔。纤维结肠镜检查见肠壁充血、水肿、出血，或见到2～20 mm灰黄（白）色斑块假膜。如不及时治疗，严重感染者病死率可达30%。

（2）胃肠炎：主要为感染性胃肠炎，常见的病原体有沙门菌属、志贺菌属、产肠毒素大肠埃希菌、假丝酵母菌、空肠弯曲菌、小肠结肠炎耶尔森菌等。秋冬季节以病毒感染多见，轮状病毒是儿童医院内感染性腹泻的常见病原体。其他常见胃肠炎有鼠伤寒沙门菌肠炎、产肠毒素大肠埃希菌肠炎、假丝酵母菌肠炎。

4. 术后伤口感染 包括切口或手术深部器官或腔隙的感染。手术后伤口感染占医院内感染的10%～19%。老年人或有严重基础疾病的患者更易发生术后伤口感染。最常见的病原体是金黄色葡萄球菌。

5. 全身感染 发病率约占医院内感染的5%，其中原发性败血症多见，一般表现为不规则寒战、高热，体温达39～40℃以上，弛张热型，严重毒血症状，肝、脾大，也可有迁徙性病灶。白细胞及中性粒细胞升高，血培养有病原菌生长。常见病原菌是革兰氏阳性球菌、革兰氏阴性杆菌及真菌。革兰氏阳性球菌以凝固酶阴性葡萄球菌最常见，其次为金黄色葡萄球菌和粪肠球菌。革兰氏阴性杆菌主要为大肠埃希菌、克雷伯菌属、肠杆菌属，其次为铜绿假单胞菌及沙雷菌属。真菌主要是念珠菌属。少数情况下可为两种及两种以上病原菌混合感染。

6. 其他 主要为各种侵袭性操作相关的感染，如内镜检查、静脉导管等相关性感染。输血相关感染主要是各种病毒、原虫污染血制品所致。

（二）各种患者医院内感染的特点

1. 老年人的感染 老年人由于免疫功能降低，并常伴有某些慢性疾病，容易发生肺部感染及败血症。感染的病原体种类较多，临床表现常不典型。

2. 新生儿与婴幼儿的感染 易于发生各种条件致病菌引起的肠道、呼吸道感染和败血症，临床表现常不典型。

3. 肺、心、肝、肾、脑等重要脏器有严重疾病者或患有基础性疾病如糖尿病、白血病、系统性红斑狼疮以及恶性肿瘤的患者，免疫功能低下，易于发生感染。而原发病的治疗如长期使用广谱抗生素、糖皮质激素以及抗肿瘤的化学治疗和放射治疗等均可导致或加重菌群失调。

五、诊断

（一）诊断标准

具有下列情况之一者可诊断为医院内感染：

1. 无明确潜伏期的疾病，入院48 h后发生的感染；有明确潜伏期的疾病，自入院时起超过平均潜伏期后发生的感染。

2. 本次感染直接与上次住院有关。

3. 在原有感染的基础上出现其他部位新的感染（除外脓毒症迁徙灶），或在原感染已知病原体的基础上又分离出新的病原体（排除污染和原来的混合感染）。

4. 新生儿在分娩过程中和产后获得的感染。

5. 由于诊疗措施激活的潜在性感染，如疱疹病毒、结核分枝杆菌等感染。

6. 医务人员在医院工作期间获得的感染。

（二）诊断依据

医院内感染的诊断主要依靠临床资料、物理或生化检查、病原学检查等。

1. 病原诊断 对医院内感染需要了解以下情况。

（1）及时确定病原菌的种类及其特点。

（2）病原菌对抗菌药物的敏感性。

（3）病原菌分离出的部位，原发感染或继发感染。

（4）多种病原体混合感染，应区分主要病原体和次要病原体。

（5）病原菌的动态变化与菌群失调状况。

2. 病情诊断 需要了解以下情况。

（1）感染部位：原发灶、毒血症、败血症和迁徙性炎症的部位。

（2）感染人群：老年人、婴幼儿或新生儿。

（3）基础疾病的种类、程度、治疗效果与现状。

（4）诊治措施及其影响：侵袭性诊疗措施，手术治疗的部位、引流、疗效与现状，免疫抑制治疗如化疗与放疗情况，抗菌药物治疗的详细情况及菌群失调的优势病原菌。

六、治疗

（一）抗菌药物的合理应用

对抗菌药物的总体要求是：有效、安全、低廉。

1. 抗菌药物的选用依据

（1）病原菌的种类、特点、部位、药敏与动态变化等。

（2）感染部位、老年或小儿、基础疾病等。

（3）抗菌活性与其药代动力学特点等。

2. 抗菌药物选用步骤

（1）首先根据临床诊断估计病原体进行经验性治疗。对常见病原菌选用抗菌药物的参考如下：①革兰氏阳性球菌，选用青霉素、苯唑西林、大环内酯类、庆大霉素、头孢哌酮和万古霉素等；②革兰氏阴性杆菌，选用氨苄西林、庆大霉素、氯霉素、哌拉西林、头孢唑林、第二代头孢菌素、第三代头孢菌素或氟喹诺酮类，对多重耐药菌或病情危重者可考虑选用碳青霉烯类抗生素；③铜绿假单胞菌，选用阿米卡星、哌拉西林、氟喹诺酮类、头孢哌酮、头孢他啶或亚胺培南-西司他丁钠（泰能）等；④厌氧菌，选用甲硝唑和替硝唑、青霉素、克林霉素和拉氧头孢等；⑤深部真菌，选用两性霉素 B、咪康唑、酮康唑、氟康唑、伊曲康唑、氟胞嘧啶或伏立康唑等；⑥假丝酵母菌：口腔炎选用 1%甲紫，肠炎用制霉菌素。另外，老年人与肾功能不全者，慎用氨基糖苷类。颅内感染选用青霉素 G、氯霉素或第三代头孢菌素。

（2）根据培养出的病原菌与药敏试验结果及疗效和不良反应调整用药。

3. 抗菌药物的联合应用　单一药物治疗有效的感染不需联合用药，仅在下列情况时有指征联合用药。

（1）病原体尚未查明的严重感染，包括免疫缺陷者的严重感染。

（2）单一抗菌药物不能控制的严重感染，需氧菌及厌氧菌混合感染、2 种及 2 种以上的复数菌感染，以及多重耐药菌或泛耐药菌感染时。

（3）毒性较大的抗菌药物，联合用药时剂量可适当减少，但需临床资料证明其有效。

（4）需长疗程治疗、但病原菌易产生耐药性的感染，如某些侵袭性真菌病、结核。

4. 抗菌药物的用法

（1）口服：用于中度或轻度感染的大多数患者。

（2）肌内注射：只适用于不能口服给药的轻、中度感染者。

（3）静脉滴注：常用于重症感染、全身感染者，以迅速达到适当的血药浓度并维持有效浓度，确保疗效。病情减轻后可改为肌内注射或口服。

（4）局部用药：因易引起过敏反应或导致耐药菌产生，一般不推荐局部用药，仅可用于全身给药难以达到治疗浓度的表浅部位或脓腔，剂量应相应减小。

5. 不良反应的防治　老年人和有基础疾病的患者较易发生不良反应、过敏反应与毒性反应，联合用药易引起菌群失调，应注意防治。

（二）对症治疗

应根据患者病情酌情处理。

1. 基础疾病的相应治疗。

2. 维持水、电解质及酸碱平衡，补充必要的热量和营养。

3. 维护重要的生理功能，如呼吸与循环功能。

4. 有脓肿或炎性积液者应及时进行有效的引流等。

七、预防

（一）建立和健全医院内感染管理组织

这是加强医院内感染管理的关键。根据我国卫健委有关文件和各地具体情况可设立：①医院内感染管理委员会（小组）；②医院内感染管理科；③医院内感染控制中心，在条件成熟的城市建立区域性的医院内感染管理控制中心。

（二）建立医院的监测制度系统

主动观察医院内感染的发生、分布以及影响因素，定期整理并提供有价值的数据资料，如感染率、病原体种类和细菌耐药谱等。了解医院内感染的后果和控制感染措施的效果，以便采取更有效的对策。

（三）预防措施

1. 建立和健全有关的规章制度，认真执行并经常监督与定期检查。

（1）清洁卫生方面：包括医院的环境卫生、科室与病室的清洁卫生。

（2）消毒方面：包括污物与污水的消毒、科室和病室的消毒、医院内感染高发区的消毒。医护人员要特别注意手的消毒。

（3）隔离方面：①病原性隔离，隔离传染病患者，以防其传播。②应对医院内感染患者分泌物、排泄物消毒。③对其他易感患者进行保护性隔离，防止受感染。对医院的新职工应进行全面体检，包括结核菌素试验、测定乙型肝炎标志物等。长期在病房工作的职工应定期进行鼻部及手部的细菌培养，如有葡萄球菌感染者，应予积极治疗，持续金黄色葡萄球菌携带者应停止在病房工作。

（4）医院污物处理：医疗垃圾应按照有关规范处理和消毒、运输。

（5）灭菌方面：中心供应室的消毒灭菌必须进行质量控制。

（6）无菌技术：必须严格执行手术室与其诊疗措施的无菌技术。

2. 医院工作人员的培训 应该掌握与本职工作相关的医院内感染预防与控制方面的知识。

3. 抗生素的合理应用 根据《抗菌药物临床应用指导原则 2015 版》要求，合理使用抗菌药。

（四）控制措施

主要是指针对本医院常见的医院内感染或有局部暴发感染的控制措施。

1. 流行病学调查、分析与预防措施。

2. 患者的隔离 根据病原体传播途径制订，医院内感染隔离应用的隔离技术现有 7 种，分别以不同颜色的卡片表示，放置在护理办公室和患者床头：黄色——严格隔离，橙色——接触隔离，蓝色——呼吸隔离，灰色——抗酸杆菌（结核病）隔离，棕色——肠道隔离，绿色——引流/分泌物隔离，粉红色——血液、体液隔离。

3. 加强消毒与灭菌工作。

4. 对医院内感染患者的及时诊断与合理治疗。

（李金成）

附录 1

急性传染病的潜伏期、隔离期、观察期

病名	潜伏期（常见/最短～最长）	隔离期	接触者的观察及处理
流行性感冒	1～3天/数小时～4天	热退后2天	流行期间集体机构人员检疫4天，出现发热症状者，应早期隔离治疗
传染性非典型肺炎	4～5天/2～14天	应尽早采取隔离措施，在实施标准预防措施的基础上，采取飞沫隔离、空气隔离与接触隔离措施。传染性非典型肺炎疑似患者和确诊患者分开安置	接触者医学隔离观察2周
禽流感	3天/1～7天		
麻疹	10天/6～12天，接受被动免疫者28天	发病日至出疹后5天，合并肺炎者延长至出疹后10天	密切接触的儿童检疫21天，接受过被动免疫者则检疫28天，接触后2天内注射麻疹减毒活疫苗或接触后3天内注射丙种球蛋白
风疹	10～21天/5～25天	隔离至出疹后5天	不检疫，妊娠3个月内的孕妇接触风疹患者后，应于接触后5天内注射丙种球蛋白或高效价免疫球蛋白，有一定的保护作用
幼儿急疹	10天/3～15天	一般不隔离	观察1～2周，如发热，宜隔离治疗
水痘	14～16天/10～24天	隔离至疱疹干燥结痂或出疹后7天，均不得少于发病后14天	医学观察21天，接触者早期（3～6天）应用丙种球蛋白或带状疱疹免疫球蛋白，可减轻症状，接触者3天内接种V-Z病毒Oka株制成的减毒活疫苗可预防发病
EB病毒感染（传染性单核细胞增多症）	9～11天/5～15天	隔离至症状消失	一般不检疫，若集体单位发病率增高时，应进行集体检疫2周
单纯疱疹病毒感染	6天/2～12天	一般不隔离	新生儿及免疫功能低下者，应尽可能避免接触患者，估计可能引起严重感染时，可试用碘苷（疱疹净）或阿昔洛韦（无环鸟苷）预防
流行性腮腺炎	14～21天/8～30天	发病之日起至腮腺肿胀完全消失为止，或发病后10天	接触者一般不需要检疫，但幼儿园、托儿所及部队的密切接触者检疫30天
脊髓灰质炎	5～14天/3～40天	自发病之日起隔离40天，开始1周同时进行呼吸道及消化道隔离，1周后单独采用消化道隔离	接触者检疫20天，观察期间可用减毒活疫苗进行快速免疫

续表

病名	潜伏期 (常见/最短～最长)	隔离期	接触者的观察及处理
淋巴细胞性脉络丛脑膜炎	8～12天/1～数周	一般不需要隔离	不检疫
流行性乙型脑炎	7～14天/4～21天	发病之日起至体温正常为止，隔离在防蚊室内	不检疫
森林脑炎	10～15天/7～30天	隔离至急性症状消失为止	不检疫，被蜱叮咬者，应医学观察1个月，观察期间，哺乳妇女应停止哺乳，以免婴儿感染，观察期间可注射免疫血清预防
口蹄疫	2～6天/2～18天	隔离至局部或全身症状完全消失为止	不检疫
黄热病	3～6天/3～13天	起病后1周	密切接触者医学观察2周
艾滋病	2周～6个月	患者及病毒携带者均应隔离至病愈，其分泌物应严格消毒，不能献血、性接触或接吻	接触者应进行追踪和医学观察
手足口病	2～7天	管理时限为自患儿被发现患病起至症状消失后1周	
肾综合征出血热	7～14天/4～45天	隔离至发热消退、急性症状消失为止	不检疫
登革热	5～8天/1～15天		
病毒性肝炎			
甲型	30天/15～45天	发病后3周，不少于30天	密切接触者检疫45天，每周检查1次ALT，以便早期发现，观察期间可以应用丙种球蛋白、甲型肝炎减毒活疫苗预防
乙型	70～80天/28～160天	急性期隔离至病情稳定为止	急性肝炎的密切接触者，应医学观察45天
丙型	40天/15～180天	急性期隔离至病情稳定为止	同乙型肝炎
丁型	30～140天	同乙型肝炎	同乙型肝炎
戊型	36天/15～75天	自发病日起隔离3周	同甲型肝炎
狂犬病	1～3个月/4天～10数年	全部病程隔离治疗	患者接触者不检疫，被狂犬或狼咬伤者，应进行医学观察，观察期间应注射免疫血清及狂犬病疫苗
鹦鹉热	1～2周/5～39天	隔离治疗至痊愈	不检疫
流行性斑疹伤寒	10～14天/5～23天	彻底灭虱后隔离至体温正常后12天	密切接触者应彻底灭虱，并检疫观察15天
地方性斑疹伤寒	1～2周	不需隔离	不检疫
恙虫病	10～14天/4～21天	不需隔离	不检疫
Q热	10～14天/9～30天	隔离至热退、症状消失后1周，同时对其排泄物应消毒处理	接触者可服药或接种疫苗预防

续表

病名	潜伏期 (常见/最短～最长)	隔离期	接触者的观察及处理
流行性脑脊髓膜炎	2～3 天/1～10 天	隔离至症状消失后 3 天，但不少于发病后 7 天	接触者医学观察 7 天，可服磺胺药预防
白喉	2～4 天/1～7 天	症状消失后两次鼻咽分泌物培养（间隔 2 天，第一次培养不得早于第 14 天）阴性者或症状消失后 30 天方可解除隔离	密切接触者医学观察 7 天，观察期间可做咽拭子培养或锡克试验，若两者均阳性则为感染者，应隔离并应用抗生素或抗毒血清；仅培养阳性为带菌者，应隔离和应用抗生素治疗；仅锡克试验阳性者为易感者，应接种类毒素，并随访观察 7 天
百日咳	3～4 天/5～10 天	发病后 40 天或出现痉挛性咳嗽后 30 天	医学观察 21 天，观察期间可用红霉素等药物预防
军团菌感染	2～10 天/36 小时～26 天	隔离至痊愈	不检疫
猩红热	2～4 天/1～7 天	症状消失后咽拭子培养 3 次，阴性则可解除隔离，但一般不少于病后 7 天	医学观察 7 天，有条件可做咽拭子培养
伤寒	10～14 天/7～23 天	发病至体温正常后 15 天或症状消失，每隔 5 天粪便培养 1 次，连续 2 次均阴性方可解除隔离，患者的大小便及生活用品必须进行严格消毒处理	医学观察 23 天，有发热的可疑者应及早隔离医学观察，从事饮食业的人员观察期间送粪便培养 1 次，阴性者方能工作
副伤寒甲、乙	8～10 天/2～15 天	同伤寒	医学观察 15 天，有发热的可疑者应及早隔离医学观察，从事饮食业的人员观察期间送粪便培养 1 次，阴性者方能工作
副伤寒丙	1～3 天	同伤寒	同副伤寒甲和乙
霍乱	1～3 天/数小时～7 天	腹泻等症状消失后 6 天，隔日粪便培养，连续 3 次阴性方可解除隔离或自发病起至少 15 天	密切接触者或疑似患者应留验 5 天，并连续送粪便培养 3 次，若阴性，则可解除隔离观察
细菌性痢疾	1～2 天/数小时～7 天	急性期症状消失后 1 周或隔日 1 次粪便培养，连续 2 次阴性，慢性期患者或带菌者在疗程结束后连续 2 次粪便培养阴性者，方可解除隔离。餐饮、托幼机构、自来水业工作人员，应连续 3 次阴性	密切接触者医学观察 7 天，饮食业人员观察期间送粪便培养 1 次，阴性者方能工作
食物中毒			
沙门菌	4～24 小时/4 小时～3 天	患者集中隔离治疗至症状消失后 2～3 次粪便培养，阴性者取消隔离	同食者医学观察 1～2 天
副溶血弧菌	6～12 小时/1 小时～4 天	不隔离	不检疫
变形杆菌	1～2 小时/0.5～20 小时	不隔离	不检疫

续表

病名	潜伏期 (常见/最短～最长)	隔离期	接触者的观察及处理
蜡样芽孢杆菌	1～2小时	不隔离	不检疫
葡萄球菌	2.5～3小时/0.5～6小时	不隔离	不检疫
肉毒杆菌	12～36小时/2～10天	不隔离	不检疫
弯曲菌感染	3～5天/2～11天	腹泻等症状消失	不检疫
耶尔森菌感染	4～10天	症状消失	不检疫
布鲁菌病	1～3周/3天～1年以上	急性期患者应隔离至症状消失，血、尿培养阴性方可解除隔离	不检疫
腺鼠疫	2～5天/1～8天	隔离至淋巴肿完全消失、痊愈	检疫9天，曾接受预防接种者应检疫12天，发现病例后，应封锁疫区和交通、海港并进行检疫，检疫期间可服磺胺等药物预防
肺鼠疫	1～3天/数小时～3天	临床症状消失后，痰液连续培养6次阴性才能解除隔离	同上
兔热病	3～5天/数小时～10天	不隔离	不检疫
炭疽	1～5天/12小时～12天	皮肤炭疽隔离至创口痊愈、痂皮脱落为止，其他类型患者在症状消失后，分泌物或排泄物间隔5天连续培养2次阴性方可解除隔离	密切接触者医学观察12天，肺炭疽患者接触者，可用抗生素预防
鼻疽	1～14天/数小时～3周，少数10年以上	隔离至疾病痊愈，且分泌物连续培养3次阴性，出院后需数年医学观察	密切接触者医学观察3周
类鼻疽	4～5天/4天～数周，慢性者达数年	症状消失，病变愈合后解除隔离	密切接触者不检疫，但可疑感染者应医学隔离15天
破伤风	7～14天/2天～数月以上	不隔离	不检疫
钩端螺旋体病	7～14天/2～20天	症状消失痊愈，并对排泄物如尿、痰进行消毒	接触者不检疫，疫水接触者则需医学观察2周，观察期可注射青霉素
莱姆病	7～9天/3～30天		
回归热			
虱传	7～8天/2～14天	彻底灭虱后隔离至体温正常后15天	除灭虱外医学观察15天
蜱传	7天/4～18天	隔离至症状消失	接触者不检疫，但进入疫区被蜱叮咬者可用多西环素口服预防
小螺菌	2～3周/5～30天	不隔离	不检疫

续表

病名	潜伏期 (常见/最短～最长)	隔离期	接触者的观察及处理
梅毒	2～3周	患病期间性接触隔离	不检疫
雅司病	3～4周	不隔离	不检疫
阿米巴痢疾	7～14天/4天～数月	症状消失后粪便连续3次镜检无滋养体及包囊	不检疫，凡从事饮食业的人员粪便检查阳性者，暂调换工作
疟疾			
间日疟	12～20天/11～625天	痊愈后原虫检查阴性，应防蚊	不检疫
三日疟	21～30天/18～40天	痊愈后原虫检查阴性	不检疫
恶性疟	8～15天/7～27天	痊愈后原虫检查阴性	不检疫
黑热病	3～5个月/10天～9年	不隔离，白蛉活动季节病房进行防白蛉及灭虫措施	不检疫

附录2 预防接种

名称	接种对象	初种对象与方法	免疫期与复种	保存与有效期
麻疹活疫苗	8个月以上的易感儿童为主	三角肌处皮下注射0.2 ml。注射丙种球蛋白后1～3个月才能注射	免疫期4～6年，7岁复种	2～10℃暗处保存。冻干疫苗有效期1年，液体疫苗有效期2个月，开封后1 h内用完
麻疹、腮腺炎、风疹减毒活疫苗	8个月以上的易感儿童为主	8月龄和18～24月龄各1剂次，每次0.5 ml，皮下或肌内注射		2～8℃保存
脊髓灰质炎糖丸疫苗	2个月～4岁儿童	三型混合疫苗口服，2月龄开始，每月服1次，连服3次。春季冷开水送服	免疫期4年，4岁加强1次	－20℃保存2年，2～10℃ 5个月，20～22℃ 12天，30～32℃ 2天
乙型肝炎疫苗	新生儿及易感者	重组基因工程疫苗：5～10 μg按0、1、6个月各在三角肌内注射1次，新生儿应在24 h内注射	免疫期5年，全程免疫效果不好者，可加注1次10 μg，以后每5年加强注射10 μg	2～8℃暗处保存，有效期2年，严防冻结
甲型肝炎减毒活疫苗	1.5岁以上的易感者（儿童及成人）	上臂皮下注射1次1 ml	免疫期5年	2～8℃暗处保存，有效期3个月；－20℃以下，有效期1年
甲型肝炎灭活疫苗	1.5岁以上的易感者（儿童及成人）	上臂肌内注射1次0.5 ml（成人为1.0 ml），幼龄儿童大腿前侧部注射，18月龄和24～30月龄各接种一剂次。成人在初次接种6～12月时注射第2剂次		2～8℃保存
甲型流感活疫苗	主要为健康人，1～6岁，0.5 ml	按1∶5用生理盐水稀释，每侧鼻孔各喷入0.25 ml	免疫期6～10个月	2～10℃暗处保存。冻干疫苗有效期1年，液体3个月
流行性乙型脑炎减毒活疫苗	8个月～2岁儿童	皮下注射2剂次，8月龄和2周岁时各1剂次		2～8℃暗处保存
流行性乙型脑炎灭活疫苗	8个月～6岁儿童及从非疫区进入疫区者	皮下注射4剂次，8月龄2剂次（间隔7～10天），2周岁和6周岁各1剂次，每次0.5 ml		2～8℃暗处保存
森林脑炎疫苗	流行区的人群及外来人群	皮下注射2次，间隔7～10天，2～6岁、7～10岁、10～15岁、16岁以上每次分别为0.5、1.0、1.5和2.0 ml	免疫期1年，以后每年加强注射1次，剂量同初种	2～10℃暗处保存。有效期8个月，25℃以下有效期1个月

续表

名称	接种对象	初种对象与方法	免疫期与复种	保存与有效期
人用狂犬病疫苗（地鼠肾组织培养人用疫苗）	被狂犬或其他患狂犬病动物咬伤、抓伤者及被患者唾液污染伤口者	于咬伤当日和 3、7、14、30 天各注射 2 ml，5 岁以下注射 1 ml，2 岁以下 0.5 ml，严重咬伤者可在注射疫苗前先注射抗狂犬病血清	免疫期 2 个月，全程免疫后 3～6 个月再次咬伤需加强注射 2 次，间隔 1 周，剂量同左，超过 6 个月再被咬伤者需全程免疫	2～10℃暗处保存。冻干疫苗有效期 1 年，液体 6 个月
冻干黄热病疫苗	出国到黄热病流行区或从事黄热病研究的人员	以生理盐水 5 ml 溶解冻干疫苗，皮下注射 1 次，0.5 ml，水浴保持低温，1 h 用完	免疫期 10 年	－20℃以下保存有效期 1.5 年，2～10℃保存有效期 6 个月
流行性斑疹伤寒	流行地区人群	皮下注射 3 次，间隔 5～10 天；14 岁以下分别为 0.3～0.4、0.6～0.8、0.6～0.8 ml；15 岁以上分别为 0.5、1.0、1.0 ml	免疫期 1 年，以后每年加强 1 次，剂量同第一针	2～10℃暗处保存，有效期 1 年，不得冻结
肾综合征出血热疫苗	重点地区 16～60 岁目标人群	接种 3 剂次，0 天、2 周、6 个月时各接种 1 剂次，肌内注射，每次 1.0 ml		2～8℃保存
Q 热疫苗	畜牧、屠宰、制革及肉类、乳类加工人员，实验室、医院相关工作人员	皮下注射 3 次，间隔 7 天，剂量分别为 0.25、0.5、1.0 ml		2～10℃暗处保存
吸附精制白喉类毒素	6 个月～12 岁儿童	皮下注射 2 次，每次 0.5 ml，间隔 4～8 周	免疫期 3～5 年，第 2 年加强注射 1 次，0.5 ml，以后每 3～5 年注射 1 次 0.5 ml	25℃暗处保存。有效期 3 年，不得冻结
吸附精制破伤风类毒素	发生创伤机会较多的人群	全程免疫：第一年间隔 4～8 周，肌内注射 2 次，第二年 1 次，剂量均为 0.5 ml	免疫期 5～10 年，每 10 年加强注射 1 次 0.5 ml	25℃暗处保存。有效期 3.5 年，不得冻结
白喉、破伤风类毒素（白破疫苗）		接种 1 剂次，6 周岁时	免疫期同单价制品	25℃暗处保存
无细胞百日咳菌苗，白喉、破伤风类毒素（百、白、破混合制剂）	3 个月～6 岁儿童	接种 4 剂次，3 月龄、4 月龄、5 月龄和 18～24 月龄各 1 剂次，每次肌内注射 0.5 ml	免疫期同单价制品	2～8℃暗处保存
精制白喉抗毒素	白喉患者，未注射过白喉类毒素的接触者	治疗：按病情轻重，肌内或静脉注射 2 万～12 万 U 预防；接触者皮下肌内注射 1 万～24 万 U	免疫期 3 周	2～10℃保存液状制品，有效期 2～3 年，冻干制品 3～5 年

续表

名称	接种对象	初种对象与方法	免疫期与复种	保存与有效期
精制破伤风抗毒素	破伤风患者或创伤后有患破伤风危险者	预防：不分年龄均为1500～3000 U，1次皮下或肌内注射，伤势严重者剂量加倍。 治疗：新生儿24 h内1次或分次肌内注射2万～10万U，其余不分年龄均为5万～20万U肌内或静脉注射，以后视病情决定追加剂量及间隔时间	免疫期3周	2～10℃暗处保存，液状制品有效期3～4年，冻干制品5年
多效价精制气性坏疽抗毒素	重伤后有发生气性坏疽可能者及气性坏疽患者	预防：皮下或肌内注射1次1万U。 治疗：3万～5万U静脉注射，同时适量注射于伤口周围组织内，以后视病情决定	免疫期3周	同上
精制肉毒抗毒素	肉毒中毒或可疑肉毒中毒者	预防：1000～2000 U皮下或肌内注射1次。 治疗：1万～2万U肌内或静脉注射，以后视病情决定	免疫期3周	同上
精制抗狂犬病血清	被患狂犬病的动物咬伤者	成人0.5～1.0 ml，儿童0.5～1.5 ml/kg，半量肌注、半量伤口局部注射，咬伤当日或最迟3 h内应用	免疫期3周	同上
乙型肝炎免疫球蛋白（HBIG）	HBsAg（尤其是HBeAg）阳性母亲所产新生儿，医源性HBV感染者	新生儿出生24 h内肌内注射≥100 IU，或12 h内和1月龄各肌内注射1次，每次≥100 IU；医源性事故后立即肌内注射200～400 IU	免疫期2个月	2～10℃，有效期2年
人丙种球蛋白	丙种球蛋白缺乏者，麻疹或甲型肝炎密切接触者	治疗：丙种球蛋白缺乏者，每次肌内注射0.15 ml/kg；预防麻疹，1次肌内注射0.05～1.5 ml/kg（不超过6 ml）；预防甲型肝炎，1次肌内注射，儿童0.05～0.1 ml/kg，成人3 ml	免疫期3周	2～10℃，有效期2年
卡介苗	新生儿及结核菌素阴性的儿童	初种：出生后24～48 h，皮内注射0.1 ml	免疫期5～10年，城市7岁，农村7岁、12岁加强注射	2～10℃
霍乱菌苗	根据疫情重点为水陆口岸人员及环境卫生、饮食业、医务、防疫人员和水上居民	皮下注射2次，间隔7～10天，6岁以下0.2、0.4 ml，7～14岁0.3、0.6 ml，15岁以上0.5～1 ml。第2针分别为初次的倍量，应在流行前1个月完成	免疫期3～6个月，以后每年加强1次，剂量同第2针	2～10℃暗处保存，有效期3年
伤寒、副伤寒甲、乙菌苗	重点用于水陆口岸沿线人员及部队、环卫、饮食业工作人员	皮下注射3次，间隔7～10天，1～6岁0.2、0.2、0.3 ml，7～14岁0.3、0.5、0.5 ml，15岁以上0.5、1.0、1.0 ml	免疫期1年，以后每年加强1次，剂量同第3针	2～10℃暗处保存，有效期1年

续表

名称	接种对象	初种对象与方法	免疫期与复种	保存与有效期
霍乱、伤寒、副伤寒甲、乙四联菌苗	同上	同上	同上	同上
流脑多糖疫苗	6 岁以下儿童及少年，流行区成人	皮下注射 1 次，25～50 μg，6～18 月龄接种 2 剂次 A 群流脑疫苗，3 周岁、6 周岁各接种 1 剂次 A+C 群流脑疫苗	免疫期 0.5～1 年	2～10℃保存，有效期 1 年
布鲁菌菌苗	畜牧、兽医、屠宰、制革、疫区防疫人员及有关实验室人员	儿童：上臂外侧皮肤上滴一滴菌苗，其上皮肤划成“井”字痕，划痕长 1 cm。成人：划一“井”字，间距 2～3 cm，应划破表皮，严禁注射	免疫期 1 年，每年接种 1 次	2～10℃保存，有效期 1 年
鼠疫菌苗	重点用于流行区的人群，非流行区人员接种 10 天后才能进入疫区	皮下法：一次注射，6 岁以下 0.3 ml、7～14 岁 0.5 ml、15 岁以上 1 ml。 划痕法（菌液浓度与上不同）：6 岁以下 1 滴、7～14 岁 2 滴、15 岁以上 3 滴，在每滴处各划一个“井”字，两滴之间相距 2～3 cm，严禁注射	同上	同上
炭疽菌苗	炭疽病例或病畜的间接接触者及疫区周边高危人群	皮肤划痕法：滴 2 滴菌苗于上臂外侧，间距 3～4 cm，于其上划“井”字，痕长 1.5 cm，严禁注射	同上	同上
钩端螺旋体菌苗	流行区可能接触疫水的 7～60 岁高危人群	皮下注射 2 次，间隔 7～10 天，7～14 岁 0.5、1.0 ml，15 岁以上 1.0、2.0 ml	免疫期 1 年，每年注射 2 次，剂量与方法同初种	2～10℃暗处保存，有效期 1.5 年

参考资料：卫生部《扩大国家免疫规划实施方案》卫疾控（2007）305 号（2007 年 12 月 29 日）

附录3 常见传染病的消毒方法

消毒剂	杀菌范围	消毒对象	用法及浓度	注意事项
甲醛溶液（福尔马林）	对细菌繁殖体、芽孢、分枝杆菌、真菌和病毒均有较强的杀灭作用	医疗器械的浸泡消毒，用其气体熏蒸，忌热忌湿的物品、住室、实验室中无菌室	8%甲醛-乙醇溶液、4%甲醛-硼砂溶液、10%甲醛-异丙醇溶液，用于医疗器械的浸泡，消毒空间用2.5～5 ml/m³	对人体皮肤、黏膜有强烈刺激，温度、湿度对其杀菌效果影响较大，应保持在要求的范围内，因气体透性差，消毒物品应放开，污染面暴露于外面
戊二醛	同甲醛，其杀菌作用比甲醛强2～10倍，碱性水溶液比酸性水溶液强	常用于无菌或消毒医疗器械，亦可用于卫生防疫消毒	常配成2%碱性戊二醛（pH 7.7～8.3），2%强化酸性戊二醛（pH 3.8）及中性强化戊二醛（pH 7），均采用浸泡10 h、擦洗、灭菌消毒	2%碱性戊二醛对黏膜及眼睛有刺激性，对铝制品有轻度的腐蚀作用
过氧乙酸	杀菌谱广，对细菌繁殖体、芽孢、真菌、病毒均有杀灭作用，对乙肝病毒消毒效果好	宿主、患者排泄物（粪、尿、痰、血）、不锈钢、搪瓷、化纤、玻璃塑料制品	喷雾、浸泡、湿抹、熏蒸，常用浓度为0.2%～0.5%	有较强的腐蚀性和漂白作用，高浓度对皮肤、黏膜有刺激性，稀释后不宜久放，必须临时配制
过氧化氢（双氧水）	其溶液对细菌繁殖体、芽孢、真菌、病毒均有一定的杀灭作用	丙烯酸树脂制成的外科体内埋植物、隐形眼镜、不耐热的塑料制品、餐具、服装、饮水、伤口	作为消毒剂时，用3%～6%溶液，作用10 min；作为杀菌剂时，用10%～25%溶液，作用60 min；3%溶液用于清洗创口，含漱浓度为1%～1.5%	对人体皮肤、黏膜有腐蚀性，吸入过多可中毒，对金属、织物有腐蚀和漂白作用
二溴二甲基乙内酰脲（二溴海因）	可杀灭各种微生物，包括细菌繁殖体、芽孢、真菌和病毒	医疗环境物体和诊疗用品消毒，餐具、茶具、水果、蔬菜消毒	浸泡、擦拭、喷洒法，常用浓度为250～2000 mg/L	消毒金属制品时，可加入防锈剂亚硝酸钠
二氧化氯	被细菌繁殖体污染的物品，被芽孢、肝炎病毒等污染的物品及医院环境消毒	居室、各种物品及肝炎病毒污染物	消毒被细菌繁殖体污染的物品时，使用浓度为100～250 mg/L，消毒30 min，浸泡消毒后净水冲洗或擦拭、喷雾消毒。消毒被肝炎病毒等污染的物品时，使用浓度为500 mg/L，消毒30 min，浸泡消毒后净水冲洗。对细菌芽孢污染物品的消毒，用1000 mg/L溶液浸泡30 min。另外也可以采用擦拭、喷洒等方法	本品应避光、防潮、防酸、常温保存。外用消毒剂，勿内服及溅入眼睛；高浓度（浓度大于100 mg/L）具有漂白性，应避免接触衣物。对金属有腐蚀性，金属制品经消毒后，应迅速用清水冲洗干净并沥干

续表

消毒剂	杀菌范围	消毒对象	用法及浓度	注意事项
含氯消毒剂（漂白粉、液氯、漂白粉精、三合二、次氯酸钠等）	对细菌繁殖体、芽孢、病毒及真菌孢子均有杀灭作用	住室、用具、杂物、饮水、患者排泄物（粪、尿、脓液、痰）及食品工业用具	常用浸泡、擦拭、喷洒等方法。常用浓度为含有效氯500～2000 mg/L	因其含有有机氯，极不稳定，故需密封置于阴暗避光处，对金属和织物有腐蚀和漂白作用
乙醇（酒精）	对细菌繁殖体及结核分枝杆菌效果好，不能杀灭芽孢，对真菌和病毒效果差	手、皮肤、医疗器械、体温计等	75%浓度用于浸泡或擦抹，时间为1～60 min	存放时应加盖密封，以免浓度改变，浓度>80%或<30%则达不到消毒作用
聚维酮碘（碘伏）	对大部分细菌、真菌、原生动物、细菌芽孢均有杀灭作用，同时可灭活乙型肝炎病毒	皮肤、黏膜、餐具、玻璃制品的消毒	常用浸泡、擦拭、冲洗法。消毒细菌繁殖体污染物品时常用含有效碘500 mg/L的消毒液浸泡30 min。皮肤、黏膜用擦拭法消毒，常用浓度500～5000 mg/L，对阴道黏膜及伤口黏膜创面，也可用含有效碘250 mg/L消毒液冲洗	有机物可使聚维酮碘作用减弱。对二价金属有腐蚀性，不宜做相应金属制品的消毒
胍类消毒剂（包括醋酸氯己定等）	对细菌繁殖体、真菌有杀灭作用，对芽孢及结核分枝杆菌仅有抑菌作用	皮肤、创面、妇产科及泌尿科的消毒	5000 mg/L醋酸氯己定擦拭或500～1000 mg/L溶液冲洗	不适合外科手术器械的消毒处理，以及结核分枝杆菌、肝炎病毒的消毒，不能与肥皂、洗衣粉混用
环氧乙烷	对细菌繁殖体、芽孢、结核分枝杆菌、真菌和病毒均有较强的杀灭作用	衣物、皮毛、贵重物品、精密仪器、一次性医疗物品、忌热忌湿物品	用其气体进行熏蒸消毒或灭菌0.4～0.7 kg/m^3，要求温度高于15℃，以50℃为宜，作用14～48 h	纯品易燃易爆，注意安全保存，对人有毒，可能致癌，消毒后应通风换气
苯扎溴铵（新洁尔灭）	可杀灭多种细菌及真菌，对革兰氏阳性菌作用大于革兰氏阴性菌，对结核分枝杆菌及芽孢只有抑菌作用，对肝炎病毒无效	手、皮肤、黏膜、医疗器械的消毒	浸泡、冲洗、喷雾，消毒手、皮肤用0.1%水溶液；消毒医疗器械用0.05%～0.1%水溶液	用时随时调节浓度，以达到消毒目的，不适于外科手术器械的灭菌处理及对结核分枝杆菌、肝炎病毒的消毒，不能与肥皂、洗衣粉混用

参考资料：《消毒技术规范》（2002年版），中华人民共和国卫生部2002年11月

附录4 各种物品常用消毒方法

消毒对象		消毒剂	消毒方法		时间	备注
类别	名称		剂型与浓度	用法与用量		
一般诊疗用品	血压计袖带	二溴海因	含有效溴 250～500 mg/L	浸泡	30 min	
		含氯消毒剂	含有效氯 250～500 mg/L	浸泡	30 min	
	听诊器	乙醇	75%	擦拭		
	体温表	乙醇	75%	浸泡	30 min	
		二溴海因	含有效溴 500～1000 mg/L	浸泡	30 min	
		过氧乙酸	1000 mg/L	浸泡	10～30 min	
	扩阴器，开口器，舌钳，压舌板		压力蒸汽灭菌			
	氧气湿化瓶、呼吸机的螺纹管、氧气面罩、胃肠减压器、吸引器、引流瓶	二溴海因	含有效溴 500 mg/L	浸泡	30 min	耐高温部分可在清洁后压力蒸汽灭菌
		含氯消毒剂	含有效氯 500 mg/L	浸泡	30 min	
	分枝杆菌、炭疽菌、气性坏疽杆菌、肝炎病毒、HIV 感染者污染器具	二溴海因	含有效溴 1000～2000 mg/L	浸泡	30～45 min	完成上述消毒后，耐高温部分可采用压力蒸汽灭菌，不耐高温部分可再次浸泡 30～60 min
		含氯消毒剂	含有效氯 1000～2000 mg/L	浸泡	30～45 min	
皮肤与黏膜	注射部位	聚维酮碘	含有效碘 5000 mg/L	擦拭	2 次	
	被传染病病原体污染的皮肤	聚维酮碘	含有效碘 5000 mg/L	擦拭	3～5 min	
	口腔和咽部	聚维酮碘	含有效碘 500 mg/L	含漱		
		过氧化氢	1%	含漱		
空气	紫外线		照射	30 min		
	过氧乙酸	0.5%～1.0% 水溶液	熏蒸，1 g/m^3	2 h		
	季铵盐类		喷雾，10 mg/m^3	30 min		

续表

消毒对象		消毒剂	消毒方法		时间	备注
类别	名称		剂型与浓度	用法与用量		
餐具和卫生洁具	传染病患者餐具			煮沸	30 min	
				流通蒸汽	30 min	
		含氯消毒剂	含有效氯 1000 mg/L	浸泡	30 min	
	痰杯 痰盂	二溴海因	含有效溴 1000 mg/L	浸泡	30 min	
		含氯消毒剂	含有效氯 1000 mg/L	浸泡	30 min	
	便器	含氯消毒剂	含有效氯 1000 mg/L	浸泡	30 min	然后用清洁剂刷洗干净，再用含有效氯 500 mg/L 含氯消毒剂浸泡 30 min
	抹布	二溴海因	含有效溴 250 mg/L	浸泡	30 min	
	拖把	二氧化氯	1000 mg/L	浸泡	30 min	清水洗净后，再用含有效氯 500 mg/L 含氯消毒剂浸泡 30 min
		二溴海因	含有效溴 1000 mg/L	浸泡	30 min	
物体和表面环境	普通病原菌污染的地面、门把手、水龙头、门窗、洗手池、卫生间、便池	二溴海因	含有效溴 200～500 mg/L	持续作用	30 min	
	致病性芽孢菌污染的地面、门把手、水龙头、门窗、洗手池、卫生间、便池	二溴海因	含有效溴 1000～2000 mg/L	持续作用	30 min	
		二溴海因	含有效溴 500 mg/L	喷洒		
		含氯消毒剂	含有效氯 500 mg/L	喷洒		
	结核分枝杆菌污染的地面、门把手、水龙头、门窗、洗手池、卫生间、便池	过氧乙酸	0.2%	擦洗		
	烈性传染病病原体污染的地面、门把手、水龙头、门窗、洗手池、卫生间、便池	二溴海因	含有效溴 1000～2000 mg/L	持续作用	30 min	
		含氯消毒剂	含有效氯 1000～2000 mg/L	持续作用	30 min	

续表

消毒对象		消毒剂	消毒方法		时间	备注
类别	名称		剂型与浓度	用法与用量		
物体和表面环境	普通细菌繁殖体污染的墙面	二溴海因	含有效溴200～500 mg/L	喷雾或擦洗		
		含氯消毒剂	含有效氯200～500 mg/L	喷雾或擦洗		
	肝炎病毒污染的墙面	二溴海因	含有效溴2000 mg/L	喷雾或擦洗		
		含氯消毒剂	含有效氯2000 mg/L	喷雾或擦洗		
	芽孢污染的墙面	二溴海因	含有效溴2000～3000 mg/L	喷雾或擦洗		
		含氯消毒剂	含有效氯2000～3000 mg/L	喷雾或擦洗		
	桌子、椅子、床头柜	二溴海因	含有效溴100～200 mg/L	擦拭或喷洒		
		含氯消毒剂	含有效氯200～500 mg/L	擦拭或喷洒		
		聚维酮碘	含有效碘250～500 mg/L	擦拭或喷洒		
		紫外线			30 min	灯管距离表面不宜超过1 m
检验相关物品	金属器材	戊二醛	2%碱性/中性溶液	浸泡	2 h	
	玻璃器材（吸管、试管、玻棒、玻瓶、玻片等）	含氯消毒剂	含有效氯1000 mg/L	浸泡	4 h	
	耐热的塑料制品	肥皂或洗涤剂溶液		煮沸	15～30 min	然后压力蒸汽灭菌20～30 min
	不耐热的塑料制品	过氧乙酸	0.5%	浸泡	30～60 min	
		含氯消毒剂	含有效氯1000 mg/L	浸泡	30～60 min	
		环氧乙烷	800 mg/L	持续作用	6 h	37～68℃，相对湿度40%～80%
	贵重仪器	戊二醛	2%碱性/中性溶液	擦拭	30～60 min	
		环氧乙烷	800～1000 mg/L	持续作用	6 h	55～60℃，相对湿度60%～80%

续表

消毒对象		消毒剂	消毒方法		时间	备注
类别	名称		剂型与浓度	用法与用量		
织物	衣被	消毒洗衣粉	含有效氯 500 mg/L	浸泡	30～60 min	
	肝炎患者衣物	甲醛		熏蒸		
		环氧乙烷		熏蒸		
	真菌感染者衣物	过氧乙酸	0.2%	浸泡	30 min	
		甲醛		熏蒸		
		环氧乙烷		熏蒸		
	艾滋病患者衣物	煮沸	30 min			
		含氯消毒剂	含有效氯 1000 mg/L	浸泡	30～60 min	
污物	一般患者的液体污物（剩饭剩菜、排泄物、呕吐物）				煮沸	30 min
		漂白粉	1/5 量	搅匀后作用	2 h	
	一般感染患者的粪便	漂白粉乳液	10%～20%，2 倍量	搅匀后作用	2 h	
	伤寒患者的尿液	漂白粉	3 g/100 ml 尿液	搅匀后作用	2 h	
	炭疽患者污物	二溴海因	含有效溴 2000 mg/L	浸泡，擦拭	30～60 min	肠炭疽患者排泄物，作用时间延长至 6 h
		含氯消毒剂	含有效氯 2000 mg/L	浸泡，擦拭	30～60 min	
		戊二醛	2%	浸泡，擦拭	30～60 min	
	艾滋病患者污物			煮沸	30 min	
		含氯消毒剂	使混合液中有效氯达到 1000 mg/L	持续作用	30 min	
		过氧乙酸	使混合液中过氧乙酸达到 5000 mg/L	持续作用	30 min	
一次性输液器、输血器等	输血器（袋），采血后的注射器	含氯消毒剂	含有效氯 2000 mg/L	浸泡	60 min	针筒要打开
	输液器	含氯消毒剂	含有效氯 1000 mg/L	浸泡	60 min	
		二溴海因	含有效溴 1000 mg/L	浸泡	60 min	

附录 5

中华人民共和国传染病防治法

（1989年2月21日第七届全国人民代表大会常务委员会第六次会议通过，2004年8月28日第十届全国人民代表大会常务委员会第十一次会议修订）

目　录

第一章　总　则

第一条　为了预防、控制和消除传染病的发生与流行，保障人体健康和公共卫生，制定本法。

第二条　国家对传染病防治实行预防为主的方针，防治结合、分类管理、依靠科学、依靠群众。

第三条　本法规定的传染病分为甲类、乙类和丙类。

甲类传染病是指：鼠疫、霍乱。

乙类传染病是指：传染性非典型肺炎、艾滋病、病毒性肝炎、脊髓灰质炎、人感染高致病性禽流感、麻疹、流行性出血热、狂犬病、流行性乙型脑炎、登革热、炭疽、细菌性和阿米巴性痢疾、肺结核、伤寒和副伤寒、流行性脑脊髓膜炎、百日咳、白喉、新生儿破伤风、猩红热、布鲁氏菌病、淋病、梅毒、钩端螺旋体病、血吸虫病、疟疾。

丙类传染病是指：流行性感冒、流行性腮腺炎、风疹、急性出血性结膜炎、麻风病、流行性和地方性斑疹伤寒、黑热病、包虫病、丝虫病，除霍乱、细菌性和阿米巴性痢疾、伤寒和副伤寒以外的感染性腹泻病。

上述规定以外的其他传染病，根据其暴发、流行情况和危害程度，需要列入乙类、丙类传染病的，由国务院卫生行政部门决定并予以公布。

第四条　对乙类传染病中传染性非典型肺炎、炭疽中的肺炭疽和人感染高致病性禽流感，采取本法所称甲类传染病的预防、控制措施。其他乙类传染病和突发原因不明的传染病需要采取本法所称甲类传染病的预防、控制措施的，由国务院卫生行政部门及时报经国务院批准后予以公布、实施。

省、自治区、直辖市人民政府对本行政区域内常见、多发的其他地方性传染病，可以根据情况决定按照乙类或者丙类传染病管理并予以公布，报国务院卫生行政部门备案。

第五条　各级人民政府领导传染病防治工作。

县级以上人民政府制定传染病防治规划并组织实施，建立健全传染病防治的疾病预防控制、医疗救治和监督管理体系。

第六条　国务院卫生行政部门主管全国传染病防治及其监督管理工作。县级以上地方人民政府卫生行政部门负责本行政区域内的传染病防治及其监督管理工作。

县级以上人民政府其他部门在各自的职责范围内负责传染病防治工作。

军队的传染病防治工作，依照本法和国家有关规定办理，由中国人民解放军卫生主管部门实施监督管理。

第七条　各级疾病预防控制机构承担传染病监测、预测、流行病学调查、疫情报告以及其他预防、控制工作。

医疗机构承担与医疗救治有关的传染病防治工作和责任区域内的传染病预防工作。城市社区和农村基层医疗机构在疾病预防控制机构的指导下，承担城市社区、农村基层相应的传染病防治工作。

第八条　国家发展现代医学和中医药等传统医学，支持和鼓励开展传染病防治的科学研究，提高传染病防治的科学技术水平。

国家支持和鼓励开展传染病防治的国际合作。

第九条　国家支持和鼓励单位和个人参与传染病防治工作。各级人民政府应当完善有关制度，方便单位和个人参与防治传染病的宣传教育、疫情报告、志愿服务和捐赠活动。

居民委员会、村民委员会应当组织居民、村民参与社区、农村的传染病预防与控制活动。

第十条　国家开展预防传染病的健康教育。新闻媒体应当无偿开展传染病防治和公共卫生教育的公益宣传。

各级各类学校应当对学生进行健康知识和传染病预防知识的教育。

医学院校应当加强预防医学教育和科学研究，对在校学生以及其他与传染病防治相关人员进行预防医学教育和培训，为传染病防治工作提供技术支持。

疾病预防控制机构、医疗机构应当定期对其工作人员进行传染病防治知识、技能的培训。

第十一条　对在传染病防治工作中做出显著成绩和贡献的单位和个人，给予表彰和奖励。

对因参与传染病防治工作致病、致残、死亡的人员，按照有关规定给予补助、抚恤。

第十二条　在中华人民共和国领域内的一切单位和个人，必须接受疾病预防控制机构、医疗机构有关传染病的调查、检验、采集样本、隔离治疗等预防、控制措施，如实提供有关情况。疾病预防控制机构、医疗机构不得泄露涉及个人隐私的有关信息、资料。

卫生行政部门以及其他有关部门、疾病预防控制机构和医疗机构因违法实施行政管理或者预防、控制措施，侵犯单位和个人合法权益的，有关单位和个人可以依法申请行政复议或者提起诉讼。

第二章　传染病预防

第十三条　各级人民政府组织开展群众性卫生活动，进行预防传染病的健康教育，倡导文明健康的生活方式，提高公众对传染病的防治意识和应对能力，加强环境卫生建设，消除鼠害和蚊、蝇等病媒生物的危害。

各级人民政府农业、水利、林业行政部门按照职责分工负责指导和组织消除农田、湖区、河流、牧场、林区的鼠害与血吸虫危害，以及其他传播传染病的动物和病媒生物的危害。

铁路、交通、民用航空行政部门负责组织消除交通工具以及相关场所的鼠害和蚊、蝇等病媒生物的危害。

第十四条 地方各级人民政府应当有计划地建设和改造公共卫生设施，改善饮用水卫生条件，对污水、污物、粪便进行无害化处置。

第十五条 国家实行有计划的预防接种制度。国务院卫生行政部门和省、自治区、直辖市人民政府卫生行政部门，根据传染病预防、控制的需要，制定传染病预防接种规划并组织实施。用于预防接种的疫苗必须符合国家质量标准。

国家对儿童实行预防接种证制度。国家免疫规划项目的预防接种实行免费。医疗机构、疾病预防控制机构与儿童的监护人应当相互配合，保证儿童及时接受预防接种。具体办法由国务院制定。

第十六条 国家和社会应当关心、帮助传染病病人、病原携带者和疑似传染病病人，使其得到及时救治。任何单位和个人不得歧视传染病病人、病原携带者和疑似传染病病人。

传染病病人、病原携带者和疑似传染病病人，在治愈前或者在排除传染病嫌疑前，不得从事法律、行政法规和国务院卫生行政部门规定禁止从事的易使该传染病扩散的工作。

第十七条 国家建立传染病监测制度。

国务院卫生行政部门制定国家传染病监测规划和方案。省、自治区、直辖市人民政府卫生行政部门根据国家传染病监测规划和方案，制定本行政区域的传染病监测计划和工作方案。

各级疾病预防控制机构对传染病的发生、流行以及影响其发生、流行的因素，进行监测；对国外发生、国内尚未发生的传染病或者国内新发生的传染病，进行监测。

第十八条 各级疾病预防控制机构在传染病预防控制中履行下列职责：

（一）实施传染病预防控制规划、计划和方案；

（二）收集、分析和报告传染病监测信息，预测传染病的发生、流行趋势；

（三）开展对传染病疫情和突发公共卫生事件的流行病学调查、现场处理及其效果评价；

（四）开展传染病实验室检测、诊断、病原学鉴定；

（五）实施免疫规划，负责预防性生物制品的使用管理；

（六）开展健康教育、咨询，普及传染病防治知识；

（七）指导、培训下级疾病预防控制机构及其工作人员开展传染病监测工作；

（八）开展传染病防治应用性研究和卫生评价，提供技术咨询。

国家、省级疾病预防控制机构负责对传染病发生、流行以及分布进行监测，对重大传染病流行趋势进行预测，提出预防控制对策，参与并指导对暴发的疫情进行调查处理，开展传染病病原学鉴定，建立检测质量控制体系，开展应用性研究和卫生评价。

设区的市和县级疾病预防控制机构负责传染病预防控制规划、方案的落实，组织实施免疫、消毒、控制病媒生物的危害，普及传染病防治知识，负责本地区疫情和突发公共卫生事件监测、报告，开展流行病学调查和常见病原微生物检测。

第十九条 国家建立传染病预警制度。

国务院卫生行政部门和省、自治区、直辖市人民政府根据传染病发生、流行趋势的预测，及时发出传染病预警，根据情况予以公布。

第二十条 县级以上地方人民政府应当制定传染病预防、控制预案，报上一级人民政府备案。

传染病预防、控制预案应当包括以下主要内容：

（一）传染病预防控制指挥部的组成和相关部门的职责；

（二）传染病的监测、信息收集、分析、报告、通报制度；

（三）疾病预防控制机构、医疗机构在发生传染病疫情时的任务与职责；

（四）传染病暴发、流行情况的分级以及相应的应急工作方案；

（五）传染病预防、疫点疫区现场控制，应急设施、设备、救治药品和医疗器械以及其他物资和技术的储备与调用。

地方人民政府和疾病预防控制机构接到国务院卫生行政部门或者省、自治区、直辖市人民政府发出的传染病预警后，应当按照传染病预防、控制预案，采取相应的预防、控制措施。

第二十一条　医疗机构必须严格执行国务院卫生行政部门规定的管理制度、操作规范，防止传染病的医源性感染和医院感染。

医疗机构应当确定专门的部门或者人员，承担传染病疫情报告、本单位的传染病预防、控制以及责任区域内的传染病预防工作；承担医疗活动中与医院感染有关的危险因素监测、安全防护、消毒、隔离和医疗废物处置工作。

疾病预防控制机构应当指定专门人员负责对医疗机构内传染病预防工作进行指导、考核，开展流行病学调查。

第二十二条　疾病预防控制机构、医疗机构的实验室和从事病原微生物实验的单位，应当符合国家规定的条件和技术标准，建立严格的监督管理制度，对传染病病原体样本按照规定的措施实行严格监督管理，严防传染病病原体的实验室感染和病原微生物的扩散。

第二十三条　采供血机构、生物制品生产单位必须严格执行国家有关规定，保证血液、血液制品的质量。禁止非法采集血液或者组织他人出卖血液。

疾病预防控制机构、医疗机构使用血液和血液制品，必须遵守国家有关规定，防止因输入血液、使用血液制品引起经血液传播疾病的发生。

第二十四条　各级人民政府应当加强艾滋病的防治工作，采取预防、控制措施，防止艾滋病的传播。具体办法由国务院制定。

第二十五条　县级以上人民政府农业、林业行政部门以及其他有关部门，依据各自的职责负责与人畜共患传染病有关的动物传染病的防治管理工作。

与人畜共患传染病有关的野生动物、家畜家禽，经检疫合格后，方可出售、运输。

第二十六条　国家建立传染病菌种、毒种库。

对传染病菌种、毒种和传染病检测样本的采集、保藏、携带、运输和使用实行分类管理，建立健全严格的管理制度。

对可能导致甲类传染病传播的以及国务院卫生行政部门规定的菌种、毒种和传染病检测样本，确需采集、保藏、携带、运输和使用的，须经省级以上人民政府卫生行政部门批准。具体办法由国务院制定。

第二十七条　对被传染病病原体污染的污水、污物、场所和物品，有关单位和个人必须在疾病预防控制机构的指导下或者按照其提出的卫生要求，进行严格消毒处理；拒绝消毒处理的，由当地卫生行政部门或者疾病预防控制机构进行强制消毒处理。

第二十八条　在国家确认的自然疫源地计划兴建水利、交通、旅游、能源等大型建设项目的，应当事先由省级以上疾病预防控制机构对施工环境进行卫生调查。建设单位应当根据疾病预防控制机构的意见，采取必要的传染病预防、控制措施。施工期间，建设单位应当设专人负责工地上的卫生防疫工作。工程竣工后，疾病预防控制机构应当对可能发生的传染病进行监测。

第二十九条　用于传染病防治的消毒产品、饮用水供水单位供应的饮用水和涉及饮用水卫生安全的产品，应当符合国家卫生标准和卫生规范。

饮用水供水单位从事生产或者供应活动，应当依法取得卫生许可证。

生产用于传染病防治的消毒产品的单位和生产用于传染病防治的消毒产品，应当经省级以上人民政府卫生行政部门审批。具体办法由国务院制定。

第三章 疫情报告、通报和公布

第三十条 疾病预防控制机构、医疗机构和采供血机构及其执行职务的人员发现本法规定的传染病疫情或者发现其他传染病暴发、流行以及突发原因不明的传染病时，应当遵循疫情报告属地管理原则，按照国务院规定的或者国务院卫生行政部门规定的内容、程序、方式和时限报告。

军队医疗机构向社会公众提供医疗服务，发现前款规定的传染病疫情时，应当按照国务院卫生行政部门的规定报告。

第三十一条 任何单位和个人发现传染病病人或者疑似传染病病人时，应当及时向附近的疾病预防控制机构或者医疗机构报告。

第三十二条 港口、机场、铁路疾病预防控制机构以及国境卫生检疫机关发现甲类传染病病人、病原携带者、疑似传染病病人时，应当按照国家有关规定立即向国境口岸所在地的疾病预防控制机构或者所在地县级以上地方人民政府卫生行政部门报告并互相通报。

第三十三条 疾病预防控制机构应当主动收集、分析、调查、核实传染病疫情信息。接到甲类、乙类传染病疫情报告或者发现传染病暴发、流行时，应当立即报告当地卫生行政部门，由当地卫生行政部门立即报告当地人民政府，同时报告上级卫生行政部门和国务院卫生行政部门。

疾病预防控制机构应当设立或者指定专门的部门、人员负责传染病疫情信息管理工作，及时对疫情报告进行核实、分析。

第三十四条 县级以上地方人民政府卫生行政部门应当及时向本行政区域内的疾病预防控制机构和医疗机构通报传染病疫情以及监测、预警的相关信息。接到通报的疾病预防控制机构和医疗机构应当及时告知本单位的有关人员。

第三十五条 国务院卫生行政部门应当及时向国务院其他有关部门和各省、自治区、直辖市人民政府卫生行政部门通报全国传染病疫情以及监测、预警的相关信息。

毗邻的以及相关的地方人民政府卫生行政部门，应当及时互相通报本行政区域的传染病疫情以及监测、预警的相关信息。

县级以上人民政府有关部门发现传染病疫情时，应当及时向同级人民政府卫生行政部门通报。

中国人民解放军卫生主管部门发现传染病疫情时，应当向国务院卫生行政部门通报。

第三十六条 动物防疫机构和疾病预防控制机构，应当及时互相通报动物间和人间发生的人畜共患传染病疫情以及相关信息。

第三十七条 依照本法的规定负有传染病疫情报告职责的人民政府有关部门、疾病预防控制机构、医疗机构、采供血机构及其工作人员，不得隐瞒、谎报、缓报传染病疫情。

第三十八条 国家建立传染病疫情信息公布制度。

国务院卫生行政部门定期公布全国传染病疫情信息。省、自治区、直辖市人民政府卫生行政部门定期公布本行政区域的传染病疫情信息。

传染病暴发、流行时，国务院卫生行政部门负责向社会公布传染病疫情信息，并可以授权省、自治区、直辖市人民政府卫生行政部门向社会公布本行政区域的传染病疫情信息。

公布传染病疫情信息应当及时、准确。

第四章 疫情控制

第三十九条 医疗机构发现甲类传染病时，应当及时采取下列措施：

（一）对病人、病原携带者，予以隔离治疗，隔离期限根据医学检查结果确定；

（二）对疑似病人，确诊前在指定场所单独隔离治疗；

（三）对医疗机构内的病人、病原携带者、疑似病人的密切接触者，在指定场所进行医学观察和采取其他必要的预防措施。

拒绝隔离治疗或者隔离期未满擅自脱离隔离治疗的，可以由公安机关协助医疗机构采取强制隔离治疗措施。

医疗机构发现乙类或者丙类传染病病人，应当根据病情采取必要的治疗和控制传播措施。

医疗机构对本单位内被传染病病原体污染的场所、物品以及医疗废物，必须依照法律、法规的规定实施消毒和无害化处置。

第四十条　疾病预防控制机构发现传染病疫情或者接到传染病疫情报告时，应当及时采取下列措施：

（一）对传染病疫情进行流行病学调查，根据调查情况提出划定疫点、疫区的建议，对被污染的场所进行卫生处理，对密切接触者，在指定场所进行医学观察和采取其他必要的预防措施，并向卫生行政部门提出疫情控制方案；

（二）传染病暴发、流行时，对疫点、疫区进行卫生处理，向卫生行政部门提出疫情控制方案，并按照卫生行政部门的要求采取措施；

（三）指导下级疾病预防控制机构实施传染病预防、控制措施，组织、指导有关单位对传染病疫情的处理。

第四十一条　对已经发生甲类传染病病例的场所或者该场所内的特定区域的人员，所在地的县级以上地方人民政府可以实施隔离措施，并同时向上一级人民政府报告；接到报告的上级人民政府应当即时作出是否批准的决定。上级人民政府作出不予批准决定的，实施隔离措施的人民政府应当立即解除隔离措施。

在隔离期间，实施隔离措施的人民政府应当对被隔离人员提供生活保障；被隔离人员有工作单位的，所在单位不得停止支付其隔离期间的工作报酬。

隔离措施的解除，由原决定机关决定并宣布。

第四十二条　传染病暴发、流行时，县级以上地方人民政府应当立即组织力量，按照预防、控制预案进行防治，切断传染病的传播途径，必要时，报经上一级人民政府决定，可以采取下列紧急措施并予以公告：

（一）限制或者停止集市、影剧院演出或者其他人群聚集的活动；

（二）停工、停业、停课；

（三）封闭或者封存被传染病病原体污染的公共饮用水源、食品以及相关物品；

（四）控制或者扑杀染疫野生动物、家畜家禽；

（五）封闭可能造成传染病扩散的场所。

上级人民政府接到下级人民政府关于采取前款所列紧急措施的报告时，应当即时作出决定。

紧急措施的解除，由原决定机关决定并宣布。

第四十三条　甲类、乙类传染病暴发、流行时，县级以上地方人民政府报经上一级人民政府决定，可以宣布本行政区域部分或者全部为疫区；国务院可以决定并宣布跨省、自治区、直辖市的疫区。县级以上地方人民政府可以在疫区内采取本法第四十二条规定的紧急措施，并可以对出入疫区的人员、物资和交通工具实施卫生检疫。

省、自治区、直辖市人民政府可以决定对本行政区域内的甲类传染病疫区实施封锁；但是，封锁大、中城市的疫区或者封锁跨省、自治区、直辖市的疫区，以及封锁疫区导致中断干线交通或者封锁国境的，由国务院决定。

疫区封锁的解除，由原决定机关决定并宣布。

第四十四条　发生甲类传染病时，为了防止该传染病通过交通工具及其乘运的人员、物资传播，可以实施交通卫生检疫。具体办法由国务院制定。

第四十五条　传染病暴发、流行时，根据传染病疫情控制的需要，国务院有权在全国范围或者跨省、自治区、直辖市范围内，县级以上地方人民政府有权在本行政区域内紧急调集人员或者调用储备物资，临时征用房屋、交通工具以及相关设施、设备。

紧急调集人员的，应当按照规定给予合理报酬。临时征用房屋、交通工具以及相关设施、设备的，应当依法给予补偿；能返还的，应当及时返还。

第四十六条　患甲类传染病、炭疽死亡的，应当将尸体立即进行卫生处理，就近火化。患其他传染病死亡的，必要时，应当将尸体进行卫生处理后火化或者按照规定深埋。

为了查找传染病病因，医疗机构在必要时可以按照国务院卫生行政部门的规定，对传染病病人尸体或者疑似传染病病人尸体进行解剖查验，并应当告知死者家属。

第四十七条　疫区中被传染病病原体污染或者可能被传染病病原体污染的物品，经消毒可以使用的，应当在当地疾病预防控制机构的指导下，进行消毒处理后，方可使用、出售和运输。

第四十八条　发生传染病疫情时，疾病预防控制机构和省级以上人民政府卫生行政部门指派的其他与传染病有关的专业技术机构，可以进入传染病疫点、疫区进行调查、采集样本、技术分析和检验。

第四十九条　传染病暴发、流行时，药品和医疗器械生产、供应单位应当及时生产、供应防治传染病的药品和医疗器械。铁路、交通、民用航空经营单位必须优先运送处理传染病疫情的人员以及防治传染病的药品和医疗器械。县级以上人民政府有关部门应当做好组织协调工作。

第五章　医 疗 救 治

第五十条　县级以上人民政府应当加强和完善传染病医疗救治服务网络的建设，指定具备传染病救治条件和能力的医疗机构承担传染病救治任务，或者根据传染病救治需要设置传染病医院。

第五十一条　医疗机构的基本标准、建筑设计和服务流程，应当符合预防传染病医院感染的要求。

医疗机构应当按照规定对使用的医疗器械进行消毒；对按照规定一次使用的医疗器具，应当在使用后予以销毁。

医疗机构应当按照国务院卫生行政部门规定的传染病诊断标准和治疗要求，采取相应措施，提高传染病医疗救治能力。

第五十二条　医疗机构应当对传染病病人或者疑似传染病病人提供医疗救护、现场救援和接诊治疗，书写病历记录以及其他有关资料，并妥善保管。

医疗机构应当实行传染病预检、分诊制度；对传染病病人、疑似传染病病人，应当引导至相对隔离的分诊点进行初诊。医疗机构不具备相应救治能力的，应当将患者及其病历记录复印件一并转至具备相应救治能力的医疗机构。具体办法由国务院卫生行政部门规定。

第六章　监 督 管 理

第五十三条　县级以上人民政府卫生行政部门对传染病防治工作履行下列监督检查职责：

（一）对下级人民政府卫生行政部门履行本法规定的传染病防治职责进行监督检查；

（二）对疾病预防控制机构、医疗机构的传染病防治工作进行监督检查；

（三）对采供血机构的采供血活动进行监督检查；

（四）对用于传染病防治的消毒产品及其生产单位进行监督检查，并对饮用水供水单位从事生产或者供应活动以及涉及饮用水卫生安全的产品进行监督检查；

（五）对传染病菌种、毒种和传染病检测样本的采集、保藏、携带、运输、使用进行监督检查；

（六）对公共场所和有关单位的卫生条件和传染病预防、控制措施进行监督检查。

省级以上人民政府卫生行政部门负责组织对传染病防治重大事项的处理。

第五十四条 县级以上人民政府卫生行政部门在履行监督检查职责时，有权进入被检查单位和传染病疫情发生现场调查取证，查阅或者复制有关的资料和采集样本。被检查单位应当予以配合，不得拒绝、阻挠。

第五十五条 县级以上地方人民政府卫生行政部门在履行监督检查职责时，发现被传染病病原体污染的公共饮用水源、食品以及相关物品，如不及时采取控制措施可能导致传染病传播、流行的，可以采取封闭公共饮用水源、封存食品以及相关物品或者暂停销售的临时控制措施，并予以检验或者进行消毒。经检验，属于被污染的食品，应当予以销毁；对未被污染的食品或者经消毒后可以使用的物品，应当解除控制措施。

第五十六条 卫生行政部门工作人员依法执行职务时，应当不少于两人，并出示执法证件，填写卫生执法文书。

卫生执法文书经核对无误后，应当由卫生执法人员和当事人签名。当事人拒绝签名的，卫生执法人员应当注明情况。

第五十七条 卫生行政部门应当依法建立健全内部监督制度，对其工作人员依据法定职权和程序履行职责的情况进行监督。

上级卫生行政部门发现下级卫生行政部门不及时处理职责范围内的事项或者不履行职责的，应当责令纠正或者直接予以处理。

第五十八条 卫生行政部门及其工作人员履行职责，应当自觉接受社会和公民的监督。单位和个人有权向上级人民政府及其卫生行政部门举报违反本法的行为。接到举报的有关人民政府或者其卫生行政部门，应当及时调查处理。

第七章 保障措施

第五十九条 国家将传染病防治工作纳入国民经济和社会发展计划，县级以上地方人民政府将传染病防治工作纳入本行政区域的国民经济和社会发展计划。

第六十条 县级以上地方人民政府按照本级政府职责负责本行政区域内传染病预防、控制、监督工作的日常经费。

国务院卫生行政部门会同国务院有关部门，根据传染病流行趋势，确定全国传染病预防、控制、救治、监测、预测、预警、监督检查等项目。中央财政对困难地区实施重大传染病防治项目给予补助。

省、自治区、直辖市人民政府根据本行政区域内传染病流行趋势，在国务院卫生行政部门确定的项目范围内，确定传染病预防、控制、监督等项目，并保障项目的实施经费。

第六十一条 国家加强基层传染病防治体系建设，扶持贫困地区和少数民族地区的传染病防治工作。

地方各级人民政府应当保障城市社区、农村基层传染病预防工作的经费。

第六十二条 国家对患有特定传染病的困难人群实行医疗救助，减免医疗费用。具体办法由国务院卫生行政部门会同国务院财政部门等部门制定。

第六十三条 县级以上人民政府负责储备防治传染病的药品、医疗器械和其他物资，以备调用。

第六十四条 对从事传染病预防、医疗、科研、教学、现场处理疫情的人员，以及在生产、工作中接触传染病病原体的其他人员，有关单位应当按照国家规定，采取有效的卫生防护措施和医疗保健措施，并给予适当的津贴。

第八章 法律责任

第六十五条 地方各级人民政府未依照本法的规定履行报告职责，或者隐瞒、谎报、缓报传染病疫情，或者在传染病暴发、流行时，未及时组织救治、采取控制措施的，由上级人民政府责令改正，通报批评；造成传染病传播、流行或者其他严重后果的，对负有责任的主管人员，依法给予行政处分；构成犯罪的，依法追究刑事责任。

第六十六条 县级以上人民政府卫生行政部门违反本法规定，有下列情形之一的，由本级人民政府、上级人民政府卫生行政部门责令改正，通报批评；造成传染病传播、流行或者其他严重后果的，对负有责任的主管人员和其他直接责任人员，依法给予行政处分；构成犯罪的，依法追究刑事责任：

（一）未依法履行传染病疫情通报、报告或者公布职责，或者隐瞒、谎报、缓报传染病疫情的；

（二）发生或者可能发生传染病传播时未及时采取预防、控制措施的；

（三）未依法履行监督检查职责，或者发现违法行为不及时查处的；

（四）未及时调查、处理单位和个人对下级卫生行政部门不履行传染病防治职责的举报的；

（五）违反本法的其他失职、渎职行为。

第六十七条 县级以上人民政府有关部门未依照本法的规定履行传染病防治和保障职责的，由本级人民政府或者上级人民政府有关部门责令改正，通报批评；造成传染病传播、流行或者其他严重后果的，对负有责任的主管人员和其他直接责任人员，依法给予行政处分；构成犯罪的，依法追究刑事责任。

第六十八条 疾病预防控制机构违反本法规定，有下列情形之一的，由县级以上人民政府卫生行政部门责令限期改正，通报批评，给予警告；对负有责任的主管人员和其他直接责任人员，依法给予降级、撤职、开除的处分，并可以依法吊销有关责任人员的执业证书；构成犯罪的，依法追究刑事责任：

（一）未依法履行传染病监测职责的；

（二）未依法履行传染病疫情报告、通报职责，或者隐瞒、谎报、缓报传染病疫情的；

（三）未主动收集传染病疫情信息，或者对传染病疫情信息和疫情报告未及时进行分析、调查、核实的；

（四）发现传染病疫情时，未依据职责及时采取本法规定的措施的；

（五）故意泄露传染病病人、病原携带者、疑似传染病病人、密切接触者涉及个人隐私的有关信息、资料的。

第六十九条 医疗机构违反本法规定，有下列情形之一的，由县级以上人民政府卫生行政部门责令改正，通报批评，给予警告；造成传染病传播、流行或者其他严重后果的，对负有责任的主管人员和其他直接责任人员，依法给予降级、撤职、开除的处分，并可以依法吊销有关责任人员的执业证书；构成犯罪的，依法追究刑事责任：

（一）未按照规定承担本单位的传染病预防、控制工作，医院感染控制任务和责任区域内的传染病预防工作的；

（二）未按照规定报告传染病疫情，或者隐瞒、谎报、缓报传染病疫情的；

（三）发现传染病疫情时，未按照规定对传染病病人、疑似传染病病人提供医疗救护、现场救援、接诊、转诊的，或者拒绝接受转诊的；

（四）未按照规定对本单位内被传染病病原体污染的场所、物品以及医疗废物实施消毒或者无害化处置的；

（五）未按照规定对医疗器械进行消毒，或者对按照规定一次使用的医疗器具未予销毁，再次使用的；

（六）在医疗救治过程中未按照规定保管医学记录资料的；

（七）故意泄露传染病病人、病原携带者、疑似传染病病人、密切接触者涉及个人隐私的有关信息、资料的。

第七十条　采供血机构未按照规定报告传染病疫情，或者隐瞒、谎报、缓报传染病疫情，或者未执行国家有关规定，导致因输入血液引起经血液传播疾病发生的，由县级以上人民政府卫生行政部门责令改正，通报批评，给予警告；造成传染病传播、流行或者其他严重后果的，对负有责任的主管人员和其他直接责任人员，依法给予降级、撤职、开除的处分，并可以依法吊销采供血机构的执业许可证；构成犯罪的，依法追究刑事责任。

非法采集血液或者组织他人出卖血液的，由县级以上人民政府卫生行政部门予以取缔，没收违法所得，可以并处十万元以下的罚款；构成犯罪的，依法追究刑事责任。

第七十一条　国境卫生检疫机关、动物防疫机构未依法履行传染病疫情通报职责的，由有关部门在各自职责范围内责令改正，通报批评；造成传染病传播、流行或者其他严重后果的，对负有责任的主管人员和其他直接责任人员，依法给予降级、撤职、开除的处分；构成犯罪的，依法追究刑事责任。

第七十二条　铁路、交通、民用航空经营单位未依照本法的规定优先运送处理传染病疫情的人员以及防治传染病的药品和医疗器械的，由有关部门责令限期改正，给予警告；造成严重后果的，对负有责任的主管人员和其他直接责任人员，依法给予降级、撤职、开除的处分。

第七十三条　违反本法规定，有下列情形之一，导致或者可能导致传染病传播、流行的，由县级以上人民政府卫生行政部门责令限期改正，没收违法所得，可以并处五万元以下的罚款；已取得许可证的，原发证部门可以依法暂扣或者吊销许可证；构成犯罪的，依法追究刑事责任：

（一）饮用水供水单位供应的饮用水不符合国家卫生标准和卫生规范的；

（二）涉及饮用水卫生安全的产品不符合国家卫生标准和卫生规范的；

（三）用于传染病防治的消毒产品不符合国家卫生标准和卫生规范的；

（四）出售、运输疫区中被传染病病原体污染或者可能被传染病病原体污染的物品，未进行消毒处理的；

（五）生物制品生产单位生产的血液制品不符合国家质量标准的。

第七十四条　违反本法规定，有下列情形之一的，由县级以上地方人民政府卫生行政部门责令改正，通报批评，给予警告，已取得许可证的，可以依法暂扣或者吊销许可证；造成传染病传播、流行以及其他严重后果的，对负有责任的主管人员和其他直接责任人员，依法给予降级、撤职、开除的处分，并可以依法吊销有关责任人员的执业证书；构成犯罪的，依法追究刑事责任：

（一）疾病预防控制机构、医疗机构和从事病原微生物实验的单位，不符合国家规定的条件和技术标准，对传染病病原体样本未按照规定进行严格管理，造成实验室感染和病原微生物扩散的；

（二）违反国家有关规定，采集、保藏、携带、运输和使用传染病菌种、毒种和传染病检测样本的；

（三）疾病预防控制机构、医疗机构未执行国家有关规定，导致因输入血液、使用血液制品引起经血液传播疾病发生的。

第七十五条　未经检疫出售、运输与人畜共患传染病有关的野生动物、家畜家禽的，由县级以上地方人民政府畜牧兽医行政部门责令停止违法行为，并依法给予行政处罚。

第七十六条　在国家确认的自然疫源地兴建水利、交通、旅游、能源等大型建设项目，未经卫生调查进行施工的，或者未按照疾病预防控制机构的意见采取必要的传染病预防、控制措施的，由县级以上人民政府卫生行政部门责令限期改正，给予警告，处五千元以上三万元以下的罚款；逾期不改正的，处三万元以上十万元以下的罚款，并可以提请有关人民政府依据职责权限，责令停建、关闭。

第七十七条　单位和个人违反本法规定，导致传染病传播、流行，给他人人身、财产造成损害的，应当依法承担民事责任。

第九章　附　　则

第七十八条　本法中下列用语的含义：

（一）传染病病人、疑似传染病病人：指根据国务院卫生行政部门发布的《中华人民共和国传染病防治法规定管理的传染病诊断标准》，符合传染病病人和疑似传染病病人诊断标准的人。

（二）病原携带者：指感染病原体无临床症状但能排出病原体的人。

（三）流行病学调查：指对人群中疾病或者健康状况的分布及其决定因素进行调查研究，提出疾病预防控制措施及保健对策。

（四）疫点：指病原体从传染源向周围播散的范围较小或者单个疫源地。

（五）疫区：指传染病在人群中暴发、流行，其病原体向周围播散时所能波及的地区。

（六）人畜共患传染病：指人与脊椎动物共同罹患的传染病，如鼠疫、狂犬病、血吸虫病等。

（七）自然疫源地：指某些可引起人类传染病的病原体在自然界的野生动物中长期存在和循环的地区。

（八）病媒生物：指能够将病原体从人或者其他动物传播给人的生物，如蚊、蝇、蚤类等。

（九）医源性感染：指在医学服务中，因病原体传播引起的感染。

（十）医院感染：指住院病人在医院内获得的感染，包括在住院期间发生的感染和在医院内获得出院后发生的感染，但不包括入院前已开始或者入院时已处于潜伏期的感染。医院工作人员在医院内获得的感染也属医院感染。

（十一）实验室感染：指从事实验室工作时，因接触病原体所致的感染。

（十二）菌种、毒种：指可能引起本法规定的传染病发生的细菌菌种、病毒毒种。

（十三）消毒：指用化学、物理、生物的方法杀灭或者消除环境中的病原微生物。

（十四）疾病预防控制机构：指从事疾病预防控制活动的疾病预防控制中心以及与上述机构业务活动相同的单位。

（十五）医疗机构：指按照《医疗机构管理条例》取得医疗机构执业许可证，从事疾病诊断、治疗活动的机构。

第七十九条　传染病防治中有关食品、药品、血液、水、医疗废物和病原微生物的管理以及动物防疫和国境卫生检疫，本法未规定的，分别适用其他有关法律、行政法规的规定。

第八十条　本法自 2004 年 12 月 1 日起施行。

主要参考文献

[1] 缪晓辉，冉陆，张文宏，等. 成人急性感染性腹泻诊疗专家共识. 中华传染病杂志，2013，31（12）：705-714.

[2] 李兰娟，王宇明. 感染病学. 3 版. 北京：人民卫生出版社，2015：142-147.

[3] Ramani S，Atmar RL，Estes MK. Epidemiology of human noroviruses and updates on vaccine development. Curr Opin Gastroenterol，2014，30（1）：25-33.

[4] Lopman BA，Steele D，Kirkwood CD，et al. The vast and varied global burden of norovirus：prospects for prevention and control. PLoS Med，2016，13（4）：e1001999. doi：10. 1371/journal. pmed. 1001999.

[5] Gonzalez-Ochoa G，Flores-Mendoza LK，Icedo-Garcia R，et al. Modulation of rotavirus severe gastroenteritis by the combination of probiotics and prebiotics. Arch Microbiol，2017，199（7）：953-961. doi：10. 1007/s00203-017-1400-3.

[6] Monath TP，Vasconcelos PF. Yellow fever. J Clin Virol，2015，64：160-173.

[7] Beasley DW，McAuley AJ，Bente DA. Yellow fever virus：genetic and phenotypic diversity and implications for detection，prevention and therapy. Antiviral Res，2015，115：48-70.

[8] Gardner CL，Ryman KD. Yellow fever：a reemerging threat. Clin Lab Med，2010，30（1）：237-260.

[9] Chen J，Lu H. Yellow fever in China is still an imported disease. Biosci Trends，2016，10（2）：158-162.

[10] Lancet. Yellow fever：a global reckoning. The Lancet，2016，387（10026）：1348.

[11] 王文政，陈志海. 黄热病研究进展. 国际病毒学杂志，2017，24（2）：137-141.

[12] 国家卫生和计划生育委员会国家质检总局. 黄热病防控方案（2016 年版）. 国际流行病学传染病学杂志，2016，43（3）：150-152.

[13] 中华人民共和国国家卫生和计划生育委员会. 黄热病诊疗方案（2016 年版）. 传染病信息，2016，29（3）：Ⅰ-Ⅳ.

[14] 徐小元. 传染病学. 2 版. 北京：北京大学医学出版社，2012.

[15] 蔡淑清. 霍乱//马亦林，李兰娟. 传染病学. 5 版. 上海：上海科学技术出版社，2011：418-425.

[16] Mandell GL，Bennett JE，Dolin R. Principles and Practice of Infectious Diseases. 7th ed. New York：Churchill Livingstone Elsevier，2010：2777-2785.

[17] Bi QF，Ferreras E，Pezzoli L，et al. Protection against cholera from killed whole-cell oral cholera vaccines：a systematic review and meta-analysis. Lancet Infect Dis，2017，17（10）：1080-1088.

[18] 李兰娟，王宇明. 感染病学，3 版. 北京：人民卫生出版社，2015：314-319.

[19] Raoult D，Mouffok N，Bitam I，et al. Plague：history and contemporary analysis.

Journal of Infection，2013，66：18-26.

[20] Grácio AJDS，Grácio MAA. Plague：a millenary infectious disease reemerging in the XXI century. BioMed Research International，2017（2017）. Article ID 5696542.

[21] Rhodes A，Evans LE，Alhazzani W，et al. Surviving sepsis campaign：international guidelines for management of sepsis and septic Shock：2016. Intensive Care Med，2017，43（3）：304-377.

[22] 李兰娟，任红. 传染病学. 8版. 北京：人民卫生出版社，2013.

[23] 范洪伟，吕玮，王焕玲，等. 热病——桑德福抗微生物治疗指南. 44版. 北京：中国协和医科大学出版社，2016.

[24] 杨绍基. 疟疾//马亦林，李兰娟. 传染病学. 5版. 上海：上海科学技术出版社，2011：702-708.

[25] 李国桥. 疟疾//斯崇文，贾辅忠，李家泰，等. 感染病学. 北京：人民卫生出版社，2004：778-792.

[26] 李兰娟，任红. 传染病学. 8版. 北京：人民卫生出版社，2013：260-286.

[27] 中华人民共和国卫生部. 抗疟药使用原则和用药方案（修改稿），2009.

[28] Van GJ，Diro E. Visceral leishmaniasis. Infect Dis Clin North Am，2012，26（2）：309-322.

[29] WHO Technical Report Serise 793（Report of a WHO Expert Committe）. Control of the Leishmaniases. Geneva：WHO，1990.

[30] Das A，Ali N. Vaccine development against Leishmania donovani. Front Immunol，2012，3：99.

[31] 管立人，王捷，胡永德，等. 我国黑热病流行病学的类型及其在防治上的意义. 流行病防治研究，1976，3：225-231.

[32] Lynos S，Veeken H，Long J. Visceral leishmaniasis/HIV in Tigray Ethiopia. Trop Med Int Hlth，2003，8（8）：733-739.

[33] 陈建平. 杜氏利什曼原虫//詹希美. 人体寄生虫学. 北京：人民卫生出版社，2005：71-77.

[34] 樊万虎. 黑热病//杨绍基，任红. 传染病学. 北京：人民卫生出版社，2009：279-282.

[35] 翁心华，潘孝彰，王岱明. 现代感染病学. 上海：上海医科大学出版社，1998：837-844.

[36] 柴君杰. 新疆维吾尔自治区的利什曼病与白蛉. 新疆：新疆人民出版社，2006.

[37] Jha TK，Olliaro P，Thakur CPN，et al. Randomized controlled trial of aminosidine（promomycia）vs sodium stibogluconate for treating visceral leishmaniasis in north Bihar，India. British Medical J，1998，316（7139）：1200-1205.

[38] 李玉凤，仲维霞，赵桂华，等. 我国黑热病的流行概况和防治现状. 中国病原微生物杂志，2011，8：629-630.

[39] Aronson N，Herwaldt BL，Libman M，et al. Diagnosis and treatment of Leishmaniasis：clinical practice guidelines by the Infectious Diseases Society of American（IDSA）and the American Society of Tropical Medicine and Hygiene（ASTMH）. AM J Trop Med Hyg，2016，63（12）：1539-1557.

[40] Pandey K，Yanagi T，Pandey BD，et al. Characterization of Leishmania isolates

from Nepalese Patients with visceral leishmaniasis. Parasitol Res，2007，100（6）：1361-1362.

[41] 吾斯曼，张新敏，朱新力，等. 乌什县 2000—2008 年黑热病防治情况分析报告. 中华现代内科学杂志，2008，26（3）：236-238.

[42] 李森，伍卫平. 新疆喀什地区黑热病分布的趋势面分析. 中国病原生物学杂志，2008，3（9）：675-678.

[43] 凯赛尔，朱常忠，伍卫平，等. 新疆喀什地区黑热病预防与控制的思考. 地方病通报，2008，23（5）：23-25.

[44] Sharma NL，Mahajan VK，Ranjan N，et al. The sandflies of the Satluj river valley，Himachal Pradesh（India）：some possible vectors of the parasite causing human cutaneous and visceral leishmaniases in this endemic focus. J Vector Borne，2009，46（2）：136-140.

[45] 中华人民共和国卫生部. 医院感染诊断标准（试行）. 中华医学杂志，2001，81：314-320.

[46] 国卫办医发【2015】43 号附件. 抗菌药临床应用指导原则（2015 版）.

中英文专业词汇索引